100种病证针灸治疗验方精粹

（第二版）

主 编 吴绪平 周 鹏

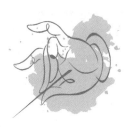

中国健康传媒集团
中国医药科技出版社

内 容 提 要

本书共分 11 章，收集整理了 100 种常见病证针灸治疗的临床验方 800 余首。病证涉及常见中医病证、内科疾病、神经精神科疾病、骨伤科疾病、外科疾病、妇科疾病、儿科疾病、五官科疾病、皮肤科疾病、针灸美容与减肥及急症。书中精选的验方临床疗效显著，操作简便易行。每首验方列有处方、刺灸方法、临床疗效、资料来源及按语，部分验方附有典型病例介绍。全书内容丰富，资料翔实，言简意赅，实用性强。本书对于广大针灸临床医师、教学及科研工作者均有重要的指导价值，亦适用于全国高等中医药院校针灸推拿学专业学生阅读参考。

图书在版编目（CIP）数据

100 种病证针灸治疗验方精粹 / 吴绪平，周鹏主编 . —2 版 . —北京：中国医药科技出版社，2020.12

ISBN 978-7-5214-1999-3

Ⅰ.① 1… Ⅱ.①吴… ②周… Ⅲ.①针灸疗法 Ⅳ.① R245

中国版本图书馆 CIP 数据核字（2020）第 167627 号

美术编辑 陈君杞

版式设计 南博文化

出版 **中国健康传媒集团** | 中国医药科技出版社

地址 北京市海淀区文慧园北路甲 22 号

邮编 100082

电话 发行：010-62227427 邮购：010-62236938

网址 www.cmstp.com

规格 787 × 1092mm $\frac{1}{16}$

印张 27 $\frac{1}{4}$

字数 592 千字

初版 1997 年 1 月第 1 版

版次 2020 年 12 月第 2 版

印次 2020 年 12 月第 1 次印刷

印刷 三河市万龙印装有限公司

经销 全国各地新华书店

书号 ISBN 978-7-5214-1999-3

定价 **95.00 元**

获取新书信息、投稿、为图书纠错，请扫码联系我们。

主编简介

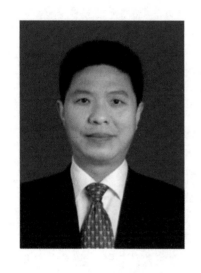

吴绪平，男，三级教授、主任医师，硕士研究生导师。现任中国针灸学会微创针刀专业委员会主任委员、中国针灸学会针刀产学研创新联合体理事长、世界中医药学会联合会针刀专业委员会学术顾问、湖北省针灸学会针刀专业委员会主任委员、湖北中医药大学针刀医学重点学科带头人、国家自然科学基金项目评审专家。已收录《针刀医学传承家谱》中华针刀传承脉络第一代传承人。先后指导海内外硕士研究生60余名；2002年12月赴韩国讲学；2013年11月赴澳大利亚参加第八届世界针灸学术大会，并做学术报告。

其在湖北中医药大学从事针灸与针刀教学、临床及科研工作40余年，主讲《针灸学》《经络腧穴学》《针刀医学》及《针刀治疗学》。发表学术论文80余篇，主编针灸、针刀专著60余部。获省级以上科研成果奖6项。编著大型系列视听教材《中国针刀医学》（20集）；主编《针刀临床治疗学》《分部疾病针刀治疗丛书》（9种）及《专科专病针刀治疗与康复丛书》（16种），主编新世纪全国高等中医药院校研究生教材《针刀医学临床研究》及《针刀医学临床诊疗与操作规范》，主编全国中医药行业高等教育"十二五"规划教材《针刀医学》《针刀影像诊断学》和《针刀治疗学》，总主编《分部疾病针刀临床诊断与治疗丛书》（10种）第二版，主编全国高等中医药院校"十三五"规划教材《针刀医学》，独著《中国针刀治疗学》。主持研制的《针刀基本技术操作规范》行业标准于2014年5月31日由中国针灸学会发布；2016年主持研制的中国针灸学会针灸团体标准项目"循证针灸临床实践指南·针刀疗法"，于2019年11月出版，2019年12月由中国针灸学会发布。任"组建中国针灸学会针灸病例注册登记研究联合体针刀疗法工作室"项目总负责人，在全国组建了5个首批区域性工作室，即深圳工作室、十堰工作室、合肥工作室、黄石工作室和成都工作室，大力开展"真实世界大数据、多中心的针刀临床病例注册登记研究工作"，为针刀医学走出国门做出贡献。

主要临床专长：擅长运用针灸与针刀整体松解术治疗各种类型颈椎病、肩周炎、肱骨外上髁炎、腰椎间盘突出症、腰椎管狭窄症、强直性脊柱炎、类风湿关节炎、膝关节骨性关节炎、神经卡压综合征、腱鞘炎、跟骨骨刺及各种软组织损伤疼痛等病症。

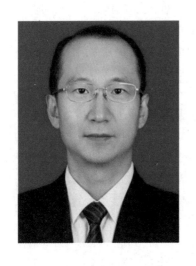

　　周鹏，主任中医师，医学博士，博士研究生导师，深圳市宝安中医院（集团）副院长、针灸科学科带头人，广东省杰出青年医学人才、深圳市宝安区高层次人才。担任中国针灸学会微创针刀专业委员会副主任委员，世界中医药学会联合会中医外治操作安全委员会、骨关节疾病委员会副会长，中华中医药学会外治分会副秘书长兼常务委员，中国针灸学会针灸临床分会常务理事，中国针灸学会针刀产学研创新联合体第一届理事会副理事长，广东省针灸学会常务理事，广东省针灸学会老年病专业委员会主任委员，深圳市中医药学会外治法专业委员会主任委员等。

　　主持及参与各级课题12项，主编、参编著作11部，发表论文30余篇。参与制定行业规范1项；申报实用新型专利1项；作为主要完成人参与"'疏肝调神'针刺治疗抑郁障碍的机制研究"获得第七届中国针灸学会科学技术奖二等奖、广东省科技进步二等奖、广东省优秀科技成果。

　　倡导中西医结合康复模式，带领深圳市宝安中医院（集团）针灸康复医院走出一条"做纯中医技术、做强现代康复、做实中西结合"的独具特色的针灸康复发展之路，受到广大老百姓的认可。在临床诊疗中强调"辨体–辨病–辨证"诊疗模式的运用，治疗疾病尤重调神固本并倡导多维外治疗法结合中药的治疗手段，擅长运用针灸、针刀等多种外治法结合中药治疗中风病、失眠抑郁相关病症、颈椎病、腰椎间盘突出症、肩周炎、膝关节骨性关节炎、咳嗽、头痛、围绝经期综合征、慢性疲劳综合征等临床常见病、多发病，以及亚健康、偏颇体质调理等。

编委会

第二版前言

　　《100种病证针灸治疗验方精粹》第一版于1997年1月由中国医药科技出版社出版，自1998年3月第二次印刷以来，至今已20余年，其发行量大，畅销海内外，深受广大读者的青睐。随着针灸学的迅速发展，针灸临床应用的日益广泛，针灸治疗的理念不断更新、诊断技术不断完善、治疗方法不断改进，期间积累了大量有效的针灸验方。这些验方是经过临床反复实践，确认有效的针灸临床治疗经验的结晶，在针灸临床中发挥着巨大的作用。然而，这些针灸临床研究成果却散见于各种医学期刊中，对其临床验方进行全面而系统的整理，将上述优秀成果吸收到本书中来，实乃当务之急。为了响应广大读者的需求，笔者组织了具有丰富临床经验的针灸专家，潜心查阅资料，对60余种中医期刊中针灸临床论文进行收集整理，对1万余首针灸验方做了筛选，并收录了部分针灸专家的临证治验。在第一版的基础上，重新修正审定100种病证，精选验方800余首，编成此书。愿为广大针灸临床医生了解信息、吸收方法、开拓思路、提高医疗水平，提供有益的借鉴。

　　本书所选验方，内容广泛，病证涉及常见中医病证、内科、神经精神科、骨伤科、外科、妇科、儿科、五官科、皮肤科、针灸美容减肥及急症。本次修订与第一版相比，其优势在于：既有中风、眩晕、不寐等传统病证，也有针灸美容与减肥等新兴热门病证，还有部分疑难病证。对于第一版中现认为非单纯针灸技术所适宜的29种急性传染病、急性外科疾病及目前临床上少见的病种等，经编委会商讨后予以剔除。同时结合针灸学科热点前沿，从最新临床研究中精心筛选29种针灸临床优势病证进行增补，使其仍保持原有100种病证的编写体例；并对书中病证分类及介绍进行了规范和更新，与现代最新标准相符，使其更加严谨。新增验方的编写在忠实原文基础上，尽量减少说理部分，注重介绍治疗方法，强调临床实用性。所收集验方均来源于针灸临床优质研究论文，包含硕士、博士学位论文，以体现最新针灸临床研究成果，由于受到篇幅的限制，故每首方的资料来源中，每篇论文的篇名从略。收录验方均经大量临床资料验证，操作简便易行，疗效显著，易于推广。

　　本书以病为纲，以方为目，每首验方按处方、刺灸方法、临床疗效、资料来源及按语等体例编写，部分验方附有典型病例介绍，在内容上忠实于原始文献。同时在一定程度上反映了现阶段针灸治疗这些病证的治疗方法和临床水平。全书内容丰富，资料翔实，言简意赅，实用性强。对于广大针灸临床医师、教学及科研工作者均有重要的指导作用；亦适用于全国高等中医药院校针灸推拿学专业学生阅读参考。

本书编委会

2020年3月

目录

第一章　常见中医病证

一、偏头痛

偏头痛为周期性发作的半侧头痛，包括西医学所言血管性头痛、神经性头痛。本病好发于女性，以青春期为多见。其主要特点是发作性剧烈头痛、大多数局限于单侧，常伴有视觉异常、恶心、呕吐等症状。

第一方

处方　翳风（双）。

刺灸方法　先将穴位局部常规消毒后，右手持针沿下颌角与乳突之间进针，向对侧乳突深刺1.5~2寸，用少提插、多捻转的基本手法，患者应有明显的酸、麻、重、胀感，绝大多数患者针感可放散至咽喉或舌根部，表示针刺深度与角度得当，留针20分钟，其间行针2次。若极少数患者针感不明显，或未放散至咽喉或舌根部，可接G6805治疗仪，通电后多数均可获得明显针感，再留针20分钟后起针。

临床疗效　本组共150例，治愈76例，显效56例，有效14例，无效4例，总有效率达97.33%。

典型病例　文某，女，49岁，1986年9月3日就诊。患者自述左侧头额部反复发作性疼痛10余年。每在疲劳、情绪激动、睡眠不佳时易诱发，有视觉异常先兆及发作周期，头痛时伴有恶心、呕吐、流泪、面色苍白等症状。查体：慢性痛苦病容，神疲体倦，颅神经检查阴性，神经系统未见阳性体征，心肺肝脾未见异常。血压120/80mmHg，脉象弦数，舌苔薄微黄。诊断：偏头痛（少阳经头痛）。治疗：取双侧翳风穴，依上法操作。第1次针刺后即获得良好的镇痛效果。共针刺10次，症状全部消失。追访至今，头痛未再发作。

资料来源　魏凤坡，吴绪平，王亚文．中国针灸，1988，（5）：27.

按语　偏头痛属中医学"少阳经头痛"范畴。西医学认为：翳风穴深层组织结构相当于颈上神经节，针刺该穴可直接影响颈上神经节而调整颅内外血管舒缩功能，及时地控制偏头痛发作，获得良好的镇痛效果。针刺翳风穴获效的关键在于针刺深度和角度：深度为1.5~2寸，角度是向对侧乳突直刺，针感放散至咽喉或舌根部者为佳。

第二方

处方　丝竹空透角孙、足临泣（均双侧）。

刺灸方法 选择午时，根据脑血流图施用不同方法。双侧脑血管扩张型在足临泣起针后放血，单侧脑血管扩张型在健侧足临泣穴放血。双侧脑血管痉挛型在丝竹空穴起针后放血，单侧痉挛在患侧丝竹空放血。双侧外周阻力增加型，则双侧丝竹空、足临泣全部放血，单侧外周阻力增加只在患侧丝竹空、足临泣放血。双侧波幅不对称型留针60分钟，不放血。

临床疗效 本组共384例，痊愈340例，显效26例，无效18例。

典型病例 段某，女，26岁，本院医生。半年来偏头痛，目胀，情绪激动时易发作，发作时头痛不可耐，眠食俱废，久治不效特来求治。脑血流图示双侧脑血管痉挛状态，遂按上法针1次头痛痊愈，脑血流图正常，又巩固治疗1次，随访至今未复发。

资料来源 王继元. 中国针灸，1991，（1）：25.

按语 血管性偏头痛是颅内、外血管舒缩功能障碍引起的偏头痛。在治疗中重视经脉经气旺盛与衰减，在午时选经择穴，顺势通调。在取穴上，丝竹空是治疗偏头痛之要穴，向上透刺角孙穴，角孙穴乃手足太阳脉交会穴，透刺中间历经悬厘穴，此穴汇集手、足少阳、阳明经之经气，一针透三穴，加强疏通手足三阳经的作用。配以放血可通达疏泻肝胆火炽，对外周阻力增加造成的脉络壅滞，血瘀不通而致的偏头痛有立竿见影之效。足临泣是足少阳胆经腧穴，放血泻之有疏泻少阳风热，引热下行之功，对脑血管扩张型偏头痛有效。

第三方

处方 耳穴：颞、胆、三焦、交感、外耳、神门、皮质下。

刺灸方法 耳郭常规消毒，将准备好的粘有王不留行籽的胶布贴压在穴位上，用拇、示指对压耳郭，使之产生酸、麻、胀、痛及耳郭发热为度。治疗期间每天按压耳穴3~5次，每次5分钟左右，每隔3~5天更换1次，6次为1个疗程。轻症两耳交替贴压，头痛发作或加剧时，随时双耳贴压，同时在耳背静脉接近上耳根显露的血管点刺出血5~10滴。

临床疗效 本组32例，痊愈16例，显效8例，有效7例，无效1例。

资料来源 周鹏临证治验。

按语 本病系由颅内血管神经功能紊乱所致，尤其与颞动脉的扩张有关。按经络辨证则偏头痛病位为少阳经经脉循行的部位，故又称少阳经头痛。因风邪侵袭或情志郁结或肝胆热郁火逆，可使少阳络脉壅滞不通，络脉瘀阻而致偏头痛。颞为相应部位取穴。胆、三焦为少阳经脉之主穴，以通络化瘀止痛。神门、皮质下具有镇静、调节大脑皮层功能。交感可调节血管舒缩功能，缓解扩张。外耳为临床经验用穴。诸穴同用，有镇静化瘀、通络止痛之功。疼痛加剧时加耳背静脉点刺放血，疗效更佳。

第四方

处方　子午流注法取穴组方。

刺灸方法　本组病例分为3组：循经取穴组，通过辨证，取与经脉循行相应的五输穴、八脉交会穴；逢时开穴组，按子午流注、灵龟八法按时开穴；辨证逢时开穴组，通过辨证选与病相应的腧穴，让患者定时来诊开穴治疗。各组一律不再配其他腧穴，针刺得气后，要求针感传导直达病所，根据寒热虚实施行补泻手法，留针30分钟，间隔10分钟行针1次，每天1次。

临床疗效　本组共157例，痊愈118例，显效14例，有效21例，无效4例。

典型病例　易某，男，38岁。1983年7月8日（癸亥年、丁酉日）初诊。主诉：左侧偏头痛已7年，颞部呈搏动性疼痛，每遇情志抑郁，头痛加剧。口苦，心烦，头痛时胸胁胀满，屡治无效。查体：面红目赤，舌边红，苔薄微黄，脉弦有力。证属肝阳上扰，治宜平肝潜阳，疏泻肝胆之热。遂按上法子午流注、灵龟八法取穴治疗，3次而愈。随访半年，未再复发。

资料来源　刘炳权. 中医杂志，1986，（2）：36.

> 按语　按时取穴法是针灸学中一种独特的取穴方法。一日之中由于昼夜变化，十二经脉气血流注有着盛衰开阖，在值时的经脉上，表现着气血生旺的特殊功能。因此，此法可以大大提高穴位主治功能，从而提高疗效。

第五方

处方　太冲、脑空。

刺灸方法　针刺太冲、脑空，用平补平泻法，留针30分钟。每隔10分钟行针1次。

临床疗效　本组共100例，治愈42例，显效51例，好转7例。总有效率达100%。

资料来源　薛浩. 新疆中医药，1989，（2）：38.

> 按语　太冲穴系肝经的原穴，有疏肝理气、通络活血、息风作用。脑空穴系足少阳胆经与阳维脉之交会穴，有通经活络、调理气血、清头明目的作用，治疗头风头痛作用较强。两穴相配，治疗风阳上亢所致的偏头痛效果显著。

第六方

处方　主穴：太阳、率谷、风池、中渚、侠溪。配穴：百会。

刺灸方法　头部穴位针刺后，通以电针机，频率控制在200次/分，电量以针柄轻度跳动为度，留针30分钟。中渚、侠溪采用补法或平补平泻法，留针期间行针1~2次。

临床疗效 本组共42例，痊愈37例，有效5例。总有效率为100%。

典型病例 叶某，男，40岁。左侧偏头痛5年之久，每日频频发作，发作时身上青筋暴起，跳动明显，头脑发胀，痛苦至极。查：舌质红，苔黄白，脉弦。证属少阳经有郁热。按上述方法治疗，针后疼痛消失，自述头部已不发胀。针刺治疗5次痊愈，随访未曾复发。

资料来源 段福来. 中国针灸，1985，（3）：17.

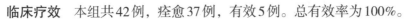 偏头痛多属少阳经头痛，故取穴以少阳经之循行为依据。太阳穴为经外奇穴，但其位置属少阳经循行区域，中渚穴属手少阳经，率谷、风池、侠溪属足少阳经。5穴同用，上下相配，对于治疗少阳经之偏头痛，奏效迅速，疗效巩固。

第七方

处方 针刺穴位：阿是穴、太冲、足临泣、外关、头维、风池、率谷、角孙、曲鬓、头临泣等。灸法穴位：阿是穴、头维、百会、风池、率谷等。

刺灸方法 本方采用电针配合药艾雀啄灸疗法。操作：嘱患者取仰卧位，以碘酊消毒后取规格为0.3mm×40.0mm无菌针先刺阿是穴，并施以平补平泻手法；以较强刺激的泻法针刺远端腧穴；以轻刺激手法针刺头部腧穴。接电子针灸治疗仪，负极接阿是穴，正极接头维、风池穴，使用疏密波，频率2/90Hz，时间为25分钟，刺激强度以局部肌肉跳动且患者耐受为宜。电针治疗结束后取针，行药艾（将3年纯净艾绒200g、防风12g、细辛5g、肉桂5g、川芎10g、羌活10g、小茴香10g等药物共为细末、拌匀，用多层麻纸将适量药物紧卷成直径3cm、长20cm的药艾条）雀啄灸，以阿是穴、头维、百会、风池、率谷等穴为主，将两根艾条的一端点燃，依次对上述穴位施以雀啄灸，以患者可耐受为度，灸至皮肤红晕，操作时应及时去除艾火灰烬，以免烫伤。每天1次，以6天为1个疗程，共治疗2个疗程。

临床疗效 本组共39例，临床治愈6例，显效23例，有效7例，无效3例，总有效率为92.31%。

资料来源 贾海鹏. 湖南中医杂志，2019，35（9）：78-80.

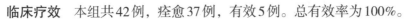 偏头痛的好发部位多见于额部、颞部及枕部，与颞侧三叉神经的分布区域相近。该病的发病部位多为单侧，且与足少阳经循行路线密切相关，故以手足少阳、足厥阴经穴及阿是穴等作为主穴，取其疏利肝胆之气，泻火祛风、调和阴阳而止痛。风池、头维、头临泣疏风解郁、清利脑窍，率谷、角孙、太冲祛风散火、疏经通络。药艾中防风、羌活味辛性温，长于祛风解表；细辛辛香走窜，祛风通窍止痛、宣泻郁滞、善治头痛；肉桂、小茴香辛温发散，散寒理气止痛；川芎辛散温通，活血行气止痛，乃治头痛之要药。诸药合用，共奏活血、祛风、止痛之效。上述诸穴针灸并用，可温经通络，以热引热，调畅气机，散瘀止痛。

第八方

处方　中脘（浅刺）、阴都（患侧浅刺）、下脘（深刺）、气海（深刺）、天枢（右侧深刺）、上风湿点（右侧中刺）。

刺灸方法　本方采用腹针疗法。操作方法：患者取仰卧位，针刺前先检查肝、脾脏器大小，若确诊肝脾脏器大小正常，然后局部常规消毒，采用 $0.25mm \times 40mm$ 毫针，依据患者的腹壁脂肪厚度而针刺不同的深度，刺入穴位得气后，留针30分钟。

临床疗效　本组共36例，临床治愈15例，好转19例，无效2例。总有效率为94.44%。

资料来源　刘菁，诸剑芳. 全科医学临床与教育，2019，17（10）：938-939.

按语　本法尤适于治疗瘀血阻滞型偏头痛。中医认为，人体腹部通过经络与五脏六腑相通相连。腹针疗法是基于中医经络理论、"全息系统"理论、"肠脑系统"理论形成的一种微针疗法，具有操作方便、选穴少、起效迅速、针感小、易被患者接受的特点。本处方中，浅刺代表头部的中脘、患侧阴都，具有行气活血、祛瘀通络止痛的功效；深刺下脘、气海，可以调节脏腑功能，起到健脾和胃、补肾益气、调畅气血、滋养脑髓的作用；天枢、右上风湿点合用，有疏肝理气、舒经活络的功效。上述诸穴合用，可以调节全身气机，促进血液运行，使各脏腑功能正常化，扶正祛邪，能有效减轻瘀血阻滞型偏头痛患者发作期疼痛，安全有效。

第九方

处方　火针取穴：痛点。毫针取穴：风池，太阳，阿是穴，合谷，膈俞，足窍阴。

刺灸方法　本方采用火针针刺结合毫针针刺疗法。①火针操作：嘱患者取侧卧位，头部皮肤严格碘伏消毒，将火针加热至通红，在痛处快速点刺2~3下，深度约1mm，针刺后用消毒干棉球按压针孔。②毫针操作：患者体位不变，充分暴露针刺部位，穴位皮肤严格消毒后，用 $0.30mm \times 40mm$ 一次性无菌针灸针快速刺入穴位，风池穴向鼻尖斜刺约1.2寸，阿是穴向痛点平刺深约1寸，余穴常规针刺，行泻法，留针30分钟，期间行针1次，每天1次，连续治疗5天，休息2天。

临床疗效　本组共15例，显效10例，有效4例，无效1例，总有效率为93.33%。

资料来源　晏石枝. 西部中医药，2019，32（4）：118-120.

按语　本法尤适于治疗瘀血型偏头痛急性期。现代研究表明：火针携高温直达病所，使机体产生应激反应，改善针刺局部血液循环和新陈代谢，消除局部组织水肿、充血、渗出等，使受损组织和神经重新恢复，起到治疗作用。毫针针刺取其通其经脉，调其气血作用。合谷穴通调头面部之气血。风池穴属足少阳胆经，具有调气止痛之功效。太阳穴属经外奇穴，手足少阳经脉循行临近该部位，针刺太阳可调和气血，清利头目。膈俞为血会，刺之可化瘀通络。足窍阴为足少阳胆经井穴，刺之可调和经脉气血，根据"以痛为腧"的原则，选取痛点阿是穴针刺，可达到活血通络止痛的功效。结果表明，毫针联合火针对瘀血型偏头痛急性期止痛疗效显著，且可有效改善临床症状。

第十方

处方 百会和局部阿是穴。

刺灸方法 本方采用透灸结合针刺疗法。患者取仰卧位，自然平躺于治疗床上，取百会及头部阿是穴，局部皮肤常规消毒后，选用0.35mm×25mm一次性毫针，平刺进针20mm。同时施灸：将艾条一端点燃，开始操作时保持适当距离，以有温热感为宜；待患者对热量耐受时逐步缩短距离，当患者感觉不发烫，或有渗透、舒适、传导的感觉时，固定施灸位置，一般距皮肤2~3cm。施灸过程中，医者应随时观察患者表情等变化，可将中指、示指置于施灸部位两侧，测知患者局部受热程度，以随时调整施灸距离。施灸程度以皮肤潮红、热感透达到大脑深部为度，时间约为30分钟，每次透灸3~5穴。每天1次，连续治疗10天。

临床疗效 本组共40例，显效18例，有效20例，无效2例，总有效率为95.00%。

资料来源 杜美璐，王孟雨，张雪琳. 中国民间疗法，2018，26（12）：37-39.

按语 本法尤适于治疗无先兆偏头痛。中医认为，偏头痛病因主要为肝阳上亢、瘀血阻滞脑络、气血失和等，头为"诸阳之会""清阳之府"，凡五脏精华之血，六腑清阳之气，皆上注于头，一切内外诸疾皆可伤及诸阳升发之气，使升降失调，郁于清窍，导致头痛。中医治疗主要采取疏通经络、温经止痛的方法。百会属督脉腧穴，为各经脉经气汇聚之处，穴性属阳，阳中寓阴，可调节气血阴阳。百会又居头部，入络于脑，有近治作用；在经络，又为胆经经筋所过，《灵枢·经筋》言"足少阳胆经……循耳后，上额角，交巅上"，可疏利胆经止痛。现代研究发现百会穴浅表分布丰富的神经和血管，如枕大神经、额神经分支，深层如大脑皮层运动区和旁中央小叶，局部为周边向中央结聚的动静脉网，刺激百会对改善中枢神经的功能及血液循环有直接调节作用。因此，百会为治疗偏头痛要穴。笔者采用透灸配合针刺百会为主治疗无先兆偏头痛，大部分患者反映1次治疗效果明显，可缓解因头痛导致的睡眠障碍、烦躁等症状，增强了患者治愈疾病的信心。

二、感冒

感冒是临床常见、多发病之一，以发热、畏寒、头痛、鼻塞、喷嚏、流涕、咳嗽等为特征。感冒又分普通感冒和流行性感冒。普通感冒，俗称"伤风"，症状稍轻。流行性感冒，简称"流感"，症状较重。

第一方

处方 主穴：大椎、曲池、足三里。配穴：风热型配印堂、合谷、少商、商阳；风寒型配外关、风池。

刺灸方法 每次选主、配穴2~4个，少商、商阳，用三棱针或毫针点刺出1~2滴血。风热型针刺大椎时，出现针感则留针15分钟，出针后施雀啄灸50下，风寒型大椎穴进针后有针感时，留针5分钟，出针后加雀啄灸100下。每日针灸1次。

临床疗效 本组共31例，全部治愈。

典型病例 吴某，男，25岁，1980年3月29日就诊。感冒已4天，经卫生所诊治，服药2天未效（用药不详），转来诊治。诊见头痛，鼻塞，流涕，咳嗽，痰色白清稀，肩背不适，纳食欠佳，小便清，苔薄白，脉浮紧，此系风寒感冒，立解表宣肺，祛风散寒之法。取大椎、足三里、外关（左），用缓慢捻进法进针，得气后于大椎施雀啄灸80下，足三里和外关穴留针20分钟。次日复诊，身体已舒适，仅头微痛，守前法再治疗1次，头仍有些痛，遂针刺风池（双），并于大椎穴加温和灸10分钟而愈。

资料来源 王登旗. 广西中医药, 1987, (4): 37.

按语 督脉为阳脉之海，大椎是督脉的要穴，有宣阳和阴、解表退热的作用，能振奋全身阳气；足三里是足阳明胃经之合穴，有强壮益气之效，可增强人体抗病能力，促进气血运行和功能恢复；曲池是手阳明大肠经之合穴，手阳明大肠经与手太阴肺经相表里，针刺曲池有疏风解表退热的作用。取此3穴为主穴，风热型配印堂、合谷、少商、商阳，有疏散风热、清利肺气的作用；风寒型配外关、风池，有祛风散寒、解表宣肺的作用。在针灸手法上，风寒型宜少针多灸而留针时间较短，一般留针5~15分钟；风热者宜少灸多针而留针时间宜长，一般留针20~25分钟。风热者可用强刺激，风寒者则宜用中等或弱刺激。

第二方

处方 大椎、风门、肺俞。

刺灸方法 上3个穴位，每次取1~2穴，交替使用。采用艾条灸雀啄法10下，每下由距皮肤2.5cm处及近，以觉灼痛为度，每周1次。

临床疗效 本组共63例，痊愈31例，显效22例，无效10例。

典型病例 刘某，女，34岁，工人。1990年3月20日初诊。主诉：易感冒打喷嚏10年余。每遇天气变化，寒冷刺激即感冒，每年达15次以上，伴之打喷嚏，尤以晨起时嚏声连作，甚则声音嘶哑，流清水样涕，鼻塞声重。曾在某医院诊为"过敏性鼻炎"，查变态反应原，对螨虫等多种物质过敏。曾服"鼻炎片"等药，屡治不愈。舌淡红，苔薄白，脉沉弱。辨证属肺气亏虚，清窍不利。治宜益肺气、通鼻窍，以上法治疗，4次后基本未再感冒，亦未服用其他药物，鼻炎症状解除。随访1年，仅感冒过1次。

资料来源 安华.中国针灸，1993，（4）：17.

按语 感冒多因风邪侵袭人体而致，虚人易感，因其正气较弱，腠理疏懈，卫表不固，内外相引而发病。太阳主表，为一身之藩篱，肺卫司腠理开阖，故防治感冒，当以固肺卫之气为首务。风门为足太阳经与督脉之交会穴，肺俞为肺之经气输注于体表之处，故取风门、肺俞以补益疏通太阳经气，更用大椎诸阳之会，振奋元阳，以益肺气。《医学入门》云"虚则灸之，使火气以助元阳也。"实践证明，运用灸法，可以提高机体免疫力，增强体质，故灸以上3穴，可达到预防感冒之目的，且艾灸次数越多，疗效越显著。

第三方

处方 液门。

刺灸方法 避开可见浅静脉，用毫针顺掌骨间隙刺0.5~1寸，左右捻转数次。局部可有酸胀麻电感，向指和臂肘放射。一般取单侧即可，如10分钟后效果不好，可加刺对侧。留针15~30分钟。

临床疗效 本组共394例，痊愈329例，显效36例，好转20例，无效9例。

典型病例 韩某，女，53岁，干部。1985年11月23日来诊。发冷，头痛，鼻塞，流清涕，咽喉灼痛，干咳不止，咽部红肿，舌红苔白，脉浮数，体温39℃。刺液门0.8寸，立即鼻通涕止，发冷头痛及干咳明显减轻，捻转，留针30分钟，诸症皆消，体温降至37.8℃，1次而愈。

资料来源 申健.河南中医，1988，（4）：19.

按语 针刺液门穴治疗感冒，疗效颇佳，系作者经验之谈，且称之为"感冒一针灵"。

第四方

处方 主穴：耳穴感冒穴（双）。配穴：风寒型配耳穴肺、气管、内鼻、脾、胃；风热型配耳穴肺、内鼻、耳尖、三焦。

刺灸方法 取探棒或841型多功能探诊仪检测穴位，在感冒穴（对耳轮上脚上缘的微前方，耳轮的边缘部）处进行点刺治疗10分钟，给以重刺激。感冒症状随即减轻。随后以王不留行籽耳穴贴压，每日定期按压3~5次，每次3~5分钟，以巩固疗效。

临床疗效 本组共43例，均有效。

资料来源 李焕斌. 陕西中医函授，1988，（6）：35.

按语 电测耳穴肺、气管、内鼻等均呈阳性反应，多提示感冒，治疗取之，系相应部位取穴，以调理和治疗病变部位，理肺止咳，若伴腹泻、全身酸痛，可配耳穴脾；若胃纳不佳，可配耳穴胃；耳尖穴放血有消炎退热作用；取耳穴三焦，可通调三焦气化，使肺气得以宣降。感冒穴和上述穴位配伍使用可收疏散寒热、解表宣肺之功效。

三、咳嗽

咳嗽是一种常见的呼吸道症状，可因气管、支气管黏膜或胸膜受炎症、异物、物理或化学性刺激导致。咳嗽可以清除呼吸道异物和分泌物而起到保护性作用。但如果频繁咳嗽，由急性转成慢性，将给患者造成很大的痛苦，如胸闷、咽痒、喘气等。

第一方

处方 主穴选取大椎、肺俞、风门。随症配穴：口干舌燥者加鱼际穴；痰多，右关脉濡者，加脾俞；舌苔薄黄，脉浮数者，加曲池穴；心悸加厥阴俞、心俞；腰膝酸软，气短，呼多吸少，脉细无力或虚浮无根，加肾俞穴。

刺灸方法 嘱患者取俯卧位，放松，然后集中注意力，平静呼吸，在背部选取肺俞穴、风门穴，碘伏常规消毒后，取1cm的"2-0"号可吸收外科缝线，放置在一次性9号无菌埋线针针管的前端，后接针芯，左手拇、示指绷紧穴位两侧皮肤，右手持针，与皮肤约呈30°角向内斜刺，按照传统针灸呼吸补泻方法的泻法进行埋线操作，即进针前嘱其吸气，快速刺入皮下，当出现针感后，边推针芯，边退针管，将羊肠线埋植在穴位的皮下，此时嘱其呼气，拔针，针孔处用消毒棉球按压，再加胶布固定。大椎穴与皮肤约呈30°角向上斜刺进针，余操作手法同上；肾俞穴运用补法，即进针角度与皮肤约呈90°角，进针前嘱患者呼气，快速刺入皮下，羊肠线埋植在穴位的皮下后，嘱其吸气拔针。

临床疗效 39例患者治疗后，治愈32例，显效6例，有效1例，总有效率100%，随访半年均未再发作。

资料来源 杨艳艳，王新义，徐鹏，等. 中国针灸，2019，39（7）：755-756.

按语 选取风门穴为主穴之一，风门穴又名热府，是督脉与足太阳膀胱经的交会穴，《会元针灸学》曰："风门者，风所出入之门也"，是临床祛风最常用的穴位之一；另一主穴肺俞为肺脏的背俞穴，《气府论》曰："五脏俞并足太阳脉之会"，可调理气机升降，用泻法驱邪外出；主穴大椎穴别名百劳、上杼，属督脉，主治发热、疟疾、中暑、咳喘、支气管炎等。《灵枢·终始》曰："久病者，邪气小深，刺此病者，深内而久留之……"穴位埋线正是利用羊肠线在穴位内的"深内而久留之"而达到治疗慢性病的效果。张景岳曰："久远之疾，其气必深，针不深则隐伏，病不能及，留不久则因结之邪而不能散也"，亦充分体现了穴位埋线的"深内而久留之，以治顽疾"的治疗作用。呼吸补泻法最早见于《素问·离合真邪论》，到明代《针灸大成》记载："欲补之时，气出针入，气入针出。欲泻之时，气入入针，气出出针。"风门、肺俞、大椎穴均选用泻法以驱邪外出，肾俞选用补法，埋线疗法配合其他补泻方法不易操作，临床中采取埋线呼吸补泻疗法，较普通埋线效果显著。

第二方

处方 C_7、T_1、T_2、T_3、T_4棘突下，后正中线旁开$1.5\sim2cm$区域内（双侧取穴）。

刺灸方法 患者取俯卧位，针刺穴位进行常规消毒，选用针具规格为$0.25mm \times 40mm$的一次性毫针，向脊柱方向斜刺，手法采用平补平泻法，针刺得气后留针30分钟。每天1次，10次为1个疗程，连续治疗2个疗程。

临床疗效 本组共30例，痊愈9例，显效13例，有效6例，无效2例，总有效率93.3%。

资料来源 陈金凤，张文竹，王靖轩，等. 长春中医药大学学报，2018，34（5）：919-922.

按语 中医学认为，针刺具有调和阴阳、调理脏腑的作用。当针刺向穴位时可以传递信息，然后再通过经络系统或神经系统传递到相应脏腑组织器官和大脑，从而调节机体的阴阳平衡状态。由此可见针刺调节各个内脏器官的作用与自主神经系统密切相关，可以通过调节交感神经和副交感神经系统的平衡状态，来进一步达到治疗疾病的目的。因交感神经与副交感神经的活动常表现为交互抑制的关系，迷走神经又从属于副交感神经系统，因此通过刺激交感神经区域来起到抑制迷走神经的作用，从而抑制咳嗽受体释放，减缓支气管平滑肌痉挛。又因为在胸部交感神经分布中，出自$C_8\sim T_4$神经节段的交感神经节前纤维支配肺与支气管。综上几种因素，可知刺激交感神经区域，不仅能够通过抑制迷走神经兴奋性来治疗咳嗽，还可以通过调节肺与支气管的功能从而达到治疗咳嗽的目的。椎旁交感神经节在体表投影线上，距后正中线$1.5\sim2cm$区域内。故最终取穴定为C_7、T_1、T_2、T_3、T_4棘突下，旁开$1.5\sim2cm$区域内（双侧取穴）。

第三方

处方 肺俞、风门。

刺灸方法 嘱患者取俯卧位，充分暴露皮肤，局部皮肤常规消毒，针刺后行平补平泻手法，得气后做温针灸，将温针灸专用艾炷置于针柄上，用打火机将艾炷自底部点燃，在艾炷与皮肤之间放置硬纸板，以防止患者烫伤，留针30分钟。治疗后用镊子取下针具并放入废物盘内。7天为1个疗程，治疗两个疗程，中间休息一天。

临床疗效 本组共30例，痊愈9例，显效13例，有效6例，无效2例，总有效率93.3%。

资料来源 洪小玥. 长春中医药大学，2019.（学位论文，知网收集）

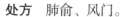 风门穴是肺气出入的必经之所，正如《会元针灸学》中记载："风门者，风所出入之门也。"而《素问·风论》中有云："风者，百病之长也"，故针刺风门穴可起到祛风解表，宣发肺气，止咳平喘的作用，从而驱散外邪。肺俞穴与风门穴二者属于相同功效的穴位，称为"同功穴"，由于二者作用相近，因此在治疗上完全可以起到协同增效的作用。且二穴均属于足太阳膀胱经，而膀胱经主一身之阳气，本病的产生也与阳气的不足有着密切的关系，从本病的发病病机而言，是由于风邪侵袭而正气不足，正气不足则一身之阳气不足，故风邪眷恋机体久而不去，形成本病。因此二者相配伍可激发机体阳气，提高机体免疫力，从而加快疾病的痊愈。肺俞穴与风门穴又同属于背俞穴，《素问·咳论》云："岐伯曰：治脏者，治其俞。治腑者，治其合。浮肿者，治其经。"本病病位在肺，故选择背俞穴治疗，也正符合此论。二者相配伍也是病位与病因相结合的辨证配伍方式。本病因为风邪侵袭，而风门穴正是风邪出入机体之门户，肺俞穴为肺脏在体表的反应点。因此，肺俞穴与风门穴的配伍方法无论从数据挖掘方面，还是辨证论治理论方面，抑或是腧穴特异性方面都能够满足腧穴配伍的要求。

第四方

处方 第一组穴：肺俞、孔最、脾俞；第二组穴：足三里、定喘、膻中。

刺灸方法 令患者取舒适体位，暴露并指切患者穴位留痕后，用安尔碘消毒。术者做自我手部消毒后，使用严格消毒过的镊子镊取一段长约1.5cm可吸收性外科缝线3-0，将线体的一半放置在7号无菌注射针头的前端，另一端裸露的线体稍折弯，然后手持7号无菌注射针头的针尾刺入穴位（肺俞：斜刺0.5~0.8寸，孔最：直刺0.5~1寸，脾俞：斜刺0.5~0.8寸，足三里：直刺1~2寸，定喘：直刺0.5~0.8寸，膻中：平刺0.3~0.5寸），刺入穴位一般达肌层或皮下组织，使有得气感后，随即退针，将可吸收性外科缝线埋植在穴位之内。最后检查好线体有无在体表外露，有无出血，盖上无菌敷料后固定24小时。两组穴位轮流替换使用，穴位埋线治疗1周治疗1次，2周为1个疗程。

临床疗效 本组共33例，痊愈5例，显效7例，有效20例，无效1例，总有效率97.0%。

资料来源 陈凯欣. 广州中医药大学，2018.（学位论文，知网收集）

按语 肺俞、脾俞穴分别是肺、脾的背俞穴，故取肺俞穴宣肺止咳，脾俞穴健脾益气。现代研究认为肺俞穴的解剖位置邻近支配气道和肺的交感神经节，刺激本穴位后，可使交感神经兴奋，舒张支气管平滑肌，止痉平喘。孔最穴，是肺经郄穴，郄穴是各经脉在四肢部经气深聚的部位，常用于治疗血症及急性病症如痛症。同时，经脉所过，主治所及，孔最是肺经上的腧穴，能治疗肺脏疾病，无论是古代还是现代，常用于治疗咳嗽病，故取孔最宣肺止咳。膻中为气会，肺主一身之气，司呼吸，可理气宽胸、调畅气机，是止咳平喘常用穴，常用于治疗肺脏疾病，且解剖上毗邻肺与气管，对本穴位的刺激可有效缓解气道痉挛，起到止咳效果。定喘为经外奇穴，具有止咳平喘的效果，常用于治疗呼吸系统疾病。足三里为胃经上的腧穴，亦是胃经的合穴，具有调节机体免疫力、调理中焦、补中益气的作用。

四、哮喘

哮喘是一种发作性变态反应性疾病。由于中、小支气管痉挛，分泌物增多而出现喘鸣性呼吸困难。症状特点是阵发性带哮鸣音的呼吸困难，常伴有咳嗽，严重时唇面发绀、汗出、鼻煽肩抬，每次发作可持续数小时或数日。

第一方

处方 肺俞、大椎、风门。

刺灸方法 肺俞、风门直刺0.5~0.8寸；大椎直刺1~1.3寸。留针20分钟左右，行针2~3分钟，施以提插捻转平补平泻手法。虚寒者配以艾条温和灸，虚热或合并肺热较甚者，可针后拔火罐于大椎与肺俞之间。发作期每日针灸1次。喘平后，听诊哮鸣音消失，可改为隔日针灸1次，10次为1个疗程，休息一周，继续针灸1~2疗程。为了预防哮喘的反复，次年夏天，不论发作与否，可再针灸1~2疗程，以巩固远期效果。

临床疗效 本组共111例，显效48例，有效61例，无效2例。总有效率为98.2%。

资料来源 邵经明，丁一丹. 中医杂志，1985，（5）：47.

按语 针灸治疗哮喘，邵氏根据长期临床经验筛选出肺俞、大椎、风门3穴为主。肺俞是肺脏精气输注之处，可防治呼吸系内伤外感诸疾；大椎是督脉、诸阳经之会穴，既可治疗感冒、疟疾和其他热性疾病，又是宣通肺气、平喘之要穴；风门属背部膀胱经穴，有祛邪平喘、预防感冒之功效。临床观察3穴，同用确有平喘和防哮喘复发之作用；肺功能测定，治疗后比治疗前有显著改善（P<0.001）。

针刺配合温灸或针后拔火罐，可调节脏腑之气。拔火罐偏重于祛邪，对合并感染有热者效果更明显，适用于热喘；温灸借助艾火既可祛风散寒，又可温阳补虚，适用于寒哮，故针灸治疗本病，当须辨证分清寒热虚实。

邵氏通过正交试验证明：3穴平喘作用，以肺俞（刺入0.5寸）为佳。

第二方

处方 膻中、肺俞。

刺灸方法 令患者先取仰卧位而后俯卧位，用75%酒精棉球常规消毒穴位皮肤，选用1根50mm长的毫针由上向下平刺膻中穴，进针1.0~1.5寸深；再选用2根75mm长的毫针，由上向下斜刺肺俞穴进针2.0~2.5寸深，中等强度刺激，平补平泻手法。留针20~30分钟，每穴5分钟行针1次。起针后，在膻中与肺俞穴上拔火罐5~10分钟，应使患者皮肤穴位红润充血，不起泡，并防止烧伤皮肤。施针时，要求每个穴位有酸沉、麻木、胀痛、热及触电样感觉。患者在针刺与拔火罐之后，再带艾条回家自灸。嘱患者自灸时对准穴位，距离皮肤1.0寸左右，以温热感为度，每穴灸10~20分钟。每日治疗1次，7~10次为1个疗程，中间休息3~5日，再进行第2疗程。

临床疗效 本组共155例，治愈45例，好转74例，无效36例。总有效率达76.7%。

典型病例 王某，男，54岁。主诉：胸闷呼吸困难3年余。近年来均在冬季发病，每当发作时，注射氨茶碱针剂和口服西药，病情好转，但不能根治。诊见患者发育及营养良好，痛苦病容，胸部胀闷，呼吸困难，嘴唇青紫，舌淡，苔白，脉浮数，听诊两肺布满哮鸣声，心脏正常，肝脾未触及。诊断：哮喘。治疗：针膻中配肺俞，用补法加拔火罐，留针30分钟，每日针灸1次。经治疗2次，呼吸困难缓解。为巩固疗效又治14次，痊愈。半年后随访，一切均正常。

资料来源 王全仁，李刚，王朝社，等. 中国针灸，1993，（1）：17.

按语 膻中属任脉，为心包经之募穴，为宗气之海，气之会穴，有调理肺气，疏通经脉气血，宽胸利气，止喘化痰之功效。肺俞属膀胱经，为肺气所输注，补则补益肺气，泻则调节肺气。两穴并用，善治气分病症，为治疗哮喘之验穴。

第三方

处方 肺俞、心俞、定喘、厥阴俞、风门、膈俞。

刺灸方法 取白芥子、甘遂各18g，玄胡、细辛各10g，半夏8g，共研细末，用生姜汁调成糊状（以上为1人3次量），治疗时将药膏分摊在6块6cm×6cm的方玻璃纸上（药膏直径为3cm），第一次贴于双侧肺俞、心俞、定喘穴上，用胶布固定，第二次贴于双侧厥阴俞、风门、膈俞穴上，两组穴位交替使用。于三伏天贴药，选每伏第1天，共贴3次。每次间隔10天，连贴3年为1个疗程。

临床疗效　本组共1500例，痊愈129例，显效1059例，有效298例，无效14例，总有效率达99.07%。

资料来源　张庆祯，邵杰，毕秀英，等. 中国医药学报，1991，（1）：51.

按语　背俞穴是脉气注输出入的点站，邪气传注经络和内脏的集散枢纽。取上焦心肺的背俞穴，有助于肺气的宣发和肃降，加之敷贴温肺利气、燥湿化痰的药物，更能温通腧穴，使气血注输出入流畅，滞留于肺内的痰、饮、寒邪易于消散，故治疗哮喘有捷效。张氏认为：根据"冬病夏治"的原理，在三伏天治疗效果较好，因三伏天阳气隆，人体内的阳气向外宣通开发而趋于表，寒邪痰饮为阴邪，其势正弱，并亦随阳气游离于表，故此时治疗时机最佳。根据子午流注法，应在每伏第1天的辰时（相当于上午7~9时）治疗，疗效更佳。

第四方

处方　肺俞、孔最、肾俞、太溪。

刺灸方法　背俞穴向脊柱方向斜刺0.5~0.8寸，针感向四周扩散，孔最直刺1寸，太溪直刺0.5寸。针刺得气后接G-6805治疗仪通电20分钟，用疏密波，强度以患者适宜为度。每天1次，6次为1个疗程。

临床疗效　本组共54例，近期控制25例，显效20例，有效9例。

典型病例　李某，男，53岁，工人。2015年11月5日初诊。咳喘10余年，每逢冬春发病。此次发病8天，症状日渐加重，咳喘尤甚，不能平卧，经服中西药疗效较差。查体：叩诊两胸部呈明显鼓音，听诊两肺呈明显哮鸣音。诊断为支气管哮喘。治以调补肺肾、理气平喘。用上法治疗1次后，患者症状明显减轻，经1个疗程治疗咳喘平息。

资料来源　周鹏临证治验。

按语　患者咳喘日久，肺气受损，母病及子，累及肾，致肺肾两虚。方中肺俞、孔最理气平喘，肾俞、太溪补肾纳气。针刺通以微量电流，使下焦肾气得以培益，上焦肺气得以调理，而咳喘自除。

第五方

处方　定喘、膻中、肺俞、丰隆。

刺灸方法　打开消毒羊肠线玻璃管，在无菌操作下，用生理盐水冲洗羊肠线，剪成6mm长线段，取一段穿入7号注射针尖端，将28号毫针磨平针尖代作针芯，穿入7号注射针内备用。穴位常规消毒后，用注射针迅刺穿透皮肤刺入肌层，得气后，边退针头，边推针芯，将羊肠线理入皮下，出针后，用消毒纱布覆盖，胶布固定保留3天，每次埋线2穴，隔2个月埋线1次。

临床疗效　本组23例，近期控制11例，显效6例，有效6例。

资料来源　吴绪平临证治验。

按语　肺俞调理肺气，定喘、膻中平喘降逆，丰隆和胃祛痰。用羊肠线埋植，能给穴位造成持久、温和的刺激作用，起到调理肺脾肾，标本同治，而收良效。

第六方

处方　主穴：鱼际。配穴：肺俞、天突。

刺灸方法　鱼际穴直刺0.8寸，肺俞向脊柱方向斜刺0.8寸，天突穴针尖沿胸骨柄向下直刺1寸。一般情况只刺主穴鱼际，留针30分钟。

临床疗效　本组共38例，有效35例，无效3例，总有效率为92.2%。

典型病例　李某，女，68岁。1991年1月4日初诊。素有哮喘之疾10余年，每易突然发作。今又急性复犯，呼吸急促，喉间哮鸣有声，张口抬肩，不能平卧，咳吐稀痰，苔白滑，脉浮紧。听诊：双肺布满哮喘音。辨证：风寒袭肺，肺失肃降，气机逆上，则胸满哮喘。诊断为哮喘（风寒袭肺）。治以宣肺平喘，取手太阴经穴为主。处方：鱼际穴直刺0.8寸，快速捻转，针感直达上臂，5分钟后，哮喘渐渐缓解，30分钟后，喉间哮鸣俱失，患者顿觉胸满减轻，气机畅达，翌日诸症悉除。

资料来源　盛生宽. 青海医药杂志，1992，（3）：10.

按语　哮喘一证，多因风寒袭肺，肺失肃降所致。鱼际乃手太阴肺经之荥穴，具有宣降肺气、止咳平喘之功，对哮喘急性发作者效佳。喘甚者加肺俞、天突能增强平喘之功效。

第七方

处方　耳穴：支气管、肺、平喘、肾、交感。配穴：神门、肾上腺、风溪、喘点、脾。体穴：定喘、肺俞、天突、膻中。

刺灸方法　先用HB-EDT耳穴诊断治疗仪进行耳郭电探测，找出阳性反应点，常规消毒后，用王不留行籽准确地贴于阳性反应穴位上。虚证，用手指腹轻轻按压穴位，使耳郭产生发热发胀感。实证，用手指重度用力按压，使耳郭产生发热胀痛。嘱患者每日按压4~6次，每次按压3~5分钟。3~5天更换1次，6次为1个疗程。同时，选上述体穴用经络仪治疗，输出选择为弱挡，电流强度中等，在局部出现麻、针刺样震动感适应后逐步加大，以患者能接受的刺激量为度，每天1次，每次20分钟。

临床疗效　本组共9例，显效6例，有效3例。

资料来源 闫圣秀．湖北中医杂志，1995，（2）：45.

按语 本病初病多实，久病多虚。病变部位虽在肺、气管，但日久及肾。选耳穴肺、支气管，以调理肺之功能；交感可缓解支气管平滑肌痉挛；肾上腺、风溪、内分泌均有抗炎、抗喘、抗过敏作用，以动员机体各方面的抗病潜力，同时又具有增强机体免疫力的功能。配合经络仪治疗，取定喘、肺俞以调节肺气，宣肺止喘；取天突、膻中加强调气降逆的作用。上述二法合用，止喘效捷。

第八方

处方 定喘、风门透肺俞。

刺灸方法 穴位交替选用，采用40~50mm热针，应用GZH型热针仪，热针温度指示40~70℃。风寒、痰火型哮喘针后拔罐，哮喘发作时每天1次，听诊哮鸣音消失后改为隔日1次，6次1个疗程。

临床疗效 本组共64例，显效38例，好转24例，无效2例。

典型病例 张某，女，32岁。哮喘病史3年。近因受凉发病，经用抗生素、止咳祛痰等治疗8天，症状稍有好转，但未能控制。哮喘昼轻夜重，倚息难卧。查体：听诊双肺满布哮鸣音、呼气延长。X线透视双肺纹理增粗。诊断：哮喘性支气管炎。用上方先后治疗10次而痊愈，随访3年未复发。

资料来源 管遵惠．中国针灸，1987，（5）：27.

按语 定喘穴具有解表通阳、息喘降逆功效；风门穴有祛风宣肺之功，肺俞穴输注肺脏精气，循经一针透刺二穴，加强了两穴祛邪平喘功用。本方取穴精少，操作简便，安全效捷。

GZH型热针仪将针与热灸两种疗法结合运用，在人体内经络穴位直接产生热效应。热针既起到"烧山火"手法的近似效果；又具有"火针"相近似的治疗作用。

第九方

处方 肺俞、大椎、鸠尾、中脘。

刺灸方法 患者取俯卧位或仰卧位，定好穴位，常规消毒。用钩状挑针针尖对准穴位刺入皮肤约1分深，纵行挑破皮肤0.2~0.3cm，然后将针深入表皮下挑，针尖从深到浅牵拉住皮下白色纤维组织，做左右摆摇旋转牵拉动作，挑断皮下白色纤维组织样物数根，直到把该处皮下纤维挑断为止。挑完后点上碘酒，盖以消毒纱布，胶布固定。一般每周1次，6次1个疗程，个别严重患者可每周挑治2次。

临床疗效 本组共118例，临床控制38例，显效41例，好转30例，无效9例。总有效率为92.36%。

典型病例 郭某，男，31岁。有哮喘反复发作史14年，伴有过敏性鼻炎。素汗多易感冒，遇刺激性气味或天气转变时即胸闷气促，服沙丁胺醇，泼尼松等能缓解。诊时气促，咳嗽，痰多。查体：面色紫暗，双肺呼吸音粗，有少许哮鸣音。诊断：过敏性哮喘。经上法针挑4次后症状消失，巩固治疗2次。随访1年，哮喘、鼻炎均痊愈未复发。

资料来源 符文彬. 中国针灸，1989，（5）：25.

按语 针挑疗法是"锋针疗法"和半刺的综合发展。《内经》云："病在五脏固居者，取以锋针"。故在挑治点上挑刺出皮下白色纤维组织样物，可治疗五脏固居的疾患。通过针挑后遗留细小的疤痕刺激作用，以抑制病邪，调整阴阳，达到增强人体抵抗能力的作用，故对过敏性哮喘，能增强机体免疫力，有较好的疗效。

五、中风

中风，是以突然昏仆、不省人事，伴见口眼㖞斜，半身不遂，语言不利或不经昏仆而仅以㖞僻不遂为主症的一种疾病。相当于西医学中的脑血管意外及其所致半身不遂、肢节不用诸症，包括脑出血、脑梗死、脑血栓形成、蛛网膜下腔出血、一过性脑缺血发作等病证。

第一方

处方 主穴：内关、人中、三阴交。副穴：极泉、委中、尺泽。配穴：吞咽障碍加风池、翳风、完骨，手指不能握固加合谷。

刺灸方法 先刺双侧内关，直刺0.5~1寸，采用捻转提插结合的泻法，施手法1分钟。继刺人中，在鼻中隔下斜刺0.5寸，用重雀啄手法至流泪或眼球湿润为度。三阴交沿胫骨后缘进针，针尖向后斜刺与皮肤呈45°，进针1~1.5寸，用提插补法，使患者下肢抽动3次为度。极泉直刺进针1~1.5寸，用提插泻法，使上肢抽动3次为度。针尺泽操作同极泉。委中穴采取仰卧位直腿抬高取穴，进针1寸，用提插泻法使下肢抽动3次为度。风池、翳风、完骨穴针向结喉，进针2~2.5寸，采用小幅度高频率捻转补法施手法1分钟。合谷穴针向三间穴，采用提插泻法，使第二指抽动为度。每日针2次，10日为1个疗程。

临床疗效 本组共2336例，治愈1281例，显效542例，好转453例，无效18例，死亡42例。总有效率达97.43%。

资料来源 石学敏. 天津中医，1989，（6）：2.

按语 醒脑开窍法系石学敏教授首先提出的，并逐步形成为一整套科学的、系统的、规范的治疗中风病的针刺方法。从临床到基础均得以证实，它的实用价值及临床可重复性，已为海内外针灸学者所公认。

从西医学来看，中风的两大症状——神志障碍和肢体瘫痪，主要系脑血管的病理改变所致；从中医角度看，中风的总病机应为"窍闭神匿"，故采用开窍醒神为治则，以达治病必求其本的目的。

醒脑开窍针刺法，在选穴与配方上以取阴经穴为主，阳经穴为辅，改变了过去常规取穴，从主治功能上以开窍启闭为主，疏通经络为辅，也有别于治痿独取阳明的理论。在针刺方向、深度及施针手法上，此法都做了相应规定，并从针刺量学提出所要达到的指标，这无疑是针刺治疗中风病的发展的创新。

第二方

处方 风府、哑门、风池、肩髃、曲池、内关、合谷、环跳、阳陵泉、三阴交、悬钟、廉泉、八邪、八风。

刺灸方法 风府、哑门穴朝下颌骨颏隆凸方向直刺，要缓慢进针，严禁提插和大幅度捻转。同时要悉心体会针下感觉。一般刺0.5~1寸。风池穴，针刺朝对侧眼球方向直刺1~1.5寸，针感要放散至头顶、前额或眼区。廉泉穴施苍龟探穴法，不留针。余穴针刺得气后，选4个穴位，接通G6805电针治疗仪，通电20分钟，电流强度以患者耐受为度。每天1次，每10次为1个疗程。

临床疗效 本组共43例，治愈24例，显效6例，有效11例，无效2例。

典型病例 刘某，女，64岁，退休干部。2016年11月23日初诊。主诉半身不遂11天。患者于2016年11月12日清晨，因情志不畅而突然头晕目眩，自觉右侧半身乏力、麻木、行动不利，即到该厂职工医院诊治，经口服药、静脉点滴后未见明显好转。回家后，上述症状加重，并发现右侧半身不能活动，右侧面部麻木，但神志清楚。于11月13日到某医院住院治疗，CT扫描：左侧大脑中动脉血栓阻塞。住院10天，半身不遂未见明显好转，故出院来我处就诊。检查：神志清楚，语言謇涩，右侧面部肌肉活动较差，眼睑能闭合。血压172/90mmHg。右手不能握拳，上肢肌力I级，下肢肌力0级，右侧膝腱反射亢进，右侧霍夫曼征（＋），巴宾斯基氏征（＋）。舌质红，苔黄微腻，脉弦数。诊断：中风（脑血栓形成）。治则：通经活络，调气活血。治疗方法如上所述。针刺3次，上肢肌力已达Ⅱ级，语言謇涩有所缓解，下肢肌力已达Ⅱ级。针至10次，语言清利。共治24次，已恢复正常。

资料来源 周鹏临证治验。

按语 针刺风府、哑门要注意安全问题，因其深部有重要结构，其深面依次有寰枕后膜、硬膜、蛛网膜、软膜和延髓。若针刺不当，误伤延髓或脊髓，可产生不良后果，甚则有生命危险。故要注意针刺深度，最深不超过1寸。

第三方

处方 对侧运动区、足运感区、感觉区。

刺灸方法 常规消毒局部，以28号毫针沿刺激区迅速刺入皮下，然后快速推进至该区深度。以200次/分左右的速度持续捻转1~2分钟，以后每隔30分钟捻转1次，共留针1小时。

临床疗效 本组共44例，治愈25例，显效6例，有效10例，无效3例。总有效率为93.18%。

典型病例 李某，女，50岁。因左侧肢体活动不灵1天，于1985年7月2日入院。患者于7月1日午饭时突然左下肢无力，约30分钟后左上肢也活动不灵，至当晚左侧上下肢均不能活动。入院检查：血压110/70mmHg，神志清楚，肥胖体型，左侧鼻唇沟较浅，伸舌偏左。左侧上下肢仅能平面微移，手指微动，握力0kg。左侧腹壁反射消失，划跖试验左侧（+），左半身痛觉较差。入院当天即开始头针治疗，取右运动区上3/5、右足运感区。首次头针后，瘫痪肢体移动范围明显增大。治疗10次后，左手可进行解系扣等精细动作，握力17kg，能以接近正常的速度行走。

资料来源 焦顺发，杜全枝，上官海水，等．山西中医，1988，（4）：37.

按语 头针疗法主要是根据大脑皮质功能定位的原理，在头皮上选取相应的投射区进行刺激，反射性地提高相应的大脑皮质功能区的兴奋过程，激发其功能活动，促进瘫痪肢体功能的恢复。

第四方

处方 对侧运动区、感觉区、言语区、晕听区、运用区、足运感区。

刺灸方法 ①手捻针法：每3~5分钟捻转1次，捻速为200~250次/分，共捻3次，留针15分钟取针，每天1次，20次为1个疗程。②捻针机治疗：转速为300次/分，捻针3~5分钟，留针15分钟取针，每天1次。③接G6805治疗仪，连续波频率500~700次/分，刺激10分钟，留针15分钟，每天1次。

临床疗效 本组共1228例，治愈608例，显效479例，好转123例，无效18例。

典型病例 朱某，男，43岁，干部。因开会中突发头剧痛，继而失语、呕吐、昏迷，于1984年5月20日住入院抢救。腰椎穿刺液血性。既往有高血压病史。诊断：高血压、脑出血。经抢救7日后苏醒，20日后病情稳定。查体：患者意识清楚，查体合作，血压228/130mmHg，右鼻唇沟变浅，口角向左偏，右侧上下肢全瘫，肌力0级。失语、流涎、伸舌偏右。治法：选头皮针刺健侧上下肢运动区、感觉区、言语一区。进针后以手捻针刺激3分钟，共捻3次。经治2个疗程后，患者可独自行走，上肢功能基本恢复，握力8kg，血压150/100mmHg。又巩固治疗2周，肢体功能完全恢复，痊愈出院。半年后随访：已上班工作。至今未复发。

资料来源 武承迅，武永妙，杨丽玲，等．中国针灸，1989，（4）：3.

按语 针刺治疗脑血管意外引起的偏瘫，对脑血栓患者以早期治疗为佳，一般在病情稳定后即可配以头针治疗，其刺激量应适当掌握。另外，在治疗过程中，早期督促、鼓励患者加强主动或被动的功能锻炼和语言练习，是提高临床疗效的关键。

第五方

处方 人迎穴。

刺灸方法 患者平卧，常规消毒后，以左手食、中指摸及颈动脉，避开颈浅静脉，右手持28号毫针快速刺入皮下，缓慢进针，待患者感到有酸、麻、胀、沉时，用小幅度捻转，一般捻转1~2分钟即可将针拔出。进针深度以患者颈围粗细为度（颈围29~34cm，进针2~2.5cm；颈围35~42cm，进针2.5~4cm）。一般10次为1个疗程。

临床疗效 本组共197例，治愈54例，显效61例，有效75例，无效7例。

典型病例 王某，女，71岁。1979年10月由家人背来，代诉：6天前起床时发现右侧肢体不能活动。曾用过中西药治疗。查体：神清，不能坐起，右侧肢体腱反射亢进，肌张力稍高，深浅感觉（-），上下肢肌力0~Ⅱ级，未引出病理反射。诊断为脑血栓右偏瘫。治疗1次后，右下肢能从床上抬起10cm，右手移动到脐部。治疗10次后，能扶床下地走，肌力提高到Ⅲ~Ⅳ级；治疗30次后可以生活自理，1年后随访，病情稳定。

资料来源 吴义新，王惠珍，张旭荣.中国针灸，1982，（2）：9.

按语 人迎穴属足阳明胃经，阳明为多气多血之经。人迎穴位近咽喉，与咽喉有关的经脉有肺、脾、胃、心、肾、三焦、胆、小肠诸经。因此，针刺人迎穴，有调整机体阴阳、疏通气血之功，从而达到治愈本病的目的。

第六方

处方 主穴：水突。配穴：太冲、风池、太溪、丰隆。

刺灸方法 嘱患者取仰卧位，枕头置于项背下，使头后仰，充分暴露颈前区。于双侧水突穴区常规消毒后，左手示指侧向按压在水突穴处，扪及颈总动脉后，然后用侧向的示指或在动脉内侧，或在外侧用力深插，越过颈总动脉后，继而转动示指，横向推开动脉。接着用已抽取复方丹参液10mL，并套上5号眼科针头的注射器，沿示指指甲边缘进针，深至颈椎横突，在产生强烈的酸胀感后，稍提一下，每穴注入2mL。如无得气感，微微捻转，或轻微改变角度，直至得气。应用巨刺法，先注健侧，后注患侧。余液注入配穴。

临床疗效 本组共61例，治愈26例，显效18例，有效14例，无效3例。总有效率达95.08%。

典型病例 孙某，女，56岁，工人。诊断：脑血栓。经静脉点滴后，内服中药14天，仍为完全偏瘫，即采用本法，稍倾，患侧下肢能自行抬离床面，16小时后，经人搀扶行走20米。第二次治疗后，下肢能独立行走，患侧上肢肩、肘、腕、手指关节能屈伸。第三次治疗后，患侧上肢能用筷进食而获治愈。

资料来源　苏鸿波．中国针灸，1990，（3）：7.

按语　本法应用复方丹参液注射水突穴，是宗治痿独取阳明之义，在颈部阳明经穴上的发挥，并发挥针刺和药物的双重作用。同时，水突穴深层组织系星状交感神经处，针刺该穴可直接刺激该神经节而增加脑血流量而改善症状。

第七方

处方　上肢瘫：大椎透至阳，配肩髃透曲池。下肢瘫：至阳透筋缩，命门透阳关，配环跳、昆仑。足内翻：足三里透绝骨。足外翻：阴陵泉透三阴交。口㖞流涎：地仓透颊车，太冲透涌泉。舌强语謇：廉泉透舌根，哑门。

刺灸方法　用不锈钢丝制成直径0.5~2.0mm，针长50~75mm的巨针。针肩部诸穴，针感下传到手指。针环跳穴针感下传到足趾。针昆仑穴针感上传到肩背部。针哑门穴针感麻木，放电样感，向头及四肢放射时，立即起针。

临床疗效　本组共701例，治愈384例，显效178例，好转91例，无效48例。总有效率达93.15%。

典型病例　冷某，男，69岁。1979年12月23日中午突然右半身肢体不能活动，说话吐字不清，遂来就诊，查血压240/140mmHg，意识清醒，说话吐字不清，右半身肢体瘫痪。诊断：脑血栓形成。静点脉通，口服降压药，血压降至120/80mmHg，瘫痪肢体无好转，改用针灸。遂采用上星透百会，大椎透至阳，曲池透外关，命门透阳关，配肾俞（双）、环跳、昆仑，针刺20分钟，患者能说话，吐字清楚，针3次能翻身坐起，上肢能活动，下肢能走路，共针20次而愈。近期随访患者能做家务劳动。

资料来源　张云飞，张亚奎．中国针灸，1988，（4）：8.

按语　督脉乃手足六阳经之大会，是阳经之海，具有调节全身诸阳经经气的作用。任脉乃手足六阴经之大会，是阴经之海，具有调节全身诸阴经的作用。应用巨针这种特殊的针具，以其取穴少，透穴多，刺激强，感应大等特点，激发任督二脉的经气，通其经络，调其气血达到新的平衡，以达扶正祛邪，恢复瘫痪肢体之功效。

第八方

处方　曲池、内关、合谷、百会、环跳、足三里、阳陵泉、三阴交。

刺灸方法　分早、中、后三期。早期（发病半年之内）针刺健侧，让患者自己活动患侧肢体；中期（发病半年至1年半）针刺健患双侧；后期（发病1年半至3年）针刺患侧；病至后期，以透穴为主。每天针刺治疗1次，10天为1个疗程。

临床疗效　本组共972例，治愈339例，显效245例，有效297例，无效91例。

典型病例　朱某，58岁，工人。患脑血栓形成25天，遗留右侧上、下肢瘫，于1989年3月6日来诊。检查：患者神疲倦怠，面白色淡，气短语低，纳差，血压110/60mmHg，右上、下肢不能自主活动。遂针刺百会和健侧合谷、曲池、足三里、阳陵泉、三阴交，治疗5次后，精神好转，食欲增加，上、下肢均能屈伸，直腿抬高60°。10次后能扶床行走，用匙吃饭，共针35次即能生活自理，并从事一般家务劳动。

资料来源　王宏志. 中国针灸，1991，（6）：1.

按语　中风偏瘫属西医学脑血管病变，虽症状在肢，而病源在脑。偏瘫早期由于发病猝然，元气先伤，故临床上以营卫偏注为其特征，此时若针刺患侧更易损其不足，故《针灸大成》中早有"中风不语，手足瘫痪者……先针无病手足，后针有病手足"之明训。因此只针健侧，不针患侧，泻实以补虚，既可益元气调所偏，又能疏经络通气血，使十二经脉营卫气血调和，则病可痊愈。偏瘫病到中期，由于身体两侧阴阳气血不均衡，气虚郁滞不行，虚中挟实，循环不良造成体内代谢产物堆积，为中期的病理特点，故偏瘫中期治疗宜针刺双侧以疏导经气，平衡阴阳。偏瘫后期，病久体衰，阳气不达，血脉失畅，患肢失于温煦而寒内生。故治宜透穴为主，同时鼓励患者坚持较长时间的治疗，方能奏效。

第九方

处方　头穴：额顶带前1/4、后1/4，顶颞带上1/3、中1/3。体穴：大敦，内关，涌泉。

刺灸方法　头穴用抽气泻法，留针1小时。体穴用平补平泻法。每天1次，10次为1个疗程。

临床疗效　本组共621例，显效422例，有效143例，总有效率为91%。

典型病例　沈某，男，47岁，美国针灸医师。1992年2月4日午夜，患者突发头痛，语言不利，右侧肢体乏力，其后神志欠清，右侧肢体瘫痪，随送医院急诊，经脑CT检查为脑内囊出血。第二天上午，对其进行头皮针治疗，治疗方法同上，连续3日。经5次治疗后，患者能在扶持下站立并行走10余步，能发单音。针治10次后，患者能单独起坐、迈步，已能说3~4个字的短句。共治20次，基本生活能自理。1993年起，已恢复工作至今。

资料来源　周敏华. 中国针灸，1994，（12）：3.

按语　周氏认为：额顶带前1/4具有醒脑宁神、利咽开窍之功。额顶带后1/4具有滋补肝肾、潜阳息风之功。顶颞带具有疏经活络、强壮肢体之功。诸穴相配，共奏开窍醒神、疏通经络之功，则中风可愈。

第十方

处方　气海、三阴交、足三里、曲池、合谷，言语功能障碍加金津、廉泉语言区，上肢活动障碍加肩三针、外关，下肢活动障碍加太冲、阳陵泉，口眼㖞斜加地仓、颊车。

刺灸方法 75%乙醇穴位消毒，进针后稳定不动，在针柄上绑好1.5cm长艾卷，点燃，每个穴位针灸0.5小时，每天治疗1次，1周为1个疗程，治疗4个疗程。

临床疗效 本组共46例，显效19例，好转23例，无效4例，总有效率为91.3%。

资料来源 曾福祥. 实用中医药杂志，2020，36（1）：102-103.

按语 温针灸通过针刺血海、气海能益气活血，针刺尺泽、委中、极泉穴位可疏经通络，针刺三阴交、足三里能够疏肝益肾、健脾。艾灸能够提高机体免疫力，抑制氧自由基的生成、释放使细胞受损程度减轻，同时还有抗氧化效果，能够明显加快血液循环。

第十一方

处方 电针：悬颅、脑户、头临泣、率谷、神庭、极泉、尺泽、气海、委中、足三里、三阴交。针刺：主穴：百会、气海，配穴：风池、曲池、合谷、肩井、臂臑、丰隆、血海、足三里、三阴交；若伴口眼㖞斜，加刺颊车、地仓；若伴上肢障碍，加刺外关、肩三针；若伴下肢障碍，加刺太冲、悬钟、阳陵泉；若伴语言不利，加刺金津、玉液。

刺灸方法 电针疗法：取仰卧位，选用G6805型号电针治疗仪，选择悬颅、脑户、头临泣、率谷、神庭、极泉、尺泽、气海、委中、足三里及三阴交等穴位针刺，电针倾斜30°刺入穴位，4~5mm，电针快速捻转，刺激频率110~240次/分，通电30分钟，留针30分钟/次，1周为1个疗程，共治4个疗程。同时实施温针灸疗法：取仰卧位，选择百会、气海为针刺主穴，选择风池、曲池、合谷、肩井、臂臑、丰隆、血海、足三里及三阴交为针刺配穴；取28号针灸针，针刺以上穴位，得气后留针30分钟，并将点燃艾炷置于曲池、气海、足三里穴位针柄上，保持30分钟。1周为1个疗程，共治4个疗程。

临床疗效 本组共60例，显效43例，有效14例，无效3例，总有效率为95.00%。

资料来源 赵桂香. 光明中医，2019，34（16）：2528-2530.

按语 本治疗适用于气虚血瘀型中风患者。本次研究在取穴上主要有百会、风池、曲池、合谷、三阴交、足三里等，这些穴位经针刺刺激后，能发挥调衡阴阳、运行气血、温阳通络、疏通经络及祛瘀活血的效果，能进一步促进中风患者康复。因此，通过联合电针、温针灸治疗，能有效提升疗效，改善神经、运动功能。

第十二方

处方 主穴：三阴交、水沟、内关、外关、尺泽、极泉。肝阳暴亢者选取太冲穴、太溪穴；痰热壅实者选取曲池穴、内庭穴；尿失禁、尿潴留者选取关元穴、曲骨穴；语言障碍者选取哑门穴、通里穴、廉泉穴；半身不遂者选取环跳穴、太冲穴、阳陵泉穴。

刺灸方法 酒精常规消毒进针部，捻转入针、直刺进针，留针30分钟，持续治疗20天。

临床疗效 本组共50例，显效37例，有效12例，无效1例，总有效率为98.00%。

资料来源 宋佳洋. 深圳中西医结合杂志，2019，29（1）：42-43.

[按语] 在本方中，对中风偏瘫患者施以针灸治疗，选取曲池穴、太冲穴、风池穴具有散寒止痛、疏通经络、驱除邪气等作用。在患者头部穴位进针可醒脑开窍、通经活络，最大限度缓解患者头部的血液循环，刺激处于休眠状态的脑细胞觉醒，迅速恢复细胞兴奋性，最终恢复肢体运动功能。

第十三方

处方 头针：患侧颞三针（顶颞前斜线/顶旁1线，顶旁2线）；体穴：合谷，曲池，外关，足三里，三阴交，太冲。配穴：太溪，风池，内关，极泉，尺泽。

刺灸方法 针灸针为一次性不锈钢针，用酒精对皮肤进行常规消毒后进针，头针为平刺，刺入头皮下后快速捻转2分钟；余穴按平补平泻法3分钟，留针15分钟，针灸每天1次，一周5次。穴位敷贴采用穴位贴敷（消痛型），在患者完成针灸治疗1小时后，取出贴布贴于患者上述针灸相关穴位，每天2次，20天为1个疗程，敷贴过程中若出现持续性或严重过敏反应，应停止使用。

临床疗效 本组共50例，显效21例，有效26例，无效3例，总有效率为94.00%。

资料来源 高丽君，王海涛，刘木朋，等. 辽宁中医杂志，2018，45（3）：614-617.

[按语] 头针是针刺患者头部的一些特定区线，结合了中医理论和西医大脑皮层功能定位理论，对治疗缺血性中风也具有良好的疗效，通过针刺患者大脑皮层的相应头皮投射区，可以使神经中枢兴奋并利于侧支循环的建立，对脑部血流量的增加和大脑神经细胞的兴奋性都具有积极意义，同时头针还能修复神经元细胞，促进缺血性脑部的神经功能。同时针刺治疗能够扩张血管，调节血液流变学，改善脑组织氧和能量代谢，从而减轻脑组织损伤。穴位敷贴以经络和穴位作为载体，让药物直接作用于人体脏腑，并通过经络和穴位对药物产生外敏性和放大效应，将敷贴透皮效果与经络穴位局部刺激结合，使中药更好地渗透于经络穴位并叠加治疗效果。穴位敷贴可通过正性刺激相关穴位，与人体产生高效的生物共振，促进血管活性物质的释放而改善血液循环；还可促进患者新陈代谢，对疏经通络、

消炎止痛具有良好的辅助治疗效果。

六、眩晕

眩是眼花，晕是头晕，二者常同时并见，故统称"眩晕"。轻者闭目即止，重者如坐车船，旋转不定，站立不稳，可伴有恶心、呕吐、汗出、昏倒等症状。

第一方

处方　主穴：耳穴晕点、眼。配穴：高血压病加神门、降压沟；低血压病加脾、升压点；神经症加神门；颈椎病加颈椎、颈；耳鸣者加内耳、三焦。

刺灸法　耳郭常规消毒后，用粘有王不留行籽的小方块胶布贴压双侧所选耳穴，隔日换贴1次。

临床疗效　本组共200例，治愈152例，显效27例，有效21例。

典型病例　王某，男，56岁，干部。既往有梅尼埃病。1982年突发眩晕伴耳鸣、恶心或呕吐2~3次，此后每次发病均要卧床3~4天。1987年7月28日晨起突发眩晕，伴耳鸣、耳聋、恶心。家属来院要求前往就诊。笔者随去患者家中，见患者闭目卧床，不敢转动及睁眼，面色苍白。经压耳穴晕点、眼、颈、颈椎、内耳、三焦，数分钟分钟后自觉症状减轻，约2小时后可自行下床缓慢行走。次日，患者自觉症状消失，恢复正常工作。

资料来源　王志义，王井兰．中国针灸，1987，（6）：22．

按语　耳压疗法操作简便，患者易于接受，耳穴贴压治疗眩晕一症，适应病种较多，如高血压病、颈椎病、神经衰弱、梅尼埃病等，同时疗效也较迅速，一般耳压1次即获效。此外，还能改善其他症状，如失眠、头痛等。

第二方

处方　风池穴。

刺灸法　患者取俯伏坐位，用5号皮试针，抽取复方丹参注射液2mL，局部皮肤消毒后，将针快速刺入皮下组织，缓慢推进0.5~0.8寸，探得酸胀等得气感应后，回抽无血，将药液缓慢推入，每穴各1mL，隔日治疗1次，10次为1个疗程。本法适用于颈性眩晕。

临床疗效　本组共212例，治愈176例，显效26例，无效10例。

典型病例　吴某，男，66岁，工人。患者于1985年7月17日晨起活动头颈时突发眩晕，约30分钟后自行缓解，以后常发生短暂性眩晕。颈椎正侧位片示：第5、6颈椎体前缘唇样增生改变。脑血流图示：枕乳导联两侧波幅不对称。屡服中西药无效，遂于1985年12月20日起采用上述方法治疗，停服一切中西药。第1个疗程中眩晕发作1次，继续治疗1个疗程后，眩晕未再发生，复查脑血流图已恢复正常。随访至1990年12月未曾复发。

资料来源　陶淑华，谭建镕，查雪良，等. 江苏中医，1991，（9）：31.

 按语　西医学认为，本病的发生，一是由于肥大的颈椎压迫了椎动脉，造成轻度的椎-基底动脉供血不足；二是由于肥大的颈椎压迫刺激了星状神经节，造成椎-基底动脉痉挛，产生供血不足，而出现前庭神经症状。用复方丹参液进行穴位注射，使药液直达病所，改善局部血液循环，从而改善椎-基底动脉的血供，而起到治愈本病的作用。

第三方

处方　百会、内关、合谷、太冲、太溪、三阴交。

刺灸方法　患者取坐位或卧位，全身放松。腧穴常规消毒，百会平刺1~1.5寸，用捻转补法，内关合谷直刺1.0寸，用平补平泻法，让针感向手指放散，刺太冲穴得气后透向涌泉穴，太溪、三阴交用平补平泻法。每天1次，每次留针20~30分钟，6次为1个疗程。

临床疗效　本组共34例，治愈28例，有效6例。

典型病例　刘某，女，52岁，工人，2018年11月2日初诊。自述头晕眼花2年余。患者2年前开始出现头晕眼花，每因劳累加剧。近日来发作频繁，如坐舟车之中，旋转不定，闭目症稍减轻。失眠多梦，饥不欲食。检查：形体偏瘦，精神苦闷，面色尚润，双侧瞳孔等大等圆，对光反射存在，舌质尖红，苔黄微腻，脉细数。诊断：眩晕。治则：滋养肝肾，平肝潜阳。治疗方法如上所述3次后症状减轻，12次后获愈。

资料来源　周鹏临证治验。

按语　取百会治眩晕，因其属督脉，为诸阳之会，位居脑海顶端，可通督升阳，有升清降浊之功效，有良好的镇静作用。内关、太冲、合谷同用，有调气活血之功，太溪穴能滋肾柔肝，三阴交乃足三阴经之交会穴，可补脾滋阴。故诸穴同用，收效速捷，疗效巩固。

第四方

处方　①针刺：人迎。②压灸：百会。

刺灸方法　①针刺：患者取仰卧位，取一侧人迎穴常规消毒后，先触摸环状软骨，然后向外侧滑动，触摸到颈动脉。左手示指将颈总动脉轻轻推向内侧，用0.30mm×40mm一次性毫针在胸锁乳突肌前缘垂直进针约0.5寸，缓慢行捻转手法30秒，旋转角度约180°，频率为分钟60次/分。针刺一侧后用相同手法针刺另一侧人迎穴，留针20分钟，出针后患者休息10分钟。②压灸：患者取坐位，在百会穴上铺设6~8层纱布，防止压灸过程中引起患者皮肤烫伤，施术者手持一根清艾条，将其一端点燃后垂直按压在百会穴上，并适度加压2~5秒，使热力缓缓透进百会穴内并向四周放射，待患者感到压灸部位有稍微灼热、疼痛感时，即可提起艾条，稍停片刻，再行操作。施术过程中操作者要求按压力度适中，同时可移动纱布，避免艾条燃着纱布最底端烫伤患者，每次压灸5分钟，压灸完毕后在百会穴处涂抹少许万花油。

临床疗效　本组共50例，痊愈15例，显效17例，有效14例，无效4例，总有效率92%。

资料来源　陈欣泽，林卓鹏，李少芳，等．上海针灸杂志，2019，38（7）：727-730.

按语　本法针对颈性眩晕，属"眩晕"范畴，多为经络虚证，人体宗气不足，气血不能上荣，脑失所养而致，治疗应以补气活血、化瘀通络为基本原则。人迎穴位于颈部，为诸经上头的必经之路，直接与心经、脾经、胃经、阴跷、阳跷等经络相通，同时，人迎穴属足阳明胃经，是脉气所发之处，是多气多血之足阳明经穴位。百会穴位于人体之颠的正中，属于督脉，别名三阳五络，本穴可振复阳气，补脑益髓，升清降浊，为治疗眩晕之要穴。在百会穴行压灸治疗，是广州中医药大学著名针灸专家司徒铃所创。此法更能振奋阳气，醒脑开窍，是治疗眩晕的一种有效方法。

第五方

处方　①温针灸：颈夹脊（颈3~6）、百会、风池、天柱、神庭。②穴位贴敷：大椎、足三里、内关。

刺灸方法　常规消毒针刺腧穴，统一采用一次性无菌针灸针（0.30mm×50mm）治疗，颈夹脊直刺0.5~1.0寸，百会和神庭沿督脉平刺0.5~0.8寸，风池向鼻尖方向斜刺0.8~1.2寸，天柱直刺0.5~1.0寸，行针得气之后留针30分钟。其中，风池和天柱行温针灸，得气之后将点燃的艾炷（2cm）插入针柄至燃尽，共燃2壮。温针灸后行穴位贴敷治疗，将膏药（由等量天麻、半夏、吴茱萸、白术等制成）均匀涂于贴膏内，再贴敷于穴位，每天1贴，维持4~6小时。所有治疗7天为1个疗程，共治疗3个疗程。

临床疗效　本组共48例，痊愈18例，显效16例，有效13例，无效1例，总有效率97.92%。

资料来源　马亮，毕立杰．临床医学研究与实践，2019，4（35）：158-159.

按语　此法以温针灸结合穴位贴敷治疗椎-基底动脉供血不足引起的眩晕，在中医中属气血亏虚证型，治疗以活血通络、补气养血为主。温针灸与穴位贴敷联合使用可快速改变血液黏度，增加脑部供血，缓解眩晕。

七、不寐

不寐又称失眠，是以经常不易入睡为特征的一种睡眠障碍。以入睡困难或睡中易醒、醒后难以再入睡，甚则彻夜不眠为主要症状。常伴有多梦、健忘、头晕、心悸等症。

第一方

处方　主穴：神门。配穴：完骨、足三里。

刺灸方法　进针后，以提插结合捻转，通调经气，依法施行补虚泻实手法，一般留针20~40分钟出针。每天1次，12~15次为1个疗程。部分久病体虚患者，艾条温灸神门穴20分钟。

临床疗效　本组共2485例，痊愈1096例，进步1362例，无效27例。总有效率为98.9%。

典型病例　唐某，男，48岁。头痛失眠已13年，近年加重。头晕痛，倦怠，腰膝酸软，口干不欲饮，心悸，健忘。服中西药及理疗无效，长期用镇静安眠类药物，夜间可睡3~5小时，多梦，易醒，早醒。查体：面色少华，舌红苔薄，脉细数。诊断：失眠（阴亏火旺型）。针灸神门，佐以完骨、足三里，当夜睡眠加深并增1小时。第二天开始药量减半，1周后完全停药。自觉症状明显好转，夜间睡眠6小时。

资料来源　程隆光. 中国针灸，1986，（6）6：18.

按语　神门为手少阴心经之原穴，主心、脑、血脉、神志疾患，有宁心安神通络之功效。完骨是足少阳、足太阳之会，能定志宁神。足三里，能通调全身经脉之气血，补益正气。故三穴同用，宁心安神、通调气血，则失眠可愈。

第二方

处方　百会、安眠、神门、三阴交。

刺灸方法　腧穴常规消毒后，先刺百会穴，向前平刺1.5寸，行三进一退补法。再刺安眠穴，直刺1~1.2寸，行提插补法；神门穴、三阴交穴，施平补平泻手法。留针30~60分钟，每隔10分钟行针1次，每天1次，12次为1个疗程。

临床疗效　本组共30例，治愈20例，显效6例，有效4例。总有效率100%。

典型病例　刘某，男，31岁，2018年7月22日初诊。主诉：头晕失眠2年余，自2016年因家庭纠纷，思虑太过而致失眠，夜晚难以入睡，有时甚至彻夜不眠，每因情志不畅而加重，伴有头晕，心慌，多梦。舌质红，苔薄白，脉细弱。诊断为失眠。遂先刺百会，行三进一退补法；继刺安眠、神门、三阴交，留针30分钟后取针。次日复诊述夜间睡眠较前明显好转，按上法针刺12次，睡眠基本正常，继针12次以巩固疗效，随访半年，睡眠正常。

资料来源　周鹏临证治验。

按语　失眠的主要原因是阴阳平衡失调，神明被扰。百会穴为督脉经穴，为诸阳之会，有醒脑开窍、宁心安神之功。安眠穴乃经外奇穴，有镇静催眠之功。三阴交乃足三阴经之交会穴，能滋阴养血，健脾益胃以和阴血，配以手少阴经穴神门，清心安神，以治心神不宁。故诸穴同用，共奏镇静安神、调和阴阳之功，则治疗失眠每获良效。

第三方

处方　主穴：耳穴心、肾、失眠点、脑点。配穴：神门、脾、胃、肝、胆、大肠、小肠、交感。

刺灸方法　治疗时先用75%酒精棉球做穴位皮肤消毒，然后将置有王不留行籽的0.8cm×0.8cm的胶布对准选定穴位贴压固定，嘱患者每天自行对耳穴贴压处按压3~4次，每次约5分钟。每次主穴必贴，配穴依辨证分型而选用。4天换1次，两耳交替使用，5次为1个疗程，疗程之间休息1~2天。

临床疗效　本组共56例，治愈37例，显效13例，有效4例，无效2例。总有效率96.43%。

典型病例　黄某，女，47岁，已婚，教师，1986年10月初诊。失眠3年余，近月来症状加剧，每晚仅能睡2~3小时，甚至彻夜不寐，白天头昏头痛，心慌胸闷，思想不能集中，记忆力显著下降；食欲减退，形体消瘦，面色萎黄，月经愆期不定，白带偏多，头昏脑涨，无法坚持正常工作，舌胖、质淡、边有齿印，苔薄白，脉象沉细。责之心脾不足，心神失养。拟予益气健脾，养心安神。取耳穴：心、肾、失眠点、脑点、神门、脾、胃。患者经治疗1个疗程后，能入睡约7小时，头昏消失，饮食增加。为了巩固疗效，又坚持治疗1个疗程，睡眠正常。

资料来源　秦广风．新疆中医药，1991，（4）：38.

按语　失眠多属情志内伤，思虑伤脾或大病、久病之后，体质亏虚，以致脏腑功能失调。根据其临床表现，常分为心肾不交、心脾两虚、心虚胆怯、肝胆挟淤、胃气不和型。故临床治疗宜辨证分型治疗。取耳穴失眠点可使睡眠深沉，延长睡眠时间，提高睡眠效果；耳穴心能宁心安神；耳穴肾可补脑益心神，以交通心肾，使阴阳上下互为制约，脏腑功能得以平衡；脑点可以调节大脑皮层兴奋和抑制功能。配以随症选穴。故诸穴同用，相得益彰，治疗失眠，疗效肯定。

第四方

处方　百会透前顶。

刺灸方法　取准百会穴。使用32号40mm毫针，常规消毒后，将针快速刺入帽状腱膜下，然后再将针向前顶穴方向平行刺入1.2寸左右。施抽气法，即用爆发力向外速提，但速提时针体最好不动，至多提出一分许，连续3次后再缓慢地将针进至原处。行针2分钟，使患者头皮产生沉麻胀痛感并向前额部传导，留针24小时。隔日1次，3次为1个疗程，疗程间休息1天。

临床疗效 本组共54例，痊愈46例，显效8例。

典型病例 王某，女，50岁，干部，1991年10月20日就诊。主诉患失眠6年。表现为夜间入睡困难，勉强入睡后于夜间2点钟左右易醒。伴头昏、心悸健忘，不能正常上班工作。曾按"更年期综合征"治疗，服用地西泮等药无效。给予针刺百会透前顶，施抽气法，患者即觉头皮有麻胀感且从头顶向前额传导。当晚睡眠>10小时。治疗1个疗程后，患者睡眠完全恢复正常，诸症亦好转。巩固治疗2个疗程已能上班工作，随访半年情况良好。

资料来源 任彦红. 中国针灸，1993，（3）：50.

按语 百会穴为"百脉之会"，与十二经脉、五脏六腑均有密切联系。足厥阴肝经与督脉交会于百会穴，肝藏血，血养神。肝脏的蓄溢、疏泄功能维持着人体的正常睡眠。针刺百会穴，可调节足厥阴经脉之气，起到疏肝解郁、和血安眠的作用。阴阳蹻脉亦与足太阳经交会于目内眦而相伴上行入属于脑，故百会穴与阴阳蹻脉之间通过络脉连系于脑内。卫气的运行主要是通过阴阳蹻脉散布全身。卫气行于阳则阳蹻盛，主目张不欲睡。卫气行于阴则阴蹻盛，主目闭而欲睡。针刺百会穴，可以调整阴阳蹻脉，交通一身阴阳之气，使营卫气血调和，阴阳平衡，夜寐可安。因此，针刺百会透前顶，有调和阴阳、养肝解郁、和血安神、调整脏腑之功用，对各种原因导致的顽固性失眠有很好的治疗效果。

第五方

处方 主穴：膻中穴、中脘穴、气海穴，双侧血海、足三里和外关穴。配穴：双侧风池穴。

刺灸方法 按照从上至下的顺序完成对各个穴位的针刺。其中膻中穴采用针尖向上斜刺0.5寸的方法，采用小幅度高频率的捻转补法完成针刺；中脘穴和气海穴均直刺1.0~1.5寸，采用捻转补法完成针刺；血海穴直刺0.8~1.0寸，采用大幅度低频率的捻转泻法完成针刺；外关穴直刺0.8~1.0寸，使用平泻平补手法完成针刺；足三里直刺0.8~1.0寸，采用捻转补法完成针刺。各个穴位的针刺时间均为1分钟，针刺后留针30分钟。每日给予患者1次治疗，持续治疗10天为1个疗程，每个疗程间隔2~3天，连续治疗3个疗程后结束。

临床疗效 本组共60例，显效34例，有效23例，无效3例，总有效率95%。

资料来源 齐苗. 中国全科医学，2019，22（S1）：185-187.

按语 不寐因为饮食不节、情志失常导致阴阳失调、气血失和，涉及心、肝、肾、脾、胃等多个脏器，治疗时应平衡阴阳和调心肾益气血。该针法为三焦针法，三焦针法是基于三焦气化失常的一种针刺方法，其主要是通过对穴位的针刺起到益气调血和扶本培元的功效，选取的穴位以膻中、中脘、气海、血海、外关、足三里为主，其中针刺膻中、中脘、气海和外关起到通调三焦的作用，加以足三里补益后天，血海调理气血，诸穴合用起到益气调血、补益肝肾的功效，让患者的病情得到有效改善。

第六方

处方 主穴：神门、百会、三阴交和安眠。配穴：进行经络辨证，根据辨证结果，选取配穴：足太阴脾经异常加公孙、阴陵泉，足少阴肾经异常加太溪、照海，手厥阴心包经异常加内关，足厥阴肝经异常加太冲，足少阳胆经异常加足临泣。

刺灸方法 平补平泻，留针30分钟。疗程每周3次，4周为1个观察疗程。

临床疗效 本组共35例，痊愈37.1%，显效32.4%，有效25.8%，无效5.7%，总有效率94.3%。

资料来源 王俊霞，黄毅，魏育林，等. 针灸临床杂志，2017，33（12）：5-8.

按语 不寐与机体的阴阳失调有关，其基本病机是阴虚，阳不入阴。应当重视经络辨证的应用。这是因为经络辨证与针灸临床的诊断及治疗的相关关系极为密切，临床中首先通过辨证归经，然后循经取穴、刺激相应的经穴，从而能够调畅经脉，调和气血，使阴阳平衡，脏腑功能调和，最终达到治疗疾病的目的。

第七方

处方 头临泣（双）、神庭、通天（双）。

刺灸方法 患者取仰卧位，常规消毒后，采用0.35mm×50mm毫针与皮肤呈15°斜刺约45mm，要求左右头临泣分别透左右神聪，神庭透前神聪，通天透百会，然后以200次/分快速小幅度捻转2分钟，留针1小时。每天1次，连续治疗30天。

临床疗效 本组共45例，显效40例，有效3例，无效2例，总有效率95.6%。

资料来源 谢川，谢卫娜. 上海针灸杂志，2018，37（5）：503-506.

按语 不寐主要是由于情志失常、饮食不节或病后体虚所导致气血失和、阴阳失调等，针刺具有疏通经络、调节气血、协调阴阳以及增强针感的作用。通过对患者的头部进行针刺治疗，可直接刺激机体额、顶区的神经，从而改善患者的睡眠质量。

第八方

处方 神庭、百会、神门、三阴交。

刺灸方法 施以平补平泻针刺治疗。针刺得气后每10分钟施以行气法：均匀左右捻转和上下提插1分钟，留针30分钟，留针同时施以艾条灸三阴交，每天治疗1次，连续6天后休息1天。

临床疗效 本组共50例，临床治愈31例，显效12例，有效4例，无效3例，总有效率94.0%。

资料来源 王学锋，程井军，夏丹，等. 湖北中医药大学学报，2019，21（3）：95-97.

 通过补气养血、宁心安神协调阴阳状态至阴阳平和。神庭、百会位于督脉，诸阳之会，逆督脉循行方向针刺起宁心安神的作用。神门穴是手少阴心经原穴，是心气循行的关键处，具有宁心安神功效。三阴交为足三阴经交会穴，具有健脾护肝补肾，补气养血安神的功效。相关研究发现艾灸治疗失眠症效果显著，艾灸温通气血，疏通经络，调和脏腑。

第九方

处方 主穴：内关、外关。配穴：随证配穴。

刺灸方法 内关透刺外关，选取40mm针灸针，透刺深度在30~35mm。行针得气后行平补平泻。留针30分钟。

临床疗效 本组共30例，治愈2例，显效10例，有效14例，无效4例，总有效率86.66%。

资料来源 要志兴. 华北理工大学，2019.（学位论文，知网收集）

按语 "阳气自动而之静，则寐；阴气自静而之动，则寤。不寐者，病在阳不交阴"。可见失眠是以阴阳失衡，阳不入阴为其根本病机。"相对穴"治疗失眠取穴内关透外关，此二穴同属八脉交会穴，阴阳相对且所属经脉互为表里。内关通阴维脉，外关通阳维脉。维脉"维络"周身阴阳诸经，对周身气血盛衰起调节溢蓄的作用。"阴维脉维系诸阴经，阳维脉维系诸阳经"，该脉正常时"阴阳自相维"，异常时则"阴阳不能自相维"。内关透外关即是从人体"诸阴经""诸阳经"这样阴阳整体的观念出发，针对失眠"阳不交阴"这样的一个根本病机，通过透刺"一针两穴"内关外关同时得气，起到了沟通阴阳，促进阴阳相济的作用，从而达到治疗失眠的目的。

八、呃逆

呃逆是因膈肌痉挛所致的症状。其病因常与饮食不节或精神因素有关。轻症短时间可自行缓解；重症能持续数日不停，每因连续呃逆，使饮食难咽下，胸痛，呕吐。

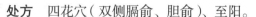

第一方

处方　四花穴（双侧膈俞、胆俞）、至阳。

刺灸方法　患者取俯卧位，将穴位常规消毒，用28号150mm毫针，先针一侧膈俞垂直快速刺入约0.5cm。得气后，将针沿皮向胆俞透刺，边推进，边捻转行针，使针感向四周扩散，透至胆俞时留针，继如法透刺另侧。再以至阳分透膈俞，针法同前。然后双手循环行膈俞透胆俞，至阳透膈俞，留针20分钟。

临床疗效　本组共52例，痊愈47例，显效3例，有效1例，无效1例。总有效率达98%。

典型病例　李某，男，33岁。主诉：频繁呃逆不止5天。5天前，中午食后，即感气逆上冲喉间，受冷空气刺激后加重，呃逆，每分钟30次左右。经某医院诊治，口服西药，穴位注射不效。现呃声连连，短促有力，频发不止，每分钟35次左右，牵引胸腹部痛，不能食物，二便正常，舌淡红，苔薄黄，脉弦滑有力，尤以右脉为甚。诊断：呃逆。取穴：四花配至阳。按上法施术，呃逆声明显减少。翌日，如法针刺1次告愈。

资料来源　王玉明. 辽宁中医杂志，1990，（10）：34.

按语　西医学认为，本病为膈肌痉挛所致。中医学以肝胃之气上逆动膈为主要致病因素。治以调气、理气、降气为法，气顺则呃止病愈。故首选八会中之血会膈俞。气为血之帅，血为气之母，气行则血行，气止则血瘀，针刺膈俞可调气血运行。胆俞为胆腑背俞，为本腑之气输注之处，肝与胆相表里，针刺胆俞可疏肝解郁，调理气机。至阳透膈俞可解膈肌痉挛。诸穴相伍，长针相透，即达理气降逆，宽胸止呃之功。

第二方

处方　扶突、内关。

刺灸方法　扶突穴选用28号40mm毫针，与颈椎呈垂直方向刺入1寸左右，有触电样针感传至肩或手时，留针5~10分钟。内关穴选用40mm毫针，刺入0.5寸左右，针刺得气后，留针5~10分钟。

临床疗效　本组共265例，治愈率为81.1%，总有效率为97.7%。

典型病例　芦某，男，55岁，干部，1981年7月21日就诊。自诉反复呃逆6天。患者14天前出现右半身瘫，经CT检查，诊断为脑梗死，到某医院住院治疗8天时出现呃逆，初起几分钟分钟发作1次，近2天几秒钟发作1次。呃逆频频，昼夜不休，严重影响吃饭与休息。经口服镇静药并静滴普鲁卡因3次，未见效。查体：舌质红，苔薄腻，脉弦。胸透见呃逆时膈肌有逆蠕动。诊断为顽固性呃逆。治以调气平胃，降逆止呃，取扶突、内关二穴，按上法针第3次后，呃逆次数明显减少。针第5次后，呃逆基本治愈，但时有发作感。针至第6次时，诸症已消失，告之痊愈。观察1周，未见发作。

资料来源　葛书翰临证治验。

按语　本组采用的穴位，从针灸学角度看，扶突穴属于手阳明大肠经，刺之可通经活络，降逆调气；内关穴属心包经，针之可理气宽胸，宁心安神。从解剖学角度看，扶突穴的深部有第3、4、5对颈神经的前支通过，而第3、4、5对颈神经的前支共同构成膈神经的运动和感觉纤维。通过扶突穴可以刺激到膈神经，起到了调整作用，因而收到良好的效果。

第三方

处方　主穴：中脘、天枢。配穴：内关、足三里。

刺灸方法　腹募穴用热补法，即针刺得气后，针上加灸，或隔姜灸。配穴用平补平泻手法，得气后留针20分钟。7天为1个疗程，每天1次，病情重者1日2次。

临床疗效　本组共48例，痊愈36例，显效4例，有效5例，无效3例，总有效率93.8%。

典型病例　飞某，女，30岁。1984年8月15日就诊。患者呃逆发作1年余，时轻时重，因情绪波动呃逆大作，3日汤水不下，入睡困难。西医诊为浅表性胃炎。症见：呃声尖细，频作不止，喉中有痰，神疲短气，脘腹胀满，纳呆，心烦欲吐，汤水不下，泛酸。用上法治疗，经3次治疗呃声消失，继以温灸足三里，调理脾胃而愈。

资料来源　张少云. 云南中医杂志，1992，（2）：41.

按语　呃逆之证，其本多是中虚胃寒，其标多是胃中有滞（湿滞、痰滞），故应用针刺热针之法治之，温灸脐会中脘温中散寒，温灸大肠之募穴天枢加强大肠的传导之功，推动新入谷气的转输。中脘和天枢相配，体现了中医学"标本同治"的治疗原则。

第四方

处方　膻中、合谷、足三里、太冲。

刺灸方法　用28号毫针强刺激泻法，留针30分钟，每10分钟行针1次，每天1次。

临床疗效　本组共32例，均获痊愈。

典型病例　李某，女，43岁，工人，1990年8月5日就诊。自诉喉中呃声持续10余天。患者10余天来呃声持续不已，影响进食，食入即吐，不能安睡。发作后常伴有胸闷不适及微痛感。查体：神志清楚，形体略瘦，舌质淡，苔白润，脉弦细。诊断为呃逆（气机上逆型）。治以宽胸利膈，协调升降，疏肝理气，和胃降逆。按上法治疗1次后症状减轻，连续针刺5次，呃逆止而诸症平息。

资料来源　吴绪平临证治验。

按语　呃乃气逆之所成，胸膈肺气不宣，脾胃升降之气失利，导致气机逆滞，故呃逆频增，时作时止，反复不愈。或因肝气犯胃，致胃气上逆。故取手足阳明、足厥阴和任脉经穴，施以强刺激手法，收效速捷。方用膻中宽胸利膈；合谷、足三里和胃降逆，使脾胃升降之气得利，气逆得调；太冲乃足厥阴肝经之原穴，具有平降肝胃气逆之功。四穴合用，功专力宏，因而使呃逆即刻消除。

第五方

处方　内关。

刺灸方法　取双侧内关穴，常规消毒，以5mL注射器套6.5或7号针头，抽取维生素B_1、B_6注射液各2mL（剂量分别为100mg、50mg），每穴各注射2mL，无效者，2小时后重复治疗1次。

临床疗效　本组共48例，痊愈30例，显效10例，好转6例，无效2例，总有效率为95.83%。

典型病例　赵某，男，52岁。以肝硬化合并上消化道出血之诊断收住院。因精神紧张突发呃逆，呃声大作，持续不止，口臭烦渴，痛苦面容，舌质暗红，苔黄腻，脉弦滑数。证属胃火上逆，肝胃不和。曾先后口服中药、耳针、体针等多种治疗无效，改用上法1次即愈，随访1年未复发。

资料来源　杨淑坤. 中西医结合杂志，1988，（2）：111.

按语　内关穴有镇静安神、宁心止痛、宽胸理气、疏肝解郁、健脾和中、止呕降逆等功效。维生素B_1、维生素B_6具有调节神经、心脏和消化系统功能的作用，维生素B_6助消化、止呕效果显著。因此，用维生素B_1、维生素B_6混合做内关穴位注射，更助和胃降逆之功。

第六方

处方　少商。

刺灸方法　取15~25mm毫针1根，直刺双侧少商穴，至有针麻感为度，以中强刺激1~2分钟，有规则地改变频率，反复3次，即可取针，每天1次，病程较长者可连续针刺2~3次。一般2次即奏效。

临床疗效　本组共25例，有效23例，无效2例，总有效率92%。

典型病例　周某，男，45岁。2年前因行胃修补术，出现呃逆不止之症。采用本法治疗获愈，追访半年未见复发。

资料来源　喻雄师. 湖南中医杂志，1987，（1）：33.

按语　呃逆虽多与胃气升降有关，盖喉、咽为肺系，肺主一身之气。少商乃手太阴肺经之终止穴，针刺本穴可增强肺脏之生理功能，调节气机，起到平气降逆止呃之功。

第七方

处方 内关、足三里、太冲。

刺灸方法 穴位常规消毒，用40mm毫针同时双侧进针，行捻转提插手法，得气后留针观察约30分钟，其间行针2次。每天1次，一般治疗1~3次。

临床疗效 本组共12例，全部有效。

典型病例 李某，男，56岁。患慢性肝炎数年，因旅途劳累，饮食不节而致急性发作，收住院后多次出现危象。约1个月后突然出现呃逆，持续3日不止，昼夜不停，但神志清楚。诊断为重症肝炎所致呃逆，证属肝气不畅，横逆犯胃，胃气不降。拟疏肝和胃降逆为治法，取内关、足三里、太冲穴，双侧同刺，得气后留针观察，约15分钟后呃声渐少，再行针1次，15分钟后呃声已止，当晚无事。次日呃逆又作，再施上法1次，呃逆完全消失。

资料来源 曹淑仪.中医函授学报，1994，（3）：41.

按语 本方主治为木克土所致呃逆，对各种肝病引起肝气郁结，横逆犯胃，胃失和降，上逆动膈而致呃逆均有效。内关穴系心包经络穴，别走手少阳，也是八脉交会穴中阴维脉的会穴，有宁心安神、镇静止痛、理气和胃的作用；足三里系胃经合穴，"合治内腑"，"肚腹三里留"，有疏通经络、调和气血、健脾和胃的作用；太冲是肝经原穴，有疏肝理气、降逆止呕之功。三穴合用，共奏理气降逆、宽胸止呕之功。

第八方

处方 耳穴：膈透胃。

刺灸方法 将患者耳郭常规消毒后，医者左手固定耳郭，右手拇指持揿针柄，中指尖固定针体，对准穴位快速刺入膈，徐徐透入胃。提插运针，以产生较强烈的酸、痛、热、胀感为宜；然后将针柄粘靠在耳角旁皮肤上，压一豆子大的酒精棉球；再用胶布粘贴固定，直至呃逆完全停止。

临床疗效 本组共66例，48小时内治愈者64例，无效2例。

资料来源 聂汉云，聂敏芝.中国针灸，1987，（3）：56.

按语 耳穴透刺埋针法刺激强度大，作用时间长，对各种顽固性膈肌痉挛引起的呃逆均有较好疗效。针刺时应注意严格消毒，严防感染；部分不易接受剧烈刺激者，严防晕针。

九、呕吐

呕吐，又名吐逆，是指食物或痰涎等由胃中上逆而出的病证。本病多见于西医学中的急性胃炎、贲门痉挛、幽门痉挛、肝炎、胆囊炎及颅脑疾患等。

第一方

处方　内关、外关。

刺灸方法　以医者的大拇指对内关，示指对外关，两面对压及轻度揉动，紧压的程度以患者有酸胀感并向上、向下传导为度，持续2分钟，休息5分钟后可再按揉，一旦控制症状再持续0.5分钟停止手法。

临床资料　本组共61例，有效59例，无效2例。

资料来源　丁沧清. 上海针灸杂志，1990，（1）：29.

按语　内关为手厥阴心包经之络，又为阴维交会穴，手厥阴经脉下膈络三焦，阴维主一身之里，故有宣通上、中二焦气机之功。本组只取内关、外关二穴，两面对捏，有内关透外关之义，加强经络之间的沟通，调畅气机，发挥降逆止呕之功用，故呕逆自除。

第二方

处方　腮中穴（口腔黏膜内腮腺孔前0.5cm处）。

刺灸方法　选准穴位后，用红汞棉球消毒穴位局部黏膜，然后，术者以一手拇、示指捏住一侧口角使之微向外翻，暴露穴位，另一手指持消毒的50mm长28号不锈钢毫针，针刺穴位，深度以刺出血为宜，不出血者可再刺之，不留针，出针后仍用红汞棉球消毒针孔，同时嘱患者闭嘴用力吸吮，促进针孔出血。每天1次，3次为1个疗程。

临床疗效　本组共1600例，全部在1个疗程内治愈。

典型病例　姚某，男，3岁。患小儿消化不良呕吐、腹泻住院，经治疗半月余，其他症状好转，唯仍存呕吐一症。主症：呕吐，腹部胀满，腹痛泄泻，伴有不思饮食，吐出未消化食物，大便稀烂酸臭、黄绿色夹有黏液，便时腹痛肠鸣，或仅有微热，小儿面色㿠白，形体消瘦，舌苔厚，色白或微黄，指纹紫滞、环形，诊为小儿脾虚食积。遂按上法针刺腮中穴，2次后呕吐停止。

资料来源　宋国英. 中国针灸，1991，（4）：6.

按语　胃主受纳腐熟水谷，以和降为顺。凡外感内伤之邪侵犯胃腑，和降失常，即可引起呕吐。本法针刺经验穴腮中穴，以刺出血为宜，具有取穴少、见效快、疗效确切等优点，因此取穴准确是获效的关键，应加以重视。

第三方

处方　下都穴（自然握拳，手背4、5指缝尖上方约0.5cm处）。

刺灸方法　避开可见静脉，用毫针顺掌骨间隙刺入0.5~1寸，左右捻转数次，以得气为度。留针20~60分钟，中间每15分钟运针1次。

临床疗效　本组共222例，痊愈153例，显效23例，好转42例，无效4例。

资料来源　申健. 国医论坛，1990，（4）：封三.

 按语　恶心呕吐是常见症状，见于各种急慢性疾病，下都穴为经外奇穴，刺之有降逆止呕、调畅气机之功，用之多获良效。

第四方

处方　主穴：百会、智三针[神庭、本神（双侧）]。配穴：完骨（双侧）、内关（双侧）、中脘（双侧）、足三里（双侧）、三阴交（双侧）、公孙（双侧）、太冲（双侧）。

刺灸方法　患者取仰卧位，医者选用0.35mm×40mm针灸针，常规消毒后，按上述穴位常规针刺。百会、智三针针刺得气后，百会/神庭一组，双侧本神一组，在针柄上接通SDZ-Ⅱ型电针仪，连续波针刺30分钟；余穴针刺后施以平补平泻法，得气后留针30分钟。每天1次，每周针刺6次，2周为1个疗程。

临床疗效　本组共16例，痊愈12例，好转4例，无效0例，总有效率100%。

典型病例　患者甲，女，35岁，于2013年5月21日就诊。患者6个月前因工作压力大，劳累过度，进餐后即感胃部不适，随后将胃内食物全部吐出，未予治疗，此后每因情绪不畅即发呕吐。前往当地医院就诊，行胃镜、消化道钡餐造影及肝胆脾胰彩超检查，均无异常，诊断为神经性呕吐。给予对症治疗，但呕吐仍然反复发作。查体见患者神疲倦怠，面色少华，胃部触诊无明显压痛和反跳痛，舌红，苔薄腻，脉弦。西医诊断：神经性呕吐。中医诊断：呕吐。治则：调神益智、降逆止呕；按上述疗法治疗2周，患者呕吐停止。1年后随访，未见复发。

资料来源　陈东，孙远征. 中医临床研究，2016，8（1）：44-45.

 按语　神经性呕吐的病因病机多由情志不畅，肝失条达，肝气犯胃，胃失和降，胃气上逆所致。中医学认为七情内伤是引起神经性呕吐的重要原因。根据辨证论治和大脑功能定位与头皮对应关系，主穴选百会、智三针，采用电针疗法刺激相应大脑皮质的神经细胞，起到调神益智的作用。配穴内关为止呕要穴；完骨配内关可宁心安神、理气活络；内关通阴维脉，公孙通冲脉，内关配公孙属八脉交会穴配穴法，两穴相配可和胃降逆、宽胸理气；中脘为胃之募穴，足三里为胃之下合穴，"合治内腑"，两穴相配可健脾和胃、降逆止呕；三阴交配太冲可疏肝理气、和胃降逆。诸穴合用，共奏调神益智，降逆止呕之功，使病得解。

第五方

处方　双侧内关、足三里穴。

刺灸方法　患者取平卧位，局部常规消毒后，采用长30~50mm毫针垂直针刺内关穴，得气后留针20~30分钟。留针期间，采用7号针头注射器垂直刺入足三里穴1.5~2寸，局部有酸胀麻感后即为得气，回抽注射器，如无回血，即可每穴注入盐酸甲氧氯普胺注射液5mg，注射完后予无菌干棉球按压针眼1~2分钟。每日2次，连续治疗7天后观察疗效。

临床疗效 本组共41例，痊愈9例，显效17例，有效12例，无效3例，总有效率92.7%。

资料来源 李丹琦. 上海针灸杂志，2014，33（11）：1018-1019.

按语 足三里为足阳明胃经合穴，为治疗脾胃疾病的主要穴位，有健脾益胃、升清降浊的效果，对消化系统的多种症状有一定的特异性治疗作用。内关属手厥阴心包经，通于阴维，能通降三焦逆气、止呕吐。穴位注射足三里能将药物作用和药物穴位的渗透作用及针刺穴位的刺激作用相结合，发挥综合效果，达到治疗的目的。

十、便秘

便秘以大肠功能失调为主要原因，是指大便次数减少、粪便干燥难解而言，其表现为：排便间隔超过2天或2天以上，或有便意却艰涩难排，或无力排出，或排出不畅，左下腹常有胀满或疼痛。长期便秘者称为习惯性便秘。

第一方

处方 天枢。

刺灸方法 常规消毒穴位皮肤后，用28号65mm毫针对准穴位快速刺入，深度以2寸为宜。进针后患者出现酸、麻、重、胀、热感时，捻针10~20秒。根据病情留针30~40分钟。在留针过程中每5~10分钟捻针1次，出针时用消毒干棉球压迫针孔，以防出血。

临床疗效 本组共50例，全部治愈。其中5次治愈30例，7次治愈12例，10次治愈8例。

典型病例 曹某，女，15岁。患者自出生后2个月开始大便秘结，排便困难，每天服用大量蜂蜜水润肠及食用粗纤维蔬菜等均难以解出。开始2~3天排硬块便1次，5岁起加服泻剂及牛黄解毒片，3~4天排羊粪样便1次，由于用力努挣肛裂出血，多处求医未见效。近4年来，症状渐加重，非灌肠或用手指抠不能排便，伴食欲不振，胃脘胀闷，恶心，四肢乏力等。针刺治疗，取穴天枢，配中脘、足三里，行提插泻法，每天1次。第2次针后，自觉肠鸣音增强，当日下午解便1次，便质仍干燥，停服泻剂及牛黄解毒片，第4次针后大便已趋正常，每日排便1次，便软，全身症状亦消失。为巩固疗效，继针5次而愈。随访2年未复发。

资料来源 刘友权. 新疆中医药，1990，（3）：45.

按语 天枢穴为大肠之募穴，为大肠经气结聚之所。针刺天枢穴，可通行大肠经气，对腑气不通之便秘症有很好的疗效。治疗时关键在于针刺手法，针感要强，如果不出现较强的酸、麻、重、胀、热感，则效果不佳。

第二方

处方 上巨虚、天枢、大肠俞、支沟。

刺灸方法 穴位常规消毒后，用镊子夹住消毒过的麦粒式皮内针，沿皮横刺入皮内，带动针体做小幅度垂直运动，以激发穴位产生酸、麻、沉、胀等反应，然后用胶布固定针柄。7天1个疗程，每天自行按压数次。

临床疗效 本组共35例，痊愈30例，有效5例。

典型病例 宋某，男，58岁。便秘伴腹痛14年，常用开塞露通便，粪质坚实呈粒状，每次排2~5粒。便前常伴阵发性肠绞痛1~2小时，排便后缓解，曾多方求医无效。用上述方法皮内针埋藏治疗，当天主动排便1次，腹痛大减，此后每天正常排便1次，腹痛消失。共治疗2疗程，观察半年，病痛尽除，疗效巩固。

资料来源 吴绪平临证治验。

按语 皮内针治疗便秘，因长时间不断给机体施以良性刺激，对整个内环境及相应内脏器官有调整作用，恢复大肠的生理功能，使大便顺利排出。上巨虚为大肠下合穴，大肠俞为大肠经背俞穴，天枢、支沟为治疗便秘常用穴，4穴合用，通腑气，调气机，对各种顽固性便秘均有较好疗效。

第三方

处方 肺俞、大肠俞、支沟、天枢、丰隆。

刺灸方法 穴区常规消毒，用一次性埋线针，将可吸收性外科缝线埋入穴位内，肺俞穴皮下0.5cm平行埋入，其他穴位垂直埋入。每隔15~30天可重复埋线1次，巩固疗效。

临床疗效 本组共30例，有效28例，无效2例。

典型病例 张某，女，58岁。反复大便秘结12年。每隔6天排便1次，便时困难，肛门疼痛，便后偶有少量鲜血。伴头晕失眠，食欲不振，腹胀隐痛。今诉7天未排便而应诊，除上述症状外，伴有下腹阵发性痉挛性疼痛。乙状结肠部位触诊有索状粪便块。用上述方法埋线治疗，当日即排便，次日又排便1次，其他不适亦缓解。共埋线治疗3次，随访1年未复发。

资料来源 马晓明临证治验。

按语 穴位埋线是使用羊肠线或其他可吸收线对穴位进行植入，利用线体对穴位的持续刺激作用治疗疾病的一门临床技术。其特点是作用持久，对各种顽固性便秘较为适用、有效。"久病必虚"，故埋线时首选大肠经表里背俞穴之肺俞和大肠俞，以补虚益津液，配天枢、支沟、丰隆，以降浊通腑气，攻补兼施，恢复大肠的生理功能，则便秘自调。

第四方

处方　支沟、天枢、大横、气海。

刺灸方法　先予患者番泻叶内服，每日3g，3日后停药，依然便秘者，改用艾灸。每次灸5~10分钟，每天1次，10次为1个疗程。

临床疗效　本组共20例，痊愈19例，无效1例。

资料来源　钟传珍. 云南中医杂志，1989，（6）：25.

按语　艾灸支沟、气海、大横、天枢四穴，可起温经通络、行气活血、祛湿散寒之功，使脾胃得运，运化得生，肠之功能恢复正常，便秘即愈。便秘有虚实之分，治当辨证，故气满加中脘、行间；气血虚弱加脾俞、肾俞；寒秘加神阙、气海。

第五方

处方　耳穴：大肠、肺、便秘点、直肠下段、皮质下、脾。

刺灸方法　耳郭常规消毒，将准备好的粘有王不留行籽的胶布贴压在穴位上，用拇、示指对压耳郭，使之产生酸、麻、胀、痛及耳郭发热为度，并嘱患者每日自行按压数次，每隔3~5天更换1次，6次为1个疗程。

临床疗效　本组共22例，显效16例，有效5例，无效1例。

资料来源　周鹏临证治验。

按语　耳压治疗本病有痛苦小、易于接受、疗效确切等优点。取肺、大肠，有增加肠蠕动，疏通腑气，传导糟粕而通便的作用；便秘点为经验取穴，直肠下段为相应部位取穴；皮质下、脾有调节和促进胃肠消化功能的作用。

第六方

处方　神阙穴。

刺灸方法　本方采用隔姜灸疗法。操作者取直径约2cm的新鲜老姜3片，切片约0.5cm厚，用针刺数孔，并置于神阙穴上，用艾绒做成底径约1.5cm的圆锥形艾炷，艾炷置于姜片上进行温和灸，灸完一壮，只换艾炷不换姜片，当患者感觉稍烫时可将姜片在穴位周围上下移动；以患者局部皮肤有温热感而无灼痛并出现红晕为度，防止烫伤，从点燃第一壮艾炷后开始计时，每穴灸15分钟，时间到时立刻移除艾灸。每天1次，连续治疗2周。

临床疗效　本组共30例，治愈11例，有效17例，无效2例，总有效率为

93.30%。

资料来源　谢玉珠，余萱，陈淑芬，等．中医药通报，2018，17（3）：36-38．

按语　本法尤适于阳虚便秘。隔姜灸临床应用广泛，可治疗多种疾病，对于虚寒性疾病最为适宜。中医学认为，生姜性味辛温，具有散寒解表、温中和胃、温经散寒止痛之功效。而姜皮性味辛凉，有行水、利水之功效，其有效成分具有抗氧化、抗微生物、抗感染、抗过敏、增强免疫力以及止吐等作用。脐乃任脉之穴神阙所居，为先天之结蒂，后天之气舍。神阙穴是任脉的穴位，与冲、督、脾、胃等经脉相关，素有"脐通百脉"之说，具有调节阴阳气血、健运脾阳、和胃理肠、温阳化湿之功用；脐部皮下无脂肪组织，并分布有丰富的血管和大量淋巴管、神经，刺激该穴可通过脐部的经络循行快速到达病灶，起到疏通经络、调达脏腑、润肠通便的作用。

第七方

处方　脐针穴位：神阙穴（方位选择：四隅位，即坤卦、乾卦、艮卦、巽卦）。体针穴位：天枢、大横。

刺灸方法　本方采用脐针结合体针疗法。①脐针操作：患者取仰卧位，充分暴露腹部，使用安尔碘在肚脐部常规消毒，采用0.25mm×25mm型针灸针，以脐为中心，穴取在脐壁上1/3处，在左、右、上、下四个象限对角线，男性坤卦为先，女性艮卦为先，做放射性向外斜横刺，进针深度为0.5~1寸，并确保进针后各针柄相接触；②体针操作，取天枢、大横二穴，采用0.25mm×40mm毫针穴位中刺，留针30分钟。针刺平补平泻，每日治疗1次，5次为1个疗程，共治疗3个疗程。

临床疗效　本组共25例，治愈12例，好转11例，无效2例，总有效率为92.00%。

资料来源　丁良，马照琳．中医临床研究，2019，11（30）：67-69．

按语　脐针，顾名思义在脐部实施针术，采用新思维的定位疗法，从而达到平衡阴阳，祛除疾病的目的。《医学原始》云："脐者，肾间动气也，气通百脉，布五脏六腑，内走脏腑经络……上至泥丸，下至涌泉。"脐作为全身脉络的中枢，可总领人体百脉，联络五脏六腑，沟通内外，为先天元神出入之道，精、气、血往来之要。故《医宗金鉴·刺灸心法要诀》云："神阙穴，主治百病"。脐乃"玄关一窍"，为气汇聚之处，是生命的根本，脐中蕴藏着一个以脐为中心的太极图，在此产生阴阳交感，气血升降出入，从而生息周流不断。脐是人体最大的全息元。把八卦的理论和脐针疗法结合在一起不仅丰富了传统的经络理论，也将是我们今后研究的重点。西医把腹部称为"肠脑"，也称"第二大脑"。脐部皮肤薄弱，且直接与腹膜等相连，脐下血管网较丰富。研究表明通过观察人的腹部可以了解人的思想，反之人体信息也可通过脐部反映出来，当脐部出现畸形、压痛点、结节等变化时，可反映人的对应器官或部位发生病变。四隅位与人体的胃、胆、脾、大肠相对应，主治消化系统疾病。治疗便秘其本位在乾，主大肠，大都由于肾亏引起，采用"天地定位"，配合艮位和巽位，既补肾又通便，故有"四隅治消化"的说法。天枢为大肠募穴，大横隶属足太阴脾经，二者共奏增强脾胃运化之功。

十一、泄泻

泄泻，是以排便次数增多，粪质稀溏或完谷不化，甚至泻出如水样便为主症的病证，古有将大便溏薄而势缓者称为泄，大便清稀如水而势急者称为泻。泄泻多见于西医学的急慢性肠炎、胃肠功能紊乱、过敏性肠炎、溃疡性结肠炎、肠结核等疾病。泄泻在西医中又称之为腹泻，是指排大便次数明显超过平日习惯的频率，粪质稀薄，水分增加，每天排便量大于200g，含未消化食物或脓血、黏液。

第一方

处方　中脘、神阙、关元、气海、足三里等。

刺灸方法　本方采用中药穴位贴敷联合雷火灸疗法。①中药穴位贴敷：以黄芪20g、香附10g、桂枝10g、白芍12g、白术12g、木香10g、干姜10g等为方药，研磨为细粉末，加入黄酒搅拌为糊状，制作成直径大小为1.5cm丸子，置于穴位上后压平，贴敷于中脘、神阙、关元、气海、足三里等穴位，时间2~4小时，并对贴敷处皮肤进行观察，避免药物过敏等局部不良反应。连续治疗3周为1个疗程。②雷火灸：在恒温雷火灸盒放入点燃雷火灸，然后置于患者中脘、神阙、关元、气海、足三里等穴位，用大浴巾围住盒底部，再用一条盖住顶部，并固定好盒子，实施大面积恒温灸，以患者皮肤有温热舒适但不灼痛为宜，30分钟后取下，每天1次，连续治疗3周为1个疗程。

临床疗效　本组共30例，痊愈18例，显效5例，有效5例，无效2例，总有效率93.3%。

资料来源　莫清梅. 临床医药文献电子杂志，2017，4（5）：882-883.

按语　本法尤适于脾胃虚弱型泄泻。中药穴位贴敷属于中医外治疗法之一，中药穴位贴敷以药物刺激穴位，并达到局部通透的作用，进而激发经气与疏通经脉，使得气血运行，并调整人体脏腑功能，达到治疗的目的。雷火灸有着药力峻、渗透力强、火力猛及灸疗面广等优势，以强大火热力与红外辐射力，在灸疗区域形成高浓药区，经热力作用渗透组织深部，达到升阳举陷、补中益气、温通经络、祛风散寒及活血止痛等效果。

第二方

处方　T_9、T_{11}、L_4、S_1两侧的夹脊穴。

刺灸方法　本方采用温针灸疗法。嘱患者取俯卧位，穴位常规消毒后，斜刺进针0.5~0.8寸，行平补平泻法，得气后行温针灸疗法，将艾条切成1.5cm的小节插在针柄，从下面点燃施灸，底部与穴位皮肤间距2cm，每个穴位灸1壮，留针30分钟。每天治疗1次，每周6次，共治疗4周。

临床疗效　本组共30例，治愈5例，显效12例，有效10例，无效3例，总有效率90.0%。

资料来源　张政. 亚太传统医药，2016，12（6）：125-126.

按语　温针灸具有改善局部血管通透性和血液循环的作用，能通过穴位、经络的传导对胃肠道生理功能发挥双向调节作用，具有温通经脉、行气活血、祛寒除痹的功效。选择针刺华佗夹脊穴，因其位于督脉与足太阳膀胱经之间，夹督脉伴太阳经而行，其定位、循行以及作用功能与督脉和膀胱经密切相关。督脉能"总督诸阳"，为"阳脉之海"，其行于脊里入络于脑。足太阳膀胱经在背部的循行路线上分布着脏腑的背俞穴，通过各种方法刺激夹脊穴可畅通督脉及太阳经气，从而调和阴阳，这是针刺夹脊穴治疗内脏相关疾病的理论基础。

第三方

处方　神阙、气海、关元、天枢（双）。

刺灸方法　本方采用温针灸疗法。嘱患者取仰卧位，穴位常规消毒后，常规针刺，行补法，点燃针柄端捏好的艾绒，留针30分钟，以患者能接受为宜，注意防止烫伤，每天1次，2周为1个疗程。

临床疗效　本组共40例，显效27例，有效11例，无效2例，总有效率95.0%。

资料来源　卢纪红. 实用中医内科杂志，2019，33（1）：57-59.

按语　温针灸结合针刺与艾灸的双重功效，是中医特色疗法之一，通过激发经气活动，调整人体紊乱的生理功能。神阙为灸法常用穴位之一，可调节胃肠道功能；气海为生气之源，人体真气由此而生，刺激具有扶正固本、培元补虚之功效，可促使肠胃蠕动，气息顺畅。关元为任脉与足三阴交会穴，三焦元气所发处，为阴中之阳穴，可补摄下焦元气，扶助元阴元阳。天枢为大肠之募穴，是阳明脉气所发，主疏调肠腑、理气行滞、消食，针刺天枢显著改善肠腑功能，消除或减轻肠道功能失常。温针灸在常规针刺基础上可发挥艾灸的温热作用，加强针刺的扶正祛邪功效，事半功倍。

第四方

处方　中脘、天枢、上巨虚/足三里（交替使用）、脾俞、胃俞、肾俞、大肠俞。

　　刺灸方法　本方采用火针点刺治疗。患者取仰卧位，取中脘、天枢、上巨虚/足三里（交替使用），碘伏消毒后，选取0.40号40mm火针，直刺0.8~1寸，针刺后迅速出针并拿碘伏棉按压。患者再取俯卧位，取脾俞、胃俞、肾俞、大肠俞，直刺0.5~0.8寸，针刺后迅速出针并拿碘伏棉按压。隔日1次，3次为1个疗程，共2个疗程。

　　临床疗效　本组共33例，治愈10例，好转20例，未愈3例，总有效率90.91%。

　　资料来源　张静，武杰，董娟，等. 山西中医学院学报，2017，18（2）：60-62.

　　按语　本法尤适于脾虚泄泻。泄泻是临床常见疾病之一，其中脾虚证型占泄泻证型的50%以上，中医学认为脾虚泄泻基本病机为脾虚湿盛，病位在大肠，主病之脏属于脾，同时与肝、肾密切相关。此方中脾俞为脾之背俞穴，《难经·六十七难》曰"阴病行阳……俞在阳"，《素问·阴阳应象大论》云"阴病治阳"等，脾俞能调脾气、助运化，胃俞与脾俞合用加强健脾运化水谷的功效。肾俞一则取其培火补土，健运脾胃；二则湿为阴邪，最伤阳气，肾阳为阳气之根。针刺大肠俞、天枢、上巨虚，因其病位在大肠，选取大肠的背俞穴、募穴以及下合穴，乃大肠腑气血输注之地，对于调节肠腑、恢复传导功能有很好的疗效。中脘为胃之募穴，又是腑会之地，胃与大肠相连，在生理病理上有很大程度的关联性。火针属于非药物疗法，安全有效且无副作用，能很好地调理脾胃，恢复大肠的传导功能，并且能缩短病程，减少复发率，使自身阴阳尽快恢复到相对平衡的状态。

第五方

　　处方　天枢（双）、神阙。

　　刺灸方法　本方采用针刺结合脐贴疗法。嘱患者取仰卧位，穴位常规消毒后，针刺双侧天枢穴，采用双手进针法，针刺手法选择补法，行补法后不留针；治疗结束后给予腹泻贴于神阙穴，4~6小时后取下，脱水严重者可给予液体疗法。

　　临床疗效　本组共40例，治愈38例，显效1例，有效1例，总有效率100%。

　　资料来源　王芳. 中国民间疗法，2016，24（3）：32-33.

　　按语　小儿腹泻是危及儿童健康成长最常见的疾病之一。中医学认为本病主要责之脾胃，清代陈复正《幼幼集成》："夫泄泻之本，无不由于脾胃。"小儿为稚阴稚阳之体，脏腑娇嫩，形气未充，而小儿腹泻则多以脾胃虚弱为主，病邪居次，治疗当以健脾扶正固本为主，祛邪为次。故利用天枢与神阙调理脾胃之功，由表及里使经络通畅，营卫调和，气血周流如常，保持阴阳相对平衡，促进和增强机体的自然抗病能力，以恢复脾胃功能而达到止泻的目的，临床疗效好，无毒副作用，患儿依从性高。

第六方

处方 灸法取穴：腹部中脘到中极连线、左右大横连线。针刺取穴：天枢、大肠俞、足三里、上巨虚、太冲、期门、公孙。

刺灸方法 本方采用隔姜泥灸十字灸结合针刺疗法。

操作前准备：药粉（白术、白芍、山药、柴胡、茯苓、丁香、冰片等药组成混合，超微粉碎，密储备用）、姜泥（准备生姜约1000g，洗净切块，放入打姜机打成碎末后，去汁，成湿度适宜的姜泥）、桑皮纸2张（每张大小约25cm×6cm）、毛笔、75%酒精棉球、压舌板、棉球、艾绒（将艾绒搓成长约4cm，直径约1.5cm大小的两头尖中间圆的长梭状）、面圈、打火机、敷贴。

操作步骤：①隔姜泥灸十字灸：嘱患者排空膀胱后取仰卧位，充分暴露腹部，用75%酒精棉球从中脘到中极连线、左右大横连线常规消毒3遍，再用蘸有姜汁的棉球在其施灸部位涂擦适量鲜姜汁2遍，先用药粉把肚脐填平，再将药粉用毛笔尖呈线状轻扫于腹部两条定好的连线上，将2张约25cm×6cm的桑皮纸平铺于腹部两条连线上，用姜汁棉球轻点纸面，使其紧贴于体表皮肤，将姜泥置于铺好的桑皮纸上，用压舌板按压紧实，使其成宽约5cm、高约2.5cm的梯形，用面圈固定后，并在姜泥上按出一凹槽，将搓好的艾炷置于凹槽中，使其头尾相压；依次点燃上、下、左、右、中共五点。待一壮燃尽后，依次更换第二壮、第三壮，约1.5小时。待施灸完毕后，取下姜泥和桑皮纸，用毛巾将剩余的姜泥残渣和药粉擦拭干净，神阙穴留药，用敷贴贴脐，嘱患者1天后自行取下。每次治疗结束后嘱患者调适情志、禁食生冷、牛羊肉、辛辣、刺激性食物。②针刺：嘱患者排空膀胱后取仰卧位，针刺穴位局部常规消毒后，天枢直刺0.5~1.0寸，上巨虚直刺1~1.5寸，足三里直刺1~2寸，太冲直刺0.5~1.0寸，期门斜刺0.5~0.8寸，公孙直刺0.5~1寸。足三里、天枢采用补法，期门、太冲采用泻法，余穴行平补平泻手法，得气后留针30分钟，起针后，大肠俞直刺1.2~1.5寸，快刺不留针。腹部隔姜泥十字灸法每周治疗1次，4周为1个疗程，共治疗2个疗程，共治疗8次。常规针刺每周治疗3天，隔天1次，休息两天后进行下一周治疗，4周为1个疗程，共治疗2个疗程，共针刺24次。

临床疗效 本组共30例，痊愈4例，显效9例，有效14例，无效3例，总有效率90%。

典型病例 李某，女，26岁，2017年8月12日初诊。主诉：腹泻伴腹部不适2年余，加重1月余。现病史：患者自述2年因考前压力过大出现腹痛、腹泻，未予系统治疗，此后每遇精神刺激、精神紧张、饮食生冷等症状加重。现症见：腹泻伴腹痛，大便每日4~5次，泻后痛减，易发情绪低落抑郁，食欲减退，肢体疲倦乏力，眠一般，多梦。13岁月经初潮，经行3~5天，周期28~30天，量少伴痛经，色暗伴有血块，白带正常。查体：患者精神可，神志清，面色萎黄，舌红，苔白，舌体胖大有齿痕，脉弦细。IBS病情严重程度调查表总积分285分。治疗前中医症状总积分34分。实验室检查：心电图、血、尿、大便常规均正常。依前法治疗2个疗程后，患者在腹痛，腹胀，大便泄泻，纳差等方面明显改善，大便基本成形，日行1~2次。偶有腹痛、情绪抑郁或急躁。患者自述在治疗过程中痛经有所改善，IBS病情严重程度调查表总积分从285降至70分，治疗后中医症状总积分从34分降至8分，临床疗效显效。

资料来源　王少茹. 山东中医药大学，2018.（学位论文，知网收集）

按语　本法尤适于治疗腹泻型肠易激综合征。腹部隔姜泥十字灸法配合针刺治疗腹泻型肠易激综合征是穴位、艾灸、中药综合的调节作用。通过针刺和艾火产生的热效应刺激腧穴，可同时发挥针刺、药物及艾灸的多重作用，以达到疏通经络、调和气血的作用。隔姜灸作为灸法的一种，将艾叶与生姜相结合，通过艾灸的热效应对穴位产生刺激，可使药物快速透过皮肤作用于腹部，有利于药物直达病所。

第七方

处方　主穴：八髎穴（重灸）、天枢（双）、气海、上巨虚（双）、三阴交（双）。配穴：肝气郁滞选双侧太冲和期门，脾气亏虚选双侧脾俞和足三里，肾阳亏虚选双侧肾俞和命门。

刺灸方法　本方采取重灸结合针刺疗法。先嘱患者取仰卧位，穴位常规消毒后，针刺身体前侧的穴位得气后，留针20分钟。再让患者取俯卧位，针刺身体背侧的穴位得气后，留针的同时开始进重灸。重灸操作：将一块约20cm×30cm大小医用纱布平铺于臀骶部，将生姜完全捣烂成泥状，姜泥隔着医用纱布敷于八髎穴区上，厚度约3cm，再在姜泥上铺1层约1cm厚的艾绒，将艾绒引燃，等到艾绒全部燃完时，再在灰烬上平铺1层同样厚薄度的艾绒，如上法反复平铺3次艾绒。若在施灸过程中患者感觉过烫，操作者可提起纱布上下两头轻轻地移动以散热。隔一天治疗1次，治疗5次作为1个疗程，两个疗程之间，嘱咐患者休息2天，共治疗2个疗程。

临床疗效　本组共32例，痊愈5例，显效14例，有效11例，无效2例，总有效率93.75%。

资料来源　郑佳凤. 云南中医药大学，2019.（学位论文，知网收集）

按语　本病病位在大肠，重灸八髎穴能温通经络，也可增强肠腑功能。天枢为肠之募穴，是阳明脉气所发，而募穴是脏腑经气聚集于胸腹部之处，有调整肠腑功能的作用，故天枢穴主疏调肠腑、理气行滞，是治疗肠道疾病的要穴；上巨虚为大肠的下合穴，两穴合用，可调理肠腑而止泻。气海穴能温化下焦，通调腑气。三阴交健脾化湿，通调肝、脾、肾三经。足三里是胃的下合穴，可健脾胃、助消化、扶正培元，可以提高人体免疫功能及抗病功能，也可对腹胀、泻泄、便秘等胃肠道的病症有着良好的治疗作用；天枢穴配足三里穴，有和胃健脾、升降气机之功，两穴共用是治疗胃肠道疾病之要穴。脾俞能健脾利湿，位于背部，背属阳，针刺脾俞既调理脾胃又振奋人体阳气，对因阳虚所致虚寒证有很好的平衡作用，对治疗脾阳虚引起的泄泻有着积极的作用。肾俞、命门合用可起补肾培元、温阳益脾之功效。天枢与太冲合用既有疏通肠腑之效，又有理气通便之功，能有效地治疗胃肠病及胃肠相关病证。天枢、期门与太冲合用，可加强调理气机之功效。

第八方

处方 天枢、大肠俞穴以及灵龟八法所开穴位。穴位按照下列公式进行计算：序号=[上年公元数×5.25+当年已过天数]/60，在四舍五入后，取上述公式计算结果的余数，如果无则为0，按照穴位表确定相关穴位。

刺灸方法 穴位常规消毒后，运用0.3mm×40mm的毫针进行针刺，采用提插捻转泻法针刺患者的天枢以及大肠俞穴位，运用平补平泻法针刺灵龟八法所开穴位。对患者行针1分钟，留针30分钟，每隔1天行针一次，每个疗程4周，共治疗两个疗程。

临床疗效 本组共25例，显效16例，有效8例，无效1例，总有效率96.0%。

资料来源 王树波. 中国妇幼健康研究，2017，28（S1）：41.

按语 腹泻型肠易激综合征在中医学中，属于"腹痛和泄泻"的范畴，并且具有反复发作的特点，影响患者的生活质量。在对患者的治疗中，常规治疗方式主要是采用维溴铵片进行治疗，但是效果并不明显。采用灵龟八法，可以改善患者的临床症状，其主要是由于腹泻型肠易激综合征属于脾虚肝郁和肝脾不和症状，而该治疗方式通过最佳的时机，可以调节患者的气血以及经络，进而可以保证患者阴阳协调，并且改善患者的临床症状。

第九方

处方 神阙（隔药盐灸）、天枢（双）、足三里（双）、上巨虚（双）、三阴交（双）、脾俞（双）、大肠俞（双）、肾俞（双）、命门。

刺灸方法 本方采用隔药盐灸结合针刺疗法。

操作前准备：药盐制作：取足量吴茱萸药材烘干、研末，按照药、盐1∶3的比例，选取1份药粉与3份精细炒盐趁热搅拌混匀备用。

操作步骤：①患者仰卧位，全身放松，揣穴定穴后局部常规消毒。天枢穴直刺1.0~1.5寸，足三里穴直刺1.0~2.0寸，上巨虚穴直刺1.0~1.5寸，三阴交穴直刺1.0~1.5寸，各穴进针后采用捻转提插手法以求得气，以患者自觉舒适为度。留针30分钟，期间每10分钟行针一次。②仰卧留针同时，于患者脐孔及周边涂上跌打万花油后，将制作好的药盐纳入神阙穴中，使其与脐平，上置锥形艾炷施灸，大小约1cm×1cm，用线香点燃艾炷顶端并待其燃烧，患者感到灼痛时即用镊子夹去残炷，再换下一个艾炷，每灸1个艾炷为1壮，常规灸5壮；③患者取俯卧位，全身放松，揣穴定穴后局部常规消毒。脾俞直刺0.5~1.0寸，大肠俞直刺0.5~1.2寸，肾俞直刺0.5~1.0寸，命门直刺0.5~1.0寸，各穴进针后采用捻转提插手法以求得气，以患者自觉舒适为度。留针30分钟，期间每10分钟行针一次。隔日1次，4周为1个疗程，治疗1个疗程，共计14次。

临床疗效 本组共30例，治愈2例，显效16例，有效10例，无效2例，总有效率93.3%。

资料来源 刘丹. 广州中医药大学，2018.（学位论文，知网收集）

按语 经络系统运行全身气血、贯穿上下、沟通内外，而脐又通百脉，故脐为全身经络系统的总枢纽，是全身经气的汇聚点，是五脏六腑的根本，这为隔药盐灸神阙穴打下了坚实的经络基础。现代药理研究指出，吴茱萸中的吴茱萸碱对M胆碱受体有拮抗作用，能缓解肠道平滑肌的痉挛，抑制肠道运动，促进肠道内水液的吸收，从而发挥止泻的作用。灸法就是通过艾火特定的"温通效应"刺激脏腑经气输注的腧穴处或患处，产生的"灸感"通过循经感传到达病变的脏腑，直达病所，从而起到扶阳养阴、温经散寒、逐寒祛湿的作用。此外，选取命门穴温肾固本、调节一身阴阳之平衡；局部选取大肠俞、脾俞、肾俞、天枢等疏通脾胃肠腑之气机；天枢、大肠俞又为俞募配穴，二者共同调节脾胃肠腑气机；脾俞肾俞先天后天相互滋生，脾主土，肾主水，土能制水，针刺脾俞、肾俞可以调节补养先后天之脾肾、调节全身水液代谢。选取胃经穴位天枢、足三里、上巨虚，脾胃为表里两经，针刺上述穴位可以健脾益气、祛湿止泻。

十二、阳痿

阳痿是青壮年男子未到性欲衰退时期，临房阴茎不能勃起，或举而不坚，或坚而不久，以至不能完成正常性交的一种病证，为临床最常见的男性性功能障碍之一。其发病年龄多在20~40岁之间。

第一方

处方 关元。

刺灸方法 用陈艾做成中等艾炷，直接灸关元穴，每次100~200壮，每周1次，每3次为1个疗程，每疗程结束后，停灸1周。

临床疗效 本组共12例，治愈7例，显效3例，有效2例。

典型病例 王某，男，29岁，干部。半年前因脑力劳动过度，开始失眠多梦，记忆力减退，继则出现阳痿不举。开始为间断性，进而乃至完全不能勃起。查体：营养一般，神志清楚，心肺（－），肝脾未触及，双膝腱反射亢进。舌淡苔薄白，脉沉而无力。血、尿、便常规均正常，胸部X线检查无异常所见。诊断：性神经衰弱。中医认为命火不炽，发为阳痿。遂取关元穴用中等艾炷灸，每次150壮，2

个疗程治愈。一年后随访，疗效巩固。

资料来源　王凤仪. 中国针灸，1983，（1）：42.

按语　艾灸关元穴治疗阳痿，确有较好的疗效。从本组病例分析，由于精神因素发病者疗效较好，有明显手淫史者疗效则差；病程短者疗效好，反之则低。其次，疗效与疗程的关系也较明显，其中第二疗程，治愈率最高，占44%。疗效与年龄关系则不明显。在灸治中要注意火力大小适中。

第二方

处方　会阴、肾俞、次髎、关元、气海、百会、太溪。

刺灸方法　患者取仰卧位，用七星针轻轻叩刺会阴穴，以条刺为主，打刺1~2cm长，打至局部红晕为度，不出血。然后用毫针刺双侧肾俞、次髎、太溪，均用提插补法，留针15~20分钟。待出针后用艾条温和灸关元、气海、百会各5分钟，隔日1次，10次为1个疗程。

临床疗效　本组共48例，治愈27例，好转19例，无效2例。

典型病例　李某，男，29岁，工人。已婚4年无子女，患阳痿3年余，曾多处求治，均未奏效。于1982年5月来我院求治。自述患阳痿数年来无性感高潮，阴茎不能勃起，不能过性生活。自觉腰酸无力，记忆力减退，时有阴茎或睾丸处坠胀隐痛，服用金匮肾气丸等药，都未见效。望患者精神萎靡，面色无华，舌淡苔薄白，脉沉细无力，尤以尺脉更为明显。既往有手淫史。诊为肾阳衰微之阳痿。治疗方法如上所述。治疗3次后，自述阴茎在早晨勃起。治疗7次后伴随症状明显减轻，阴茎睾丸隐痛消失。治疗15次后，同房成功。又巩固治疗2个疗程，症状全部消失，性生活完全正常。3年后路遇患者，询其病情，至今很好，并有一男孩。

资料来源　康锁彬. 针灸学报，1991，（1）：23.

按语　针灸治疗阳痿，重在补肾。故取肾之阴阳精气输注聚结于背部的肾俞、次髎，针用补法，来培补肾精，振奋肾阳；针肾经原穴太溪，以充填肾精；关元、气海为元气所存之处，灸之可使真元得充，恢复肾气作强兴阳之功；百会为诸阳之会，灸之可升举阳气，促使阴茎勃起。用七星针轻轻打刺局部会阴穴，以疏调局部经气，促进阴茎勃起而坚挺。诸穴同用，共奏兴阳、举阳之效，增强性功能，恢复正常性生活。

第三方

处方　主穴：长强。配穴：命门、肾俞。

刺灸方法　患者取胸膝位，术野常规消毒。将针剂维生素B_1和维生素B_{12}各1支共4mL，混合抽入5mL注射器内，用6号半针头刺入穴位，待得气后缓缓注入药液。剂量长强穴 1.6mL，命门穴及双侧肾俞穴各 0.8mL。隔 2 日注射 1 次，3 次为 1 个疗程。

临床疗效　本组共 104 例，治愈 98 例，有效 5 例，无效 1 例。

典型病例　白某，男，28 岁，工人。已婚。阴茎不能勃起 1 年。发病后不愿回家团聚，致使家庭不和，于 1969 年 12 月 5 日就诊。既往有失眠史。体格查体：发育正常，未见其他阳性体征。诊断：阳痿。用本法 1 个疗程治愈，随访 3 年未复发。

资料来源　薛耀钟. 实用中西医结合杂志，1989，（4）：42.

按语　阳痿一病，多属肾阳不足。督脉为阳脉之海，可总督一身之阳气，故取督脉经穴长强、命门以补肾壮阳。肾俞乃肾之俞穴，能补肾固精。B 族维生素可营养和兴奋副交感神经，通过穴位附近之末梢感受器，使大脑皮层发挥其调节作用，从而达到治疗目的。

第四方

处方　主穴：关元、石门、气海、阳痿。配穴：肾虚者加肾俞、命门，湿热下注者加八髎、阴陵泉。

刺灸方法　腹部穴位取仰卧位，背部穴位取俯卧位。常规消毒后用 2mL 注射器抽取丹参注射液和当归注射液的混合液，用 6 号注射针头，快速刺入穴位，以局部出现酸、胀、重感为度，甚至腹部出现电击感、可向会阴部放射，背部可向下肢放射，回抽无血后注入药液 0.5mL。隔日 1 次，10 次为 1 个疗程。

临床疗效　本组共 96 例，痊愈 69 例，好转 21 例，无效 6 例。

资料来源　崔云. 上海中医药杂志，1990，（11）：16.

按语　本病与肝、脾、肾三脏有关。故用任脉之穴关元、石门、气海以调补肝、脾、肾；肾虚命门火衰者，配肾俞、命门培补肾气以振奋肾经功能；湿热下注者加八髎、阴陵泉穴以清利下焦湿热；阳痿穴是治疗本病的临床经验穴。诸穴相配可达补益肾气、清利湿热、恢复肾气作强之功。同时选用丹参、当归注射液以活血化瘀，改善阴茎内血液循环，从而振奋其功能。因此，穴位注射法，使药物和穴位产生协同作用，可以较快而有效地使已经紊乱的性中枢功能得到较好的调整。

第五方

处方　主穴：肾俞、次髎、关元、气冲。配穴：足三里、太溪。

刺灸方法　关元施灸，其他腧穴毫针刺法。先刺腰骶部诸穴，不留针；继针刺腹部及下肢穴位，留针 30 分钟；用艾条温和灸关元穴 20 分钟。针刺腹部腧穴，采用直刺或针尖向下呈 75°角斜刺 1.5~2 寸，然后再用捻转手法使针感向下传导至阴茎为主。针感弱者，采用留针候气法或用右手中指端循经轻按穴位的上下，以助经气的来复后再行针。隔日治疗1次，20次为1个疗程。

临床疗效 本组共153例，治愈42例，有效66例，无效48例。总有效率70.6%。

典型病例 严某，男，35岁，工人。因阳痿5年，于1985年7月4日就诊。主诉：患者自1980年婚后感觉性欲不强，难以起阳，间或举而不坚，一接触即射精，影响正常性生活，并伴腰膝酸软，头昏耳鸣，神情倦怠，畏寒，腰骶及下肢尤甚，夜尿多，经服用中药数百剂无效，而来我科进行针灸治疗。查体：面色无华，舌淡红，苔少而滑，脉细弱。辨证：肾阳不足，命门火衰，致精气不固。治则：温肾壮阳，固精止遗。按上法针灸治疗，经第1次治疗，性欲有所增强，易于起阳，可同房接触1~2分钟，仍不够坚，但腰膝酸软明显减轻。共治疗3个疗程，阳事正常，除同房后易于倦息外，余症均愈。1986年5月随访，疗效巩固，其妻已怀孕3个月。

资料来源 张家声. 中国针灸，1987，（1）：3.

按语 阳痿是指阴茎不能勃起或举而不坚，影响正常性生活而言。根据肾藏精，主生殖及肝肾同源的原理，取肾俞以补肾，壮命门之火；次髎以清利膀胱，泻精室虚火；三阴交为贯通肝、脾、肾三经的要穴，可以补益三阴的虚损，以治其本；太溪为肾经原穴，针之以补本经，通调经气；灸关元益气壮阳，治下元之虚衰，兴奋宗筋，诸穴配合，共奏兴阳起痿之功。

第六方

处方 举阳穴（秩边穴与环跳穴连线的中点）。

刺灸方法 以125mm不锈钢针斜向对侧耻骨联合部位刺入，待阴茎根部有麻胀抽痛的感觉（即为得气）之后，留针30钟，每隔10分钟行针1次，施以提插捻转手法。隔日针灸1次，12次为1个疗程。

临床疗效 本组共258例，痊愈87例，有效157例，无效14例。总有效率94.57%。

典型病例 张某，男，24岁，工人，已婚。半个月来阴茎不能勃起影响性生活，并伴有心悸气短，不思饮食，精神萎靡，失眠多梦，舌苔薄白，脉沉细缓。诊断：心脾两虚型阳痿。治则：健脾养心、补益心脾。取举阳穴，配心俞、脾俞、关元、肾俞。针1次症见好转，针至第5次阴茎勃起有力，共针2个疗程，阴茎勃起有力恢复正常性生活。食欲睡眠等诸症渐消。停针观察半年，性生活仍正常。

资料来源 任留江，安秀兰. 中国针灸，1991，（5）：15-16.

按语 阳痿之症并非一个单独的病证，而是与全身其他疾病息息相关的。因此，在治疗此病时，一定要从中医的整体观出发，结合辨证论治的方法，用穴准确，手法适中。同时注意解除患者的精神负担，便可以取得良好的效果。针刺举阳穴要使针感达到阴茎根部和龟头，气至病所，也是关系到预后好坏的关键所在。

第七方

处方 中膂俞、会阳。

刺灸方法 采用28号125mm不锈钢毫针。取中膂俞穴针体与皮肤呈70°角，缓缓向内下方刺入，经臀大肌通过坐骨大孔时，针下有沉紧的感觉，可继续捻转进针，当出现针感向下腹及会阴部扩散时，即为得气。会阳穴针尖向耻骨联合方向针刺，以针感向下腹及会阴部扩散为度。得气后视病情再施行补泻手法。留针20分钟，间日1次，10次为1个疗程。

临床疗效 本组共75例，痊愈49例，有效21例，无效5例。

典型病例 袁某，男，35岁，工人。自诉阳事不兴1年半，缘由新婚之夜，心情紧张，行房失败，后竟不能勃起，叠用中西药物治疗无效。平时心悸易汗，腰膝酸软，观其形体略胖，头微秃，面色㿠白，舌胖嫩，少苔，脉沉细。脉症合参：肾阳虚衰，复因恐惧，遂令阴茎不举，治拟温益肾阳。深刺中膂俞、会阳二穴，针感达小腹及阴茎，施用热补手法。治疗6次，阴茎能于早晨勃起，1个疗程后，阳事可兴，然唯恐伤害对方，心中犯忄术，经心理疏导后，疑虑得释，现夫妻性事和谐。

资料来源 单永华，沈立平，栾承宪，等. 中国针灸，1991，(6)：11-12.

按语 中膂俞、会阳二穴乃足太阳膀胱经之腧穴，膀胱经上达颠顶，循背下行，络肾脏，联络大脑及体腔内各脏腑，与肾经相表里。肾主水，主藏精，开窍于二阴，主治下焦疾患。中膂俞在骶部内应脊膂之肉，肾脏藏于膂肉之内，故通于肾，有腰脊之气所注输。会阳穴乃阳经之会，左右足太阳经与督脉交会，为下焦阴阳之气交会之处。故二穴同用，能补肾元、助气化、理气血、壮阳道。根据西医学研究，中膂俞深处系盆丛神经所在地，深刺该穴能兴奋盆丛神经，调整勃起中枢，重建内环境的稳定性，从而达到兴阳之效果。

第八方

处方 ①阳痿穴（肾俞上2寸半，督脉向外开1寸处）、命门、次髎、太溪；②中极透曲骨，大赫透横骨，太冲。

刺灸方法 两组穴位交替使用。治疗前令患者排尿，使膀胱排空，用65mm毫针，用平补平泻手法。留针15分钟，每天1次，10次为1个疗程。

临床疗效 本组共100例，治愈75例，有效13例，无效12例。总有效率88%。

资料来源 王根基，徐薇. 河北中医，1989，(6)：29-30.

按语 本组取穴主要是在肾经、膀胱经及任脉上取与勃起中枢有同神经节段联系的穴位，如中极、曲骨、次髎等，同时注重"以痛为输"。在手法上讲究"得气"，使气至病所。《灵枢·九针十二原》："刺之要，气至而有效。"针感一定要向会阴部放散，借以通其经脉，调其气血，使气血调畅、勃起中枢得到调整而获效。

第九方

处方 虚证：肾俞、关元、次髎、三阴交、命门。实证：中极、阴陵泉、三阴交、长强。

刺灸方法 本方采用穴位埋线法。局部皮肤常规消毒后，用5mL一次性注射器抽取适量利多卡因，分别刺在每个穴位上，待有相应的针感，回抽确无回血，方可将药物注射到穴位中。2分钟左右将准备好的羊肠线用注射针头带入穴位中，针头退出。凡虚证配合灸法，即埋线3天后，每个穴位灸10分钟，以皮肤温热潮红为度，并配合口服六味地黄丸，每月1次，3次为1个疗程。

临床疗效 本组共38例，显效22例，有效10例，无效6例，总有效率为84.00%。

资料来源 彭淑华，孟宪梅. 针灸临床杂志，2004，（5）：36.

典型病例 王某，男41岁，2003年10月就诊。病史：该患者在4个月前赴外地出差，因连续大量饮酒4天，之后即阳事不举，痿而无用并伴有浑身无力、精神萎靡、腰酸痛、阴囊潮湿有臊臭味、小便黄赤、大便秘结、舌苔黄、脉濡数。该患者体形肥胖，心肺无异常，无外伤史。拟诊为湿热下注型阳痿。用穴位埋线法治疗，取穴肾俞、中极、阴陵泉、三阴交、长强，同时灸肾俞、三阴交，每次10分钟，按上述方法操作治疗。1个月后该患者自诉为埋线1周后阴茎即能勃起顺利性交。但时间较短。又行第2次埋线，2个月后患者来电话告之完全恢复正常。

按语 中医学认为，本病多由惊恐忧思或房事过度，损伤心脾肾所致，故在治疗上以补肾壮阳为主，佐以补益心脾，取穴以任督二脉及膀胱经穴为主，肾为水火之脏，内寓真阴真阳。如肾气虚弱，则真元之气不兴而致阳痿，故取肾俞、命门、三阴交、长强等振奋肾经之功能，取关元、中极以壮真元之气，阴陵泉、三阴交又具有补益之功能。《外台秘要·虚劳梦泄精方》说："《集验》灸丈夫梦泄法，灸足内踝上一寸，一名三阴交，二七壮。"用穴位埋线法治疗此病，无毒副作用，简便省时等特点，深受广大患者的欢迎。

第十方

处方 白环俞、关元、气海、三阴交（双）、次髎（双）、肾俞（双）。

刺灸方法 关元、气海、三阴交（双）、次髎（双）、肾俞（双）等穴位以毫针针刺。穴位常规消毒后，先仰卧位针关元、气海穴，进针1.5寸左右，得气后须使针感传至阴茎；三阴交穴进针1寸左右，以得气为度。仰卧位留针20分钟后，改为俯卧位，针次髎穴时，需刺入骶孔，进针2.5~3寸，使针感传至会阴及阴茎；

肾俞穴进针1寸左右，以得气为度，留针20分钟。最后取10~13cm的长针针刺白环俞穴，使针感达会阴及阴茎。隔日治疗1次，15次为1个疗程。

临床疗效 本组共42例，显效12例，有效21例，好转7例，无效2例，总有效率为95.00%。

资料来源 徐勇刚，张海峰. 现代中西医结合杂志，2005，（10）：1262-1273.

按语 本法特色在于取长针针刺白环俞。人体藏精之处谓之"白环"或"玉环"。白环俞内应精室，为人体精气输注之处，主治妇女白带过多、男子遗精阳痿等症。针刺白环俞可以调整精气的输注，故可用于阳痿的治疗。白环俞的针刺深度多为1~1.5寸，但这种针刺深度所产生的针感较弱，疗效也欠佳。采用长针深刺白环俞，可以取得较强的针感，针达病所。从解剖学角度看，白环俞的深部是支配前列腺及会阴部的盆丛神经。西医学认为阳痿系勃起中枢被大脑皮质过分抑制或本身衰弱，使正常足够的刺激不能引起中枢兴奋所致。长针深刺白环俞，可以兴奋针下的盆丛神经，调整勃起中枢，从而起到理气通络，兴阳举阳的功效。

十三、腰痛

腰痛是多种疾病的共有症状，故不是单一的或一类的疾病名称。其疼痛的部位或在脊中，或在一侧，或两侧俱痛。本证多见于腰部软组织损伤，风湿病，以及脊柱病变等。

第一方

处方 威灵、精灵。

刺灸方法 腧穴常规消毒后，用28号25mm毫针2根，双手进针同时刺入威灵、精灵穴，行强刺激泻法，快速捻转施针约2分钟，留针30分钟，每5分钟行针1次，并嘱患者活动腰部。本方治疗急性腰痛。

临床疗效 本组共30例，治愈21例，有效9例。

典型病例 刘某，男，39岁，农民，1992年8月3日就诊。患者抬重物时不慎将腰扭伤，疼痛难忍，由家人用板车送来就诊。查体：压痛点在第2腰椎处，触及痛甚。脊柱生理曲线改变，腰脊柱向右侧倾斜。诊断为急性腰痛，证属气滞血瘀。遂按上法治疗，急刺右侧威灵、精灵穴，用强刺激泻法，行针2分钟后，患者告知疼痛大减，留针10分钟后又行针1次，并令患者活动腰部，留针30分钟后，患者笑说疼痛全失，活动自如，1次而愈。

资料来源 吴绪平临证治验。

按语 中医学对本病有着较深刻的认识。《金匮翼》说："盖腰者，一身之要，屈伸俯仰，无不由之。若一有损伤，则血脉凝涩，经络塞滞，令人卒痛不能转侧。"威灵、精灵为经外奇穴，又名腰痛点，为治疗急性腰痛之经验要穴，取之行强刺激泻法，同时配合患者活动腰部，往往收到立竿见影的效果。

第二方

处方　命门。

刺灸方法　取命门穴局部用2%碘酊或75%酒精消毒后，选5号针头，垂直进针，约深0.8~1.2cm，在见有酸胀感时，即抽吸，若无回血，可缓慢注射维脑路通液1~1.5mL。隔日1次，5次为1个疗程。本方治疗慢性腰痛。

临床疗效　本组共42例，显效26例，好转11例，无效5例。

资料来源　全坤山. 福建中医药，1990，（4）：44.

按语　中医学认为，"不通则痛"，各种痛证均与气血瘀滞不通有关。西医学认为，维脑路通是改善微循环的良药，具有增加血氧含量与氧饱和度，保护内皮细胞及消炎止痛的作用。命门为督脉经穴，有壮腰健肾之功。命门穴位注射维脑路通，发挥穴位和药物的双重作用，共奏活血化瘀、壮腰健肾、理气止痛之功，则慢性腰痛可获明显疗效。

第三方

处方　腰阳关、肾俞、气海俞、大肠俞。

刺灸方法　腧穴常规消毒后，腰阳关直刺1寸肾俞、气海俞、大肠俞直刺1.5~2寸，针刺得气后，施烧山火热补手法，让患者有较强的局部酸胀感。每天1次，每次留针30分钟，6次为1个疗程，休息3天后，开始第2个疗程。本方治疗腰肌劳损之腰痛。

临床疗效　本组共36例，治愈30例，好转6例。

典型病例　李某，男，48岁，工人，2018年3月16日初诊。主诉：腰部酸痛无力6月余。6月前因劳累过度而诱发腰部酸痛，休息及经治疗后有所缓解，但每因劳累加剧，卧则减轻，伴有失眠头晕。查体：前屈60°，后伸10°，腰部肌肉紧张，肾俞穴压痛明显。诊断：腰肌劳损。遂按上法治疗，经治第1个疗程，腰部酸痛明显减轻，经治3个疗程，症状完全消失。又治1个疗程巩固疗效，随访半年，未再复发。

资料来源　马晓明临证治验。

按语　腰肌劳损属中医学"腰痛"范畴，多由肾虚劳损，经脉失养而致。故取肾俞穴，用烧山火手法，益肾气、强腰脊。腰阳关、气海俞、大肠俞，局部取穴，施以热补手法，以通经和血，壮腰健肾。三穴同用，发挥协同作用，共奏行气活血、壮腰健肾、通络止痛之功。

第四方

处方 风府、百会、悬枢穴、腰阳关。

刺灸方法 患者接受"益髓通督"针刺法治疗：选取0.30mm×50mm无菌针灸浅刺针风府穴，进针时头微前倾，项部放松，针尖向下颌方向缓慢刺入0.5寸，不可向上深刺，以免刺伤延髓，行浅刺多捻手法，不断行小幅度捻转补法以催气，行针1分钟，使针感沿督脉向下传导，不留针；百会穴与皮肤呈15°角向后顶穴方向快速刺入帽状腱膜下层约0.5寸，得气后行捻转补法1分钟，使针感沿督脉向下传导，留针30分钟；悬枢穴、腰阳关穴采用爪切进针法，进针深度均为25mm，逆督脉而刺，行提插、捻转手法，每穴持续运针2分钟，使针感向下传导，以腰背部酸胀、患者自觉快然为度，留针30分钟。每天1次，治疗2周。

临床疗效 本组28例，治愈16例，好转11例，未愈1例，有效率为96.4%。

资料来源 田靖，牛军. 临床军医杂志，2019，47（6）：618-619.

按语 "益髓通督"针刺法选择风府穴为主穴，采用浅刺多捻手法，意在补益脑髓，通调十二经脉气血，刺激督脉腧穴引气下行，从整体上对全身功能进行良性调节；百会穴位于颠顶，可调百脉宣通经络气血，对阴阳平衡起重要调节作用；悬枢穴、腰阳关穴均位于腰部，针刺两穴可调肾气、祛风湿、舒经络、止痹痛，是治疗腰腿痛的常用穴，针刺两穴的同时行捻转手法，可使精气沿督脉向下传导，激发经络感传现象以达到"气至而有效"的目的。

第五方

处方 阿是穴、双侧肾俞、气海俞、大肠俞及下肢的委中、阳陵泉、悬钟、昆仑。

刺灸方法 采用常规针刺方法治疗。穴位选取阿是穴、双侧肾俞、气海俞、大肠俞及下肢的委中、阳陵泉、悬钟、昆仑，使用0.3mm×50mm毫针，针刺得气后留针30分钟，针刺每天1次，7天为1个疗程。

临床疗效 本组30例，痊愈4例，显效11例，有效8例，无效7例，总有效率76.67%。

资料来源 邱雪，黎晓. 中国现代药物应用，2019，13（16）：139-140.

按语 取双侧肾俞、气海俞、大肠俞；下肢的委中、阳陵泉、悬钟、昆仑，以起到疏通局部气血、通经止痛作用。

第六方

处方 大肠俞、委中、秩边、昆仑、承山、环跳、肾俞、腰夹脊。

刺灸方法　患者取俯卧位，下肢放松，在患者两侧脚踝下方放置沙袋，常规消毒之后针刺，得气后采用向足心刺入或者提插捻转，造成酸胀感受；同时使用50mm28号毫针垂直方向进针，腰部夹脊穴进针深度达到约2寸位置时，则环跳穴进针，深度达到3寸左右，在此位置使用提插捻转手法将针感传至足心部位，得气之后将艾条点燃插入针柄达到温针灸目的。每个穴位持续30分钟，1次/天，10天/疗程，连续治疗3个疗程，治疗后1个月评价疗效。

临床疗效　本组58例，痊愈21例，显效19例，好转11例，无效7例，总有效率87.93%。

资料来源　陈柳丹，侯祥平. 中国当代医药，2016，23（25）：150-152.

按语　温针灸的原理是"以热引热，使热外出""寒者热之"。点燃艾条产生热量。通过针身向病之所在传导，并且维持较长时间，将机体内的经气激发出来，对血管的通透性改善也甚是明显。通过改善周围血液循环状态从而缓解炎症以及淤血状态，帮助机体加快对其吸收的速度，操作方法简便，疗效显著。

第七方

处方　病变部位两侧的阿是穴、夹脊穴、肾俞、命门、腰阳关和大肠俞，病变部位同侧的环跳、秩边、风市、委中、承山、昆仑、太溪。

刺灸方法　患者取俯卧位。环跳穴采用夹持进针法，垂直于皮肤，将无菌毫针迅速刺入皮下，边进针边调整进针的角度，以获得明显下肢放射性针感为度。余穴直刺进针，针刺得气后，接通电子针灸治疗仪，同一组输出线接在一个痛点两边的针柄上，选疏密波、低频率，电流强度以患者耐受为度，留针30分钟。每天治疗1次，14天为1个疗程。注意：同一线的正负极不跨越中线。嘱患者正确卧床休息和进行功能锻炼。

临床疗效　本组治疗53例，治愈9例，显效34例，有效6例，无效4例，总有效率90.0%。

资料来源　陈柏书，朱美玲，周鹏，等. 中国民族民间医药，2017，26（6）：124-126.

按语　本方用于治疗腰椎间盘突出症所致腰痛。腰椎间盘突出症，其症状多为腰部经脉、经筋、络脉的病损所致，因此，治疗该病应该酌情考虑从足太阳膀胱经及足少阳胆经选穴。本病以$L_4\sim L_5$、$L_5\sim S_1$，为常见好发部位，故治疗时可以在该处选择阿是穴等。针刺肾俞可增强肾气；肾气充足，腰府得以濡养。"腰背委中求"，针刺委中，可以调补太阳经气，为治疗腰背痛要穴。命门穴，蕴藏先天之气，对五脏六腑的功能正常发挥着决定性的作用，该穴位处腰背的正中部位，内连脊骨，有维系督脉气血流行不息的作用。腰阳关属督脉，位居腰背，脉气通于大肠俞，为督阳与大肠交会所，有宣通阳气的作用。阿是穴可疏通局部经筋、脉络之气血。诸穴合用，共奏活血祛瘀、补肾壮腰之效。

十四、失语

失语是由多种原因引起的以言语无声为主要特征的症状。根据其病因可分为癔症性失语、中枢性失语、外伤性失语。癔症性失语，又称功能性失语，多因情志抑郁愤怒所致，发音器官无器质性病变。中枢性失语，伴随有重要神经症状及偏瘫。外伤性失语多因颈部外伤或颈部手术伤及络脉所致。

第一方

处方　音亮穴（廉泉穴与天突穴之中点，甲状软骨下缘与环状软骨弓上缘之间的微凹处）。

刺灸方法　用28号40mm毫针垂直进针，快速透皮，进针后，针尖略向上，缓慢送针，当进针1~1.2寸，则会引起反射性咳嗽，此时应稍提针，待患者咳定，令患者发音，如发音不理想，再进针刺激，如发音正常，即可出针。手法以捻转提插泻法为主，强刺激。

临床疗效　本组共36例，全部治愈。

典型病例　杨某，女，19岁，未婚，工人。暗哑7天，因喝山中溪水而声音嘶哑，发音困难，继则不能发音。查体：神经系统无异常，咽部略充血。喉镜检查：声带无病变，仅闭合稍差。诊为"癔病性失语症"，针刺音亮穴，当针进入1寸左右，患者则不自主咳嗽，此时提针约3分，待其咳嗽稍停，进入0.5寸，并行捻转，患者猛咳，面色涨红，声泪俱下，随即出针，出针后，对话基本如常（声略低），患者破涕为笑，1针而愈。

资料来源　管遵惠. 新中医，1975，（4）：27.

按语　音亮穴下有环甲韧带、声带肌、环甲肌、环构外侧肌，支配神经有喉上神经和喉下神经。针刺时应注意左手固定环状软骨并夹持针体，针透皮后针尖略向上，勿使针刺偏斜和过深，一般进针到1~1.2寸，即可达喉腔黏膜，由于针的刺激，定会引起反射性咳嗽，此时应将针提出少许（不然会引起弯针或小量出血），咳嗽时，由于针的刺激和牵引，使环甲肌、声带肌、环构肌等都为之运动，有助于功能的恢复。

第二方

处方　舌强点（掀起舌体，在舌底面，舌尖与舌根连线的中点处，距舌侧缘0.5cm，左右各一刺激点）。

刺灸方法　令患者取仰靠坐位，将舌伸出，医者左手持消毒之敷料，将舌体固定于一侧口角外，右手用酒精棉球消毒局部舌体，然后用30号的75mm毫针快速进针，针尖向舌根部直刺2.5寸深，以平补平泻手法，不留针，缓慢出针。隔日1次，7次为1个疗程。本方治疗中枢性失语。

临床疗效 本组共25例，痊愈4例，显效15例，好转3例，无效3例。

典型病例 郑某，男，53岁，工人，1983年9月6日初诊。代诉：舌体活动受限、语言不利5个月。患者于1983年4月26日，因工作过于忙累，卒中后舌体活动受限、语言不利，后逐渐加重，伴口眼㖞斜，右侧肢体活动障碍等。当即到某医院就诊，诊为"中风"（脑血栓形成），继之又到本院内科治疗，经服30余剂中药，肢体及口㖞眼斜已康复，但舌强未见好转，继服药物20余剂，仍语言不利，舌体活动受限，故来针刺治疗。查体：脉沉而稍弦，舌体胖大，苔白腻，心肺正常，血压：130/80mmHg。诊断：中枢性失语。按上法治疗，3次而愈。

资料来源 杨兆勤.中原医刊，1985，（1）：34.

按语 中医学认为，失语主要与风、火、痰、气、血虚有关，病及主要脏器为心、肝、脾、肾。而舌为心之苗，又为脾之外候，其又通过经络直接或间接地联系于其他脏腑。脏腑病变可以累及舌体，而针刺舌体既能发挥局部作用，又能调节脏腑功能，故取穴"舌强点"能舒筋通络、调理气血，使舌体灵活，语言清楚。

第三方

处方 廉泉。

刺灸方法 腧穴常规消毒后，取40mm长30号毫针爪切式进针，向舌根部斜刺约1寸，行提插泻法，使麻胀感从颈下向舌部放射。本方治疗功能性失语。

临床疗效 本组5例，均1次治愈。

典型病例 王某，女，54岁。4天前与丈夫吵架，怒恼伤肝，遂即失语。经检查无器质性病变，应用本法，1次即开口讲话，恢复正常。

资料来源 刘桂良，辽宁中医杂志，1982，（7）：35.

按语 廉泉为任脉经穴。《难经·二十八难》云："任脉者，起于中极之下……至喉咽"，任脉在咽喉之处又会于冲脉。《针灸甲乙经》卷十二《血溢发衄》又载："舌下肿，难以言，舌纵，涎出，廉泉主之。"

故针刺廉泉，可以疏通局部经气，以利于舌肌的运动，起到开窍、利机关、启闭的作用，使失语得愈。廉泉穴临床常用治疗舌蹇语涩，疗效甚佳，关键在于掌握针刺感传，气至病所。

第四方

处方 复音穴（耳穴心与气管之间）。

刺灸方法 令患者坐在靠椅上，耳穴常规消毒后，用28号15~25mm毫针快速刺入，施大幅度捻转，同时令患者发"啊"音，留针15~30分钟。本方治疗功能性失语。

临床疗效 本组共35例全部1次治愈。

典型病例 尚某，男，21岁，军人。1970年3月20日因与同志闹意见后致声音嘶哑，在某院经耳针、B族维生素穴位封闭等多方治疗2个月之久未见好转，于1970年5月1日入我院五官科。经喉镜检查声带无异常改变。诊断：功能性失语。经耳针治疗当即发音恢复正常。

资料来源 杨春茂. 黑龙江中医药，1988，（5）：31.

按语 "耳者，宗脉之所聚也"。耳不但与经络有关，且通过经络与脏腑也有着密切的关系。根据舌为心之苗，言为心之声的理论，"复音穴"所在部位很接近耳穴的心区，针刺的针感可能影响了心经之脉，通过经络调整作用而达祛病复健之目的。

第五方

处方 语门穴（瘫侧舌体腹侧）。

刺灸方法 嘱患者张口，将舌头牵出唇外，再用右手持28号75mm毫针，沿瘫侧舌体肌层顺舌静脉走行，由舌头向舌根方向平刺2.5寸许，进行强刺激手法，当患者咽喉部出现发热感觉，并产生用力拽舌或喊出"啊"字时起针。隔日1次，6次为1个疗程。本方治疗中枢性失语。

临床疗效 本组共75例，治愈30例，显效23例，有效15例，无效7例。

资料来源 张战军. 中国针灸，1988，（6）：17.

按语 针刺语门穴，能纠正偏舌，促进舌体运动，口径变大，舌静脉回流通畅，改善舌体营养。并可通过针刺使患者喊出"啊"字为启蒙，改变大脑皮质语言功能原来的抑制状态，使局部刺激起到沟通回路，形成条件反射，引起语言中枢变性的细胞进行调节，以致促使周围未受损变性的大脑皮层之功能进行弥补和代偿，从而完善语言功能。

第六方

处方 天突、廉泉、合谷。

刺灸方法 穴位局部常规消毒后，用30号毫针刺入，针刺得气后用强刺激，让患者局部发闷或引起响亮咳嗽。本方治疗功能性失语。

临床疗效 本组共115例全部治愈。

资料来源 孙启铮. 上海针灸杂志，1987，（4）：9.

按语 喉为通气之所，气息出入之道。喉厌被病邪所阻，神失其用，则不能开合发声而为失语。天突穴为阴维、任脉之会，气道之门户。廉泉位于喉结，直接刺激局部，以利喉舌会厌。合谷穴为手阳明大肠经的原穴，肺与大肠相表里，"面口合谷收"，取合谷可调畅气机。因此，三穴同用，可开通喉厌之气，而迅速解除病痛。

第七方

处方　百会、哑门、廉泉、通里、涌泉，语言康复训练。

刺灸方法　选取百会、哑门、廉泉、通里、涌泉等穴位，采用0.35mm×40mm针灸针，百会平刺0.8~1寸，哑门向舌根方向刺0.5~1寸，并持续捻转，2分钟后出针，廉泉、通里采用平补平泻，进针0.8~1寸；涌泉采用泻法，进针1寸，每天1次。语言康复训练：①冰刺激疗法：在小木棒上缠绕纱布并于蘸水后冻成冰棒，将冰棒快速轻刷脸面部肌肉群、舌头及软腭等发音器官，以促进颜面及发音器官的感觉恢复。②语言功能训练：由专业的医护指导人员教会患者口唇运动、软腭抬高运动及舌运动等训练。③理解能力：通过念书、听指令等方式训练患者的思维。④阅读能力：训练患者的发音器官和认字能力。本方治疗中枢性失语。

临床疗效　本组共45例，治愈8例，显效23例，有效6例，无效8例，总有效率达82.22%。

资料来源　翁萍璇，郑金利，陈锦波. 中医临床研究，2019，11（8）：87-89.

按语　针灸选择百会以通诸经络，加之哑门、廉泉、通里以开窍通音，而涌泉为足少阴经的井穴，采用强刺激行泻法，可舒筋活络、机窍开通、失语得愈。从西医学角度可知，针灸不仅可调整局部神经，还可刺激神经中枢，共同发挥促进言语功能康复的作用。

第八方

处方　百会、脑户、脑空、风池、Schuell语言训练。

刺灸方法　操作前准备：无菌毫针；艾条选用清艾条，制作成长15mm的艾炷。所有患者首次治疗前均剪短针刺部位头发，患者取坐位或俯卧位，进行常规消毒。首先将固定垫粘贴在穴位上，风池穴进针时针尖方向对准鼻尖，以针下得气为度，采用捻转泻法（双手同时持针，左手持针顺时针捻转及右手持针逆时针捻转为泻），针感入脑后，放艾炷2壮。百会穴进针时针尖向前平刺，采用捻转补法，得气后以头皮产生胀重及传导感为度。脑户、脑空均沿头皮向下平刺，采用捻转补法。每次治疗30分钟，每天1次，每周（周六、周日除外）5次，同时行Schuell语言训练，运用多种训练方式（听理解、口语表述、阅读、书写）对患者进行一对一语言康复。每次30分钟，每天1次，每周（周六、周日除外）5次。4周为1个疗程，共治疗2个疗程。本方治疗中枢性失语。

临床疗效　本组共20例，痊愈1例，显效8例，有效6例，无效5例，总有效率达75.0%。

资料来源　沈小舒，邵俊，李博．甘肃中医药大学学报，2019，36（5）：62-66.

按语　脑为神府，以通为健，百会穴通督调神，疏通脑络，息风开窍，是治疗中风的主穴、要穴。现代研究表明，针刺百会可加速脑神经的修复过程。所以首选百会穴以改善脑功能。针刺百会时，运用捻转补法，使患者感觉头皮胀重，使经气传导入脑，疏通脉络，从而达到改善大脑血液循环的目的。"高巅之上，唯风可到"，治疗脑病不忘风邪。风池为治风要穴，可祛内外之风。取脑户、双侧脑空，针刺时针尖朝下，行捻转补法。脑空穴具有祛风开窍、填精益髓的功效。脑户穴，户，即出入之处，本穴为督脉、足太阳经之会穴，督脉气由此上行至头入脑，为督脉入脑之门户，针刺此穴可通督入脑，填补脑髓。

第九方

处方　百会、神庭、印堂、率谷、心俞、肾俞、语言康复训练。

刺灸方法　患者取坐位，采用骨度量法选取患者百会、神庭、印堂、率谷、心俞、肾俞等穴位，用75%酒精消毒后用0.25mm×25mm针灸针，快速进针得气后置针30分钟。每隔15分钟采用提插、捻转的方法行针一次，患者每周治疗3次至4次。同时给予传统语言康复训练，首先对患者口型和声音进行支配，指导患者观察镜子中的口型自行控制唇舌活动，并配合拼音、简单字词训练，在训练的过程中坚持由易至难，由短至长的原则，患者每日训练20分钟。本方治疗中枢性失语。

临床疗效　本组共32例，显效16例，有效14例，无效2例，总有效率达93.75%。

资料来源　林智．世界最新医学信息文摘，2019，19（55）：338+340.

按语　头皮针刺可对局部脑回路造成一定的条件反射刺激，引起语言中枢变性细胞进行弥补和代偿。针灸心俞可达养心安神的功效，针灸肾俞具有益精填髓的功效。针灸百会、神庭、印堂、率谷、心俞、肾俞等穴位共达调节髓海，提升个体语言能力的目的。现代研究显示对于头针可对大脑皮层功能造成一定的影响，头皮属于皮肤电活动与磁场活动的聚焦点，对该点进行刺激，可诱使大脑皮层发生生理电磁改变，促使大脑皮层能量转换，从而达到提升个体语言表达功能的作用。对于中风后运动性失语患者给予益脑调神针法联合语言康复治疗可有效提升患者语言功能的恢复。

第十方

处方　涌泉、太溪、哑门、风府、风府八阵以及河车脑椎段、语言康复训练。

刺灸方法 风府八阵以风府穴为中宫，风府穴到后发际边缘为半径所构成的八阵穴。河车脑椎段以脑户穴到大椎穴和脑户穴到大椎穴两旁与两眼内眦、瞳仁及外眦之间距离相等的左右三条线。采用太极杵针。根据患者体质、施术部位及病情虚实确定行杵的徐疾、补泻。具体操作为洗手、消毒，准备用物，核对患者姓名，向其解释操作目的和过程。暴露穴位，手执奎星笔在涌泉穴、太溪穴和哑门穴给予点叩和开阖刺激；应用五星三台杵在风府八阵及内、中、外八阵穴的乾、坤、坎、离、震、巽、艮、兑等穴位给予开阖和太极运转治疗。脑椎段河车路上给予杵针升降、分理及太极运转。患者出现杵针感应后，具有酸、麻、胀、重等针感外，还会出现刺激部位皮肤潮红，局部的温热感觉以及患者特有的全身轻松、舒适、怡悦的感觉为得气。行杵力度以杵力透达皮肉为度，以患者得气最佳。每次30分钟，每日2次。共治疗4周。行语言康复训练，遵守循序渐进的原则，并根据患者失语情况安排训练的起点和内容，如肌群运动训练，如唇（缩唇、吸嘴、唇角上抬、抗阻练习等）、舌（前伸、抬高、卷舌、适当抗阻等）及软腭运动（用力吹气，发"啊"音、爆破音，鼓腮、冰刺激）等；训练发音，先元音、辅音，然后结合起来训练，熟练后元音＋辅音＋元音的形式练习，最后过渡到单词，句子以及短文的发音训练。每次20分钟，每日2次。共治疗4周。本方治疗中枢性失语。

临床疗效 本组共36例，治愈6例，显效18例，有效10例，无效2例，总有效率达94.4%。

资料来源 陈改平，杨郁文，倪斐琳，等.上海针灸杂志，2018，37（7）：742-745.

> 按语 涌泉穴为足少阴肾经的井穴，井穴为经气生发之处，针灸该穴可改善全身及局部血液循环，提高血液含氧量；营养神经、脑细胞，促进神经细胞和脑功能的康复；调理脏腑功能，调和阴阳，疏通经络气血，达到阴平阳秘，起到通关开窍、安神镇静等作用。太溪穴为足少阴肾经的原穴，能调整脏腑气血，改善脏腑功能，从而起到维护正气、抗御病邪的作用等。哑门、风府是督脉和阳维脉交会穴，哑门主治暴喑、舌强不语、中风等；风府穴主治中风不语、半身不遂、眩晕等。风府八阵和河车脑椎段给予施杵具有疏通经络、补气运血、行气活血、改善脑部血液循环等功效。

第十一方

处方 舌三针、言语一区、言语二区、言语三区、语言康复训练。

刺灸方法 舌三针：取靳三针穴组中的舌三针，即舌Ⅰ针（舌骨与下颌缘之间凹陷处，约廉泉穴上25mm的位置）、舌Ⅱ针（舌Ⅰ针向左旁开20mm）、舌Ⅲ针（舌Ⅰ针向右旁开20mm），用28号40mm毫针直刺，刺入深度为15mm，得气后捻转10秒，患者舌根会有酸胀感或"咿咿呀呀"发声，留针30分钟。头针：取焦氏头针中的言语一区、言语二区、言语三区，用28号40mm针针刺，与头皮呈30°夹角，快速刺入，达到帽状腱膜下层，平刺入20~25mm，捻转频率为180次/分，持续30秒，留针30分钟。语言康复训练：根据失语患者的不同类型制定详细的康复训练，采取一对一的语言训练，由简单到复杂，由被动到主动，以强化听觉刺激、多途径语言刺激、反复利用感觉刺激及根据刺激反馈调整刺激方式为原则。可采取发音器官训练、口型发音训练、图片识别训练、口语交流训练、音乐训练等治疗。每日训练1次，每次30分钟，同时指导家属进行家庭训练项目，促进治疗效果。本方治疗中枢性失语。

临床疗效 本组共21例，显效5例，有效10例，进步4例，无效2例，总有效率达90.48%。

资料来源 吴开肖，郭雪琴，武志全. 针灸临床杂志，2018，34（1）：11-14.

按语 舌三针是"靳三针"中根据腧穴局部作用组穴的穴组，主要用于治疗舌体运动感觉障碍，或与舌有关及其舌体本身的疾病，如语言功能障碍或吞咽障碍等。因其位置位于舌根部，心经、心包经、脾经、肾经、任脉循行均经过此处，针刺时可疏通经络、运行气血、调节脏腑。针刺舌三针可刺激舌根部的末梢神经，从而增强中枢神经系统的兴奋性反射，促进语言功能的恢复。头为"诸阳之会""精明之府"，脑为"元神之府"，针刺头穴可以疏通头部经络、通行气血、醒脑开窍。焦氏头针的理论依据是根据大脑皮层功能定位在头皮的投影，言语一区、言语二区、言语三区均有丰富的神经分布，其位置与脑联系较为密切。因此，采用舌三针与头针和现代康复训练相结合的方法，对中风后运动性失语症具有更好的临床疗效。

第十二方

处方 涌泉、劳宫、舌面、言语一区、言语二区、言语三区。

刺灸方法 ①解语膏穴位敷贴：解语膏是将生草乌、穿山甲、三七粉、红海蛤、冰片和薄荷脑等按照一定比例打粉，加入赋形剂做成膏剂。取穴：劳宫、涌泉。操作：每晚8：00将药膏涂于三伏贴专用膏药贴中心，固定于患者一侧的涌泉穴和劳宫穴，留置12小时，第2天早晨8：00去掉。左右两侧穴位交替治疗，每天1次，6次为1个疗程，2个疗程之间间隔1天。若出现皮肤丘疹、瘙痒、红斑等，停止贴敷。②舌针点刺放血：取穴：患者自然伸舌于口外，按前中后和左中右把舌面分为9区，在9区内逐一以毫针进行点刺，出血最佳。操作：患者取坐位，治疗前予以3%过氧化氢或1：5000高锰酸钾液漱口，清洁口腔，再用75%乙醇棉球在舌面常规消毒，取0.45mm×40mm毫针在舌面快速点刺，针刺宜浅，出血宜少。每天1次，6次为1个疗程，2个疗程之间间隔1天。③头皮针针刺：取穴：言语一区、言语二区、言语三区。操作：患者取坐位或仰卧位，75%乙醇常规消毒。选用0.30mm×25mm毫针，押手（左手）固定刺激区，刺手（右手）持针，拇指与示中指夹持针柄，针身与头皮呈15°~30°角使针尖快速刺入皮肤，当针尖进入帽状腱膜下层时，将针体平卧，缓缓刺入30~35mm。针刺得气后，留针1小时，留针期间行针1~2次，每次快速捻转行针2~3分钟，180~200次/分，行针及留针时嘱患者舌肌运动或发声语言练习。为防出血，出针时以干棉球按压针孔。每天1次，6次为1个疗程，2个疗程之间休息1天。均连续治疗4个疗程。本方治疗中枢性失语。

临床疗效 本组共28例，显效12例，有效8例，进步4例，无效4例，总有效率达85.7%。

资料来源 贺兴辉，贺成功，蔡圣朝，等. 中国针灸，2018，38（12）：1329-1330.

按语 解语膏药物（穿山甲、三七粉、生草乌、红海蛤等）的作用与穴位（劳宫、涌泉）特殊治疗作用的配合是治疗中风后失语的关键。毫针舌面快速浅刺放血，改善舌肌运动功能，具有醒神开窍、疏通经络、泻火逐痰、活血化瘀之效，《灵枢·小针解》曰："宛陈则除之，出血脉也"。头部通过经络与脏腑、肢体相联系以及脑功能在头皮的投影，是头皮针治疗的作用基础，"头为诸阳之会""脑为元神之府"，人之督脉以及手足三阳经均上行头部。取言语一区、言语二区、言语三区分别治疗不同类型的失语症，留针及行针期间嘱患者行主动语言训练，起针后亦可在家属的帮助下继续语言功能锻炼。将解语膏穴位贴敷和头皮针、舌针三者结合起来治疗中风后失语，为临床治疗该疾病提供了新思路、新方法。

第十三方

处方 语言一区、语言二区、语言三区、廉泉、人中、神庭、百会、哑门、涌泉、玉液、舌下金津，语言康复训练。

刺灸方法 ①头皮针：取语言一区、二区、三区等穴位，用30号40mm毫针刺入后捻转，120次/分，行针1分钟，电针仪通电并留针30分钟，连续波，频率10Hz，1日1次。②体针：取廉泉、人中、神庭、百会、哑门、涌泉，进针得气后留针，不通电，行针间隔10分钟，1日1次。③刺络放血：取玉液、舌下金津，用三棱针点刺两穴脉络曲张处，出血后将其吐出，2天1次，15天为1个疗程。同时行语言康复训练，并据不同失语类型分别使用对镜训练、衔接训练、构音训练、复述训练、指字训练、读写训练等，1日1次，15天为1个疗程。治疗3个疗程。本方治疗中枢性失语。

临床疗效 本组共35例，治愈10例，显效12例，有效10例，无效3例，总有效率达91.43%。

资料来源 孔红涛. 实用中医药杂志，2018，34（3）：359.

按语 中风后风火痰瘀致心肾经络受阻，扰及神明，舌窍阻闭而失语。《素问·脉解》记载"诸髓者皆属于脑"，脑脉瘀阻、气血不通、肾虚精亏、肝阳上亢导致风、火、痰、瘀乘虚蒙蔽损伤脑窍，引起神昏失语。舌下神经、三叉神经、面神经能支配舌，对其进行刺激可直接调节其功能，促进康复。体针可镇肝滋阴潜阳，祛风化痰通络，清热化痰通腑，补气祛瘀通络，补肝肾之阴而祛风。语言一、二、三区针刺可促进血液循环，有利于重建语言神经环路，同时激活语言中枢代偿功能。刺舌能调心调神，调整脑功能，针之可舒经活络、调通气血，舌窍得开，方可言语。针灸配合语言康复训练治疗脑中风失语症能提高言语功能。

第十四方

处方 喉返神经刺激点、舌下神经刺激点、玉液、金津（点刺放血）、言语训练。

刺灸方法 根据患者实际病情，指导其进行言语训练包括：松弛训练、呼吸训练、唇舌颌腭等训练、单纯发音练习、韵律训练、辨音及错音纠正训练等。训练每次20分钟，1日1次，1周5次，4周为1个疗程。选择喉返神经刺激点、舌下神经刺激点、玉液、金津（点刺放血）等。向内刺入喉返神经刺激点1.5~2cm，向舌根方向直刺舌下神经刺激点2~3cm，在舌下系带左、右侧静脉部位对金津、玉液点刺出血，不留针，对喉返神经刺激点以及舌下神经刺激点针刺后连接电针，并选择连续波模式，以不影响言语训练为宜，时间20分钟，1日1次，4周为1个疗程。本方治疗中枢性失语。

临床疗效 本组共50例，治愈30例，显效12例，有效7例，无效1例，总有效率达98.0%。

资料来源 孙艳丽. 实用中医药杂志，2018，34（10）：1248-1249.

按语 脑卒中言语障碍属中医"舌蹇""不语""中风舌本病"等范畴。病机为心火暴甚，内伤脏腑，脉络受阻，痰火扰心，心阴血不足，心神失养，情志不遂，风痰流窜，气机逆乱，经络痹阻，舌本失濡。由于下运动神经元支配肌肉运动未损伤，尽管其功能丧失而无法随心运动肌肉，但采用外周感受器对感觉神经加以刺激，即可向中枢神经传递针刺信息，进而使大脑兴奋，从而重建和恢复正常的反射弧。电针刺激神经干可对不同病灶的相应反射区头皮刺激，增加大脑表层的血流量，供给脑部血液，有利于侧支的形成。电针刺激治疗还能提高神经系统的代偿能力以及自我修复能力，改善脑部局部血液循环，修正和恢复受损的血脑保护屏障。语言康复训练加电针刺激神经干疗法治疗脑卒中言语障碍效果显著。

第十五方

处方 神聪透悬厘，舌中、玉液、金津、廉泉，语言康复训练。

刺灸方法 患者双侧神聪透悬厘穴，留针期间，每10~12分钟捻转1次分钟，每针捻转60秒，两侧连续进行，然后间隔60分钟再捻转1次，留针30分钟，直至出针；同时，取舌中、玉液、金津、廉泉穴，此四穴均为速刺，无须留针，每天1次，一周6次。同时行口唇训练、舌运动训练、语言复述训练、心理行为干预等康复治疗。本方治疗中枢性失语。

临床疗效 本组共35例，治愈7例，显效21例，有效5例，无效2例，总有效率达94.29%。

资料来源 李芳如. 临床医学研究与实践，2018，3（21）：117–118.

按语 中医学认为，脑卒中后失语属于"舌强""语言謇涩"等范畴，认为脑络不通、气血阻滞、经筋失养是导致舌强失语的重要因素。研究表明，人体的经气通过经络的联系而集中于头部，而给予患者头针治疗，则可达到调神醒脑、疏通经络的效果，从而改善患者肢体功能及语言功能；还可促进患者语言神经功能激活的功效，且有利于促使脑血管侧支循环及语言运动神经环路重建。康复治疗给予患者针对性的语言功能训练，有效改善患者的语言功能；针灸可以促进患者语言神经功能的激活，将其与语言康复治疗相结合，应用于脑卒中后失语性患者的治疗中可发挥协同作用，对促进患者病情改善、恢复患者语言功能有重要作用。

十五、落枕

落枕又称"失枕"，临床上以急性颈部肌肉痉挛、强直、酸胀、疼痛以致转动失灵为主要症状，轻者4~5天自愈，重者疼痛严重并可向头部及上肢放射，可延至数周不愈。

第一方

处方 经验穴（大椎穴旁开1.0寸）、风池。

刺灸方法 嘱患者面向椅背坐下，双手盘放在椅背上缘。常规消毒患侧穴位皮肤，取2.5cm长毫针2支，与皮肤呈45°刺入皮下，边捻边进针，直至有酸、麻、胀、痛感为止。然后根据患者体质情况，采用强刺激或中等刺激捻转1次，留针5~10分钟。接着术者以双掌紧贴患者双耳部，将其头颈部往左右方向转动2~3次，再将两穴针同时捻转1次。然后术者左手托住患者下颌部，右手放在其颅后，按前后方向活动头部2~3次。稍停片刻，再次捻转毫针给予中度刺激，随后拔针。

临床疗效 本组307例全部治愈。

典型病例 林某，男，19岁，学生，1980年2月11日就诊。主诉：颈部左右活动不利，左转尤甚1天。查体：左侧颈肌紧张度增高，压痛明显。针刺风池穴及大椎穴旁开1寸处，同时以180°强刺激捻针3次。嘱其活动颈部，留针5分钟，再采用中刺激捻转出针。当即自觉疼痛症状消失，颈部活动自如。

资料来源 梁宝玉. 中国针灸，1993，（5）：20.

按语 该经验穴和风池穴具有舒筋止痛之功效。按现代穴位解剖，两穴表层为斜方肌，风池穴深层在头夹肌附着部，经验穴在头夹肌、颈夹肌之间. 头夹肌、颈夹肌主要为颈部旋转的功能肌，两穴共同强刺激捻转可改变该颈部肌肉由深到浅的痉挛状态，故对落枕所致颈部功能障碍有良好的改善作用。

第二方

处方 中渚。

刺灸方法 患者取坐位，将患侧手臂平放于桌面上，术者持28号40mm毫针，快速刺入1.2寸，行捻转泻法，留针30分钟，每隔10分钟行针1次，持续1分钟，以患者能忍受为度。行针同时令患者活动颈部。

临床疗效 本组30例全部治愈。

资料来源 吴绪平临证治验。

按语 中渚穴属手少阳三焦经输穴，具有疏通三焦气机的作用，故能治疗少阳所过之颈部疾患，使颈部气血通利面疼痛自止。

第三方

处方 手三里、阳池、外关。

刺灸方法 患者取坐位，穴区常规消毒，用40mm毫针刺入1~1.2寸，有酸麻胀痛感时，以提插泻法为主结合捻转2~5分钟。同时嘱其活动颈部，速度由慢而快，幅度由小到大。每次留针15~30分钟，其间按上法行针2~3次。

临床疗效 本组120例，治愈112例，好转8例。

典型病例 陈某，女，42岁，工人，2019年5月6日就诊。主诉：左侧颈部疼痛，伴活动受限2天。查体：头偏向左侧，头部活动时疼痛较甚。治疗采用上法，强刺激提插捻转，每隔5分钟行针1次。针后颈部活动自如，疼痛消失，次日无恙，1次痊愈。

资料来源 周鹏临证治验。

按语 手阳明之筋"以肩髃上颈"，手少阳之筋"上肩走颈"，落枕多由该经筋受损所致，故取多气多血阳明经经穴手三里配伍三焦经穴阳池、外关，共奏行气活血、舒筋通络止痛之功。

第四方

处方 后溪、中渚、风池。

刺灸方法 患者取坐位，穴区常规消毒。取28号40mm毫针刺入后溪1寸，针尖朝向合谷穴中渚直刺0.8寸，刺入风池1寸，针尖朝向鼻尖，并在针上置一1.5cm长的艾条。后溪、中渚施捻转平补平泻手法。留针20分钟，每隔5分钟行针1次。风池穴上换2次艾炷。每天1次。

临床疗效 本组45例全部治愈。

典型病例 王某，男，45岁，干部，2018年6月5日来诊。主诉：右颈疼痛

3天。3天前曾受风寒。查体：右颈肌紧张，压痛明显，转侧受限。治疗：针刺后溪、中渚配温针灸风池，15分钟痛即止，再5分钟颈活动自如。

资料来源　马晓明临证治验。

 按语　后溪属手太阳小肠经输穴，交经气于大椎，通于督脉，治疗项背强痛，为"本经有病本经求"的正治法，配中渚、风池以祛风解表散寒，则颈部气血畅通而疼痛自止、颈动自如。

第五方

处方　后溪、重子穴。

刺灸方法　嘱患者取坐位。如果是一侧疼痛较明显，取对侧后溪穴，同侧重子穴（位于手掌示指、拇指连线的交叉点）。如果是颈中部疼痛不舒较明显，遵循古法男性取左侧后溪穴，右侧重子穴，女性取左侧重子穴，右侧后溪穴。如果第2日需要行第2次治疗，则与第1日所取的左右手两穴互换，即第1日取左侧后溪穴，右侧重子穴，第2日则取左侧重子穴，右侧后溪穴，以此类推。每次取2支0.30mm×25mm一次性毫针，用碘伏棉球常规消毒穴位后，先嘱患者半握拳，医者右手（刺手）拇、示、中指夹持毫针刺进后溪穴，进针约10mm，再嘱患者平伸另一只手，刺重子穴，进针约10mm，先后对刺入两穴的毫针施以平补平泻捻转手法约10秒，以局部酸胀得气为度。部分患者会对重子穴产生痛感，以患者能忍受为度，每10分钟行针1次。留针期间嘱患者向各个方向活动头颈部，在能忍受疼痛的前提下，最大限度往疼痛或活动受限的方向活动，留针30分钟，共运针4次。出针后如果没有出血则不按压针孔，提醒患者双手30分钟内不要沾水，防止感染。出针后不要再有意活动头颈部。

临床疗效　分别于治疗第2、3日统计疗效，52例患者经第1次治疗后症状缓解；9例头颈部疼痛消失、活动自如；经第2次治疗后43例恢复正常。

资料来源　杨爱平. 中国民间疗法，2018，26（6）：11-12.

 按语　《董氏奇穴针灸学》一书介绍了董景昌先生临床治疗落枕的重子穴。笔者将此穴与后溪穴结合用于治疗落枕，疗效显著。究其原因，后溪属手太阳小肠经之输穴，八脉交会穴通督脉，具有舒筋活络、行气止痛之效。笔者在临床应用中发现，重子穴因手掌痛觉神经丰富易引起患者疼痛，所以先刺后溪穴，再刺重子穴。在留针期间嘱患者加强头颈部活动，有利于局部气血更快地畅通，疗效更好。总之，针刺后溪穴、重子穴治疗落枕，具有治疗取穴少，治疗次数少，疗效显著的优点，值得临床推广应用。

第六方

处方　外关、阳陵泉。

刺灸方法 取0.25mm×40mm一次性无菌针灸针2支，常规消毒穴位皮肤。微向上刺入健侧外关穴1~1.2寸，直刺健侧阳陵泉穴1~1.5寸，得气后双手同时对外关穴和阳陵泉穴施以捻转泻法，外关穴行针以局部酸、麻、胀感且向肘关节放射为宜。行针时嘱患者左右缓慢转动颈项部，当患者颈部转动到患侧所能忍受的最大范围时，加强捻转手法，同时配合头部前倾及后仰交替进行，如此反复多次。留针15分钟，配合TDP照射患部皮肤，距离30cm左右。间隔5分钟行针1次，留针期间可嘱患者缓慢活动颈部，直至颈部肌肉松弛、疼痛减轻为度。针后在肩井穴、肺俞穴、天宗穴以及病变部位（压痛最明显处）拔火罐10分钟即可。每天1次，疗程为1~3次。

临床疗效 本组共30例，治愈20例，显效6例，有效3例，无效1例，总有效率96.66%。

资料来源 李国华，杨丹红. 中国中医急症，2017，26（10）：1814-1816.

按语 笔者选用针刺健侧外关穴和阳陵泉穴调节颈部的经气，配合患者的自主运动可改善颈肩局部血流供应，二者联合应用产生的协同作用能提高针刺止痛疗效。本疗法避免了针刺颈部痉挛疼痛的局部部位，可防止疼痛局部痉挛状态进一步加剧和患者疼痛难忍甚至拒针现象的发生。针刺结束后嘱咐患者做好颈部保暖，择舒适的枕头，防止落枕再次发生。经临床实践证实，交经巨刺外关穴和阳陵泉穴配合运动疗法治疗急性落枕具有取穴简便、见效显著、安全实用等优点。

十六、缺乳

缺乳是指妇女产后乳汁分泌甚少，甚或全无，不能满足婴儿需要者。

第一方

处方 乳根、肩贞、天宗、膻中。

刺灸方法 患者取坐位，全身放松。针刺用平补平泻手法，先取膻中穴，直刺0.5寸，使局部有沉胀感并向四周扩散；再取乳根穴，沿皮下向乳房方向进针1寸，使针感达到整个乳房；再取肩贞穴，中等刺激，使针感向前胸放散。以上诸穴留针30分钟，在留针期间，每隔5分钟行针1次。最后用圆利针直刺天宗穴，待得气后出针，使针孔有少量血渗出，再在此穴上加拔火罐，留罐20分钟。每周治疗1次，3次为1个疗程。

临床疗效 本组共1643例，治愈1361例，有效256例，无效26例。

典型病例 赵某，女，25岁。患者产后14天乳汁量少，经服多种偏方催乳无效。查体：身体瘦小，面色苍白，唇爪无华，舌淡无苔，脉细弱。按上法治疗1次，即觉乳房胀满，乳汁日渐增加，充足，未进行第2次治疗而痊愈。

资料来源 黄永泉，黄巍奇. 针灸临床杂志，1994，（4）：22.

按语 乳汁为气血化生，如脾胃虚弱，化源不足，或临产失血过多，气血耗损，均能影响乳汁的生成；或产后情志不调，肝失条达，气机不畅，经脉壅滞，气血不能化为乳汁，或化而不能运行，均能导致缺乳。缺乳治宜补益气血、理气通络。膻中为任脉之经穴，又为八会穴的气之会穴，能宽胸利气，宣通三焦气血之壅滞。乳根为足阳明胃经的经穴，胃经乃多气多血之经，刺之可调胃气以生气血，化生乳汁；又乳根为乳房局部之穴，能通调乳脉而行乳。肩贞、天宗均为手太阳小肠经的经穴，小肠有分清别浊的功能，清者由脾转输到全身充养气血，气血足则乳汁生，故针肩贞、天宗可充气血化乳汁。诸穴合用共行生气血，通壅滞之功。

第二方

处方 膻中、乳根、少泽。

刺灸方法 患者取仰卧位，全身放松，先用两根针于膻中穴横刺，针尖指向乳头，进针1~1.5寸，乳根穴沿乳房向上平刺，进针1~1.5寸，中强刺激，以患者感到乳房部麻木胀困为度，然后针少泽；每5分钟行针1次，留针15分钟后取出。膻中、乳根穴的针，用大火罐分别在一侧乳房（以乳头为中心）、膻中及另一侧乳房上轮流拔罐，间隔约1分钟，并捻转少泽穴随即出针。

临床疗效 本组共62例，治愈59例，有效3例。

典型病例 李某，女，28岁，护士。患者产后近2个月，10天前因与他人争吵，乳汁突然全无，并伴有胸闷不舒，脘胀满，嗳气。查体：舌淡，苔薄白，脉弦。证属肝郁气滞之缺乳，治宜疏肝解郁，活络通乳，用上法治疗1次，乳汁明显增多而愈。

资料来源 郑英斌.陕西中医，1991，（5）：223.

按语 缺乳多由气血虚弱、肝郁气滞而致化源不足或乳汁运行不畅所引起。针刺以补益气血，理气通络；火罐相助可疏通乳络之壅滞；火罐交替应用，以使两乳之乳络互通，又膻中调气，乳根益气补血通络，少泽催乳，从而达到乳汁通畅之目的。

第三方

处方 乳根、膻中、少泽、合谷、脾俞、足三里。

刺灸方法 穴位常规消毒，进针得气后行补法，并佐以艾灸，留针20分钟。每天1次。

临床疗效 本组共50例，显效44例，有效5例，无效1例。

典型病例 赵某，自诉初产，足月顺产，产后5天乳汁不足。即针乳根，针后3小时乳量明显增多，已够哺乳并有剩余。

资料来源 梁水源，王菁华.甘肃中医学院学报，1992，（2）：31.

按语 乳汁为气血所化生，取乳根、膻中调气通络催乳，少泽、合谷催乳，脾俞、足三里健运脾胃，益气补血生乳。

第四方

处方　主穴：膻中、足三里、中府、云门、少泽、乳根。配穴：气血虚弱加合谷、膈俞、脾俞，肝气郁滞加太冲、期门、肝俞。

刺灸方法　本法采用常规针刺结合拔罐。针刺腧穴常规消毒后予针刺，平补平泻，留针30分钟。取针后采用背俞穴拔罐疗法，患者取俯卧位，暴露后背部取穴，用闪火法快速在背部拔罐，留罐约5分钟。

临床疗效　本组共80例，痊愈56例，有效12例，无效12例，总有效率85%。

资料来源　周凤花，李雅利. 中国城乡企业卫生，2018，33（5）：114-115.

按语　本文主要运用针灸配合拔罐进行治疗，可起到疏通经络、调理气血、分泌乳汁的作用，而穴位拔罐又可促进全身气血运行，促进乳汁排出。同时，在产前、产后进行乳房护理，家人对产妇的心理关爱等亦应当重视。

十七、耳鸣

耳鸣是一种听觉异常的症状，常见于神经衰弱、中耳炎，患"流脑""乙脑"后及链霉素毒性反应等患者。其主要表现为患者自觉耳内鸣响，呈阵发性或持续性，鸣声高低不一，安静时尤甚，妨碍听觉。常伴头晕目眩、失眠、遗精、腰酸肢软、心悸怔忡等。

第一方

处方　下都穴。

刺灸方法　下都穴在手背4、5指缝缝纹尖上方0.5寸处陷中。自然握拳，掌心向下。进针时避开可见浅静脉，用毫针顺掌骨间隙刺入0.5~1寸。左右捻转10余次，以得气为度。一般先刺患侧即效，10分钟后不效时加刺对侧。留针30~60分钟，中间每10分钟行针1次。出针后压迫针孔0.5分钟以免出血。

临床疗效　本组204例中，痊愈80例，显效52例，有效52例，无效20例，总有效率为91%。

资料来源　申健，王志良，等. 黑龙江中医药杂志，1989，（3）：37.

按语　下都穴为经外奇穴，各典籍医书均未记载该穴具治疗耳鸣的功效。该穴位于4、5掌指纹缝尖上方0.5寸处，与手太阳小肠经和手少阳三焦经相邻，而小肠和三焦经经脉循行都经过耳部，按"经脉所过，主治所及"理论，两经均能治疗耳病。针刺下都穴治疗耳鸣所以获效，可能是激发了两经经气运行，从而达到了治疗效果。本法操作简便，处方简单，疗效可信，但其治病机制仍需进一步研究。

第二方

处方 ①听会、翳风、角孙、中渚、太冲。②太溪、肾俞、肝俞。

刺灸方法 ①组针用泻法，②组针用补法，交替选用，留针30分钟，每日治疗1次。

临床疗效 本组共治疗19例，痊愈11例，显效3例，有效3例，无效2例。

典型病例 黄某，男，48岁，教师，2018年5月4日初诊。主诉：耳鸣2年余。患者诉双侧耳鸣，因劳累逐渐加重，入夜为甚，声如蝉鸣，按之鸣声减小，伴头晕目眩，心烦失眠，腰膝酸软。诊断为心肾不交型耳鸣。上法治疗4次后，耳鸣基本消失，余症减轻，但仍失眠。原方加神门、内关继治5次，诸症悉除。1年后随访未复发。

资料来源 马晓明临证治验。

按语 手足少阳经脉均绕行于耳之前后，故两经穴位中渚、翳风、角孙、听会对耳鸣效用甚佳。肾虚精气不能上输于耳而导致耳鸣发生，故取太溪、肾俞、肝俞以补肾益肝，太冲为肝经原穴可清肝火，取其"上病下取"之意。诸穴配伍，局部取穴与远道取穴配合，故能收到较好疗效。

第三方

处方 风池、耳门、听会、翳风、中渚。

刺灸方法 毫针常规刺法，施以提插捻转泻法，留针20分，每天1次。

临床疗效 本组共治疗23例，治愈13例，好转8例，无效2例。

典型病例 周某，女，20岁，学生。主诉：右耳轰鸣2年。患者诉2年前因升入高中后学习压力加重，精神极度紧张，而出现耳内轰鸣，时作时止。每因精神紧张或情绪不畅后鸣响加重，妨碍听力，曾在五官科求治无效。检查无耳部病变。舌淡，苔薄白，脉弦细。诊断为耳鸣（肝火上扰型）。依上法治疗7次获愈。

资料来源 周鹏临证治验。

按语 耳为肾之窍，手足少阳经脉循绕耳之前后。故耳鸣一病多从胆、三焦、肾三经治疗。其虚者多为肾气虚弱，实者多为肝火上扰。本方取风池、耳门、听会、翳风，可疏解少阳经气之不利，通利耳窍，清泻火热。中渚乃三焦经穴，可疏调三焦气机，合用常可收到满意效果。

第四方

处方 太溪、肾俞、肝俞、命门、合谷、听宫、完骨。

刺灸方法 命门针后加灸，余穴常规针刺。合谷、听宫、完骨用平补平泻手法；

太溪、肝俞、肾俞用补法。留针30分钟，每10分钟行针1次。10次为1个疗程。

临床疗效　本组共治疗24例，治愈18例，好转4例，无效2例。

典型病例　李某，男，41岁，工人，于1978年5月12日初诊。主诉：耳鸣1周余。患者1周前突发头痛目胀，口燥咽干，失眠烦怒，耳麻、自听增强。五官科检查：耳膜正常，耳咽管隆突轻度萎缩。五官科用药治疗1周无效。舌红少津，脉细数。诊为肝肾阴虚型耳鸣。上法治疗4次而愈。

资料来源　吴绪平临证治验。

按语　本例为耳咽管开放异常病例，耳咽管又称咽鼓管，是中耳通气引流的唯一通道。受咽丛神经及三叉神经下颌支支配。若神经麻痹时则耳咽管口失约而异常开放，自听音响扩大。西医学对此病病因不明确，亦无有效治疗方法。本方仅单纯针刺，取太溪、肾俞、命门滋补肝肾；取肝俞平肝潜阳；取听宫、完骨疏利耳窍；诸穴合用，共获捷效。

第五方

处方　面部穴位：翳风、听会、中渚。肢体穴位：听宫、下关、侠溪。

刺灸方法　患者取仰卧或俯卧位，取穴时采用紫药水作标志，穴位常规消毒后，取5mL注射器配6号针头，抽吸5%当归注射液4mL、维生素B$_{12}$，1000μg×2mL混合均匀，每次选4~6穴，面部每穴注射0.5~1mL，肢体每穴注1~2mL，翳风、听宫、听会张口取穴，要求有针感后无回血再推药液。隔3日1次，两组穴交替应用，5次为1个疗程，休息5天进行第2疗程治疗。

临床疗效　本组共1250例，治愈1069例，显效162例，有效13例，无效6例，总有效率为99.6%。

资料来源　孙元林，赵爱珍. 上海针灸杂志，1994，（4）：171.

按语　穴位药物注射疗法是中西医结合发展的一种新疗法，它不仅能保持长时间的针感作用，还能发挥针刺与药液对穴位的刺激，调整经络和脏腑之间的失调状态逐渐好转。本法在常用治疗耳病的穴位注射当归注射液和维生素B$_{12}$的混合液，不仅通过针刺穴位来调节耳的经络气血，其药液亦具活血养血通络以及营养神经的功效，故本法疗效满意。

第六方

处方　耳穴主穴：肾上腺、垂体前叶。配穴：高音耳鸣加内耳、颞叶；低音耳鸣加中耳腔、咽鼓管。

刺灸方法　将耳郭常规消毒后，将王不留行籽或磁朱丸用胶布贴压在耳穴上，双耳同时贴压，每5天更换1次，5次为1个疗程。

临床疗效　本组共23例，痊愈12例，显效8例，好转1例，无效2例。

典型病例 杨某，男，53岁，工艺师。患双侧耳鸣近1年，右耳较重，呈轰轰声响，持续终日。查体：血压120/80mmHg，头颅无特殊发现，外耳道干净，鼓膜完整。经选用耳穴中耳腔、咽鼓管、肾上腺和垂体前叶穴，用磁朱丸压穴治疗2次后，耳鸣显著减轻，治疗4次后，双侧耳鸣音消失。

资料来源 尉迟静，易康民，陶东平，等. 北京中医杂志，1987，（2）：38.

按语 耳鸣不仅是耳病的症状之一，全身疾病也可表现出耳鸣。一般呈轰轰或嗡嗡声响的是低音耳鸣，多由外耳道、中耳腔或咽鼓管等部位疾患引起；耳鸣以蝉音为高音耳鸣，多为听神经或耳蜗神经直到颞上回的病变所产生。耳穴选用方面，高音耳鸣按病变部位多取内耳和颞叶穴；低音耳鸣则取耳腔穴和咽鼓管穴。两者均加用耳穴肾上腺和垂体前叶，以增强协同效应。

第七方

处方 蜂针取穴：患侧的翳风及听宫；温针灸取穴：双侧太溪、足三里，百会及患侧完骨。

刺灸方法 采用活蜂（中华蜜蜂），每次1只/耳。运用一根螯针刺2个穴位的方法，当螯针刺入翳风后，即刻用镊子将螯刺完整拔出，再刺入听宫，留针10分钟后拔螯针（下次则先针听宫穴，交替使用）。然后，嘱患者取仰卧位，选择双侧太溪、足三里，百会及患侧完骨进行温针灸治疗。蜂针每周1次，温针灸隔2天治疗1次，共治疗4周。

临床疗效 本组共30例，治愈6例，显效10例，有效9例，无效5例，总有效率83.33%。

资料来源 周冰雪，老锦雄. 广州中医药大学学报，2019，36（11）：1749–1752.

按语 本病病机是肾精不足，耳窍失养所致。听宫为小肠经入耳内的所经之处，为其与胆经和三焦经的交会穴。本穴因其位置的特殊性可助脉气深入耳内，对此处进行蜂针治疗可调理各阳经的血气，通窍聪耳。翳风为三焦经穴，为手足少阳之会，有相关动静脉的分布并且耳大神经及面神经从其深部穿过。本疗法利用蜂针对听宫和翳风二穴进行蜂毒的注射，对听力传导通路进行刺激，使自发电活动受到抑制，减少其异常放电，达到改善耳鸣的目的。完骨是足少阳胆经与足太阳经交会穴，可治疗头痛、头风、耳鸣。百会为阳经汇聚之所，联通周身经穴，调节各经气，灸一穴而益百脉。太溪穴为肾之原穴，灸之可补益先天，滋肾开窍，止鸣复聪，交通心肾，宁心安神。灸足三里可补益后天而升清阳，调脾胃而补气血。精气上荣于耳，耳窍得荣则耳鸣自然消退。

第八方

处方 主穴："老十针"即上脘、中脘、下脘、气海、天枢（双）、内关

（双）、足三里（双）；"四神穴"即百会、四神聪、神庭、本神（双）、神门（双），听宫。配穴：风邪外袭加曲池、外关、合谷，肝胆火盛加行间、丘墟、足临泣，肾精亏虚加肾俞、太溪，痰火郁结加丰隆、内庭。

刺灸方法　针刺百会、四神聪、神庭、本神、神门，针尖沿皮肤向后斜刺30°进针，深度为10mm，行捻转平补平泻手法；听宫、上脘、中脘、下脘、气海、天枢、内关、足三里直刺20mm，行捻转平补平泻手法，待得气后留针30分钟。每天针灸1次，5次为1个疗程，疗程之间休息2天，共治疗4个疗程。

临床疗效　本组共30例，病程≥3月的有12例，其中痊愈3例，显效2例，有效3例，无效4例，总有效率66.7%；病程<3月的有18例，其中痊愈9例，显效7例，有效2例，无效0例，总有效率100%。

资料来源　张丽丽，赵磊，李嘉莹. 中华中医药杂志，2019，34（3）：1259-1262.

按语　"老十针"是以"治为本，以胃为先"的体现，具有健脾调中、理气和血、升清降浊等功效。足三里为胃的下合穴；中脘为六腑之会、胃的募穴；上脘、中脘与下脘统称三脘，可以消食化谷、调理中焦；气海补气，温补下元；天枢为大肠的募穴，可调理脾胃；内关为手厥阴经之络穴，可理三焦的气机。"四神穴"的百会、四神聪、神庭、本神位于头部，是元神之府大脑所在之地，十二经中有十经都与头部有直接关系，奇经八脉中任脉、督脉、阴跷、阳跷、阴维、阳维以及经别、经筋也与头部相连，头部是脏腑、经络、气血汇聚的部位；神门为少阴心经的原穴，具有宁心安神作用。听宫是手、足少阳和太阳三经之会，属于手太阳小肠经，具有聪耳开窍的功效。诸穴合用，达到聪耳止鸣的目的。

第九方

处方　双侧翳风、听会、中渚、足三里、太冲穴。

刺灸方法　直刺双侧翳风、听会、中渚、足三里、太冲穴，深度10~20mm，各穴均平补平泻，手法轻柔，留针30分钟，出针时不施任何手法。针治过程中同时施灸。选择长5~6cm，外径0.4~0.6cm的芦苇秆制作苇管器，苇管的一端削制呈半个鸭嘴形，以置放艾绒，另一端截平，并用砂纸打磨平滑，将苇管平齐端一侧置于外耳道内，周围填塞棉花以固定苇管及隔绝空气。用优质艾绒制成黄豆粒大小的艾炷，置于苇管鸭嘴形的一端，用线香点燃施灸，燃完一壮再易艾炷，每次灸5~9壮，使外耳道内有温热感为宜。隔日针灸1次，连续治疗5次，休息2天，5次为1个疗程，共治疗4个疗程。

临床疗效　本组共30例，痊愈12例，显效8例，有效6例，无效4例，总有效率86.7%。

资料来源　钟玉梅，赵征宇，成博，等. 上海针灸杂志，2019，38（8）：892-897.

按语 因耳部所处的位置特殊，针药难以直达病所，故以苇管灸治耳疾有独到的优势。苇管灸的温热作用机制可以使病邪消散、经络通利、气血通畅，从而达到治病的目的，即以温促通。听会为胆经穴，"足少阳根于窍阴，结于窗笼。"其中窗笼为耳，在穴位则为听会，为少阳之气结聚所在，听会为局部选穴，针刺可疏通耳部及足少阳、厥阴之气。中渚、翳风为三焦经穴，"三焦者原气之别使，主通行三气，经历于五脏六腑"，统调全身气化；且中渚为本经输穴，经气在此由小变大、由浅入深，一标一本，两者配合以升清降浊、疏调三焦之气。足三里调养脾胃、益气和血。太冲为足厥阴肝经输穴、原穴，"三焦所行之输为原者，乃脐下肾间动气之所在，五脏六腑之有疾，皆取其原也。"故针太冲穴疏肝行气。以奏疏经通络、调畅气机、补虚泻实之功效，从而改善耳部及全身症状。

第十方

处方 百会、听宫、听会、率谷、完骨、翳风、中渚、养老、太溪、肾俞。

刺灸方法 采用0.25mm×40mm毫针进行针刺，行平补平泻法，留针30分钟，其间每10分钟行针1次。每星期治疗3次，共治疗4星期。

临床疗效 本组共30例，治疗后纯音听阈测试各项指标、耳鸣响度匹配较前好转，差异具有统计学意义（P<0.05）。

资料来源 张兆伟，马文，王莹，等．上海针灸杂志，2018，37（1）：65-69.

按语 本组治疗患者均为肾精亏损型患者，辨病取穴的穴位来源即沈卫东教授的经验总结，沈教授在此基础上通过辨证取穴，治疗了数百例耳鸣患者，疗效显著。

第十一方

处方 足窍阴、听会、听宫、中封、肝俞、大敦、玉堂、肾俞。

刺灸方法 患者取侧卧位，75%酒精皮肤常规消毒后进针，玉堂直刺，深度以达胸骨为度，行平补平泻法，强刺激，以疏通气机为目的。余穴按教科书针刺，行泻法。留针30分钟。疗程：每周治疗5次，周六、日休息，共治疗4周。

临床疗效 本组共30例，痊愈6例，显效15例，有效5例，无效4例，总有效率86.7%。

资料来源 张敏，文洪．四川中医，2018，36（2）：174-175.

按语 本组所治疗均为肝胆火盛型耳鸣患者。标本理论强调经脉分布上下部位的相应关系，即经气的集中和扩散。根结理论则强调经气两极间的联系。足窍阴、大敦、中封位于四肢末端，听会、听宫、玉堂、肝俞为头面、胸部穴位，四肢与头面、胸部穴位相配，加肾俞以抑制肝火，将整体观念贯穿其中，运用标本根结理论结合作为选穴指导，不仅疏通耳局部气血，进而沟通机体上下、左右及前后的经脉气血，达到行气活血，清热消鸣的作用。

第十二方

处方 主穴：患侧听宫、听会、翳风、健耳穴（位于耳背局部，耳甲艇后凹陷处）。配穴：外感风邪加外关、合谷，肝胆火盛加太冲、丘墟，肾精亏虚加太溪、三阴交（均取双侧）。

刺灸方法 听宫、听会、翳风三穴快速进针后直刺15～22mm；配穴进行常规针刺。健耳穴针刺操作：患者取坐位或仰卧位，患侧进针点皮肤常规消毒，先用左手将耳郭向前折向耳屏以暴露耳根，后于耳甲艇后凹陷处快速进针，进针后调整针尖向斜下方，与外耳道平行，行小幅度提插捻转，以患者自诉出现"掏耳朵"感觉视为得气，针刺深度15～22mm。留针30分钟，每隔10分钟行针1次。疗程：治疗隔日1次，每周3次，连续治疗6周。

临床疗效 本组共30例，痊愈5例，显效18例，有效4例，无效3例，愈显率76.67%。

资料来源 忻美茜，包烨华，楚佳梅. 浙江中医药大学学报，2018，42（7）：580-583.

> 按语 健耳穴是中国中医科学院针灸研究所周允娴教授的经验穴，位于耳甲艇后方凹陷处，从经络循行上归足少阳经，听宫位于手太阳经，听会位于足少阳经，翳风位于手少阳经，诸穴合用，共奏疏经通络、疏导少阳经气之功。健耳穴作为耳周局部穴位，针刺该穴能松解肌筋膜、改善循环以及激活躯体感觉系统，除此之外，还能通过作用于迷走神经来缓解耳鸣。

十八、耳聋

耳聋即听力减退甚至完全丧失。耳聋有来自先天的，多因耳窍发育缺欠，以致传音不良；有发于后天的，常为急性传染病后遗症，或因耳毒源性药物损伤，或外伤颅脑所致。若耳聋发病于学习语言阶段以前，常妨碍语言学习而致聋哑并症。

第一方

处方 主穴：听宫。配穴：翳风、廉泉、人迎。

刺灸方法 用28号25～50mm毫针针刺。采用捻转提插手法，中等强度刺激，留针60分钟，每隔15分钟行针1次。1日1次，26日为1个疗程，休息4天，进行第2疗程治疗。

临床疗效　本组125例，治愈27例，显效37例，好转42例，无效19例，总有效率为84.8%。

典型病例　李某，男，7岁，1986年2月来诊。2岁时患小儿肺炎，用链霉素后致聋哑，经1个疗程针刺治疗后，双耳听到自行车铃声和成人对话声，第2疗程结束后能叫爸妈等称呼，发音清晰，并能和成人简单对话。

资料来源　张兆银. 河北中医，1989，（5）：41.

按语　聋哑多是因聋致哑，是耳、舌、咽、喉部经络循行或经气受阻所致。针刺听宫、翳风能疏通耳部经气，促进听神经、前庭、耳蜗功能的恢复；廉泉疏通舌本部气机，增强舌的运动；人迎可调气血，利咽喉，有助于声带功能恢复，善治发音困难。聋哑治则是先治聋后治哑，或聋哑兼治。故治聋见效后，应进行语言训练。

第二方

处方　第一组：耳门、完骨、听敏、风市、合谷、外关。第二组：听会、头窍阴、百会、足三里、会宗、合谷。

刺灸方法　第一组耳门穴，呈40°角用25~40mm毫针向下斜刺0.5~1.2寸深；完骨穴斜刺同侧眼球方向0.5~0.8寸；听敏穴即耳垂下缘根部之点，直刺0.5~0.7寸；风市穴直刺1~1.5寸；合谷穴直刺0.5~0.8寸；外关穴直刺0.5~1寸，每天1次，每次留针60~90分钟，隔20分钟行针1次，平补平泻手法。10次后休息3天换刺第二组穴，足三里、合谷刺法同前，听会直刺0.5~0.8寸；头窍阴平刺0.5~1.0寸；会宗直刺0.5~1.0寸，每天1次，手法与留针时间与1组同，10次后休息3天再换刺第一组穴。依此两组穴交替各刺20次为1个疗程，间隔5天行下疗程。

临床疗效　本组121例，显效46例，好转45例，无效30例，总有效率为75.26%。

典型病例　董某，女，9岁。患者于3岁时患肺炎注射链霉素、庆大霉素各10支，半年后发现耳聋，至今已6年，曾在多家医院治疗无效。1986年4月22日来我院就诊。依上法针刺2疗程后，听力明显提高，语言较前有进步。继续治疗2个疗程，听力大幅度提高，可与他人在相距5m处正常对话。停治回家上学并进行语言训练。1年后随访，疗效巩固，语言接近正常人。

资料来源　张和平. 中国针灸，1990，（3）：16.

按语　本法对链霉素及庆大霉素中毒患者疗效较为明显。究其原因，可能是通过针刺使耳蜗微循环和组织细胞缺氧得到改善，从而使部分未受较大损伤的内耳通过毛细细胞及听神经使既成的病变得到改变，使听力恢复。当然，其获效原因仍需进一步研究。

第三方

处方　耳穴：内耳、脑干、额叶（或语言中枢）、肾、毛细血管。

刺灸方法　将王不留行籽粘附于小块菱形胶布上，作双耳贴压，每穴每次按压40次，每天各穴按压4次，每4天换贴1次。

临床疗效　本组30例全部治愈。

典型病例　席某，男，6岁。患儿出生后1岁左右能喊"爸爸""妈妈"，4岁时因高热注射庆大霉素20余针，此后，听觉逐渐丧失，不能学习说话，以前所记话语也逐渐忘记。临床诊为"后天性聋哑"，于1990年11月13日来诊。经7次耳贴后听力恢复，并能喊出"爸爸""再见"等家常话。

资料来源　尉迟静. 针灸学报，1991，（3）：41.

按语　随着耳毒性抗生素问世，药源性耳聋成了致聋首要因素。其主要机制是由于药物对听神经损害所致。本组采用耳穴按压，刺激大脑皮层语言中枢，反射性地加强了对部分残存功能神经细胞的刺激，激发这类细胞活性和敏感度，达到治病目的。

第四方

处方　肾俞、翳风、外关、听会。

刺灸方法　先刺肾俞、翳风、外关，次针听会。施以平补平泻手法，待针感诱导至耳区后，连接电针治疗仪，通电20~40分钟。每周治疗6次，12次为1个疗程，疗程间休息2天。

临床疗效　本组45例中，痊愈26例，显效8例，进步8例，无效3例。

资料来源　刘一龙. 中国针灸，1986，（1）：28.

按语　本法为突发性耳聋而设。中医学认为，该类耳聋与肾阴不足、肝阳亢逆有关，故本方以针刺肾俞为主穴，含滋阴潜阳之意。外关为手少阳三焦经之络穴，三焦经循行入耳，故外关能驱除侵袭耳部之风热外邪。翳风、听会两穴位于耳旁，可直接疏调耳部经络气血。四穴配伍，对于肾阴不足、肝阳上亢之暴聋，疗效颇佳。

第五方

处方　耳穴：肾、枕；体穴：听宫、翳风、瘈脉；头穴：晕听区。

刺灸方法　穴位常规消毒后，均用毫针刺入，不捻针，留针1小时后起针。每天1次，1个月为1个疗程。

临床疗效　本组共56例，痊愈12例，显效12例，好转23例，无效9例，总有效率为83.9%。

典型病例　何某，男，5岁，链霉素中毒性耳聋。针刺前脑干，测听左耳115分贝，右耳115分贝刺激无波形出现。经3个疗程治疗，左耳听力达80分贝，右耳听力达90分贝。已和同龄儿童一起上学，并取得优异成绩。

资料来源　张凤玲．中国针灸，1989，（2）：21．

按语　本法采用耳针、体针、头针三者结合治疗耳聋，取得了较好效果。其主要选穴均位于头部，大概是通过刺激脑部神经，使耳部神经功能得以恢复和提高，重新与大脑语言中枢建立联系所致。然其治病主要机制仍有待从神经系统超微结构活动去探讨。

第六方

处方　颅息穴。

刺灸方法　患者取仰卧位，头偏向健侧，探明患侧颅息穴位置（颅息穴在耳后，当角孙至翳风之间，沿耳轮连线的上、中三分之一的交点处），常规碘伏消毒，于颅息穴斜向外耳道后上方向进针，当针头接触骨面时停止，局部注射甲泼尼龙琥珀酸钠0.5mL，隔日1次。

临床疗效　本组共30例，痊愈7例，显效7例，有效11例，无效5例，总有效率62.5%。

资料来源　罗齐平，卢标清．湖南中医药大学学报，2019，39（8）：982-985．

按语　在经脉中，手少阳三焦经与耳部关系尤为密切，与该经循行路线有关，颅息穴为该经脉上的穴位，采用颅息穴位注射甲泼尼龙琥珀酸钠治疗突发性聋疗效确切，并且具有操作简便、定位简单、经济实惠、损伤小等优点，尤其适用于全身激素应用禁忌、对鼓室注射风险不能承受的突发性聋患者，是一项值得在临床推广应用的中医学特色技术。

第七方

处方　百会、听宫（患侧）、听会（患侧）、角孙（患侧）、翳风（患侧）、完骨（患侧）、中渚（双）及养老（双）。

刺灸方法　百会以15°平刺进针，刺至帽状腱膜下；角孙以15°向后平刺0.5寸；余穴均直刺，进针深度为1~1.2寸。耳周腧穴均行平补平泻法，直至患者自觉针感向耳周、耳底传导。留针30分钟，每周3次，共治疗4周。

临床疗效　本组共30例，听力疗效比较，痊愈1例，显效4例，有效15例，无效10例，总有效率66.7%。

资料来源　周媛，李亚娟，沈卫东．上海针灸杂志，2018，37（8）：914-918．

按语　本病以通调气血、疏导经络为主要治则，取穴以手足少阳经和手太阳经为主，八穴相辅相成共启宣通耳窍之效。其中听宫、听会、角孙、翳风、完骨既是手足少阳经或手太阳经要穴，又为耳周穴位，一有"经脉所过，主治所及"之效，二则取经穴之近治作用气至病所，聪耳启闭。中渚则为治疗耳聋耳鸣的要穴，通调三焦气机，疏利少阳经气；养老为手太阳小肠经郄穴，郄穴是经气深聚的部位，擅治本经循行部位病症，百会为手足三阳经、足厥阴肝经及督脉所交会处，可提升清阳，上荣清窍。

第八方

处方　头针：额中线、顶中线、颞后线（患侧）、晕听区（双侧）。体针主穴：耳门、听宫、听会、翳风、中渚、侠溪。配穴：肝胆火盛型加太冲、行间；痰热郁结型加丰隆、内庭；脾胃虚弱型加脾俞、足三里；肾精亏虚型加肾俞、太溪。

刺灸方法　面部穴位均取患侧；四肢穴位均为单侧取穴，两侧交替使用。患者取坐位，常规消毒后，根据穴位选用适宜的毫针，头针采用平补平泻法，肝胆火盛型、痰热郁结型采用先泻后补法，脾胃虚弱型、肾精亏虚型采用补法。得气后留针20~30分钟，每7~10分钟行针1次。留针期间从面部主穴选3~4个穴位行温针疗法，灸2壮，每壮约5分钟。取针后，各型患者均依次取双侧晕听区及患侧耳门、听宫、听会、翳风。施用揉法、拿法各66数，然后用掌心对准耳孔（患侧）施用轻度震法3~6数。治疗组每日治疗1次，10天为1个疗程，疗程间可休息1~2天，连续治疗3个疗程。

临床疗效　本组共56例，痊愈14例，显效18例，有效17例，无效7例，总有效率87.5%。

资料来源　卢泽强，卢佳铭. 上海针灸杂志，2017，36（1）：71-73.

按语　头针对各型患者均有宁神定惊、疏通经络、开窍定眩的作用，温针灸具有温通经络作用。穴位推拿对各型患者均有疏通经络、调和气血之用，故诸法合用效果明显。

第九方

处方　主穴：患侧听宫、耳门、听会、翳风。配穴：双侧足临泣、中渚、肾俞、太溪。

刺灸方法　选用9号一次性埋线针和PGLA线体，先对上述穴位处皮肤行常规消毒，将线体放入埋线针内，右手持针管并将其快速刺入皮下，刺入深度以2.0~2.8cm为佳，刺入后待患者有肿胀感后，左手退针管，右手推针芯，待针芯即将退尽，将针管快速拔出，嘱患者按压针眼片刻，以免出现皮下肿胀或出血，最后使用安尔碘对针眼消毒，嘱患者3天内避免沾水；若患者1天后出现局部肿胀，无须处理，3~5天后可自行消退。

临床疗效　本组共58例，痊愈30例，显效14例，有效9例，无效5例，总有效率91.38%。

资料来源　祝仁贵，叶少芬. 四川中医，2016，34（4）：191-194.

按语　穴位埋线和针刺治疗乃常用之法，以耳周穴位为主，配以足临泣、中渚、肾俞、太溪等穴，乃病之虚实辨证施治之道，方达宣通开窍、改善循环、清泻阳火之效。相较于针灸治疗，穴位埋线更具优势，可协调脏腑、调和气血、补虚泻实，方达疏通经络、扶正祛邪之效。对主穴采取重刺激手法，可达疏散风邪、改善循环、活血通络之效；对配穴辅以重刺激手法，以奏引火下行、泻风清热、聪耳开窍之功。

第十方

处方　单侧耳鸣、耳聋取双侧颈项针（风池、天柱、颈夹脊），患侧耳门、听宫、听会、翳风、百会、头部晕听区（耳尖直上1.5cm处，向前及后各引2cm的一条水平线，共长4cm的区域）、健侧中渚。双侧耳鸣、耳聋取双侧颈项针（风池、天柱、颈夹脊），双侧耳门、听宫、听会、头部晕听区、中渚、翳风。

刺灸方法　嘱患者张口，先自耳门穴处以20°角左右斜刺听宫、听会，刺入约35mm，可行轻微提插，以针感传至内耳、局部酸麻胀痛感为度；然后针刺翳风，垂直进针30~33mm，轻手法均匀提插、捻转至局部酸胀感；再针刺双侧风池，针尖朝向鼻尖，进针约8mm，感局部酸胀为宜；取第4、6颈椎夹脊穴，针尖向脊柱方向进针；天柱穴，斜刺进针约8mm，针尖向下；针刺头部晕听区，耳尖直上1.5cm，沿皮向前向后刺15mm左右；最后针刺中渚，垂直进针10~15mm，得气为度，行平补平泻。上述诸穴均留针30分钟，每天1次，连续治疗5次，休息2天，共治疗4周。

临床疗效　本组共32例，痊愈7例，显效16例，有效6例，无效3例，总有效率90.6%。

资料来源　覃霄燕，李晓玲，李培培. 上海针灸杂志，2019，38（3）：298-301.

按语　本病收治患者均为老年顺铂相关耳毒性的患者，属中医"耳聋"范畴，本病多由外感风温毒邪、肝胆火旺或感受药毒，上扰清窍；或脾胃湿热，痰火搏结，上壅清窍；或气滞血瘀，闭阻耳窍；或肝肾亏虚致耳络失养。采用颈项针法治疗，颈项针疗法是在后项部，选取多个穴位进行针刺的一种方法。颈项针穴位深层布有椎动脉和颈内动脉，针刺可改善椎-基底动脉的血管弹性和柔顺性，减少血流阻力，增加脑组织血流量，调节颈项部肌肉韧带的痉挛状态。针刺枕骨附近这些穴位，能使精气调和，益肾聪耳。翳风等穴作为局部取穴，直接作用于耳窍，另取三焦经荥穴中渚以泻三焦之火，远近相配，起疏泻肝胆、开窍益聪之效。耳门、听宫、听会三穴位于耳屏前方，解剖上有动静脉及神经；针刺这些穴位，能够改善局部血液循环。

十九、牙痛

牙痛又名齿痛，是口腔科好发疾病之一。多由牙龈或牙周病变导致，亦可由蛀虫损害牙齿而造成。其主要表现为：牙齿疼痛，咀嚼困难，遇冷、热、酸、甜等刺激时疼痛加重。常伴有牙龈肿胀，牙齿松动，牙龈出血等症状。

第一方

处方　液门（患侧）。

刺灸方法　自然握拳，在手背4、5指缝尖上方约0.5cm处取穴。避开可见浅静脉，顺掌骨间隙刺入0.5~1寸。左右捻转数次，以得气为度，局部可有酸胀麻电感，向臂部或指端放射。留针20~60分钟，每15分钟行针1次。出针后压针眼片刻，以防出血。

临床疗效　本组共385例，显效303例，有效74例，无效8例，总有效率约98%。

典型病例　李某，男，33岁，干部。1986年4月28日，因右上智齿阻生施行拔除术后剧痛来诊。局部高度肿胀，不能张口、说话、进食、睡眠达20小时，只能以手势和书写述病，表情极为痛苦，自疑上颌骨折。按上法针刺右液门穴，针入痛即显减，约10分钟后基本消失，留针30分钟后，除局部稍有胀感外无其他不适，而且可张口、说话和服药。

资料来源　申健. 陕西中医，1989，（2）：83.

按语　液门穴为手少阳三焦经荥穴，能治疗多种疾病，但对于牙痛一病，尚在试验应用之中，常作为备用穴。本法作者在临床中发现该穴治疗牙痛效果神奇，优于常规用穴，且取穴少而安全，值得推广使用。本法作用机制可能为通过针刺该穴，疏通了少阳枢纽气机，使阳明里热得以外泻，太阳之邪难以入里所致。因牙痛一病，多因阳明胃肠实热上蒸或风火外邪侵袭所致。本法治从少阳，内热外邪同清，因此获得奇效。其作用机制仍待进一步研究。

第二方

处方　二间、内庭、曲池、足三里。

刺灸方法　毫针针刺，均用泻法，留针20分钟后出针，每天1次，5次为1个疗程。

临床疗效　本组共治疗23例，痊愈18例，好转5例。

典型病例　李某，女，25岁，工人，1989年7月20日初诊。主诉：牙龈肿痛

1月余。患者平素有口臭，小便黄赤，大便秘结。1月前因食辣椒导致牙龈肿痛，口臭较甚，大便秘结，烦躁易怒，睡眠不宁。查体：齿龈红肿，口中臭秽，舌红苔黄腻，脉滑数。诊为牙痛（阳明热结型）。依上法治疗，二诊后牙痛减轻，口臭未减，五诊后有明显好转，至八诊诸症悉除而愈。

资料来源　吴绪平临证治验。

按语　牙痛一症，有虚实之分。实证多属阳明热结，胃失和降，火热浊气循经上行，灼伤牙床、龈肉而致口臭、牙痛。二间、内庭为手足阳明之荥穴，可泻阳明积热。又取手足阳明合穴曲池、足三里以调和肠胃、导滞泻火，为"腑临取合"之意。诸穴合用，以通大肠经气、泻阳明经热，使胃火降，腑气通，则牙痛止，口臭除。

第三方

处方　合谷（取患侧对侧）。

刺灸方法　取安痛定2mL，2%普鲁卡因2mL混合液，皮试阴性后，在合谷进针，抽吸无回血时缓慢注入药液。注射后，局部热敷以消散肿痛、麻木等不适。

临床疗效　本组共80例，治愈70例，好转10例，总有效率达100%。

典型病例　赵某，男，27岁，1986年4月22日诊。左侧牙痛已2天，诊为龋齿。经右侧合谷穴封闭，痛即止。随访2年未复发。

资料来源　赵昌宋. 四川中医，1988，（12）：46.

按语　穴位封闭是通过对穴位刺激和药物功效相结合的治法。本法所用合谷为手阳明大肠经原穴，为治疗牙痛常用穴，而安痛定则是镇痛西药。两者结合使用，疗效更为显著。但合谷穴针感强烈，为避免晕针现象，故配以少量局麻药普鲁卡因以防止意外。

第四方

处方　背部反应点。

刺灸方法　在背部第7颈椎以下，第5胸椎以上，背正中线旁开1~2寸，找出色泽粉红的反应点。每次找2~4点，在其中心点刺放血，每点刺1针，直刺0.3~0.5寸，点刺后拔罐5~10分钟。每天1次。

临床疗效　本组共30例，均在放血拔罐3分钟后明显好转，1~2次痊愈。

典型病例　张某，男，55岁，工人，于1987年4月20日来诊。诊见痛苦面容，牙龈肿胀充血，舌红，苔黄，脉弦数。诊为牙周炎。放血拔罐5分钟后，疼痛消失，1次痊愈，随访半年未复发。

资料来源　王春义. 新中医，1990，（12）：33.

按语　牙痛多属胃经郁火或风热侵袭而致，本法选取背部反应点点刺出血后加拔罐，具宣泻郁热，疏通气血之功，对于消除本病病因具很好效果，故其疗效较好。

第五方

处方　主穴：下关、颊车（均为患侧），合谷（双）。配穴：头痛加太阳。

刺灸方法　每日针刺1次，每次留针1小时以上，疼痛剧烈可留针2小时。

临床疗效　本组共149例，治愈144例，无效5例。

资料来源　钟起哲，等. 针灸学报，1990，（2）：42.

按语　合谷为手阳明大肠经原穴，为治疗齿痛要穴，下关、颊车位于齿旁，三穴相配，为远近取穴疗法，治疗阳明经所过牙齿病痛，疗效尤优。

第六方

处方　对侧牙痛穴、耳后局部。

刺灸方法　本法采用平衡针结合刺络放血疗法。选择平衡针中的对侧牙痛穴进行治疗（具体选穴：以门牙为界，分为左右两侧，在耳垂前正中面缝凹处取穴，交叉取穴，左取右，右取左。）操作方法：以25mm针灸针向内直刺0.5寸，采用上下提插3次，留针5分钟。之后在同侧耳后进行放血，约3mL。

临床疗效　本组共30例，治愈25例，显效4例，有效0例，无效1例，总有效率为96.60%。

资料来源　潘洪飞，任大鹏. 河北中医，2011，33（11）：1689-1690.

按语　本法尤适于牙痛实证。平衡针疗法是一种新兴的特色疗法，该疗法具有取穴少（一症一穴）、见效快（3秒见效）、不留针、无毒副作用等特点。平衡针临床遵循左上刺右下、右下刺左上、单下刺上、单上刺下的取穴原则，与《内经》巨刺、缪刺理论相似。《素问·调经论》指出"痛在于左而右脉病者，巨刺之"。论经脉、络脉患病，实证因一侧气血偏胜，在其对侧同名经的循行上就会出现疼痛，故施治疼痛对侧的经络，针以泻邪。刺络放血法的作用机制在于出恶血，通经脉，调血气，改变经络中气血运行不畅的病理变化。《内经》运用刺络放血法治疗的病证中对治疗神志病、痛证的论述较多。"手之三阳，从手走头，足之三阳，从头走足"，头为阳经汇集之处，故称"诸阳之会"，其生理特点为阳热炽盛，多发牙龈肿痛、鼻出血等急性病、热性病和火证，以局部红肿疼痛为临床主要表现。应首选局部腧穴，配合点刺放血的泻火之法，达到疏风清热、消肿止痛之功。局部用穴是五官病的首要方法，刺激重，起效快，疗效确切回，常选用耳后局部进行放血疗法。实证牙痛一般属于实火，利用平衡针法泻邪治疗疼痛，配合针刺放血清热消肿止痛，治疗方法简便，效果明显，值得临床推广应用。

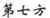

第七方

处方　体穴：太阳穴。耳穴：耳尖穴、牙穴。

刺灸方法　本方采用长针透刺太阳穴结合耳穴刺络疗法。首先选准患侧太阳穴，用75%的酒精棉球消毒，选用28号65mm或75mm的毫针1支，采用指切法进针0.2~0.3寸后，将针尖向下，穿过颧弓，向颊车穴透刺，进针2~2.5寸，用提插泻法，令麻胀感或触电感下传至上牙部或下牙部，留针30分钟，每日1~2次。然后取双侧耳尖穴或牙穴，略加按摩，使之充血，用2%的碘酊消毒后，以75%酒精脱碘，等待酒精干后，用左手将耳尖穴或牙穴处之皮肤捏紧，右手拇、食、中指以执笔式持三棱针于拇指端处露出三棱针尖约2mm，以固定针尖，防止刺入皮肤过深或过浅，然后对准穴位快速刺入，右手拔出三棱针，左手拇示指同时挤压耳轮或耳垂皮肤使之出血，每挤1滴用消毒干棉球擦净再挤，这样反复挤压，直至耳尖或耳垂出血不多，血色变浅时停止，用酒精棉球擦净皮肤后，将消毒干棉球压在针孔处，每穴至少放血10滴以上，每天1次，双侧耳尖穴和牙穴交替使用。一般最多针刺5次，针刺次数多少视病情而定。

临床疗效　本组共74例，痊愈50例，好转20例，未愈4例，总有效率为94.60%。

资料来源　黄丽萍，刘国强，马小军. 陕西中医，2006（4）：479–480.

> 按语　通过太阳穴长针透刺既可调整手少阳经、手太阳经和足阳明三经之经气，又可加强疏通牙部壅滞之经气的作用，从而快速达到镇静止痛之效；而用耳穴刺络放血能达到清热泻火，消炎止痛之功。虽然单纯用太阳穴长针透刺止痛效果好，但止痛时间短，疗效不持久，而单用耳穴刺络放血虽然可达到清热泻火之目的，但止痛见效慢，两种方法合用取长补短，发挥各自优势，明显提高了临床疗效。

第二章　内科疾病

一、慢性支气管炎

慢性支气管炎是由于感染理化因素等引起的支气管黏膜及其周围组织的慢性炎症。与机体的免疫力低下及自主神经功能紊乱有关，多见于40岁以上的中老年人。临床上以长期反复发作的咳嗽，咯痰或伴有喘息为特征。

第一方

处方　肺俞、膏肓俞、足三里、丰隆、天突、膻中。

刺灸方法　背俞穴进针0.5~0.8寸，用频频捻转手法使感应向四周扩散，留针期间以青梅大小艾炷温针灸3壮；针天突向气管前、胸骨后刺入，以小幅度捻转3~5分钟以加强针感；膻中穴进针后向下或向两侧沿皮透刺0.5~1寸，得气即止，不留针；足三里、丰隆行中等强度手法，使感应向肢端放散，留针15~20分钟，间歇行针1~2次，每日或隔天针刺1次，10次为1个疗程，休息3~5天继续第2个疗程。

临床疗效　本组共246例，临床控制82例，好转107例，无效57例，总有效率为76.8%。

典型病例　江某，男，31岁。1982年6月7日初诊。久患咳嗽、痰多，气喘之疾20年。西医诊断为慢性支气管炎，冬天好发，曾用组织疗法未愈。X线胸透：心（－），两肺纹理增深。肺功能测定：提示有早期气道阻塞现象。经上法针治2个疗程，诸症消失，肺功能复查，提示肺通气功能在正常范围。停针6个月随访，效果满意，能参加劳动。

资料来源　陈朝明，严金保. 中医药信息，1987（2）：34.

按语　本病属中医"内伤咳嗽"范畴，多为脏腑功能失调所致，痰湿内盛，肺气阻遏而发病，治当温阳培本，化浊通络，调理肺气。选用背俞穴肺俞、膏肓俞，能调整肺脏功能之不足，针刺加之大壮艾炷温灸，借艾叶之热力深透肌肤，能起温阳通经，祛寒除湿的功能；选用膻中、天突2穴，可起疏气机、利气道的作用。陈氏认为，天突、膻中二穴，当以小幅度的轻缓刺激为佳，不仅当时患者感觉舒适，咳喘症状减轻亦为明显。针刺足三里，健脾扶正，当以补法。

第二方

处方　大椎、陶道。

刺灸方法 患者取坐位，头稍低下，选督脉之大椎、陶道等穴，用28号毫针约呈15°角斜向头部方向刺入，深度一般在1.8~2寸，针刺时不要求在躯干、四肢出现放射性针感，以通电后胸部有电麻样感为针感满意。如针感未达胸部应以手法调整之。治疗机为国产G6805治疗仪。频率80Hz，电流强度3~20mA，以患者能耐受为度，隔日1次，10次为1个疗程。

临床疗效 本组共1493例，近期控制793例，显效382例，好转245例，无效73例，总有效率达95.11%。

资料来源 商凤楼，张膺. 中国针灸，1988，（5）：7.

按语 商氏等发现，督脉电针有其独特和复杂的感传现象，当针刺达一定深度，待通电后可在躯干、四肢出现电麻样感，但常伴有困、胀、酸、抽、凉、痛、痒、温热、灼热、紧束、流水、蠕动、下溜、滚动、飘浮、腾空等感觉。麻木感可由一侧脚部沿全下肢或沿下肢某一侧面向上感传（向心性）至同侧腹、胸、上肢，也可由一侧上肢感传至同侧胸部，或继续向下感传（离心性）至同侧腹、下肢至脚部，有的也可由腹、髋部向上、下两个方向感传（双向性）。增加电流强度可使感传速度增快，感传是否到达病所，确与疗效有关，针感达胸部者疗效明显优于针感仅在一侧上肢者。因此，治疗时必须注意针刺深度适宜，务使针感到达胸部。

本法之针刺深度，经人体自身实验证实，针尖已达硬膜外腔或蛛网膜下腔，有的尚可触及脊髓后索，此深度已明显超越大椎穴之传统针刺深度，其感传现象也有可能与电流在后索的扩散有关。其治疗作用也可能与电流刺激后索，所引起一系列神经-体液性改变有关；也可能通过电流刺激而兴奋交感神经，使处于过度兴奋的副交感神经受到抑制，可使支气管黏液腺分泌减少而迅速减少痰量。

第三方

处方 肺俞、心俞、膈俞、肾俞、璇玑、膻中。

刺灸方法 患者取坐位，针刺上述穴位得气后出针，用薄木板将2g左右药糊置橡皮膏中央贴敷穴位上，24小时后取掉，个别患者痒甚或灼痛，可提前取下。寒型病例贴敷1号方，热型病例贴敷2号方，混合型病例背俞穴贴敷1号方，璇玑、膻中贴敷2号方。（1、2号方配制见按语）。每年入伏后开始治疗，每伏贴治1次，可连续治疗。

临床疗效 本组共1280例，痊愈429例，显效549例，好转98例，无效204例，总有效率为84%。

典型病例 杨某，女，46岁。患者咳喘13年，开始时每年入夏炎热季节，咳喘发作并加重，近3年来，常年咳喘，冬、夏二季气候酷冷或炎热时，症状均加重，甚至端坐于床，需人服侍。曾诊断慢性支气管炎、肺气肿。须常服氨茶碱、异丙肾上腺素及抗生素等药。经X线及查体诊断为慢性支气管炎并肺气肿，属热型兼虚。按本法治疗1年后，咳痰喘症状明显减轻，冬季未再发作，入夏仅有轻微喘咳，继续治疗1年后，咳喘基本控制，停用所有对症药物，并能从事家务。随访2年，疗效巩固。

资料来源 范济平. 中国针灸，1990，（4）：1.

按语 针刺璇玑、膻中穴可化痰降逆、宽胸理气，肺、心、膈俞穴可宣发肺气，畅通心脉，肾俞穴温肾纳气，加之药物的化痰利气平喘作用，治疗本病有确切疗效。治疗时间选择三伏天，此时人体阳气隆盛，汗孔开放，宜于药物渗透吸收而充分发挥外敷药的作用，对控制症状，缓解发作有明显疗效。

药物配制：1号方：白芥子、地龙、细辛各30g，延胡索、甘遂各20g，冰片、樟脑各10g，附子60g，麝香1g；2号方：上方去附子加天竺黄60g。两方药物均研细末封存，用时均用生姜汁调匀至软膏状。

第四方

处方 耳穴：咽喉、气管、肺、大肠、肾、脾、脑点、平喘。

刺灸方法 先将双侧耳郭皮肤用75%酒精棉球消毒后，再用耳穴探测仪或探棒于耳郭找寻阳性反应点，然后将预备好的0.6cm×0.6cm胶布中心放置1粒王不留行籽，再将胶布准确地贴于阳性反应点处。轻轻用手指按压，使患者感到耳郭发热、胀痛等反应为宜。并嘱患者每日轻轻按压3~5次，每次5分钟，每周门诊治疗1次，5次为1个疗程。

临床疗效 本组共97例，临床控制30例，有效54例，无效13例，总有效率86.6%。

资料来源 刘心莲，吴义新，姜淑英，等，上海针灸杂志，1988，（1）：8.

按语 中医学认为，本病属"久咳"范畴，与肺、脾、肾三脏虚损有密切关系，其标在肺，其本在肾，所以取穴以肺、脾、肾三脏为主，以健脾益肾、止咳平喘。刘氏等对接受本法治疗的患者进行了甲襞微循环及免疫指标观察，认为耳压治疗能改善机体缺氧状态，调节体内非特异性免疫功能，从而调节脏腑功能，以达止咳化痰、降逆平喘、扶正固本的目的。

二、心律失常

心律失常是指心脏收缩的频率或心脏节律的异常，可见于心脏的多种器质性病变或单纯的功能障碍。在临床表现上，患者多自觉心悸心慌、心脏搏动多突然加剧或突然停顿，难以自制。

第一方

处方 百会、膻中、通里、大陵、内关、神门。

刺灸方法　选用28号25~50mm毫针。每穴针感以酸、麻、胀为度，采用平补平泻法。每天1次，10次为1个疗程。

临床疗效　本组共30例，治愈15例，显效8例，好转6例，无效1例。

资料来源　赵家成．中国针灸，1994，（3）：34.

按语　本法处方用穴特点是以原穴、会穴为主，这些穴位都是人体气血运行集散必由之路，并通过经络与心经息息相关。因此针刺这些穴位以通经络、调气血，并可直接改善心脏供血功能，促进症状缓解，达到治愈目的。

第二方

处方　主穴：神门、大陵、太溪。配穴：心俞、完骨、膈俞、神堂、志室、膻中。

刺灸方法　每日针灸1次，12次为1个疗程，中间休息1周，针刺手法以补为主，神堂、志室加艾条温灸。本法适用于病窦综合征患者。

临床疗效　该病例针刺12次获愈。

典型病例　王某，女，45岁。1978年7月4日诊。1971年因心前区不适，晕厥，憋气心慌，诊为"心肌病"。1972年晕厥4次，多次住院检查，心率30~40次/分，心电图示窦性型P波，P-P间隔大于0.1秒，P-R间期大于0.12秒，T-P段明显延长，常有三联律，诊为"病窦综合征"。迭经中西药治疗无效而求治于针灸。现症：头晕，失眠，心悸自汗，胸闷憋气，乏力，畏寒肢冷，腰膝酸软。血压100/63mmHg，心律不齐，心率38次/分，舌暗红，苔薄白，脉结。辨证为心肾阳虚，气滞血瘀。按上法治疗3次后，自觉症状大减，2疗程后，头晕心悸等症消失，心律齐，心率60次/分。半年后随访，自觉良好，坚持工作。

资料来源　程隆光．山东中医学院学报，1985，（4）：43.

按语　本病病位在心脏及其经络，据"五脏有疾，当取十二原"，取心经之原穴神门、心包络之原穴大陵，配肾经之原穴太溪为主穴，随症配穴，共奏益心气、育心阴、蠲心痹之功。

第三方

处方　主穴：内关、合谷。配穴：人中。

刺灸方法　患者取仰卧位，于双上肢内关、合谷穴常规消毒后，内关穴垂直刺入0.8~1.2寸，合谷穴垂直刺入0.5~0.8寸，持续捻转30秒左右。人中穴，从下向上斜刺0.3~0.5寸，捻转数秒钟即可取效。本法适用于室上性心动过速患者。

临床疗效　本组共27例，治愈25例，无效2例。

典型病例　余某，女，48岁，营业员。于1985年2月12日就诊。1年来无明显诱因，反复胸闷气促，动悸不安，脉来数急，每次持续时间由数分钟分钟逐渐延长至数小时。间歇期时有脉来缓慢，甚至低达41次/分，曾于某医院作窦房结功能测定、阿托品试验等检查，诊为"病窦-快慢综合征。"就诊前3小时复发，动悸不安，气促烦躁，脉来数急，有濒死感。心电图示：室上性心动过速（192次/分）。医生先后用刺激咽部兴奋迷走神经、安定10mg肌注、ATP20mg加10%葡萄糖3mL静脉缓推，均无效。最后针刺内关、合谷穴，持续行针20秒，患者气促烦躁、动悸不安立即消失，脉来均匀和缓，心电图示窦性心律（62次/分），恢复如常。

资料来源　杨明昌，张志芬. 中医杂志，1986，（7）：44.

按语　室上性心动过速是临床常见的急症，其主要原因多为心血不足，心阳不振。内关为手厥阴心包经络穴，合谷为手阳明大肠经原穴，两穴相配，具有平衡阴阳、调和气血、宁心定悸的作用。若心阳欲脱，神志不清，脉来数急，加刺人中可以达到宁心醒神之目的。由于取穴敏感，进针后得气快，持续捻转30秒左右，就能立竿见影，取得满意的疗效。

第四方

处方　主穴：内关、神门、夹脊4~5（或厥阴俞、心俞）。配穴：心气虚加膻中、列缺、足三里、素髎；心阴虚加三阴交、太冲、太溪；心脉痹阻膻中、膈俞、三阴交、列缺；心阳虚加素髎、大椎、关元、足三里。

刺灸方法　患者取仰卧位，选用30~34号不锈钢25~40mm毫针。以捻转结合提插补法为主，或用平补平泻，一般留针5~20分钟，中间须行针2~4次。心动过缓者，留针5~15分钟，不宜过久。刺素髎时要刮针柄1~2分钟。对心气虚及心脉痹阻、心阳虚型等，可配合温和灸或温针灸，每日或隔日针灸1次，10次为1个疗程。

临床疗效　本组共160例，显效84例，有效39例，无效37例。

典型病例　沈某，男，50岁，工人。1979年9月10日初诊。1978年12月因高热心悸住院，诊断为病毒性心肌炎。热退后遗留室前收缩，出院后用中西药治疗3个多月，功效不显。上月初患半身不遂，诊断为脑梗死。今左肢不遂，胸闷心悸，夜眠不稳。查体：舌质红，苔薄腻，脉结代。血压150/92mmHg。心电图：①频发室性早搏；②左室外膜高电压。诊断：①室性期前收缩；②左肢偏瘫；③高血压。中医辨证：①心悸（阴虚阳亢）；②半身不遂。治则：宁心益气，滋阴潜阳，疏调左肢经气。处方：内关、曲池、风池、环跳、足三里、三阴交、太冲（均双侧）。平补平泻，留针10分钟（中间行针2~3次）。隔日针治1次，8次后期前收缩已极少，又巩固治疗5次，以后重点治疗半身不遂。1979年12月间心电图复查均为正常。随访至今疗效巩固。每日上班工作。

资料来源　高镇五，虞孝贞，沈爱学，等. 中国针灸，1983，（6）：7.

按语　经穴与心脏密切相关，按经络学说选用与心脏有关的腧穴治疗心律失常，疗效良好。如内关穴是手厥阴心包经之络穴，通阴维脉。《灵枢·经脉》篇曰"手厥阴之别，名曰内关……循经以上系于心包，络心系。实则心痛，取之所别也"。《难经·二十九难》曰："阴维为病苦心痛。"故内关治疗心脏疾患由来已久，当为首选要穴。在治疗的同时，要嘱患者起居有定时，经常保持充足的睡眠；注意寒暑，预防感冒；避免精神刺激；戒烟酒。

第五方

处方　主穴：耳穴心、交感、皮质下。配穴：耳穴心脏点、神门、肾上腺。

刺灸方法　消毒耳郭，再将准备好的粘有王不留行籽的胶布准确地贴压在穴位上，用拇、示指对压耳穴，使之有酸、麻、胀感为度，不宜重压。每日按压3~5次，每隔5天更换1次，6次为1个疗程。一般患者需坚持2个疗程，重者需经2~3个月治疗。

临床疗效　本组共26例，显效13例，有效9例，无效4例。总有效率84.62%。

资料来源　周鹏临证治验。

按语　本病属中医"心悸""怔忡"范畴。耳穴心：心主血脉、主神明，若心血不足，神失所养，就会出现心慌、怔忡等，取之宁心安神、改善心功能。交感：调节自主神经功能和血管舒缩功能。皮质下：调整大脑皮层兴奋和抑制功能，用于心血管系统疾病的治疗。配心脏点，用以治疗心动过速及早搏，神门镇静安神，肾上腺调节血管收缩功能。诸穴配伍运用，可获良效。

三、慢性胃炎

慢性胃炎是由不同病因所引起的一种胃黏膜慢性炎症。根据胃黏膜病理变化可分为浅表性胃炎和萎缩性胃炎，主要表现为进食后上腹部不适或疼痛，伴食欲不振、恶心、腹胀及嗳气。慢性萎缩性胃炎还可伴有疲乏、消瘦、贫血、腹泻、舌炎、指甲脆弱等。

第一方

处方　中脘、足三里。

刺灸方法　一般选用5号长、短针头2种规格，穴位局部常规消毒，用10mL注射器，将10%当归注射液6mL吸入、摇匀，而后在中脘、足三里直刺13~40mm，针下有满急针感，回抽无回血，即可注入药液，中脘和足三里各注入2mL。体质虚弱者，轻刺激，慢推药液；体质强壮者，强刺激，快推药液。每日或隔日1次，10次为1个疗程，休息3天后再行第2疗程。

临床疗效　本组共70例，痊愈48例，显效12例，好转8例，无效2例。总有效率为97%。

典型病例 周某，女，56岁。上腹部胀痛8年，加重30天。曾做胃镜检查，诊断为浅表性胃炎。服药后症状有所减轻，但未痊愈。症见上腹部胀痛，嗳气，吐酸水，纳差，寐安，二便尚调。穴位注射治疗1个疗程后，症状明显减轻，2个疗程后，症状完全消失。胃镜复查结果正常，半年后随访未复发。

资料来源 李占东，龚有发.上海针灸杂志，1993，（4）：154.

按语 慢性胃炎属中医"胃脘痛"范畴，病位在胃腑，腑病属阳，根据"阴病引阳，阳病引阴"的原则，取胃之募穴中脘，且中脘为八会中的腑会；根据"合治内腑"的原则，选胃之下合穴足三里，两者皆有和胃宽中、消食止痛之效，是治疗本病的常用穴。当归注射液有养血活血、消炎止痛的作用，药物穴位注射，可同时发挥穴位和药物效应，治疗本病有较好效果。

第二方

处方 膈俞。

刺灸方法 患者取俯卧位，常规消毒后用28号200mm长芒针，刺手执针，将针尖抵触穴位，然后押手协助刺手将针迅速刺入皮下，以15°角度向肝俞、胆俞、脾俞、胃俞、三焦俞透入，针后双手对双侧膈俞穴同时行震颤法，针感可放射至前腹部、腰部。伴有胃下垂者双手以相对内侧方向同时捻针，使肌纤维缠针，然后提插向上拉2~3次，患者自诉胃脘部有向上提吸感效果较好，起针时向相反方向捻转缓慢退出。病情较急较重可接G6805治疗仪，用连续波，留针20~30分钟，5次为1个疗程，急性发作期每日针1次，缓解期隔日或1周2次，休息5天再继续下1个疗程。一般2~3个疗程即可。

临床疗效 本组共42例，显效34例，有效7例，无效1例。

资料来源 谢中灵.上海针灸杂志，1990，（3）：6.

按语 膈俞是足太阳膀胱经腧穴，为气血聚会之处，是八会中的血会，有宽膈理气、调和气血作用。慢性胃炎其病位在胃，与肝脾有关，芒针针刺膈俞穴，一针透数穴，肝、胆、脾、胃、三焦俞穴均波及，贯穿了与消化系统有关的背俞，有疏理气机，健脾和胃之效，对调整人体消化功能，消除慢性炎症有较好作用。

第三方

处方 肝俞、胃俞、足三里。

刺灸方法 黄芪注射液4mL，复方当归注射液4mL，胎盘组织液2mL、维生素B_{12} 100μg（维生素C 250mg与维生素B_1 100μg交替使用）、穴位局部常规消毒，用10mL注射器，5号局麻针头，将药液吸入、摇匀，而后在肝俞、胃俞直刺或向脊柱方向斜刺，刺入深度不超过15mm，足三里可刺入25~30mm，进针以后，如无回血，即轻轻提插，待得气后，再把药液注入。肝俞、胃俞每穴注入1.5mL，足三里穴注入2mL，隔日1次。3个月为1个疗程。一般需经2个疗程。本法治疗慢性萎缩性胃炎。

临床疗效　本组共200例，显效112例，有效74例，无效14例。

资料来源　钱忠顺，赵玉美，姚文龙，等. 中国针灸，1988（2）：1.

按语　本病病位在胃，但与肝关系密切，故取肝俞、胃俞、足三里以健运脾胃，补益中州，以资气血生化之源。钱氏等对部分病例在治疗前后做了胃电图检测，结果表明，药物穴注上穴对胃电活动具有调整作用和明显改善胃的生理功能的作用。本病不良预后是部分患者可转化为胃痛。一般伴有肠上皮化生的慢性萎缩性胃炎患者有癌变的可能。钱氏等研究认为，穴位注射疗法不仅对肠上皮化生有效，而且可使大部分患者转化为浅表性胃炎，证明本疗法不仅能改善症状，而且对病理细胞学的变化有较好的效果，从面大大减低癌变的发生率。

第四方

处方　胃俞、中脘、建里、内关、足三里。

刺灸方法　胃俞向脊柱方向斜刺0.8~1.2寸，中脘、建里直刺1~1.2寸，亦可两穴互相透刺，内关直刺1寸，足三里直刺1.5寸，均用平补平泻手法。同时用艾条温和灸15分钟，每天1次，6次为1个疗程。本法主治慢性萎缩性胃炎。

临床疗效　本组共28例，显效17例，有效9例，无效2例。

典型病例　江某，女，37岁。2017年5月8日就诊。自诉上腹部疼痛，反复发作3年余，加重2月。3年来经常上腹部胀满疼痛，食后尤甚，伴恶心呕吐，食欲减退，神疲乏力，舌淡，苔白，脉缓。胃镜检查结果为慢性萎缩性胃炎。按上法治疗3次后，上腹部疼痛明显减轻，但进食后仍有轻度恶心。继用上法治疗3次后，胃脘部疼痛消失，食欲增加，精神好转。为了巩固疗效，连续治疗3个疗程后，胃镜检查提示，萎缩性胃炎明显好转。

资料来源　周鹏临证治验。

按语　慢性萎缩性胃炎是胃黏膜固有腺体减少的一种退行性改变，目前尚无特殊疗法。一般仅采用对症治疗措施。本病属于中医学中"胃脘痛"范畴，其发生与脾、胃、肝经的关系较为密切，病机多为脾胃虚寒、肝胃不和以及胃阴不足。方中胃俞、中脘分别为胃之俞穴和募穴，二穴相配，前后夹攻，使阴阳调和，以收调理脾胃、理气止痛之功，建里健运脾胃，内关开胸脘之郁结，降逆止呕。诸穴相配，收效迅捷。

第五方

处方　足三里、内关、三阴交、合谷。

　　刺灸方法　采用DR2-1型电热针仪和6号电热针。选定穴位，常规皮肤消毒。以电热针直刺足三里1~1.5寸，内关0.5~1寸，然后接通电热针仪，电流量为60~80mA，以患者有舒适的温热及酸胀感为度。另配以毫针直刺三阴交0.5~1寸，合谷0.5~0.8寸，施以提插补法，每隔10分钟行针1次，均留针40分钟。每日治疗1次，30次为1个疗程，共3个疗程，疗程间休息3~5天。

　　临床疗效　本组共32例，近期临床治愈13例，显效9例，好转7例，无效3例。总有效率为90.63%。本法治疗慢性浅表性胃炎。

　　资料来源　熊云．中国针灸，1993，（5）：1.

　　按语　本方适用于虚寒型慢性浅表性胃炎患者。本病多为中阳不振，气虚不能温养脾胃所致，内关通阴维，主治心胸胃病变，足三里为胃之合穴，二穴合用，加用热灸，可温阳散寒，补益脾胃，常用于脾胃虚寒者。现代中西医结合研究认为，慢性胃炎的胃黏膜均有瘀血的病理改变，可能为脾胃虚寒，寒凝经脉，导致血行不畅而凝滞所致，故温灸足三里、内关又有温通经络、活血祛瘀的作用。脾胃气虚，不能行血、摄血亦可致瘀，故取三阴交、合谷，用补法，有补气益血、行气活血之功。故四穴合用，既可温阳散寒、健脾益胃，又可行气活血、通络祛瘀、解凝止痛，治疗本病效果显著。

第六方

　　处方　耳穴主穴：胃、脾、皮质下、交感、内分泌。配穴：肝、三焦、神门、胰胆。

　　刺灸方法　先行耳穴电探测，找出阳性反应点，便于耳穴定位准确，将耳郭用75%酒精棉球消毒，再将王不留行籽用胶布贴在耳穴上，以中度手法使耳郭产生酸、胀感为度。嘱患者每日按压3~5次，隔3~5天更换1次，10次为1个疗程。本法主治慢性浅表性胃炎。

　　临床疗效　本组共40例，显效18例，有效14例，无效8例。

　　资料来源　吴绪平临证治验。

　　按语　慢性浅表性胃炎用耳穴贴压法治疗，疗效确切，简便易行，患者易于接受，临床上广泛应用。取耳穴脾、胃，可健脾和胃、理气止痛、培补后天之本。皮质下调节胃肠功能。交感调节自主神经，缓解内脏平滑肌痉挛而发挥镇痛解痉作用。内分泌能促进胃液分泌和胃黏膜吸收的功能。肝、三焦理气和胃消胀。诸穴合用，可健脾和胃、理气宽中、解痉止痛。

四、胃痉挛

　　胃痉挛属胃神经症，可分为幽门痉挛和贲门痉挛。二者均以上腹部疼痛为主要临床表现，当幽门痉挛时，可致剧烈上腹部疼痛；贲门痉挛时，除疼痛外，还感胸骨后发闷及咽下困难，常伴有神经性呕吐，食欲不振，嗳气，腹胀等。

第一方

处方　膻中、鸠尾、中脘、足三里。

刺灸方法　先刺膻中穴，沿胸骨体向下斜刺1.5~2寸，行平补平泻法；继针鸠尾穴，用30号25mm毫针，使针柄与胸壁呈15度角，向下方进针约0.5寸，行强刺激泻法约2分钟；再刺中脘穴，直刺1.5~2寸，行泻法；后刺足三里，针尖略向上，行手法让针感向上传导。每天1次，每次留针20分钟，每隔5分钟行针1次。

临床疗效　本组共20例，治愈14例，显效4例，有效2例。

典型病例　刘某，男，47岁，2018年6月30日初诊。主诉：胃脘部突发疼痛1小时。既往有胃痛病史。查体：患者面色苍白，额头汗出，胃脘部隆起，按之疼痛，无反跳痛。阑尾点压痛呈阴性。舌质红，苔薄黄，脉弦紧。诊为胃痉挛。遂按上法治疗，15分钟后疼痛缓解，又留针15分钟，疼痛完全消失，继针2次，巩固疗效。

资料来源　周鹏临证治验。

按语　膻中为气之会穴，有益心宽胸、理气降逆之功。鸠尾为任脉络穴，有和胃降逆、理气畅中的作用，针刺时应注意针尖方向向下，以避免损伤重要脏器。再配以胃之募穴中脘、足阳明胃经之合穴足三里，可调节胃肠功能，解除胃痉挛。故诸穴同用，痉挛立止而痛愈。

第二方

处方　劳宫。

刺灸方法　穴位常规消毒，针刺0.5~1寸深，行平补平泻法，留针40分钟，每10分钟行针1次。

临床疗效　本组共30例，全部1次治愈。

典型病例　苏某，女，32岁。因食凉拌黄瓜后，感到上腹部有凉感，胃脘部剧烈疼痛。查体：患者面色苍白，烦躁不安，出冷汗，剑突下明显压痛，舌淡，苔薄白，脉沉迟。诊断为急性胃痉挛。针刺劳宫穴，行针时患者感到有一股热流到达胃脘部，疼痛立止。

资料来源　薛浩.新疆中医药，1987，（1）：53.

按语　急性胃痉挛，属中医学胃脘痛范畴，大多因饮食生冷，或感受寒凉，寒滞经脉，筋缩血凝，不通则痛。劳宫穴属于手厥阴心包经，所溜为荥，五行属火，是回阳九针穴之一，针刺此穴，行针时大部分患者感到胃脘部有热感而痛止。

第三方

处方　涌泉。

刺灸方法　穴位常规消毒后，取25mm毫针，进针0.5寸，行捻转补泻手法。

临床疗效　本组共2例，均治愈。

典型病例　张某，女，24岁，1989年3月20日初诊。上腹部痉挛性绞痛3天，每次发作30分钟~2小时，间歇2~20分钟，疼痛剧烈，呕吐胃内容物，曾用西药治疗无效。经检查血尿淀粉酶、肝功能、血常规及B超，均正常。腹平软，胃区压痛明显，无反痛及肌紧张，诊为胃痉挛，给予阿托品肌注，颠茄片口服，疼痛不减。采用针刺疗法，取双侧涌泉，刺入0.5寸，捻转刺激后，疼痛立止。因患者害怕疼痛，故留针6小时后取针，疼痛未再复发。

资料来源　江喜春. 吉林中医药，1990，（2）：21.

按语　涌泉为足少阴肾经之井穴，有通经调气止痛之功，本症时作时止，应为气痛，故刺涌泉，获效迅捷。

五、胃及十二指肠溃疡

胃及十二指肠溃疡，又称消化性溃疡，是以上腹部周期性有节律的隐痛、胀痛或剧痛为主要症状的一种最常见的消化道疾病。胃溃疡常在饭后30分钟至1小时作痛，多位于剑突下正中或偏左；十二指肠溃疡常在饭后2~3小时或午夜作痛，多位于剑突下偏右，后期可并发穿孔、出血等。

第一方

处方　中脘、章门、胃俞、脾俞。

刺灸方法　中脘、章门与胃俞、脾俞分两组交替针刺，针刺手法均用提插捻转补泻。患者每天治疗1次以上，每次留针30分钟，50天为1个疗程。

临床疗效　本组共40例，基本痊愈12例，显效16例，有效4例，无效8例，总有效率达80%。

典型病例　王某，男，36岁，1986年3月20日入院。患者胃部疼痛5年，时好时发，发则胃脘胀满灼痛，连胁彻背，喜按喜暖，嗳气吐酸，不思饮食，疲乏无力，大便溏而不畅，常服氢氧化铝等药物暂效。近日来，心窝部灼痛益甚，牵及胁背，食辛辣物疼痛加剧，咽干唇燥，渴欲冷饮，但饮水量少，腹中嘈杂，尿少色黄，大便干，数日1行。舌红，苔稍黄少津，脉弦细数。证属肝胃不和型。1986年6月20日胃镜示：胃角正中有0.6cm×1.0cm溃疡，针刺50天后症状消失，苔白，质淡红，脉细。1986年10月8日胃镜示：胃角溃疡愈合中，溃疡面积仅有

0.1cm×0.2cm。

资料来源 孙静，寮鸿盛. 陕西中医，1991，（3）：130.

按语 胃及十二指肠溃疡属中医"胃脘痛"范畴。据李东垣"阴病治阳""阳病治阴"的原则，选用胃募中脘、脾募章门，从阴引阳，补其元气配以脾胃背俞从阳治阴，调和阴阳，治疗本病。本病临床表现多端，需辨证论治则疗效更佳。病虽在胃，但又与肝、脾二脏密切相关，辨证可简分为脾胃虚寒与肝胃不和两型。故临床上亦辨证加用配穴：脾胃虚寒型配足三里、三阴交，偏虚寒疼痛者取中脘、足三里，加艾条熏灸；肝胃不和型偏火郁者配阳陵泉、期门、大陵，偏气滞者配足三里、行间。本组的疗效观察是以胃镜观察为标准。

第二方

处方 脾俞透胃俞、上脘透下脘、足三里。

刺灸方法 嘱患者取仰卧和俯卧位，标定穴位，严格消毒后，戴上消毒手套，用0.25%~0.5%普鲁卡因适量，在穴位的进针与出针处皮下各注射一个小皮丘，将大号三角缝皮针穿上大号羊肠线（双线），用持针器夹住三角针，垂直进针，穿入穴位深层（皮下与肌肉间）而出针，将羊肠线拉出，并像拉锯一样来回地拉动穴位中的羊肠线数次，待患者有酸、麻、胀感后，用剪子剪去露在皮肤外两端的羊肠线，使之回缩到皮下，用碘酒消毒进出针眼，无菌敷料包扎，胶布固定，每天操作同上。埋1次为1个疗程，每15天1次。

临床疗效 本组共245例，痊愈121例，好转124例，有效率100%。

典型病例 尹某，男，62岁。上腹部反复发作性疼痛伴反酸、嗳气17年。尤以劳累或进食刺激性食物后疼痛加重，服解痉止痛及碱性药物后疼痛可缓解。X线钡餐检查提示十二指肠溃疡。按上法埋线，2个疗程后诸症消失，X线钡餐复查，龛影消失。随访23年未复发。

资料来源 罗友才. 中国针灸，1993，（6）：21.

按语 脾俞、胃俞、上脘、中脘、下脘、足三里是治疗脾胃病之要穴，用穴位埋线法治疗，通过羊肠线的持续刺激，对各种慢性胃病，特别是对胃及十二指肠溃疡有较好效果。穴位埋线治疗胃及十二指肠溃疡有三方面的作用：一是镇痛作用，提高痛阈，痛觉的敏感性降低，平滑肌痉挛得到缓解，从而止痛；二是调节作用，使病理状态下的胃、十二指肠分泌酸性胃液的功能减弱，给溃疡的修复创造有利条件；三是防御作用，提高机体免疫能力，促进渗出的吸收，改善局部血液循环，加速溃疡面的修复，提高修复组织的应激性和适应性。

第三方

处方 第一组穴：中脘透上脘、左梁门透右梁门、胃俞透脾俞；第二组穴：

足三里透上巨虚、背部放射痛点。

刺灸方法 选准穴位后皮肤常规消毒，1%利多卡因穴位局部麻醉，将2~3号铬制羊肠线（体瘦用2号、体胖用3号）穿于三角缝合针上，自中脘穴进针，穿过皮下组织及肌层于上脘穴出针，剪断羊肠线埋于皮下，用同样方法再从左梁门透右梁门、胃俞透脾俞、盖上无菌敷料5~7天。大多数患者（占83%）用第一组穴1次治愈，少数患者2~3次治愈。需进行第2次治疗时，要间隔时间3个月。若羊肠线已完全吸收，可取原穴埋藏；若未完全吸收，可选用第二组穴位，足三里透上巨虚（双）及背部放射痛点，方法同上。

临床疗效 本组共490例，痊愈350例，显效124例，无效16例，总有效率达96.8%。

典型病例 张某，男，41岁。主诉：上腹部反复发作性疼痛，反酸16年。疼痛多在食后0.5~1小时发作。伴有恶心、嗳气、反酸等。近3年中曾疼痛加重，黑便3次，经胃镜检查胃小弯处有2cm×1.5cm大小溃疡，表面有黏液物覆盖，擦去黏液，表面有点状出血。诊断为胃溃疡。治疗经第一组穴位埋线后，胃部疼痛、反酸明显减轻，食欲恢复，体重增加。2个月后恢复正常劳动，于治疗后第1年及第3年经胃镜检查溃疡愈合，随访5年未复发。

资料来源 邵凤梅，黄建成，张应德，等. 中国针灸，1992，（5）：1.

按语 上述诸穴相配有调补脾气、通降胃气的作用，中气待振，则溃疡可愈。用羊肠线代替银针能延长对经络穴位的刺激时间，羊肠线在穴位内慢慢软化、分解、吸收，对穴位产生一种柔和而持久的刺激，刺激信息和能量通过经络传入体内，治疗本病有较满意的近期和远期疗效。穴位埋线时须注意：取穴要准，肠线必须埋至肌层，但切勿穿透腹膜，以防刺伤内脏；肠线两端勿露于皮外；术后忌食酸、辣、凉、甜等刺激性食物。

第四方

处方 胃俞、膈俞、中脘、梁丘、足三里。

刺灸方法 采用维生素$B_1$100mg：2mL，维生素B_{12}500μg：1mL混合穴位注射治疗，每次选2~3穴，每穴注0.5mL，每天1次，6次为1个疗程。

临床疗效 本组共43例，治愈13例，好转27例，无效3例。

典型病例 赵某，男，51岁，教师，2018年9月7日就诊。上腹部呈阵发性疼痛，嗳气反酸，反复发作1年余，近10天来上症加重，伴恶心、呕吐酸水。X线钡餐检查提示，十二指肠球部溃疡。经用上法穴位注射治疗1个疗程后，临床症状逐渐减轻，治疗两个疗程后症状基本消失。经4个疗程治疗后复检，十二指肠溃疡已愈，1年后随访未复发。

资料来源 周鹏临证治验。

按语 胃俞是胃经经气输注于背部的腧穴，且离病位较近，是治疗本病的主穴。膈俞为血会，具有宽胸理气止痛之功。梁丘是足阳明胃经的郄穴，是足阳明经气深聚的部位，有缓急止痛、止血祛病之效，足三里乃胃经之合穴，有调和胃气、温中止痛的作用。

第五方

处方　耳穴：胃、十二指肠、皮质下、交感、神门。

刺灸方法　碘伏消毒耳郭，将王不留行籽用胶布贴在耳穴上，用手指按压，使之发热、胀痛为止，并嘱患者每日自行按压3~5次，每次约5分钟，每3~5天更换1次耳穴，两耳交替，6次1个疗程，贴2~3个疗程。

临床疗效　本组共26例，显效12例，有效10例，无效4例。

资料来源　马晓明临证治验。

〔按语〕　耳压疗法治疗本病有良好疗效，但需患者配合，避免诱发因素，如长期戒烟、酒，忌刺激性强的食物，避免精神紧张和过度疲劳等。胃、十二指肠为相应部位取穴，以促进局部血液循环，改善病灶处缺血、缺氧状态；交感能抑制胃酸分泌，减轻对胃黏膜的刺激；皮质下能调节大脑皮层功能，改善对胃黏膜的中枢调节；神门能消炎止痛，促进损伤处的愈合。

第六方

处方　内关、足三里、公孙、中脘、脾俞、胃俞。

刺灸方法　常规消毒，进针得气后，采用平补平泻手法，留针30分钟，而后出针，前3穴与后3穴分两组交换使用，1日1次或2次，10日1个疗程，每疗程间停针3天。

临床疗效　本组共50例，痊愈14例，显效11例，好转22例，无效3例，总有效率为94%。

典型病例　张某，男，23岁。患者胃脘部疼痛6年，喜暖喜按，时大便干结。因胃脘部疼痛加剧入院。胃镜检查提示：胃窦部溃疡，幽门管溃疡（霜降样）。诊断为胃溃疡。住院用针灸按上法治疗48天，症状完全消失。胃镜复查：幽门管溃疡（恢复期），窦部溃疡（基本消失愈合期）。

资料来源　吴续荣. 湖北中医杂志, 1984,（2）: 50.

〔按语〕　足三里为胃经之合穴，有理脾胃、调气血、补虚弱的作用；内关、公孙为八脉交会穴，对心、胸、胃的病症有较好疗效，三穴相配，调整脾胃升降功能，疏通胃脘气机。中脘为腑之会穴，又是胃经的募穴，脾俞、胃俞是脾胃经的背俞穴，三穴合用，俞募相配，可健脾和胃，化湿理气。上述两组穴位，有疏有补，脾胃得调，溃疡自愈。

第七方

处方 足三里、天枢、梁门、中脘。

刺灸方法 体针进针得气后用提插、捻转补泻，除足三里用补法外，均用泻法，较强刺激，留针30~60分钟，每15分钟加强1次手法，每4~6小时重复1次。治疗疗程以24~48小时为限。本法适宜于急性胃及十二指肠溃疡穿孔。

临床疗效 本组共31例，有效22例，无效9例。

典型病例 黄某，男，26岁。有胃病史2年，2个月前胃肠钡餐检查提示：十二指肠球部溃疡，6小时前饱食后上腹部被人撞击，突然腹痛如割，呕吐，吐出胃内容物较多，腹部呈木板样强直，冷汗淋漓，面色苍白。来院急诊，当时血压50/20mmHg；白细胞总数12×10^9/L，中性0.9×10^9/L；X线腹透提示：膈下呈现游离气体。诊断为十二指肠球部溃疡穿孔，即禁食，胃肠减压，补液并加入青霉素钠盐320万单位。同时给予针刺治疗，取穴：中脘、梁门、足三里、涌泉、内关、气海、关元，提插捻转补泻，中强刺激，得气良好，留针30分钟，运针3次，针刺后疼痛明显减轻，人亦安静，血压升至80/50mmHg。4小时后，上述针刺继续进行。24小时针刺4次，第3次治疗后有矢气现象，并出现肠鸣，血压维持在100/60mmHg。以后每日针刺2次。3日后进流质，同时加服中药。1个月后出院，继续按溃疡病治疗。

资料来源 陈文娟. 上海中医药杂志，1991，（12）：27.

按语 中医学认为，胃及十二指肠溃疡穿孔之病机主要是肝气横逆，侮脾犯胃。穿孔后，胃肠内有形之物流入腹腔，阻滞中焦，气机闭塞。因此，针刺以和降胃肠腑道为主要原则。足三里用补法，中脘、天枢、梁门用泻法，四穴相配，健脾和胃、化湿消滞，不仅理气止痛，更有利于修补穿孔。根据症状表现，须加用适当配穴：腹满剧痛者加气海、关元，以疏散下焦气机；高热者加曲池、合谷，以泻热；恶心呕吐者加内关、上脘，以和胃止呕；腹部作胀、肠鸣音减弱者加脾俞、胃俞、大肠俞，以疏通肠道气机；休克者，针刺人中、十宣或涌泉，以泻热苏厥、开窍醒脑。陈氏对4例患者治疗时加用耳针，取耳穴、胃、腹、神门、交感、皮质下。每次取3~4穴，留针20~30分钟、4例均有效，认为耳针可提高针刺对本病的疗效。

六、胃下垂

胃下垂主要症状为：腹部胀痛，伴有重坠和牵引感，食后更为明显，平卧则减轻。可伴有消化不良、饮食减少，消瘦与乏力等表现。

第一方

处方 升胃主穴（右幽门穴下0.5寸）、升胃1、2、3、4穴（分别在脐左侧旁开0.5寸、1寸、1.5寸、2寸），升胃5穴（胃下极下1.5cm）。

刺灸方法 患者取仰卧位，根据胃下垂的程度选用225~300mm的1~1.1mm特制不锈钢粗长针，在升胃主穴进针，与腹壁呈35°角快速刺入皮下0.3寸，然后皮下进针通过中脘穴向升胃1穴（或2、3、4穴）把针送到胃下极下1.5cm处（升胃5穴）。用小幅度固定行针手法。可根据患者体质强弱对针的耐受程度施升举手法，饭后30~90分钟治疗为佳，治疗后卧床休息15分钟，2~3日治疗1次，每次留针45分钟，其中行针时间不得少于1/3，一般治疗1~4次。

临床疗效 本组共1500例，治愈1190例，总效219例，有效62例，无效29例。总有效率达98.06%。

典型病例 郭某，女，54岁。患胃下垂6年，经常腹胀、腹痛、嗳气、恶心、食欲不振、胃下坠感、便秘、身体消瘦，体重45kg，经各种治疗无效。1977年6月7日X射线钡餐透视胃下极在髂嵴连线下13cm，1977年8月16日接受上法治疗，3次后临床体征和自觉症状消失。1979年、1991年复查胃下极在髂嵴连线下2cm，体重增加15kg。

资料来源 孙德福，于生和，范培珍，等. 针灸学报，1992，（3）：19.

按语 胃下垂其标在胃，本在脾肾，治疗上应侧重胃、脾、肾经。运用升胃主穴和升胃1~4穴，使用粗的长针，由升胃主穴进针，针身沿皮下刺向六腑之会（胃募）中脘穴，通过升胃1穴或2、3、4穴直达胃下极下1.5cm，一针透过5条经脉（肾经、胃经、任脉、冲脉、带脉），通过上、中、下三焦，可通调三焦之气。粗长针治疗胃下垂是一种强面持久的提升法，可疏通经络、调和气血、升举中气、调整脏腑功能，使下垂的胃复原，并得以巩固。

第二方

处方 肝俞、脾俞、胃俞、肾俞。

刺灸方法 患者取俯卧或侧卧位，局部常规消毒后，选28号40mm长不锈钢毫针针刺，针尖向脊柱方向斜刺0.8~1.2寸，患者自觉胃向上紧缩，当双侧同有此感时，同时捻转30次，留针10分钟后起针，每天1次，每次2穴。肝俞和脾俞为一组，胃俞与肾俞为一组，两组交替针刺，10次为1个疗程。

临床疗效 本组共21例，治愈11例，显效5例，好转3例，无效2例。

典型病例 李某，女，44岁，工人，2016年4月6日就诊。自诉饭后腹胀，下坠感2年余。于2014年起食欲减少，食后腹胀，乏力，消瘦。经上消化道钡透检查，胃小弯在髂嵴连线下5cm，胃下极在髂嵴连线下10cm。胃呈无力型，蠕动缓慢。诊断为胃下垂。用上法针刺治疗，针5次后自觉症状消失，食欲增加。经1个疗程治疗后钡透复查，胃小弯在髂嵴连线上1cm，胃下极在髂嵴连线上4cm，治愈。

资料来源 周鹏临证治验。

按语 背俞穴是脏腑经气输注于背腰部的腧穴，与脏腑经络有着特定联系，又是治疗脏腑病的特殊穴位。针刺背俞穴治疗胃下垂，患者即有胃向上紧缩感，这可能是针刺刺激了运动纤维后，继而引起交感神经兴奋，从而改变了胃的功能状态，发挥了治疗作用。

第三方

处方 中脘、胃上（下脘旁开4寸）、足三里、胃俞、脾俞、百会。

刺灸方法 中脘直刺1.5~2寸，也可透下脘，使上腹部有抽胀沉重感；胃上穴沿皮向脐中或天枢方向横刺2~3寸，使腹部发胀，脐部抽动，胃部有收缩感；足三里直刺或向上斜刺，进针1.5~2寸，使酸胀感向下扩散至足背，向上扩散至膝上；胃俞微斜向椎体，进针1~1.5寸，使局部有酸胀、麻、抽搐感；脾俞同胃俞；百会横刺，向前或向后，进针0.5~1.5寸，局部胀痛感。前三穴与后三穴分两组交替针刺，每日1组，对中脘、胃俞穴除针刺外，可加用艾灸或拔罐，留针15~30分钟。10次为1个疗程，第1个疗程每日针灸1次，第2个疗程间日针灸1次，疗程间隔5~7天。

临床疗效 本组共103例，痊愈46例，显效31例，好转23例，无效3例，总有效率97.1%。

典型病例 修某，女，32岁。患者于1978年夏季开始腹胀，嗳气，恶心，时而胃痛，饮食逐渐减少，大便时稀时干，身体逐渐消瘦，头晕，疲乏无力，服中西药无效。1979年3月28日X线钡餐透视，胃下界位于髂嵴线以下12cm，诊断为Ⅰ度胃下垂。查体：形体消瘦，面色黄白无光泽，精神萎靡，舌质淡红，苔薄白，脉弦细缓。采用上述针灸组穴，交替针刺，治疗20次后，症状消失，体重明显增加，为巩固疗效，共治疗25次。于1979年7月14日X线复查，胃位回复到正常位置，随访至今未复发。

资料来源 仝俐功. 陕西中医，1988，（5）：205.

按语 中脘者六腑之会，胃之募穴，能健脾温中、补气安胃；足三里乃胃之合穴，合治内腑，有升清降浊、培补后天、益气升阳之功；百会为三阳五会之穴，能提气益神、升阳固脱，为治疗人体脏器下垂之要穴；脾俞、胃俞以和中焦而调升降；胃上穴健脾益胃，升降下陷，专治胃下垂而命名。诸穴相配，共奏升阳举陷、益气温中、健脾和胃之功。胃下垂患者，腹肌多不发达，针灸治疗的同时，配合功能锻炼，对提高和巩固本病疗效有重要意义。功能锻炼可采用腹式呼吸法、仰卧起坐法和上肢运动法。

第四方

处方 梁门、中极、下脘、天枢、关元、中脘。

刺灸方法 按一般无菌操作，局部麻醉，在所选穴位与经络走行呈垂直约1.5cm处，用手术刀尖刺破皮肤，其切口约3mm。用血管钳由切口插入穴位，按摩1~3分钟，取出血管钳，用粗羊肠线结扎切口，体质壮者结扎可稍紧，反之可稍松。结扎后羊肠线不能露出，切口不缝合，局部消毒包扎。所选穴为前3穴与后3穴分两组进行。

临床疗效　本组共104例，经1次结扎治愈者69例，经2次结扎治愈者33例，进步2例。

典型病例　张某，女，44岁。腹痛，腹部膨胀，消化不良，食欲不佳，腹部有下坠感，用手托下腹有舒适感。身体消瘦，体重由原来70kg下降为50kg。舌淡白，脉沉细弱。钡餐透视，胃下极垂至髂嵴连线下16cm。西医诊断：Ⅲ度胃下垂。用上法结扎治疗1次，10个月后复查，痊愈。体重增加9kg。随访多次无复发。钡餐透视胃下极升至髂嵴连线下2cm。

资料来源　孙长林.针灸学报，1989，（3）：14.

按语　胃下垂多因胃周围组织韧带松弛无力，以及胃张力低下所致。对胃的上下左右的穴位进行结扎，可提高胃周围组织、韧带及神经的兴奋性，增加胃张力，从而使下垂的胃体得以上提，临床症状也随之缓解。而且穴位结扎法具有刺激性强，刺激时间长的特点，治疗本病疗效确切。

第五方

处方　巨阙透肓俞。

刺灸方法　选用26号175mm长针，在巨阙穴进针，针尖刺入皮下后，针体沿皮刺至肓俞穴处。然后手持针柄与皮肤呈45°角慢慢上提，第1次提针20分钟，出针后卧床休息1小时。自第2次后，每次提针5分钟，出针后卧床休息10分钟。

临床疗效　本组共315例，治愈率为78.9%。

典型病例　林某，女，21岁，护士。自诉饭后腹胀、下坠感1年余，饭后躺一会儿症状能够缓解，经常嗳气，进食减少，每日仅能吃30g主食，全身乏力。查体：患者体消瘦，上腹部凹陷。面色㿠白，舌质淡，苔薄白，脉沉细。上消化道钡透检查：胃下极在髂嵴连线下9cm，诊断为Ⅱ度胃下垂（脾胃虚弱型），治以补中益气，升提举陷。按上法针刺20次后，饭后腹胀、下坠感基本消失，饮食增进，体重增加。钡透复查，胃下极在髂嵴连线下4cm。

资料来源　葛书翰，徐笨人，张玉环，等.上海针灸杂志，1985，（2）：7.

按语　巨阙位于任脉，肓俞属肾经，长针从巨阙刺至左侧肓俞穴的通路，正好相当于脾经的支脉从胃直上入膈的通路。通过针刺，并用提升手法，可达到通经活络、补脾健胃、升补中气之目的。

第六方

处方　足三里、胃俞、内关、中脘。

刺灸方法　用100%胃升液穴位注射，每穴注射3mL，每天1次，6次休息1天，1月为1个疗程，治疗均不超过3个疗程。

　　临床疗效　本组共142例，痊愈40例，显效56例，进步41例，无效5例，总有效率96.7%。

　　典型病例　吴某，女，46岁。上腹部胀痛8年，纳差，体瘦，腹胀（食后加重），腹部有下坠感及震水音，伴嗳气，泛酸，气短乏力，大便时干时溏。脐上有明显压痛，舌淡苔薄白，脉缓弱。胃钡餐检查胃角隔部及胃下极分别位于两髂嵴连线以下3.5cm和9cm，张力低，蠕动差，胃有滞留，超声波检查胃底于脐下9.5cm，排空功能差，诊为"胃下垂Ⅱ度"。遂以胃升液穴位注射治疗，2个疗程后症状全都消失，胃钡餐及超声波检查均属正常，随访4年未复发。

　　资料来源　王全奇，李家康. 湖北中医杂志，1985，（2）：44.

　　按语　胃升液由黄芪、升麻组成，两药相伍，其补中升陷之功相得益彰，选用足三里、脾俞、胃俞穴，皆有理脾胃、调气机、补虚弱之功。用胃升液穴位注射治疗本病，针药并举，正中病机，故可收效。

七、功能性消化不良

　　功能性消化不良（FD）是一种临床常见的非器质性导致的胃肠道疾病，临床上表现为时间较长的上腹部胀痛或灼烧感、恶心、纳差、反酸等症状，中医学属于"胃痛""痞满""呕吐""纳呆"等范畴。临床研究认为，中医针灸对于治疗功能性消化不良具有显著的疗效。

第一方

　　处方　主穴：期门、中脘、梁门、足三里、脾俞、胃俞。配穴：关元、曲池、合谷、天枢。

　　刺灸方法　常规定位、消毒，采用直径为0.25mm、长度为25mm一次性不锈钢毫针，期门针尖向外平刺0.5~0.8寸；中脘、梁门、足三里、关元、曲池、合谷、天枢均采用直刺法，刺入1.0~1.5寸；脾俞针尖向下平刺1.0~1.5寸透胃俞。诸穴针下得气后留针15~20分钟，期间每隔5分钟行针1次，均用平补平泻法。出针时以消毒干棉球按压针孔周围，边捻转边退至皮下，迅速拔出，按压针孔片刻。治疗每天1次。

　　临床疗效　本组共50例，痊愈6例，显效24例，有效17例，无效3例，总有效率94%。

　　资料来源　刘志霞，刘志宏. 中医研究，2019，32（8）：49-52.

　　按语　肝主疏泄，调畅全身气机，气机调畅则脾胃升降运动正常，胆汁分泌排泄正常，则食物消化、吸收和排泄正常；同时，气机调畅、经脉通利、气血调和，则情志舒畅。期门为肝经募穴，可疏肝解郁；中脘为阳明胃经的募穴、腑之大会，擅治六腑疾病，其定位也恰好在胃底部，即"腧穴所在，主治所及"，针刺中脘穴能使胃肠蠕动增强；足三里是胃之合穴、下合穴，通过针刺能够调节胃肠的蠕动，使胃肠蠕动有力而规律，并能增强机体防御能力。

第二方

处方 上脘、中脘、下脘、天枢、内关、气海、足三里。

刺灸方法 针刺得气后留针30分钟，然后用TDP灯（特定电磁波谱灯）进行温灸，以患者感到局部温暖不灼热为度。每天1次，以10次为1个疗程。

临床疗效 本组共35例，治愈20例，显效12例，有效2例，无效1例，总有效率97.1%。

典型病例 患者，女，52岁。自述于2017年4月因家庭琐事困扰，出现食欲不振，胃脘部胀满的症状。患者自以为精神因素导致，未曾服用药物或寻医就诊，参加各项娱乐、户外活动均无改善。至同年10月下旬，患者因上述症状加重且伴反酸、食后欲吐，遂来就诊。就诊时见精神焦虑，烦躁易急，面色萎黄，言语尚可，伴嗳气，自觉胃脘部胀满不适，纳差，数天内未曾正常进食，自述6个月以来体重减轻近20斤，饮水可，小便正常，大便稀少且排便不爽，舌质红，苔薄黄，脉弦。查体见胃脘部无压痛、反跳痛，否认消化道出血及慢性萎缩性胃炎病史，相关辅助检查也未见上述疾病。采用"老十针"针刺法治疗，针刺2次后，患者自述症状基本消失，可正常饮食，胃脘部胀满感减退，排便量正常，略有不爽，为巩固疗效继续治疗，至1个疗程结束后，患者症状消失，恢复正常生活工作。半年后随访该患者未见复发。

资料来源 刘琪，杨亚龙，马亚琴.世界最新医学信息文摘，2018，18（58）：167-168.

按语 "老十针"是名老中医王乐亭先生所创，是其治疗脾胃病的学术思想精髓，对于功能性消化不良等脾胃疾病有很好的疗效。天枢位于足阳明胃经上，可治疗消化系统、内分泌系统、神经系统、妇产科、皮肤科等多种类型的疾病，具有健脾和胃、理气化痰、补虚的功效；上、中、下脘及气海均位于任脉上，任脉位于人体前面正中，上至下唇，下至阴部，为"生气之源""聚气之会"，具有治气、补虚、散寒、清热的功效，上、中、下脘还具有消散饮食积滞的作用；内关位于手少阴心经上，可用于治疗冠心病、心绞痛等心脏疾病，同时，内关也可用于治疗反酸、恶心、呕吐等脾胃疾病；足三里为足阳明胃经穴位，同时也是胃经下合穴，具有补虚、治气、化痰除湿、消食积的功效，是调节人体正气的重要穴位。正所谓"正气内存，邪不可干"，若人体正气强盛，则疾病可愈。

第三方

处方 足三里、中脘。

刺灸方法　选择长度为25~50mm、直径为0.3mm的针灸针，常规消毒局部皮肤，直刺足三里穴时深度控制在25~50mm，直刺中脘穴时深度控制在25~40mm。进针后按照捻转、提插平补平泻手法进行操作。捻转角度在90°~180°范围内，提插幅度则控制在3~5mm范围内，频率设定为60~90次/分，以得气为标准，留针时间为30分钟，间隔10分钟进行1次平补平泻手法运针。针刺后行艾灸治疗，在穴位上固定好单孔艾灸盒，将艾条点燃后插到盒中进行30分钟的艾灸，艾条和皮肤间保持3~5mm的距离，将穴位处出现温热感为标准，间隔10分钟对艾火端和皮肤间的距离调整3~5cm。

临床疗效　本组共20例，治愈10例，显效6例，有效3例，无效1例，总有效率95%。

资料来源　邱燕萍.世界最新医学信息文摘，2019，19（A4）：266-268.

按语　针灸结合的中医特色疗法常应用于多种消化道系统疾病，其中治疗功能性消化不良效果尤为显著，促进经络气血运行，同时加快胃肠蠕动速度，有效缓解相关症状，降低疾病复发率。

第四方

处方　中脘、双侧天枢。

刺灸方法　以长40mm针灸针于中脘穴、双侧天枢穴直刺0.8~1.2寸，得气后再分别行提插捻转手法，每穴约50秒，留针25分钟，再分别行提插捻转手法，每穴约50秒后出针。虚证行补法，实证行泻法，虚实夹杂行平补平泻。每周治疗3次，4周为1个疗程。

临床疗效　本组共30例，临床痊愈2例，显效20例，有效7例，无效1例，总有效率96.7%。

资料来源　戴明，方晓燕，吴燚雯，等.上海针灸杂志，2018，37（6）：599-604.

按语　本方采用的腹三针为任脉之中脘和胃经之天枢（双侧），两条经脉均循行经过胃，与胃关系密切，体现了"经脉所过，主治所及"和"腧穴所在，主治所在"的取穴原则。中脘为八会穴之腑会、胃之募穴；天枢为大肠之募穴。本病病位在胃，腑会与六腑之一的胃有极其重要的关联，"六腑之病，选腑会中脘"；募穴是脏腑之气结聚胸腹部的腧穴，《素问》亦有腑病取募穴的相关论述。尼平消化不良指数（NDI）是国际公认的评价FD的金指标，本方发现腹三针能有效调节NDI，改善FD患者的生活质量，且在中医症状量化和综合疗效评价方面均体现其干预FD的有效性，具有良好的临床实用价值。

第五方

处方　①针刺：中脘、天枢、章门、关元、足三里、三阴交。②麦粒灸：胃俞、脾俞、关元、足三里。

刺灸方法 针刺治疗后给予麦粒灸。①针刺：患者取仰卧位，针刺腧穴部位常规消毒，采用0.38mm×40mm毫针针刺中脘穴，使胃部有重胀抽动感，以针感向下传导为佳；关元穴用补法，针感放射脐上，以局部有重胀感为佳；针刺天枢，令针感向下传导；针刺足三里、章门、三阴交，以局部有酸胀感为佳，平补平泻。留针30分钟，每天1次，连续针刺5天，休息2天，共针刺20次。②麦粒灸：将艾绒做成麦粒（直径约0.5cm，高约0.5cm）大小的艾炷，将跌打万花油涂到上述穴位上，点燃艾炷。待患者感到灼痛时用镊子将艾炷取下，每穴5壮，每天1次，连续灸5天，休息2天，共治疗20次。

临床疗效 本组共40例，痊愈10例，显效25例，有效5例，无效0例，总有效率100%。

资料来源 邹柳祥. 中国民间疗法，2018，26（7）：14-16.

按语 本方在针刺的基础上结合了麦粒灸，麦粒灸通过刺激穴位，激发了经气，调动了经脉的功能，使之更好地发挥行气血、和阴阳的整体作用，更适于脾胃虚弱型、气滞型患者。

八、溃疡性结肠炎

溃疡性结肠炎又称慢性非特异性溃疡性结肠炎，是一种病因不明的直肠和结肠慢性炎性疾病。多见于青壮年，主要临床表现是腹泻，黏液脓血便，腹痛和里急后重。病情轻重不等，多反复发作。

第一方

处方 脾俞、足三里。

刺灸方法 ①用6号针头吸取维生素B_{12}注射液2mL，在足三里穴做常规消毒后快速刺入，进针深度1~1.5cm，针尖微向上方，用雀啄术候气（针在穴位内轻微地有节律地捣动），待患者获得针感后，回抽无血，快速推注1mL（每侧），迅速出针，针眼处以75%酒精棉球按压片刻。②取不锈钢毫针2枚（25mm），患者取俯卧位，局部常规消毒后快速刺入脾俞穴，针尖向下斜刺，得气后行捻转补法，留针30分钟，每隔10分钟行轻刺激1次。每日针刺与穴位注射1次，7次为1个疗程。如症状无好转，间隔3天重复施治。

临床疗效 本组共7例，痊愈4例，进步3例。

典型病例 安某，男，56岁。患慢性结肠炎8年未愈，大便溏薄时有黏冻，痛则即泻，日行5~6次。专科确诊为慢性结肠炎，经中西药治疗效不显。症见形瘦，神疲，纳呆，无力，唇萎黄不泽，苔白腻，脉濡无力，经上法治疗3次，大便次数减少至日行2次，且成形而黏液减少，治疗7天诸症消失。治疗期间停用其他药物。痊愈3个月后经专科检查肠黏膜溃疡愈合，随访1年未复发。

资料来源　施永兴. 中国农村医学，1986，（3）：23.

按语　本病属中医学"久泻""久痢"范畴，《景岳全书》曰："泄泻之本，无不由于脾胃。"脾俞穴系脾的背俞穴，为脾气转输之所、气血生化之源。针刺该穴，使用补法，可起到健脾益气、助运化、除水湿的作用；同时又可壮脾阳得以制水，使大便由稀转干。针刺足阳明胃经合穴足三里，有补益脾胃、调和气血、疏通经络、和胃止痛的功效，能疏通阳明胃经，通调胃腑之气并鼓舞中气，使气机得通，清浊相分，升降功能得以恢复。临床上素有"实则阳明（胃），虚则太阴（脾）"的说法。针刺脾俞穴加足三里穴位注射药物，可调补中土之气，从而调整和增强胃肠脾脏之气，使运化传导功能恢复正常。

第二方

处方　脾俞、大肠俞、足三里、上巨虚。

刺灸方法　取胎盘组织液2mL，亮菌甲素注射液0.2g，黄芪注射液4mL，维生素B_{12} 100ug（妇女来月经时停治，有肺结核史者不用胎盘组织液）。穴位常规消毒后进针，当针进入一定深度后，采用轻微提插，以使患者产生酸、麻、重、胀等针感后再注入药液，每穴注入1mL，隔日1次，10次为1个疗程。每个疗程间休息2-3天。

临床疗效　本组共43例，治愈29例，显效8例，好转5例，无效1例。总有效率97.2%.

典型病例　胡某，男，41岁。腹泻、腹痛、黏液脓血便10年。检查；患者体瘦面黄，四肢不温，体倦乏力，舌淡苔白，脉细弱。红细胞4.1×10^{12}/L，血红蛋白120g/L，白细胞9×10^9/L，凝血酶原时间15秒（奎克氏一期法）。粪检：红细胞（++++），白细胞（++）。乙状结肠镜检查：距肛门10~25cm以内范围可见黏膜弥漫性充血、水肿，16cm处有3个浅表小溃疡，并附有黏液脓性渗出物。诊断：慢性溃疡性结肠炎。用上述方法，经2个疗程治疗，患者消瘦、乏力、纳差症状明显改善，每日大便1次，大便成形。经3个疗程治疗，复查乙状结肠镜示溃疡消失，肠黏膜恢复正常，余症消失。半年追访，未见复发。

资料来源　朱跃平. 上海针灸杂志，1990，（2）：15.

按语　慢性结肠炎是一种非特异性的炎性肠病。西医学一般认为，本病主要与自身免疫和遗传因素有关。穴位注射起到针刺和药物的双重作用，以提高人体免疫功能及抗炎、抗菌作用，效果显著。足三里、上巨虚分别是足阳明胃经的合穴及手阳明大肠经的下合穴。根据"合治内腑"，两穴可通调胃腑之气，气调则湿化滞行。脾俞以补中益气，大肠俞可疏利肠道积滞，调理肠道功能。

第三方

处方 百会、神阙、中脘、气海、足三里。

刺灸方法 取50mm银针针刺百会穴，向前斜刺1.5寸，捻转得气后留针，然后将1cm长艾卷插入针尾点燃，燃尽为止。其他各穴均用艾卷灸10~15分钟，以患者自觉腹内有温暖感为度。每天1次，7次为1个疗程。

临床疗效 本组共52例，治愈40例，有效8例，无效4例。

典型病例 陈某，男，23岁，反复腹痛、腹泻，解泡沫状黏液便4年，每天2~3次，伴神疲，耳鸣，纳呆，近半年来症状加重，经中西药治疗，效果不显。体检：全腹软，无压痛，肠鸣音活跃。舌淡苔薄白，脉沉弱。实验室检查：大便常规及大便培养均阴性。纤维结肠镜检查：乙状结肠、直肠充血、水肿。用上述方法治疗5次，纳增，腹痛腹泻减轻，3疗程后，大便成形，每日1~2次，伴随症状消失。纤维结肠镜复查：乙状结肠、直肠黏膜正常。随访1年未复发。

资料来源 周鹏临证治验。

按语 慢性溃疡性结肠炎，病久多见于脾肾阳虚。取百会穴，有"病在下，上取之"之意。百会属督脉，是阳经会合穴，具有壮阳提气之功效，用温针能增助阳收敛之功，配灸神阙，以温经散寒止痛。中脘、气海、足三里，此乃灸补脾胃之主穴，三穴合用，共奏温养脾胃，调和气血之效。

第四方

处方 天枢、大肠俞、上巨虚。

刺灸方法 穴区常规消毒，用一次性埋线针，将可吸收性外科缝线埋入穴位内，天枢穴斜向神阙穴平刺进针埋线，余穴直刺进针，有酸胀感后埋线。每隔15~30天可重复埋线1次，一般埋线3次。

临床疗效 本组共73例，痊愈42例，显效15例，有效15例，无效1例。

典型病例 靳某，女，42岁。反复腹痛、腹泻，黏液脓血便8年，再发加重2月，每日3~4次，伴纳呆、里急后重。舌质暗，苔黄腻，脉滑数。纤维结肠镜检查，诊断为溃疡性结肠炎。大便常规：红细胞（++），白细胞少许，脓球（++），黏液（++）。埋线治疗1次后，症状均缓解，3疗程后，诸症消失。纤维结肠镜复查：乙状结肠黏膜正常，大便常规正常。随访2年未复发。

资料来源 马晓明临证治验。

按语 大肠之募穴天枢、背俞穴大肠俞、下合穴上巨虚，三穴合用，既可扶正补虚，又可祛邪消滞，具有疏调肠腑气血、止泻止痛之功。三穴埋线，不仅能治愈或改善患者临床症状，并能改善微循环，调节免疫功能，使肠黏膜病变得以消失。穴位埋线法治疗本病，不仅见效快，而且疗效持久，不易复发。

第五方

处方　天枢、足三里、三阴交、公孙、大肠俞、脾俞、胃俞、中脘、神阙、气海。

刺灸方法　先针刺双侧中脘、天枢、足三里、三阴交、公孙、气海，平补平泻，留针15分钟，然后用JJY-1型经穴灸疗仪照射神阙、天枢、大肠俞、胃俞、脾俞等，在选好的腧穴上涂一些艾油，然后将灸头对准穴位并固定好，打开机器开关，灸头发亮，温度逐渐上升至患者感到温热为宜，并根据患者对温热的感受程度，选择照射时间，一般每穴照射15~30分钟。每日治疗1次。12次为1个疗程。

临床疗效　本组共82例，痊愈62例，好转20例。

典型病例　姜某，女，51岁。腹泻10年，便泻多黏液，无脓血，腹痛以左下腹为甚，且拒按。曾做直肠镜检查，诊断为"溃疡性结肠炎"，经治疗后无效。诊见其体略消瘦，左下腹轻微压痛，未触及包块，舌质暗，苔薄白，脉弦细。此为久泻不止，正虚邪恋，肠道气机不畅。治当健脾理气，扶正祛邪，止泻。用上法治疗6次后腹痛泄泻大减，便次减为日3~4次，又继治半月余，诸症均除，大便正常。纤维结肠镜检查正常，随访半年，未见复发。

资料来源　聂汉云. 辽宁中医杂志，1988，（8）：28.

按语　中医学认为，本病为脾、胃、大肠三脏腑受损所致，故取脾俞、胃俞、大肠俞以补之。同时取脏腑有关经穴脾经的三阴交、公孙为理气止泻之特效穴；胃之下合穴足三里与大肠之募穴天枢共用，可调整胃肠运化、传导功能。另外，任脉为阴脉之海，走腹部，主胃肠消化，故取任脉之中脘、神阙、气海穴，既能散寒止痛，又能益气止泻，为治疗本病之常用穴。

第六方

处方　取穴：双侧腹哀、关元、天枢、阴陵泉；左下腹部压痛点、条索状反应物。

刺灸方法　操作：患者取仰卧位，用0.25mm×0.2mm一次性揿针，以碘酊消毒局部皮肤后进针，留针24小时，每天按压2~3次，24小时后更换新的揿针，治疗10次为1个疗程。

临床疗效　本组共52例，痊愈29例，有效20例，无效3例，总有效率94.23%。

资料来源　纪岳军. 光明中医，2018，33（21）：3200-3202.

按语　揿针作为中医针灸治疗的一种特色方法，相比毫针与中药饮片煎剂，具有痛苦小、安全、使用方便、患者接受程度高、留针久等优点。因为痛苦小，避免了部分患者对毫针的恐惧感，也避免了每天服药的麻烦，患者乐于接受。本次临床观察表明揿针在治疗溃疡性结肠炎的疗效显著，左下腹部压痛点、条索状反应物作为一处新的取穴点或许对本病的治疗有重要意义。

第七方

处方 取穴：中脘、天枢、气海、足三里、三阴交。

刺灸方法 穴位消毒、进针，得气后即行温通针法，左手加重力量，右手拇指向前连续捻按9次，针下沉紧后，针尖拉着感应的部位连续重插轻提9次，拇指再向前连续捻按9次，针尖顶着有感应的部位推弩守气，使针下继续沉紧，此时医者押手可明显感觉到经气冲动。每穴操作60秒，留针30分钟，每15分钟行针1次，然后慢慢将针拔去，按压针孔。每天治疗1次，连续治疗4周。

临床疗效 本组共35例，痊愈8例，显效12例，有效11例，无效4例，总有效率88.5%。

资料来源 张亮，王玮，邱连利. 西部中医药，2017，30（12）：100-102.

按语 中脘、天枢、气海、足三里是郑魁山教授家传经验配穴方——补中益气方的选穴，使用温通手法，通过针刺手法使腹部、会阴部及下肢部有温热感，从而达到暖脾温中、益气涩肠的功效。交，交会也。三阴交穴名意指足部的三条阴经中气血在本穴交会。本穴隶属脾经，又交会肝经和肾经，三条阴经气血交会于此，故名三阴交穴。因此具有健脾益血、调补肝肾的作用。三阴交与中脘、天枢、气海、足三里配伍，从而能达到温补脾肾、调整阴阳、补益气血、固肠止痢的目的。

九、慢性疲劳综合征

慢性疲劳综合征（Chronic Fatigue Syndrome，CFS）是亚健康状态的一种特殊表现，是指以病因不明，持续半年以上的慢性、反复发作性极度疲劳为主要特征的综合征，可伴有头晕、头痛、咽喉痛、失眠、健忘、低热、肌肉关节疼痛和多种神经精神症状，基本特征为休息后不能缓解，体检和常规实验室检查一般无异常发现。本病多发于20~50岁，目前逐渐成为当今社会人群及临床医生高度关注和重视的健康问题。

第一方

处方 取八会穴（章门、中脘、膻中、膈俞、阳陵泉、太渊、大杼、悬钟）。

刺灸方法 患者取仰卧位。取中脘、膻中、阳陵泉、太渊、悬钟，选25~40mm长毫针，常规消毒后进针，中脘穴直刺13~25mm，膻中穴针尖向下平刺8~13mm，捻转后使针感扩散至脘腹部，阳陵泉穴直刺25~40mm，太渊穴于桡动脉桡侧直刺5~8mm，悬钟穴直刺13~20mm。诸穴行平补平泻手法，得气后留针30分钟，每10分钟行针1次，留针期间中脘穴行艾条温和灸。再俯卧位，取章门、大杼、膈俞穴。针章门穴时以左手拇指固定在第11肋缘下，右手持针在第11肋端上约0.1cm进针，针尖与皮肤呈45°角向下斜刺13~20mm达11肋端肋骨面，使局部有酸胀感；大杼、膈俞穴针尖平行脊柱与皮肤呈45°角向下斜刺13~20mm，手法同前，留针30分钟，留针期间大杼、膈俞穴行艾条温和灸。每天1次，10次为1个疗程，间隔3日再行下1个疗程，共治疗3个疗程。

临床疗效 本组共60例，痊愈5例，占8.3%；显效16例，占26.7%；有效30例，占50.0%；无效9例，占15.0%；总有效率85.0%。

资料来源 王晖，王玲. 实用中医药杂志，2009，25（7）：482.

按语 八会穴属特定穴，为人体气、血、筋、骨、髓、脉、脏、腑之精气聚会处的八个腧穴。即脏会章门、腑会中脘、气会膻中、血会膈俞、筋会阳陵泉、脉会太渊、骨会大杼、髓会绝骨。八会穴能治疗相对应的脏腑和组织的疾病，对治疗慢性疲劳综合征亦是具有良好的效果。

第二方

处方 五脏背俞穴均取双侧。

刺灸方法 五脏背俞穴作为进针点，除了肾俞直刺15~30mm外，其余穴位均向脊柱方向斜刺15~30mm，采用平补平泻法，每穴行针10秒；每周治疗2次，每次留针20分钟，共治疗8次。

临床疗效 本组共30例，有效26例，无效4例，总有效率86.67%。

资料来源 陈三三. 北京中医药大学，2018.（学位论文，知网收集）

按语 针刺五脏背俞穴能显著改善患者的躯体疲劳及脑力疲劳，同时改善其心理状态，对CFS有显著的治疗效果，是一种相对安全且有效的治疗方法，值得临床推广。

第三方

处方 百会、太渊（双）、中脘、气海、足三里（双）、三阴交（双）。

刺灸方法 采用补中益气法针刺治疗。具体操作：患者取仰卧位，局部皮肤常规消毒，选用0.25mm×25mm或0.3mm×40mm一次性针灸针进行针刺，针刺深度以穴位肌肉厚薄程度而定，百会向后平刺13~20mm；太渊避开桡动脉直刺8~13mm；中脘、气海、足三里、三阴交直刺20~30mm。进针得气后，百会、三阴交行捻转平补平泻，太渊行震颤补法，中脘、气海、足三里行小幅度提插捻转补法，留针20分钟。每周治疗3次，共治疗4周。

临床疗效 本组共29例，经上述方法治疗4周后治疗组躯体疼痛（BP）、生理职能（RP）、生理功能（PF）、精力（VT）、社会功能（SF）评分均较治疗前明显提高。

资料来源　赵杰，刘晓静，杨怡，等. 江苏中医药，2020（1）：68-70.

按语　针刺选取百会、太渊、中脘、气海、足三里、三阴交穴。其中腑会中脘，胃之募穴，可调理中焦，补益中气，以助生化之源；肓之原穴气海，培补元气，益肾固精；肺之原穴太渊，脉之大会，行震颤手法可疏畅经脉、通调血脉、补肺益气；足三里为补虚要穴，可治疗诸虚劳损，与三阴交合用可补益后天、健脾理胃；百会能安神定志、升阳益气，与足三里合用具有补中益气、调畅气机的功效。后三穴合用可使脾气散精，疏布于周身。六穴合用可兼顾肺、脾、肾三脏之虚，达到补中气、通血脉、抗疲劳之效。

第四方

处方　根据脏腑气机升降理论以及督升任降的经络循环指导选穴：百会、膻中、中脘、下脘、气海、关元、尺泽（双）、太冲（左）、足临泣（右）、太白（左）、足三里（右）。

刺灸方法　患者取仰卧位，各穴位皮肤常规消毒，选用一次性针灸针，规格为0.22mm×40mm号毫针，针灸时针至有酸麻胀痛的得气感，行平补平泻手法。患者隔日针1次，每周针3次（周末休息），每次留针30分钟，治疗5周，共15次。

临床疗效　本组共30例，治愈3例，显效15例，有效9例，无效3例，总有效率为90.0%。

资料来源　罗美婷，聂斌，陈璐，等. 现代中西医结合杂志，2019. 28（30）：3385-3387.

按语　气机升降针刺法能综合调理人体内各脏腑，加强人体内气机运转的动力，令五脏六腑得以循常道运行，令人体阴阳气血重新达到平衡状态，对于缓解慢性疲劳综合征的症状有显著效果。

第五方

处方　电芒针透刺取穴：心俞和肝俞，心俞向肝俞透刺，肝俞向肾俞透刺。毫针针刺取穴：百会、四神聪、太阳、神门、气海、足三里、三阴交、内关。

刺灸方法　芒针选取型号为0.4mm×125mm的针灸针，毫针选取型号为0.3mm×40mm的针灸针；选G6805电针仪。操作方法：患者取俯卧位，运用夹持进针法，消毒局部皮肤，用辅助手提起皮肤，持针手用消毒棉球夹住针尖上10mm处，以15°迅速穿过心俞穴，辅助手夹持消毒棉球，进针手持针柄，缓慢捻转，进针方向为肝俞穴，刺入直到手柄，然后施以扭法，使之得气。肝俞穴同此方法进针，向肾俞穴方向进针直至针柄，也行提插捻转得气，在得气的基础上，同侧心俞穴及肝俞穴的芒针连接一组电针，心俞穴接正极，肝俞穴接负极，运用疏密波，其强度为耐受为度，电针30分钟。之后患者仰卧，经常规穴位消毒，采用单手快速进针法进针，行提插捻转法使之得气，得气后留针30分钟。疗程：1周针灸6次，1周为1个疗程，共治疗3个疗程。

临床疗效 本组共30例，治愈18例，显效6例，有效5例，无效1例，总有效率为96.7%。

资料来源 郭文海，李兆贤，金泽，等. 针灸临床杂志，2019，35（1）：41-44.

按语 笔者认为运用芒针透刺背俞穴虽只选择心俞、肝俞两穴，但在针刺路径上，会经过膈俞、胆俞、脾俞、胃俞、三焦俞及肾俞，所以看似两个穴位，实际上是18个穴位，通过透刺治疗达到养心安神、疏肝理气、补肾扶阳的作用。心俞、肝俞两穴配伍能起到调养心气、疏调肝气的作用，达到更好的疗效。背俞穴应用毫针针刺时危险比较大，而芒针针刺背俞皆为平刺，可避免气胸的风险。因此芒针治疗有针刺穴位少、应用简便、安全性高的特点，值得临床推广。

第六方

处方 取穴：百会、腹一区（即情感一区，由3个穴位组成，剑突下0.5寸及其左右各旁开1寸的2个穴位）、腹八区（即情感二区，在脐的上下左右各0.5寸，共4个穴位）、太冲、膻中、中脘、章门。

刺灸方法 患者取仰卧位，各穴位常规消毒后，右手持针，在上述穴位上进行针刺。针刺百会，针体与皮肤呈15°角沿头皮快速进针，待针体进入帽状腱膜下层后，反复快速捻转稍加提插，由徐到疾，捻转频率大于200次/分，如此手法行针3~5分钟，以得气为度；其他穴毫针常规刺，平补平泻手法。行针得气后，腹一区左右两穴为一组，腹八区左右两穴为一组接上电针治疗仪，波形为连续波，强度以患者舒适为度，每次通电30分钟。治疗频率：每周治疗6天，一周为1个疗程，共治疗4个疗程。

临床疗效 本组共30例，显效11例，有效15例，无效4例，总有效率为86.7%。

资料来源 石天宇. 黑龙江中医药大学，2019.（学位论文，知网收集）

按语 孙氏腹针理论即通过刺激腹部特定穴区，影响腹脑功能，调节某些脑肠肽的分泌、释放和分布，来治疗全身疾病。同时，脏腑募穴也大多集中于腹部，任脉、足阳明经、足三阴经皆经过腹部，足少阳经循行腹侧，故在腹部取穴不仅可调阴，还可调阳，同时配合电针能更好地激发人体阳气，对于治疗CFS具有良好的效果。

十、慢性前列腺炎

慢性前列腺炎是男性泌尿生殖系统最常见的疾病。以会阴部、睾丸、下腹等部位胀痛不适，排尿不畅，尿后余沥不尽，时常滴出白色黏液为主要临床表现。

第一方

处方　关元、肾俞、上髎、会阳。

刺灸方法　局部常规皮肤消毒，关元穴用28号50mm针直刺1~1.5寸，患者有酸胀感并向下腹部放射时强刺激3~5下取针，肾俞穴、上髎穴用28号50mm针直刺1~1.5寸，有针感时留针20分钟，每5分钟捻转行针1次。会阳穴用28号75mm针直刺2~2.5寸，有麻胀感并向会阴部放射时留针20分钟，每5分钟捻转行针1次。每日针治1次，10次为1个疗程。

临床疗效　本组共53例，治愈25例，好转22例，无效6例。

典型病例　赵某，男，26岁，工人，未婚。近1年来会阴部胀痛不适，腰骶部困痛，常有尿不净的感觉，并发现溲后尿道口有白色分泌物滴出。查体：前列腺稍大，轻度压痛。前列腺液检查：白细胞20个，卵磷脂小体50%。诊断：慢性前列腺炎（非细菌性）。给予针刺治疗。治疗10次后，自觉腰骶部困痛明显减轻，会阴部胀痛及尿不净减轻。前列腺液检查：白细胞15个，卵磷脂小体60%。又治疗30次后，自觉症状消失，前列腺指检正常。前列腺液检查：白细胞6个，卵磷脂小体75%。治愈。

资料来源　吴静君. 中国针灸，1992，（3）：15.

> **按语**　关元为任脉之穴，针此穴不留针行强刺激，主治小便小利；肾俞、上髎、会阳属足太阳膀胱经，针刺可通经活络，调补肾气，并且针刺会阳穴可以刺激盆腔神经的前列腺丛，提高神经的兴奋性，增强神经的调节功能，使局部血运加快，减轻水肿，促进炎症吸收，达到消炎之目的。

第二方

处方　会阴。

刺灸方法　取5%当归液4mL，2%普鲁卡因2mL吸入针管。患者取屈膝屈髋之左侧卧位，术者左手示指戴指套插入肛门作引导，右手持7号长针头，在前后阴之间任脉会阴穴处进针，入穴1~1.5寸许，提插捻转针体以助得气，此处注入药液3mL。然后再进针1~1.5寸许（勿刺入直肠）至针下沉滞有阻力，表明已穿透前列腺被膜，刺入腺体，此处注药3mL。一般每周治疗1~2次，5次为1个疗程。

临床疗效　本组共124例，治愈68例，好转40例，无效16例。

典型病例 冉某，男，31岁。主诉：腰骶及会阴部不适，睾丸坠痛，周身乏力6年；性功能减弱2年。5年前被诊断为慢性前列腺炎。曾多处就医服用过中西药物及理疗，均无明显效果。指诊：前列腺稍大，中等硬度，压痛（++）；按摩前列腺液排出较少。前列腺液检查：白细胞（++），卵磷脂小体50%。诊为慢性前列腺炎。行穴位注射10次后症状消失，指诊腺体基本正常，压痛消失，前列腺按摩液体易排出。前列腺液检查：白细胞0~4/Hp，卵磷脂小体正常。半年后随访无复发，且性功能恢复正常。

资料来源 魏一鸣，魏德发. 中国针灸，1992，（6）：5-6.

按语 慢性前列腺炎的主要病理改变是前列腺腺泡、腺管及间质炎性反应，久之，腺管阻塞，腺体纤维化和炎性腺液潴留。会阴穴属任脉，是任、督、冲三脉的体表循行起点，三脉皆相会此处，刺之可振奋经气。当归是活血祛瘀主药，既能补血又能活血，且兼行气止痛之功。穴位注射能发挥针刺及药物的双重作用，因而既能改善血液循环，促进炎症病处的消退，促进增生的软化和吸收；又能排除阻塞，使炎性腺液得以排出。

第三方

处方 神阙。

刺灸方法 以王不留行籽、石菖蒲、青黛、艾叶、金钱草、茜草、蒲公英、煅龙骨、牡蛎等研末过100目筛。每次以3~5g药末以酒醋各半混合液并加二甲基砜2mL调成稀糊状，静置30分钟，将脐局部以温水洗净，轻轻摩擦脐及脐周围使局部微红且有热感，酒精局部消毒。然后以干净纱布包裹药糊覆于脐眼上，牛皮纸覆盖，胶布固定即可。夜用昼取，每天1次，每7天为1个疗程。

临床疗效 本组共182例，痊愈103例，显效48例，进步26例，无效5例。

资料来源 程可佳. 中国针灸，1992，（5）：5.

按语 脐名神阙，又名气舍、维会。其位任脉，任脉属阴脉之海，行于胸腹正中，上抵颏部，诸经脉均来交会，和督脉相表里，共理人身诸经百脉。所以，神阙和诸经百脉相通，交通于五脏六腑，四肢百骸。现代研究认为：神阙穴所在部位在胚胎发育过程中是腹壁的最后闭合处，表皮角质层最薄，屏障功能最差。且脐下无脂肪组织，皮肤筋膜和腹膜直接相连。因此，用清热利湿、活血化瘀之方药贴敷神阙穴，能使药物迅速透过脐部而弥散入血，发挥其功效而治愈本病。

第四方

处方 白环俞、次髎、前列腺穴。

刺灸方法 白环俞、次髎穴针刺得气后以1次/秒频率作180°~360°来回捻转0.5~1分钟，然后插入光纤输出端，留针15~30分钟。前列腺穴（位于肛门和会阴穴之间，距离肛门下缘1~2cm的正中线上）针刺入接近前列腺后，接通激光直照15~30分钟，隔日或每天1次，10次为1个疗程。

临床疗效　本组共60例，治愈31例，显效19例，好转9例，无效1例。

资料来源　陈超．中国针灸，1989，（5）：5.

按语　慢性前列腺炎多由气滞血瘀、湿热下注和肾亏所致，乃虚实夹杂之症。故针刺应补泻兼施，或先泻后补为主。取足太阳膀胱经穴次髎、白环俞及经验穴前列腺穴，三穴同用，共奏活血化瘀、清热利湿、益气补肾之功。

第五方

处方　次髎、中极。

刺灸方法　患者取俯卧位，取双侧次髎穴，用28号100mm毫针直刺入皮，针尖斜向前列腺体，进针深度3.0~3.6寸，得气后小幅度提插2~3次，间歇捻转，使针感达到会阴部或阴茎部，留针20分钟。再取仰卧位，取中极穴，针刺得气后小幅度提插捻转5分钟，使针感传至阴茎头部。再加艾炷温针灸2壮。每天1次，10次为1个疗程。

临床疗效　本组共305例，显效188例，好转71例，无效46例。

典型病例　郑某，男，72岁，干部。排尿不畅，滴沥不尽10年，症状加重伴小便潴留1周。平素自觉小腹胀满不适，夜尿多达10余次，量少，淋沥不尽，睡眠不安。肛门指诊前列腺体中央沟变浅，左右对称，质中等，压痛（+），表面光整。前列腺液镜检白细胞（+++），卵磷脂小体（+）。"B超"检查示前列腺增大，呈结节样改变，测径为4.7cm×4.9cm×5.4cm。经上法1次，尿通，但尿量尚少；治疗2周后，排尿通畅，夜尿1次，尿后无滴白、淋沥。前列腺液镜检高倍镜下白细胞2~3个，卵磷脂小体（+），"B超"示单纯前列腺肥大，肛门指诊显示前列腺体偏大，无压痛。

资料来源　韩崇华，乐走．中国针灸，1992，（2）：21-22.

按语　慢性前列腺炎属中医淋证范畴，以膀胱病变为主。根据辨证施治、循经取穴、以痛为输的原则，就近取用次髎、中极两穴，以疏导经络、调和气血，达到通则不痛。并深刺次髎穴，改善前列腺体局部血液循环，有利于炎症的吸收和消散，疼痛缓解。

第六方

处方　针刺取穴：秩边（双）、气海、中极、关元。天灸取穴：主穴：关元、命门。配穴：中极、肾俞、大椎。

刺灸方法　本方采用针刺结合天灸疗法。①针刺：患者取俯卧位，取双侧秩边，局部皮肤常规消毒后，采用0.38mm×125mm芒针由秩边穴向水道穴方向透刺，透刺100mm左右，务必使针感向小腹部或会阴部放射，施弹搓手法1分钟，不留针；患者取仰卧位，排空小便，局部皮肤常规消毒后，采用0.38mm×125mm芒针，气海、关元透刺中极，针刺100mm左右，针感均达到尿道，针感较强为佳，行平补平泻，留针30分钟。以上针刺每天1次，5天为1个疗程，疗程间休息1天，共治疗3个疗程。②天灸：主穴取关元、命门，配穴取中极、肾俞、大椎。药物组成：取中药白芥子，将白芥子粉碎后过80目筛，每穴用分析天平称取0.05g，加蒸馏水调至膏状。操作方法：患者取坐位，暴露所选穴位，局部常规消毒后，将3cm×3cm胶布中间剪1个直径1cm的圆孔贴在所选腧穴上，穴位露出圆孔，以每穴含白芥子粉0.05g的白芥子膏涂在穴位表面圆孔中的皮肤上，再用胶布双层固定。固定时间为每次100分钟，每7日治疗1次，3次为1个疗程，治疗1个疗程。每次治疗均在10：00~14：00之间进行。

天灸后严密观察用药反应：①天灸后多数患者局部有发红、发热、发痒感，或伴少量小水泡，此属天灸的正常反应，一般不需处理。②如果出现较大水泡，可先用消毒毫针将泡壁刺破，放出泡液，再涂甲紫药水。要注意保持局部清洁，避免摩擦，防止感染。天灸治后皮肤可暂有色素沉着，但会消退，且不会留有瘢痕，不必顾及。③治疗期间忌烟、酒、海鲜及生冷、辛辣之品等。

临床疗效　本组共40例，临床治愈20例，显效7例，有效8例，无效5例，总有效率为87.50%。

资料来源　鲍毅梅，骆芳，魏建华，等．中国针灸，2011，31（6）：571-572.

按语　慢性前列腺炎属于中医学"精浊""淋证"范畴，本病在脏多责于肝、脾、肾，湿热、瘀血久致肾亏是本病的主要病理要素。《灵枢·癫狂》云："内闭不得溲，刺足少阴、太阳与骶上以长针。"秩边为膀胱经常用穴，水道主小便不通，在芒针透刺过程中，两穴合用，气至病所，疏通经络，通调下焦。中极为膀胱募穴，调理膀胱功能，气海、关元益气固体，诸穴合用，共奏补益肝肾、疏肝理气之功，达祛湿通血瘀、补亏损的目的。《灵枢·九针十二原》云："长针，长七寸……可以取远痹。"芒针细长，而富于弹性，更取定向深透秩边穴，感应直达会阴及尿道区域，气至病所，可以清热活血，祛瘀通络。这一透刺法充分显示出针刺感传的重要意义。从秩边穴向病灶部位深刺，恰好刺激了阴部神经、骶丛神经及盆丛神经，加强神经调节功能，改善前列腺局部血液循环。而天灸是指将一些具有刺激性的药物，涂敷于穴位或患处，涂后皮肤可起泡或仅使局部充血潮红。从中医角度上讲，药物发泡对局部的刺激能促进气血运行，从而达到活血通络、消肿散结的作用。

十一、尿潴留

尿液不能通畅地排出，大量潴留在膀胱内，称为尿潴留。具有发病迅速、病势较急、膀胱区有锐利的疼痛和高度尿意、但不能排尿等特点。发病原因常为机械性梗阻和动力性梗阻。前者多由尿道、膀胱器质性病变所致；后者则由排尿功能障碍引起，为针灸治疗适应范围。

第一方

处方 神阙。

刺灸方法 取新鲜生姜切成厚约0.3cm薄片，用针刺出多个细孔，用陈年艾绒揉成直径为3cm，高约3cm的艾炷。姜片放在穴位上，把艾放在姜片上点燃，灸至有尿意即止。本方主治产后尿潴留。

临床疗效 本组25例，全部治愈。

资料来源 边琼霞. 浙江中医学院学报，1992，（5）：45.

按语 产后尿潴留多因冲任虚损，肾虚气化无力所致。取任脉之神阙，乃阴中求阳，更用隔姜灸，起益气助阳作用。阳气旺则气化有权，水道通畅，潴留自消。亦有神阙隔盐灸者，取味咸入肾意，其理与本法相同。

第二方

处方 白环俞（双）、关元。

刺灸方法 患者侧卧，穴区常规消毒，针尖稍向内斜刺双侧白环俞，使酸麻胀感传至阴部，有尿意为佳；刺关元时，视膀胱充盈程度确定进针方向和深度。如膀胱充盈较甚，超过耻骨联合上3寸，向下斜刺；否则直刺，使针感传至前阴部并产生尿意。留针30分钟，每5~10分钟行针1次。本方主治术后尿潴留。

临床疗效 本组45例，显效43例，有效1例，无效1例。

典型病例 刘某，男，40岁，工人。1986年9月1日以"高位复杂性肛瘘"入院。9月3日在骶麻下行肛瘘切开挂线术。术后4小时，诉小腹憋胀难忍，排尿困难。查体：膀胱充盈达耻骨联合上3cm。用上法针刺，起针后10分钟自行排尿，此后未复发。

资料来源 汪承领. 辽宁中医杂志，1989，（8）：34.

按语 术后尿潴留，多因术后患部疼痛而致反射性尿道括约肌痉挛。针刺白环俞、关元可调节肛门直肠部交感、副交感神经，促进膀胱平滑肌收缩，消除膀胱、尿道括约肌痉挛，使尿液自行排出。

第三方

处方 主穴：石门透中极，大巨透中极。配穴：三阴交。

刺灸方法 嘱患者喝稀粥或饮水200mL左右，过2~3小时再行针刺。按方取穴，常规消毒，针刺以酸胀感伴有尿意为好。接上 G6805 电针仪，频率 3 次/秒，中等刺激量，时间 20 分钟。一般治疗 1 次，巩固 2~3 次。本方主治顽固性尿潴留。

临床疗效 本组 23 例，痊愈 17 例，显效 4 例，好转 1 例，无效 1 例。

典型病例 王某，女，60 岁。因直肠癌于 1984 年 6 月 4 日术后发生尿闭，曾予局部按摩和药物尿胆碱等治疗未效。反复 4 次插入留置导尿管，仍不能自行排尿。自 7 月 10 日针刺 4 次，拔出尿管即能自行排尿，停针观察，排尿自如而出院。

资料来源 吴义新，吴秀英，王荣春. 中国针灸，1986，（6）：32.

按语 石门、大巨透膀胱募穴中极针刺，既能调畅膀胱气机，又可避免刺伤膀胱腑，配三阴交使脾脉畅而血津可生，肝脉畅而气机通，肾脉畅则膀胱水液得以气化，故尿潴留可愈。

第四方

处方 秩边。

刺灸方法 患者侧卧，穴位常规消毒，取 75mm 28 号毫针，垂直进针，捻转提插使针感传至少腹、会阴及小腿。留针 2~3 分钟。本方适用于术后尿潴留。

临床疗效 本组 25 例，治愈 23 例，好转 1 例，无效 1 例。

典型病例 唐某，男，42 岁，1984 年 3 月 7 日初诊。因"混合痔"于 3 月 10 日在腰俞穴麻醉下施行外剥内扎硬注术，术后诉小便困难。10 小时后小腹胀痛难忍，即用上法针刺，起针后 10 分钟小便自行解出。

资料来源 张瑞全. 针灸学报，1990，（1）：10.

按语 秩边属足太阳膀胱经，在病患局部，可以调畅膀胱经经气，使膀胱气化功能恢复正常，则尿潴留可除。

第五方

处方 照海（双）。

刺灸方法 直刺 0.3~0.5 寸，得气后用平补平泻手法，留针 30~40 分钟，留针期间每 10 分钟捻转行针 1 次，或加电针。

临床疗效 本组 30 例，全部治愈。

典型病例 何某，男，52 岁，农民。因直肠癌术后发生尿潴留 5 天。嘱其先拔除导尿管，针照海穴，加电针，留针 30 分钟，1 次即愈。

资料来源 王勇. 新中医，1992，（10）：34.

按语 《灵枢·热病》："癃，取之阴跷。"照海属肾，通于阴跷脉，能清热利湿、通利小便，故针之尿潴留可解。

第六方

处方　主穴：中极、曲骨。配穴：三阴交、地机。

刺灸方法　先以导尿管把尿液排空，拔出导尿管，再行针刺。患者取仰卧位，常规消毒后，用50mm 28号毫针，先针中极透曲骨，要求酸麻胀感传至前阴部，并有尿意。针三阴交，使针感向下传至足；针地机，使针感布满整个小腿后面。用捻转泻法，留针15~20分钟，每隔5分钟行针1次。每天1次。

临床疗效　本组80例，治愈78例，无效2例。

典型病例　焦某，女，36岁，1976年3月27日入院。用产钳助产后排尿困难10天。4月7日针刺，用上法留针20分钟，术后40分钟自行排尿。

资料来源　武保发. 中国针灸，1985，（1）：8.

按语　《铜人腧穴针灸图经》云："中极，治五淋小便赤涩……"《甲乙经》曰："小便难，转胞不得溺，曲骨主之。"故取中极透曲骨，配脾经穴位三阴交、地机以清利湿热、理气消瘀，使膀胱气化正常，尿液自然通畅。

第七方

处方　关元、中极、阴陵泉、三阴交。

刺灸方法　患者仰卧，用50mm 30号毫针，针关元、中极，呈45°角向下斜刺1~1.5寸，使针感直达会阴部；针阴陵泉、三阴交，直刺1.5~2寸，使针感沿下肢内侧传向腹股沟及会阴部。采用捻转、提插补法，留针30分钟，每10分钟行针1次。

临床疗效　本组50例，显效45例，有效5例。

典型病例　云某，女，24岁，工人。产后尿潴留5天，行留置导尿术5天，拔管后仍不能自行排尿。取上述穴位针1次后即可自行排尿，继而排尿自如。

资料来源　潘新伟，高庆纯. 内蒙古中医药，1992，（3）：41-42.

按语　关元可壮阳益气，中极能调畅膀胱气机，二者相配以增强肾与膀胱气化功能。阴陵泉、三阴交能清利湿热、行气活血，四穴相配，可使尿道通畅，尿液自然可以排出。

第八方

处方　耳穴肾、输尿管、膀胱、交感、脑、皮质下。

刺灸方法　将耳郭用75%酒精棉球消毒，将王不留行籽用胶布贴在上述耳穴上。每个耳穴每日按压3次，每次3~5分钟。

临床疗效　本组34例，痊愈26例，有效5例，无效3例。

资料来源　孔林林，刘铭景，吴永强，等. 中国针灸，1992，（5）：30-31.

按语 抗精神病药引起膀胱残余尿增多是临床常见症状，主要是因药物具有抗胆碱作用。这种作用能抑制逼尿肌收缩和括约肌松弛。上述耳穴能通过经络的传导，调整肾、膀胱的气化功能，使逼尿肌收缩、括约肌松弛，则尿液自然畅通。

第九方

处方 关元穴、气海穴、中极穴。

刺灸方法 本方采用隔姜灸疗法。操作过程中，施灸部位需均匀涂抹凡士林，将生姜切成直径约2.0cm，厚约0.5cm大小，置于选穴上，然后将艾炷置于姜片上进行施灸，艾炷燃尽后及时更换，每穴施灸2~5壮。施灸时应避免烫伤患者皮肤，以施灸穴位皮肤潮红且不起泡为度，每天1次；同时可配合听水流声诱导、心理暗示、按摩等治疗。

临床疗效 本组共40例，治愈25例，好转12例，无效3例，总有效率92.50%。

资料来源 石鹏，雷彪，柴小琴，等. 世界最新医学信息文摘，2019，19（50）：179-181.

按语 本方尤适于肛肠科术后的尿潴留。尿潴留在肛肠科术后较为多见，是术后常见的并发症之一，术后出现尿潴留可能与麻醉、术后疼痛、术后肛门填塞过紧、心理应激等因素有关。尿潴留在中医上属于"癃闭"的范畴，中医学认为，癃闭的病位在膀胱，而主要病机为膀胱气化不利。肛肠疾病术后导致肛周局部经络受损，气血运行障碍，湿邪停滞下焦，阻遏气机，导致膀胱气化失司。关元穴、气海穴、中极穴均是任脉穴位，同时中极穴为膀胱经募穴，因此任脉能够调理膀胱排尿功能。西医学认为刺激关元穴、气海穴、中极穴能够影响管控膀胱的神经，从而影响膀胱功能。隔姜灸是通过温热刺激和穴位刺激，增强局部血液循环，增强神经传导功能并使膀胱括约肌兴奋，从而改善膀胱收缩能力和排尿功能。艾炷燃烧后通过燃烧产生的远红外及近红外辐射，从而为缺失能量的病态细胞提供活化能，纠正病理状态下紊乱的能量信息代谢，调节身体的免疫功能。

第十方

处方 针刺取穴：三阴交、阴陵泉、足三里。热敏灸取穴：肺俞、关元俞、中极。

刺灸方法 本方采用针刺结合热敏灸疗法。针刺操作：穴位常规消毒后，取穴三阴交、阴陵泉、足三里，取40mm毫针与皮肤成90°角直刺，提插捻转，使患者自觉有酸、麻、胀等感觉，使针感上传到大腿，留针20~30分钟，配合电针加强针刺运动。每天1次。热敏灸操作：根据上述穴位出现热敏化的不同，分别进行回旋、雀啄、往返、温和灸四步法操作。先行回旋灸2分钟温热局部气血，继以雀啄灸2分钟加强敏化，循经往返灸2分钟激发经气，再施以温和灸发动传感、开通经络。①肺俞温和灸：患者自觉有股热感直接向下传导至腰骶部；②关元俞温和灸：患者自觉有暖流深透至下腹腔；③中极温和灸：患者自觉暖流深透下腹腔。每天治疗1次，每次20~30分钟后，传感消失，遂停灸。

临床疗效　本组共52例，治愈40例，有效9例，无效3例，总有效率为94.23%。

资料来源　郑彩云．光明中医，2019，34（13）：1946-1948.

按语　本法尤适于产后尿潴留。产后尿潴留中医又称"产后小便不通"，是指产后小便点滴而下，甚或闭塞不通，小腹胀急疼痛者，属于中医学"癃闭"范畴，是产后常见疾病之一。有研究表明通过针刺治疗产后尿潴留具有一定的疗效，主要以补益气血、调节气机为主，常在三阴交、足三里、阴陵泉等补益气血及下腹部的穴位上取穴，目的在于恢复膀胱的气化功能。热敏灸则是以腰背部和下腹部最强灸感刺激的穴位为热敏穴，以热敏灸感消失为施灸的时间，通过施灸过程中出现的传热、扩热、透热、局部不热远部热、表面不热深部热以及酸麻胀痛的感觉，循经感传，可有效改善膀胱逼尿肌功能，缓解尿道外括约肌痉挛，内外括约肌功能协同，使膀胱神经功能尽快恢复，从而逐步达到自主排尿，以达到治疗疾病的目的。

十二、尿失禁

尿失禁指膀胱充盈期膀胱内压力超过尿道内压力而造成尿液溢出病状。根据其发病机制不同分为急迫性、压力性、混合性、充盈性和完全性尿失禁等。尿失禁在中医理论中被称为"遗尿""遗溺"或"膀胱不约"等，中医认为其基本病机为肾阳不足、下焦虚寒，治宜健脾益气、温肾助阳。

第一方

处方　主穴：次髎、气海、关元、归来、三阴交、阴陵泉、太溪、足五里、阴包。配穴：肾气不固加肾俞、命门；脾肺气虚加肺俞、脾俞、足三里；下焦瘀滞加次髎。

刺灸方法　本方采用针刺结合艾灸疗法。针刺前排尿，患者取俯卧位，于次髎穴进针，直刺1.5寸，采用平补平泻法，得气后出针，按压针孔片刻然后仰卧位，针关元、气海、归来、太溪用补法，余穴平补平泻，留针30分钟。出针后于气海、关元、归来施以悬起灸法，以患者能耐受为度，每穴灸10分钟。每天治疗1次，10天1个疗程，两个疗程后观察疗效。

临床疗效　本组共23例，痊愈16例，好转6例，无效1例，有效率为95.65%。

资料来源　张忠伟．中国冶金工业医学杂志，2018，35（4）：379-380.

按语　本法尤适用于老年性尿失禁患者。中医认为尿失禁由下元不固，膀胱失约而致，治疗通常以健脾益肾，固摄升提为原则，多选取腹部及腰骶等部位治疗，通过经络的调节作用达到调整脏腑之气，调动机体功能，恢复膀胱和尿道对尿液的控制。针灸具有安全、副作用小的特点，对改善尿失禁疗效可靠。关元、气海针灸并用能大补元气，补助脾肾之阳。归来位于膀胱附近，对膀胱气化有直接调节作用。三阴交、阴陵泉具有利水行气之功，太溪补肾，次髎具通调下焦功能，阴包、足五里为治疗漏尿之经验效穴，我们在治疗中认识到针刺这两个穴能有效调节内收肌括约肌功能。肾气不固加肾俞、命门可固本补肾，脾肺气虚加肺俞、脾俞、足三里能补肺益脾，下焦瘀滞加次髎起到活血行气效果。诸穴合用对尿失禁有很好的治疗作用。尿失禁可发生于任何年龄，但以老年人更为常见。随着年龄的增长，尿失禁发病率也会相应地升高。

第二方

处方　气海、水道（双）、水沟、内关（双）、三阴交（双）。

刺灸方法　本方采用腹三针结合醒脑开窍法。患者取平卧位，穴位常规消毒后，选用0.25mm，25~75mm一次性无菌针灸针。先刺双侧内关，直刺0.5~1.0寸，采用提插捻转泻法，施手法1分钟；继刺水沟，向鼻中隔方向斜刺0.3~0.5寸，采用提插泻法，以流泪或眼湿润为度；再刺三阴交穴，沿胫骨内缘与皮肤呈45°角斜刺，进针0.5~1.0寸，采用提插补法，针感到足趾，使下肢出现不自主的运动，以患肢抽动3次为度。气海和水道穴均采用长75mm针灸针与皮肤呈15°向下斜刺2.0~2.5寸，使其产生得气感，留针30分钟。每天1次，10次为1个疗程，其间休息2天，共治疗2个疗程。

临床疗效　本组共20例，痊愈7例，显效5例，有效7例，无效1例，总有效率95.00%。

资料来源　熊嘉玮，李浩，倪娜. 上海针灸杂志，2018，37（3）：253-256.

按语　本法尤适于脑梗死后尿失禁的患者。脑梗死后尿失禁病位在脑、膀胱，与肺、脾、肝、肾的关系密切，总的病机是肾气不足，脾气亏虚，元神失控，膀胱不能约束，气化无权，开阖失常。醒脑开窍针刺法取水沟、内关、三阴交。水沟位于督脉，可以直接激活和刺激阻塞的大脑，并提高颈动脉循环，有助于改善脑循环。其皮肤和皮下组织主要有三叉神经和面神经的分支分布，针之能达到激发精神，调节脏腑之功。内关是手厥阴心包经络穴，八脉交会穴之一，可以通过改善心脏功能，提高机体供氧水平，达到静心养神之效。三阴交补三阴经，可以调节气血和安神。三穴合用共奏开窍醒神之功。腹三针为气海及双侧水道穴，针刺时均15°透刺，针尖指向前阴。气海贯穿关元、中极，气海因人体先天元气会聚处而得名，具有补肾益气的作用。关元为小肠募穴，是任脉与足三阴经交会穴，具有培补元气、补益下焦、调气回阳、壮一身之元气之功效，且可温通经络、行气活血、导赤通淋。中极为膀胱募穴，能募集膀胱经水湿，善补肾培元、通利膀胱。且中极穴下分布着髂腹下神经的分支，而髂腹下神经正是支配膀胱和直肠的神经，所以膀胱功能可以通过针刺该穴位得到改善，消除排尿障碍。水道为足阳明胃经穴，位于下焦，有传输胃经地部经水、温经散寒、理气调血、通利三焦的作用。腹三针施针在关元、中极处时几乎每次捻转都可引起逼尿肌收缩，膀胱内的压力也会随之增高，捻转停止时逼尿肌则会舒张，这时膀胱内的压力会得到缓解，同时针刺关元穴可对膀胱张力起到双向调整作用，可使膀胱松弛，膀胱内压下降。这不仅激活下位排尿中枢，同时也将神经冲动传向上排尿中枢，引起膀胱效应器和尿道的功能改变，与醒脑开窍法合用，达到控尿的目的。

第三方

处方　主穴：气海、关元、中极、足三里（双）、三阴交（双）、太溪（双）、维道（双）、涌泉。

刺灸方法　本方取针刺结合艾灸疗法。患者取仰卧位，皮肤常规消毒后，用0.35mm×40mm毫针快速刺入穴位，用平补平泻手法，双维道、气海、中极分别是连接针灸治疗仪，采用连续波，每次20分钟，刺激强度以患者耐受为宜。然后将三年陈艾（规格18mm×200mm）截成长约6cm的艾段，用大号长尾夹夹住艾段一端，竖置长尾夹于患者脚底处，点燃烧艾段另一端，将点燃端对准涌泉穴，距离以患者温热感适宜为度，每次艾灸15分钟。每天1次，6天为1个疗程，疗程间休息1天，共治疗2个疗程。

临床疗效　本组共20例，治愈6例，有效12例，无效2例，总有效率96.00%。

资料来源　林玲. 福建中医药，2017，48（3）：66+70.

按语　本法尤适用于女性压力性尿失禁。笔者所取穴位皆为历代医家治疗压力性尿失禁的常规用穴。其中气海、关元、中极位于任脉上，任主胞宫，气海为人之元气所生，主治一切气之异常，尤其是虚弱不足之症。关元为元气闭藏之处，有健脾补虚、补肾益精、调和气血等作用，是妇科疾病必选效穴。现代研究也表明针刺关元可以影响卵巢性激素分泌，治疗女性生殖内分泌紊乱造成的各种疾病。中极为膀胱募穴，位于膀胱附近，能调节膀胱功能。足三里、三阴交、太溪皆为远道取穴，足三里为胃之下合穴，能够调理脾胃，补益气血，扶正固本；三阴交为妇科疾病常用穴，能调整血清性激素；太溪为肾经原穴，是肾虚诸证的常用穴及效穴，能补肾益精。以上诸穴协同作用，补肾健脾力强，在此基础上艾灸涌泉，涌泉为肾经井穴，为肾经经气所出之地，艾灸时直接温热全身，艾条燃烧热量循肾经传递，温补肾阳，补肾益精，加强其他治疗穴的作用，使三焦气化得宜，小便可禁。

第四方

处方　耳穴取穴：肺、脾、肾、膀胱及尿道的反应区。灸法取穴：关元、中极、三阴交（双）、肾俞（双）、中俞（双）、会阳（双）。

刺灸方法　本方采用耳穴结合雷火灸法。①嘱患者准备，饮一杯温水，医者将备好的雷火灸条点燃、拿取一支镊子和一个灰盒，中途视燃灸条燃烧情况，剥落燃尽的艾灰，以免艾灰脱落烫伤患者；②患者取仰卧位，暴露腹部施术皮肤；③用已点燃的雷火灸条固定在单头灸具上，施以平补平泻手法，在距离腹部皮肤2~3cm（以患者耐受为度），左右平行"S"形走位为1次，先横向在腹部施灸60次，再两分段横向灸各30次，以皮肤潮红温热为度；④采用回旋灸法在距离腹部皮肤2~3cm（以患者耐受为度），灸以下穴位：关元、中极、三阴交（双）。每旋转9次为1壮，每壮雷火灸完成的间隙用手压一下皮肤，每穴各灸9壮；⑤患者取俯卧位，在距离患者腰骶部皮肤2~3cm（以患者耐受为度），左右平行"S"形先横向灸腰骶部60次，再两分段横向灸各30次，以皮肤潮红温热为度；⑥用回旋灸法灸肾俞（双）、中俞（双）、会阳穴（双），高度在距离皮肤2~3cm（以患者耐受为度），每旋转9次为1壮，每壮雷火灸完成的间隙用手压一下皮肤，每穴各灸9壮；⑦雷火灸施灸结束后进行耳穴压豆治疗，在此嘱患者取卧位或坐位；⑧医者将患者耳部用75%酒精棉签消毒，选取耳穴为肺、脾、肾、膀胱、尿道的相应反应区穴位，左手固定耳郭，右手持血管钳将粘有王不留行籽的耳穴贴（0.8cm×0.8cm）贴于上述耳穴，用示指、拇指于耳前后捻压，手法由轻及重，按压每个穴位2分钟，使产生酸、胀、痛、热的感觉，每天按压3~4次。共治疗4个周期，1周期为7天，每天1次；

临床疗效　本组共36例，痊愈14例，有效17例，无效5例，总有效率为86.11%。

资料来源　王维正. 长春中医药大学，2019.（学位论文，知网收集）

按语　本法尤适用于肾气不固型压力性尿失禁。耳穴可治疗全身类疾病，因其简便快捷，几乎无痛苦，临床在内、外、妇、儿骨伤等科室均可展开。雷火灸又称赵氏雷火灸，为艾绒添加其他药材混合而成的艾条，添加的药材主要有沉香、乳香、干姜、穿山甲、茵陈、羌活、木香等。在加强了常规艾灸作用的基础上，更有效地调和气血、温经通络，并且还具有止痛消肿、扶正、消炎的疗效，作用于局部皮肤直达病所，热感更强、更深透。所以因气的固摄不足、肾阳的虚衰等引起的肾气不固型压力性尿失禁，通过悬灸手法灸局部病所和相关腧穴，以更强劲的热感和渗透药效改善局部血运，从而达到治疗目的。

十三、恶性肿瘤化疗后副反应

按发生的时间快慢，抗肿瘤药物的副反应可分为立即反应、近期反应与远期反应。立即反应有局部刺激、恶心、呕吐、发热、过敏等，近期反应有骨髓抑制、脱发、口腔炎、腹泻、脏器功能损伤等，远期反应有诱发肿瘤、免疫功能抑制、不孕症等。其中恶心和呕吐是化疗药物引起的最常见的早期毒性反应。

处方 中脘、天枢。

刺灸方法 予15~20mm厚度新鲜姜片铺垫于艾灸盒下，艾炷为三炷，艾灸至局部皮肤红润即可，每日两次，一次30分钟，从化疗第一天至化疗结束。

临床疗效 本组共36例，显效13例，有效18例，无效5例，总有效率达86%。

资料来源 张俊涛.中西医结合心血管病电子杂志，2018，6（26）：140.

按语 中医认为，脾胃为后天之本，主运化水谷精微，布散津液。化疗药物影响脾胃运化功能，导致脾胃气机失调、上逆，引起恶心、呕吐，治疗上应予以益气健脾、降逆和胃，艾叶具有温经散寒之功，配合生姜温胃止呕，有效改善脾胃失和之证。本研究表明，隔姜灸中脘、天枢穴位可通过刺激腧穴达到调节胃肠功能的效果，能够明显改善化疗后恶心、呕吐等消化道不良反应。

第二方

处方 足三里、三阴交、绝骨、血海、大椎、脾俞。

刺灸方法 对升白细胞有效的穴位中，任意选择3~4个穴位进行艾灸，每天1次，每次灸20分钟，至皮肤发红、发烫为宜，避免烫伤。

临床疗效 本组共30例，治愈19例，有效10例，无效1例，总有效率达96.7%。

资料来源 张黎丹，杨红.中医临床研究，2018，10（15）：117-119.

按语 白细胞减少症属中医学"虚劳""内伤发热"等范畴。选择足三里、三阴交、血海、大椎、脾俞等穴，不仅能调节脏腑功能，且能有效地促进白细胞恢复正常，保障患者放化疗及其他中医抗肿瘤治疗顺利进行，且温热艾灸刺激还可促进神经–体液调节，改善微循环，增强新陈代谢，促进白细胞等生成，同时解决患者倦怠乏力、失眠等症状，良好地改善患者生活质量。

第三方

处方 足三里。

刺灸方法 给予双侧足三里穴位注射胎盘多肽注射液，每穴2mL，每天1次，连续注射14天。

临床疗效 本组共48例，显效29例，有效16例，无效3例，总有效率达93.7%。

资料来源 李文建，张丹.广西医学，2018，40（3）：340-342.

按语　胎盘多肽是一种小分子多肽，源自健康产妇的胎盘，具有多种活性功能。胎盘，中药名为紫河车，具有"补虚扶正、养血填精、补肾健脾"的功效。《本草经疏》认为：人胞，补阴阳两虚，反本还元。《本经逢原》记载：紫河车，禀受精血结孕之余液，峻补营血。现代研究认为，胎盘多肽能增强T细胞功能，促进细胞免疫应答，提高机体免疫能力和抗癌能力。胎盘多肽还能促进骨髓造血细胞增殖、分化，提高造血细胞生存能力和生物活性，有效地缓解化疗后产生的血液毒性。因此，无论是恶性肿瘤的辅助治疗，还是化疗药物引起的白细胞减少症的治疗，胎盘多肽均具有重要的临床应用价值。

足三里，具"扶正培元、调理脾胃"之功，有"三里养后天气血"之说，被历代医家尊为强壮补益要穴。《针灸大成》记载：足三里主真气不足，能强壮补益，益气养血。现代研究认为，刺激足三里穴，能促进骨髓造血功能，同时能增强机体免疫功能，在提高外周血白细胞计数的同时，不影响白细胞的吞噬功能，对机体的神经、体液、免疫系统起综合调节作用。

穴位注射在经络学说的指导下，通过穴位小剂量给药，将药物、腧穴、经络有机结合起来，具有用药量小、操作简单、起效迅速、疗效好、不良反应少等优势。研究发现，穴位注射综合了穴位刺激与药物作用的两大优势，使整体疗效高于肌肉或皮下注射，甚至可以在短时间内产生与静脉用药等同或更强的药效，兼具"高效性"与"速效性"。研究显示，当药物的治疗作用与穴位的主治作用相一致时，可以使药物药理作用呈几何数量级增加，产生很好的"药穴"疗效。还有研究显示，胎盘多肽足三里穴位注射具有升高白细胞、提高免疫功能的作用。

第三章　神经精神科疾病

一、周围性面神经麻痹

周围性面神经麻痹，多为面神经炎引起，是以患侧面部肌肉运动障碍，眼睑不能闭合，口角被拉向健侧为主症的一种疾患。

第一方

处方　攒竹透睛明、阳白透鱼腰、迎香透四白、地仓透颊车（均患侧），合谷透劳宫（健侧）。

刺灸方法　腧穴常规消毒后，持针分别从攒竹、阳白、迎香、地仓、合谷等穴，按各穴所需角度向睛明、鱼腰、四白、颊车、劳宫穴透刺。针刺得气后，施以中等强度捻转泻法。留针15~30分钟，每天1次，7次为1个疗程。

临床疗效　本组共52例，治愈45例，显效5例，有效2例。总有效率为100%。

典型病例　王某，女，24岁，干部。1987年11月12日晨起自觉右侧面部麻木不适，口角漏水，食停颊部，随即来我院针灸科门诊就诊。查体：右侧眼睑不能闭合，右侧额纹消失，右眼迎风流泪，鼻唇沟变浅，鼓腮漏气，不能吹哨，口角向左歪斜。诊断：右侧周围性面神经麻痹。治则：祛风散邪，调经活血。治疗：用上述方法治疗14次，获痊愈。

资料来源　吴汉兰. 针灸学报，1990（3）：55.

按语　患侧透穴法能够扩大针刺范围，提高神经的兴奋性，改善局部营养代谢，促进局部血液循环，消除水肿，从而恢复面部肌肉、神经功能。

第二方

处方　阳白、地仓、翳风、牵正、曲池（均患侧），合谷（健侧）。

刺灸方法　患侧阳白穴，选30号40mm毫针3根，局部皮肤消毒后，取毫针3支，由阳白分别沿皮刺向攒竹、鱼腰、丝竹空。地仓穴仿上法分别透向迎香、颧髎、颊车。翳风穴直刺1.2~1.5寸。合谷、曲池均直刺1.5~2寸。每天1次，留针20~30分钟。同时用艾条温和灸牵正、翳风穴。对重症患者，一般取针后加用闪罐。

临床疗效　本组共27例，治愈20例，显效7例，总有效率为100%。

典型病例　肖某，男，22岁，教师。1993年11月15日就诊。自述2天前因面部受凉后，右侧面部麻木，耳后疼痛，之后出现口㖞而求诊。查体：右侧额纹消失，右眼睑闭合不全，眼裂0.2cm，右鼻唇沟变浅，口角歪向左侧，不能鼓腮，吹哨，食滞齿间。舌质淡，苔薄白，脉弦紧。诊断：右侧周围性面瘫。治则：祛风散寒通络。按上法治疗，经治3次症状明显减轻，10次告愈。随访半年，疗效巩固。

资料来源　张红星，等.中医函授学报，1994，（3）：42.

按语　中医学认为，周围性面瘫，因脉络空虚，风寒之邪侵入阳明少阳经脉，引起经气阻滞，经脉失养，肌肉纵缓不收而发病。取阳白、地仓穴，用一穴三针透三穴，循经取穴，取合谷、曲池，可以疏通局部经脉气血，行气和血，疏经通络，使麻痹肌肉得以恢复；取翳风穴可祛风止痛，加灸牵正，可以改善局部血液循环，加快恢复；对重症患者，配用闪罐，活血化瘀，扶正祛风，活血通经，促进恢复。故针灸与闪罐相配合，能起到相辅相成、相得益彰的治疗作用。在治疗过程中，面部应尽量免受风寒，同时嘱患者用手按摩搓揉面部，这样可以提高临床疗效。

第三方

处方　下关、翳风、瞳子髎、迎香、颊车。

刺灸方法　使用30号25mm针，采用浅刺、轻刺、不提插、不捻转、不透穴的手法，针刺方向与神经和肌肉走行方向一致。留针20~30分钟，每天1次。若病情延续超过半个月，可加用G6805治疗仪间断波，15~20次/分，刺激量以患者耐受为度。

临床疗效　本组共1035例，痊愈926例，显效71例，有效38例。总有效率为100%。

典型病例　邵某，女，10岁，学生。1979年1月10日来诊。感冒后面瘫已6天，流泪，舌左侧前2/3味觉缺失，1971年左侧曾患面神经麻痹已治愈。查：左侧额纹消失，两眉弓差10mm，左眼闭目露白2mm，耸鼻、鼓腮、皱眉不能，左口角下垂3mm，左鼻唇沟消失。肌电图检查未见运动单位，显示完全性受损。用上述方法治疗26次，2月13日检查，表情动作两侧对称，肌电图复查基本恢复正常。经半年随访，情况良好。

资料来源　吴义新，孙杰，郭若亚，等.中国针灸1992，（2）：1.

按语　周围性面瘫，多由急性面神经炎所致，其急性期的病理变化多为面神经水肿、缺血，甚至不同程度的变性。因此，及时发现，及早治疗是治愈本病的关键。

第四方

处方　患侧耳轮尖水平向前0.8cm处、耳垂下、鼻唇沟下1/3处、眉梢外侧凹陷处。

刺灸方法　第一点：耳轮尖水平向前0.8cm处。将针迅速刺入皮肤后以10°~20°度向下捻转刺入，使针从颞浅动静脉下透过，进针2.5~3寸，针尖约达咬肌即可。针感：酸、麻电感向面部前扩散。第二点：耳垂下。针从此点刺入皮肤后以10°~15°角向前上方透刺，透过咬肌针尖约达翼状外肌，进针2.5~3寸。针感为酸胀或麻热感向面部周围扩散。第三点：鼻唇沟下1/3处。针入皮肤后，以10°~15°角斜向后下方捻转透刺，进针2.5~3寸，针尖达下颌角处。使酸胀及麻电感向下颌角放射。第四点：眉梢外侧凹陷处。进针后向下捻转透刺，针即从颧弓外面透过，针深2.5~3寸，酸胀麻电针感向周围扩散。

临床疗效　本组共348例：痊愈301例，显效35例，有效10例，无效2例。

典型病例　左某，女，22岁，教师。1987年9月27日就诊。患者5天前由受凉引起头痛、头昏，左面部感觉麻木，左眼不能闭合，无发热。查体：左侧面部表情肌及咬肌无力（无收缩力），眉纹、额纹消失，不能皱眉和蹙额，左眼不能闭合，面部感觉减退，不能鼓腮和吹口哨，鼻唇沟平坦，口角右歪，进食和饮水时遗漏唇外，舌前2/3的味觉减退，舌苔薄白，脉浮紧。诊断：左侧周围性面神经麻痹。按上法针刺5天后，患者左侧面部感觉渐复，麻木感消失，左眼基本闭合，口蜗明显好转，共针11天，症状完全消失。半年后随访正常。

资料来源　黎作克. 中国针灸，1991，（1）：13.

按语　此法四点的选择是以西医学的神经解剖学、生理学理论及中医学关于经络"运行气血、调节平衡"的理论为依据，其四点位置都选择在面神经肌支和分支的行程上，进针方向也是沿着面神经分布范围刺入，上下前后交叉透刺，对面神经兴奋作用强，可促其迅速"苏醒"和恢复。因面部血管丰富，在针刺中禁用提插，宜轻柔缓慢。起针后应指压片刻防止出血。

第五方

处方　牵正、翳风。

刺灸方法　针刺牵正、翳风穴后，接通电针机，正极接在翳风穴上，负极接在牵正穴上，采用断续波，10~15分钟。

临床疗效　本组共100例，痊愈94例，显效3例，无效3例。

典型病例　某男性，喀麦隆人，20岁，学生，1971年1月13日就诊。临床表现：右侧眼睑不能闭合，流泪，额纹消失，不能鼓腮，流涎，嘴向左歪，鼻唇沟变浅，已5个月。诊断：右侧面神经麻痹（周围型）。治疗：取右牵正、翳风穴，采用电针机治疗，用断续波。通电后，患者右侧面部表情肌抽跳，15分钟后停止，隔日治疗1次，共9次，症状全部消失，已告痊愈。

资料来源　郭耀康. 山西中医，1986，（4）：35.

按语　针刺牵正、翳风穴加脉冲电流不仅对治疗面神经麻痹有较好疗效，而且可以预测治疗效果。初来患者针刺牵正、翳风穴加脉冲电流，采用断续波，如果患者在中等电流刺激下，患侧面部表情肌发生收缩，假如收缩得很厉害，则可认为治疗疗程短，治愈率高。如果患者患侧肌肉不发生收缩，达到最大刺激量，肌肉亦不发生收缩，患者只感刺痛难忍，则认为愈后差。

第六方

处方 主穴：阳白透鱼腰，地仓透颊车，颧髎透四白，太阳透颊车，地仓透承浆，迎香透人中，百会透四神聪。配穴：合谷、曲池、足三里、大椎。

刺灸方法 上述透刺穴位主要采用快速注射式直刺、斜刺、横刺（平刺）等手法。斜刺宜浅，以提插捻转，平补平泻法。透刺穴取患侧；合谷、曲池、足三里可取健侧或患侧交替使用。大椎穴点刺放血加拔火罐10分钟。面部留针20分钟，起针后加拔火罐10分钟。

临床疗效 本组共150例，痊愈110例，显效33例，有效5例，无效2例。

典型病例 赵某，女，1980年4月20日，因洗头后受寒，下午即感右额角疼痛，面部不适，继又发现嘴歪，次日来诊。查患者口眼㖞斜，皱眉肌、额肌和眼轮匝肌及口轮匝肌呈瘫痪状，鼻唇沟变浅变斜。自诉左额角疼痛，左眼难闭合，说话漏风。确诊为周围性面神经麻痹。治则：通经活络，祛风镇痛。遂按上方治疗。针灸拔罐各7次，服牵正汤7剂，诸症消失，病告痊愈。后随访无复发。

资料来源 聂汉云. 河南中医，1983（2）：39.

按语 本病应力争早治。病程短，疗效高；病程长，疗效慢或低。透针拔罐有疏通经络、调和气血、祛风除邪的功用；配服牵正散有散风解表、通经活络、填补元气的功用。因此，针药并施，获效迅捷。

第七方

处方 第一组穴：兑端透巨髎、地仓透颊车、承浆透大迎，翳风、合谷，配合头针顶颞前斜线下五分之二。第二组穴：阳白透鱼腰、攒竹透丝竹空、四白透承泣、兑端透巨髎、地仓透颊车、承浆透大迎、翳风、合谷。第三组穴：在第二组穴上加耳门透听会，液门透中渚。

刺灸方法 中枢性面神经麻痹用第一组穴，乳突孔以下至末梢部位损伤的面瘫用第二组穴，面神经管至面神经核部位损害的面瘫用第三组穴。在整个治疗过程中分为三个阶段：第一阶段（发病的第1周），每日针刺1次，用泻法。第二阶段（发病第2至第4周），隔日针刺1次，用平补平泻手法。第三阶段（发病第5周以后），隔日针刺1次，用补法。一般12次为1个疗程。

临床疗效 本组共400例，痊愈304例，显效72例，有效16例，无效8例。

典型病例 谬某，女，57岁。自诉晨时自觉心中烦闷，右侧颞部肌肉跳动，口角向右偏，左颊部乏力，吃饭滞留口中，漱口漏水。查体：左额纹变浅，左眼闭合不全，左鼻唇沟变浅，示齿时人中沟、额唇沟右偏1cm。诊断：左侧周围性面神经麻痹（乳突孔以下至末梢部位损害）。治疗：予上法治疗，2次而愈。

资料来源　任留江. 中国针灸，1987，（3）：13.

按语　面神经麻痹，临床上一般分为中枢性和周围性两类。根据其损害部位的不同，又可分为中枢性、乳突孔以下至末梢部位损害性、面神经管至面神经核部位损害性3个类型。本法采用长针透刺的方法，同时强调区分损害部位和类型进行取穴治疗，针对性强，疗效好，后遗症少。

第八方

处方　①针刺取穴：患侧攒竹、阳白、四白、颧髎、颊车、地仓和健侧合谷，风寒证加风池；人中歪斜加水沟；鼻唇沟变浅加迎香；乳突部疼痛加翳风；舌麻、味觉减退加廉泉；眼裂增大加鱼腰或昆仑穴；恢复期加足三里（补法）。②耳垂放血。

刺灸方法　局部常规消毒后刺入一次性不锈钢针灸针（0.25mm×40mm或0.25mm×25mm）。取穴以患侧面部为主，恢复期足三里行补法，余均行平补平泻法，隔天针刺1次。采用电针（KWD-808D），急性期肢体选用疏密波，恢复期面部选用断续波，恢复期以患者耐受为度。每次留针30分钟，每周3次，共治疗45天。患侧配合TDP灯照射，然后进行耳垂放血。患者一般取坐位，精神紧张者可选取卧位，揉捏耳垂，使耳垂局部变红，先用2.5%碘酒消毒，再用75%的酒精脱碘，在耳穴面颊区（在耳垂正面与内耳区之间，即耳垂5、6区交界处）用采血针予以点刺放血，出血量0.5~1mL，每天1次，每周7次，共治疗45天。

临床疗效　本组共30例，治愈18例，显效10例，好转2例，无效0例。总有效率93.33%。

资料来源　董娴蔚，卢建华，冯丹，等. 新中医，2019，51（11）：216-219.

按语　耳与经络之间存在着密切联系，特发性面神经炎主要涉及太阳经和阳明经。特发性面神经炎主要以面部症状为主，刺激对应的面颊区，可使面部经气汇集，加速局部新陈代谢，促进面神经功能恢复，达到早日康复的目的。面部腧穴能疏通局部经络，调整气血，活血通络。合谷为循经远端取穴，且为手阳明原穴，"面口合谷收"，故对于头面部诸疾有特效，可祛除阳明经络之邪气；四白、颊车、地仓为局部取穴，且均属于阳明经腧穴，阳明经具有多气多血的特点，面部气血旺盛，加速面部各功能的恢复；攒竹、阳白、颧髎、鱼腰可化瘀通络；恢复期足三里加用补法，足三里为足阳明合穴，补虚强壮要穴，故可益气通络，培元固本，濡养经脉。诸穴配合共奏祛风通络、活血化瘀之功效。

第九方

处方　主穴：阳白、地仓、颊车、合谷、内庭穴。风寒加风池，风热加曲池，抬眉困难者加鱼腰、攒竹，乳突部疼痛加翳风，颏唇沟歪斜者加水沟、口禾髎，鼻唇沟变浅者加迎香，恢复期加足三里。

刺灸方法 用75%酒精棉球常规消毒。采用0.2mm×25mm的一次性无菌针灸针，采用提捏进针法，穴位深度均为0.2寸，留针30分钟，10次为1个疗程，共3个观察疗程。中药热熨药物组成：当归9g，川芎9g，地黄9g，赤芍9g，桃仁9g，红花9g，制川乌9g，制草乌9g。装入布袋放入清水浸1分钟，然后放入微波炉加热30秒，保持30~40℃热熨患处，0.5小时后移去，每天1次，10次为1个疗程，共3个观察疗程。

临床疗效 本组共24例，治愈20例，有效3例，无效1例。总有效率为95.8%。

资料来源 王国华，陈华，朱镜. 中国社区医师，2019，35（27）：108-109.

按语 针灸治疗本病具有祛风通络、疏调经筋的作用，可以改变面部神经炎症，加快面部血液循环，防止并发症，同时具有较强的消炎镇痛作用，结合中药当归补血活血，川芎、赤芍、地黄、桃仁、红花活血通络，制川乌、制草乌祛风散寒，诸药合用具有疏通经络，活血祛风，濡养经筋；热熨药物可以通过皮肤直达病处，同时使局部血液循环和局部代谢能及时得到改善，利于炎性物质吸收。

第十方

处方 主穴：地仓、地谷、颧髎、颊车、阳白、攒竹、四白。配穴：风热证，需加曲池；风寒证，则加风池；闭眼困难时，加鱼腰和昆仑，鼻唇沟浅，则加迎香；若人中沟歪斜，可以加水沟；乳突部位疼痛，则加翳风；味觉减退，或者舌头麻痹，则可以加廉泉。在恢复过程中，可以对足三里进行针刺。

刺灸方法 患者处于急性期时，对面部穴位进行针刺，深度不宜过深，也不能选择过多穴位，面部腧穴均应行平补平泻法，在肢体远端的腧穴采用泻法，从阳白、攒竹逐步向鱼腰进行透刺；患者处于恢复期，则可以使用灸法，合谷、昆仑行平补平泻法，而足三里施行补法，其余穴位均采用泻法。两组患者均接受20天的治疗，患者侧面肌肉可以活动之后，叮嘱患者尽早进行自我功能训练，可以对着镜子做皱眉、闭眼、举额、露齿、鼓腮等动作。每次进行数分钟分钟，每日进行数次，同时可以辅助肌肉按摩。因为患者不能闭眼、瞬目，导致角膜长期暴露，容易发生感染，可以使用眼药水滋润眼睛。患者夜间睡眠时，可以借助眼罩保护眼睛。同时还需叮嘱患者注意保暖，避免风邪入侵，适当休息，应劳逸结合，确保心情愉悦。

临床疗效 本组共50例，治愈32例，有效16例，无效2例，总有效率96%。

资料来源 刘治淞. 中国社区医师，2019，35（7）：107-109.

按语 本法主要遵循祛风通络的原则，疏通患者经络，同时需要尽早驱邪，培本固元。足太阳经筋为目上冈，足阳明经筋为目下冈。患者眼睑难以闭合，为足太阳经筋功能失调所致，口颊部则主要由手、足阳明和手太阳经所主，因此在针灸过程中，以手足太阳经和手足阳明经为主。

第十一方

处方　急性期：主穴包括：印堂、牵正、地仓、太阳、颊车、合谷。静止期：选用阳白透鱼腰患侧、牵正透颊车、地仓透颊车，配合双侧合谷、翳风。配穴：不能皱眉加患侧攒竹、鼻唇沟平坦加患侧迎香、人中沟偏斜加水沟、舌麻味觉消失症加廉泉。恢复期：患侧印堂、牵正、地仓、太阳、颊车、攒竹、迎香、水沟。配合双侧合谷、足三里。

刺灸方法　急性期：上述急性期穴位用毫针用浅刺，留针20分钟，每日治疗1次。使用艾条熏灸，患侧翳风、合谷。每个穴位灸5分钟。连续治疗5天。静止期：上述静止期穴位用毫针中度刺激，留针20分钟，每日治疗1次，使用艾条熏灸，患侧翳风、合谷、阳白、颊车。每个穴位灸5分钟。连续治疗7天。恢复期：上述恢复期穴位毫针中度刺激；印堂穴行雀啄针法。每日治疗1次。使用艾条熏灸双侧合谷、足三里，每个穴位灸5分钟。连续治疗7天。

临床疗效　本组共34例，痊愈28例，好转4例，无效2例。总有效率94.12%。

资料来源　欧阳继轼. 临床医药文献电子杂志，2019，6（34）：58.

按语　针灸治疗周围性面瘫的效果确切，根据患者不同的发病时期，进行分期治疗，针对性更强，疗效更好。急性期为病邪抗争之时，筋脉空虚，正不胜邪，治疗以消炎除水肿，使神经压迫减轻为主，从而达到活血化瘀、改善神经营养代谢、促进局部血液循环的目的；静止期和恢复期的治疗目的是促进神经传导功能的恢复，同时调节经络气血，改善营养，促进神经组织代谢，提高神经兴奋性，增强肌纤维收缩，从而使面神经功能恢复。

第十二方

处方　双侧足三里、合谷、阳陵泉，患侧攒竹、鱼腰、太阳、阳白、颊车、地仓、翳风、颧髎。

刺灸方法　用一次性无菌针灸针，规格为0.25mm×40mm。取双侧足三里、合谷、阳陵泉，常规消毒后，指切进针，直刺1寸，提插补法30秒；患侧取攒竹、鱼腰、太阳、阳白、颊车、地仓、翳风、颧髎，常规消毒后，提捏进针，平刺0.5寸，攒竹透鱼腰，地仓透颊车，捻转平补平泻法30秒。其中攒竹、鱼腰、地仓、颊车加电针，应用SDZ–Ⅱ型电针治疗仪接在上述穴位上，波形用断续波，调整电流强度至患者能忍受为度，通电治疗20分钟后出针。电针结束后将艾绒制成麦粒大小，分别于患侧阳白、地仓处点燃艾绒，当患者自觉灼热时立即用镊子夹走艾绒，每次3壮。隔日1次，5次为1个疗程。

临床疗效　本组共32例，治愈6例，显效9例，有效12例，无效5例。总有效率84.4%。

资料来源　邵卓益．浙江中医药大学，2019.（学位论文，知网收集）

按语　《灵枢·经筋》认为面瘫为邪气侵袭面部经筋，经筋失用，引起眼睑闭合不全，口角㖞斜。本方选穴中，阳陵泉为足少阳胆经的合穴，八会穴之"筋会"，主治经筋之病。足阳明胃经为多气多血之经，足三里为足阳明胃经合穴，有补益气血的功效。《针灸大成》："面口合谷收。"，手阳明大肠经之原穴为合谷穴。《针灸甲乙经》："口僻不正，翳风主之"。《玉龙歌》："口眼㖞斜最可嗟，地仓妙穴连颊车"。攒竹为足太阳膀胱经腧穴，主头面五官疾病。翳风、颧髎、颊车、太阳、鱼腰、阳白等穴位为面神经分支走行经过之处，通过电针刺激这些腧穴，可以激发经气，加快面部血液循环，改善局部神经和肌肉代谢功能，防止肌肉的萎缩，促进受损神经的修复。

第十三方

处方　①针刺取穴：主穴：阳白、四白、下关、太阳、颊车、地仓、颧髎、迎香、对侧合谷。配穴：人中斜者加水沟，颏唇沟㖞斜者加承浆，体虚者加足三里，舌麻、味觉消失者加廉泉。以上穴位除健侧取合谷穴，余穴均取患侧。②拔罐取穴：阳白（患侧）、颧髎（患侧）、颊车（患侧）、地仓穴（患侧）、下关穴（患侧）及翳风穴（患侧）；且包括患侧额头与面颊；翳风穴闪罐后留罐。

刺灸方法　患者取仰卧位，进针处皮肤采用75%酒精进行常规消毒，取0.30mm×50mm的一次性无菌不锈钢毫针，采用指切法进针，针刺各穴直至得气，每间隔10分钟采用平补平泻手法行针1次，留针30分钟。针刺时点燃艾条（18mm×27mm），采用灸架支持，灸下关、翳风距离穴位2~3cm处，以局部红晕为度，每天1次。闪罐法：给予止血钳将浓度为95%的乙醇棉球夹住，单手握住罐体，罐口往下，把棉球点燃后即可往罐中伸入后退出，快速将罐扣于需拔之处，然后把罐口吸附于皮肤向面部肌肉的功能位走罐。行走大概1~2cm后取走。重复动作，直至局部肤理呈现潮红，或罐底部达到5次发热。该期间罐底开始有热度时，把左手拇指往罐口处插入，罐底在面部皮肤中大范围由快到慢地旋转。罐口需一直保持面向医护人员，一直到罐底温度低于体表温度后停止，动作频率应快且精准，保持从上向下的顺序，从额部向面颊部游走，且关键是于穴位多次重复拔罐，平均每次需保持15分钟，共消耗6个棉球。连续治疗6天，间隔1天，以7天为1个疗程，根据患者情况治疗3~4个疗程。

临床疗效　本组共40例，痊愈16例，显效13例，有效8例，无效3例，总有效率92.5%。

资料来源　刘一然．针灸临床杂志，2018，34（12）：29-32.

按语　针灸刺激面部阳明、少阳可疏通经筋、祛风通络，促进患者恢复。足阳明胃经以四白、地仓、颊车、下关4个穴位为主，其广泛分布在面部，针灸刺激可促进面神经麻痹缓解。阳白位于阳维、足少阳交汇处，针灸刺激可改善眼痛、流泪、眼睑闭合不全等症状。大量临床试验表明，中医针灸对局部水肿有显著疗效，刺激穴位可达到消肿目的，是改善血液循环的重要手段。同时针灸刺激使神经兴奋性增加，有助于神经功能的恢复，缓解面部肌肉功能丧失。

第十四方

处方　阳白透头维、阳白透上星、丝竹空透鱼腰、牵正透迎香、迎香与颊车互透、翳风（患侧）、合谷（健侧）、足三里穴（双侧）。

刺灸方法　75%乙醇常规消毒皮肤后，采用0.30mm×75mm一次性无菌针灸针进行特殊透刺，取阳白透头维、阳白透上星、丝竹空透鱼腰、牵正透迎香、迎香与颊车互透，针身与皮肤约呈15°角进针，透刺方向与局部瘫痪肌束约呈45°角，进针深度为25~70mm，根据具体部位而定，行平补平泻法，多以面部发胀、有紧绷针感为宜；并配以0.30mm×40mm毫针直刺患侧翳风穴25mm，行平补平泻法；健侧合谷穴直刺25mm，行提插泻法；双侧足三里穴采用0.30mm×50mm毫针直刺45mm，行提插捻转补法。针刺得气后选用阳白与丝竹空、阳白与牵正、迎香与颊车连接G6805电针仪，断续波，频率1Hz，以患者耐受为度。

临床疗效　本组共47例，痊愈16例，显效19例，有效11例，无效1例，总有效率97.9%。

资料来源　曹榕娟，邱晓虎，谢晓焜．中国针灸，2018，38（3）：269-272.

按语　《灵枢·终始》记载："……在骨守骨，在筋守筋"，提倡病在何处，针在何处。石学敏院士指出，经筋刺法应多采取一针多向等透刺法。此处采用特殊透刺法（与瘫痪肌束呈45°角的透刺），针刺部位均为三阳经经筋，属于经筋刺法。该法在经筋相应穴位上行45°角的一针透刺，增大针体与经筋肌肉接触面，推测其使针体在穿过表情肌最多肌纤维的过程中距离增长，在最大范围内刺激表情肌，使针刺作用得到较大发挥，进而改善面神经局部微环境，提高肌力，从而获得较普通透刺更好的疗效。

第十五方

处方　阳白、下关、地仓、水沟、迎香、合谷。

刺灸方法　引导患者应用双手对面部进行揉搓处理，时间大约为10分钟，面部感到发热为标准，借助镜子，进行闭目、扬眉、张口、蹙额等面部肌肉的锻炼，每一个锻炼动作连续20次，每天3次，连续治疗10天，然后实施针刺治疗，针对阳白穴，在该穴位0.5寸的范围实施平刺处理，深度为13mm；针对下关穴，在该穴位的前下方位置，实施浅刺处理，平刺深度为30mm；针对地仓穴，在该穴位沿着病灶方面朝外上方实施斜刺，进针深度为13mm；针对水沟穴，在该穴位到口唇往病灶一侧平刺，进针深度为25mm；针对迎香穴，在该穴位斜刺处理，进针深度控制为20mm；针对合谷穴，直刺处理，进针深度为20mm；依据上述这些穴位依次进针，在阳白穴、下关穴、地仓穴、水沟穴进针后，每根针与电极相连；正上、负下，为患者实施断续波治疗处理，频率控制为15~20次/分；依次实施电极调整，连续治疗40天。

临床疗效 本组共30例，显效20例，有效8例，无效2例，总有效率93.3%。

资料来源 张瑞华. 内蒙古中医药，2018，37（6）：74-75.

按语 临床上，针对该疾病的治疗多为针刺治疗，主要的穴位为阳白穴、下关穴、地仓穴、水沟穴、迎香穴、合谷穴等，通过给予这些穴位实施针刺，能通经活络、疏通气血，将患者面部受阻的经络打通，恢复其功能，应用效果显著，随着我国针灸技术的发展、完善，电针针灸技术的应用，效果显著。通过断续波对穴位的刺激，形成一张一弛，提升肌肉兴奋性，又不出现肌肉疲劳，还能激发患者失神经支配的肌纤维主动收缩功能，让肌细胞保持固有舒张、收缩特性，同时，电针针灸的应用，还能促进细胞新陈代谢，减缓肌蛋白变性过程，减少丧失肌糖原，还能改善患者的血液循环，减弱肌纤维变性，对感觉神经末梢形成刺激，通过轴突反射扩血管，将血管中的活性肽释放，扩张动脉，促进神经的恢复，应用效果显著。

第十六方

处方 主穴：合谷、地仓、牵正、翳风、风池、太冲。配穴：太阳、阳白、鱼腰、照海、攒竹、丝竹空、瞳子髎；四白、迎香、禾髎。

刺灸方法 在常规消毒后，选用不锈钢毫针，进针到穴位的常规深度，面部留针5~10分钟，每3分钟行针1次；四肢穴位留针15~20分钟，中间行针1次。出针后于面部穴位行隔附子饼灸。每天治疗1次，以7天为1个疗程，持续3个疗程，前个疗程结束后休息3天方可进行第2个疗程。

临床疗效 本组共35例，显效23例，有效11例，无效1例。总有效率97.14%。

资料来源 陈钰龙. 上海医药，2018，39（18）：20-21+62.

按语 《诸病源候论·风口㖞候》云："风邪入于足阳明、手太阳之经，遇寒则筋急引颊，故使口㖞僻，言语不正，而目不能平视"。所以在治疗上以培补气血，通经活络为原则，选穴以面部阳明、少阳经穴为主，循经取穴以足三里、合谷为主。与此同时，艾灸本身的温热效应可以提升人体组织温度平均值，降低面神经的内压。另外，灸法能使热气透达皮肤传入经络，有效地温煦经络气血。

第十七方

处方 ①早期取穴：局部取风池、地仓、下关、阳白、四白、翳风、颊车等；

远端取内庭、合谷等。辨证加减：气血不足甚者加三阴交和足三里；风热证加外关、曲池；风寒证加列缺和风池。②中期取穴：局部取攒竹、丝竹空、颧髎、下关、阳白透鱼腰、合谷、地仓透颊车、四白、翳风。辨证加减：口唇㖞斜甚者加太冲；鼻唇沟变浅甚者加迎香；眼睑闭合不全者加阳白、睛明。③晚期取穴：在中期穴位基础上，另取足三里、三阴交。辨证加减：针对皱额困难者加攒竹透丝竹空；针对颏唇沟歪斜者加承浆透地仓。

刺灸方法　取上述穴位常规消毒，取常规用针轻针浅刺，快速进针至所选腧穴，施以补泻手法。早期：局部穴位轻针浅刺，远端穴施以泻法。中期：平补平泻。晚期：手法采用透刺法，泻健侧补患侧。留针20分钟，得气后取长约2cm艾条置于针柄，点燃施灸至皮肤潮红为宜，每次选择4个左右穴位灸2壮，两日1次，10次1个疗程。

临床疗效　本组共47例，痊愈14例，显效26例，有效5例，无效2例，总有效率95.74%。

资料来源　陈改娟，侯晓辉，潘建涛. 光明中医，2018，33（6）：846-848.

按语　不同面瘫时期患者，其症状表现各异。早期病变患者邪气初入肌肤，病在表里，针灸治疗取穴主要在手足阳明经和少阳经，穴性疏风清热，可行气活血、祛风通络、清利头目，针刺治疗时，手法宜轻浅，远端穴位用泻法以祛邪气。中期患者邪气入里，病在经筋，针灸治疗取太冲、地仓、颊车等穴位，太冲穴属足厥阴肝经原穴，采用泻法可疏肝理气、调和气血；地仓、颊车属足阳明胃经，可祛风邪、温通筋脉。晚期患者病入经络，气血亏虚，针灸治疗宜扶正祛邪，多采用泻健侧补患侧的方法，所取足三里属足阳明胃经，可循行面部病症所在，扶正祛邪；三阴交属肝、肾、脾三经，对病情迁延，肝血受损者双侧应用补法可温通经络，益气活血。针对不同时期面瘫患者采取温针灸分期治疗，不仅针对性强，而且相较于传统电针，更具散寒祛邪、益气活血、温通经络等功效，故疗效显著。

第十八方

处方　主穴：地仓、阳白、四白、颊车、下关、合谷。配穴：听觉过敏加听宫、下关；舌前2/3味觉丧失加廉泉；眼睑闭合不全加攒竹、鱼腰；鼻翼运动障碍加迎香；颏肌运动障碍加承浆。

刺灸方法　上述穴位定位后，使用75%酒精棉球行局部消毒，轻浅刺激，平补平泻，留针20分钟，不加电针，治疗完毕后以消毒干棉球压迫针孔。中药熏蒸：药物处方：桂枝15g，麻黄15g，细辛3g，防风10g，川芎12g，白芷10g，僵蚕12g，炙甘草10g，全蝎6g，天麻10g，白附子10g，白芥子3g。将上述药物研粉，用纱布包裹，并将之熬成药汁，置于熏蒸器皿内，药液温度控制在60℃以上，保持与患侧皮肤距离约20cm，以患者自觉温热、不烫为度；熏蒸20~25分钟，然后将剩余中药汁用毛巾蘸取热敷于患侧面部15~20分钟；每天1次，1周6

次，休1天，以1周为1个疗程，观察2个疗程，共2周。

临床疗效 本组共33例，痊愈6例，显效16例，有效10例，无效1例。

资料来源 李瑞瑞. 新疆医科大学，2018.（学位论文，知网收集）

按语 在临床上，急性期周围性面瘫患者以风寒型为多见，其中大部分人发病前有受凉或吹风病史，故在选用药物时，主要以发散风寒为主，方中使用桂枝辛散温通，可奏解肌发表之功，同时能祛风寒湿邪，温经通络；麻黄性温，能宣肺气，开腠理，散风寒，与桂枝连用可增强解表之功；防风辛甘，可祛风解表，发散表邪，主治外风；川芎辛香行散，温通血脉，可通达气血，又可上行头目，秉升散之性，祛风止痛；白芷辛温，能散风寒；细辛芳香气浓，善于走窜，能祛风散寒，与川芎、防风、白芷配伍，则祛风散寒止痛效用更强；全蝎长于通络，僵蚕能化痰，白附子辛温燥烈，入阳明经而走头面，善于散头面之风，三者均有息风止痉之功效，三药联用效力更强；再加炙甘草调和诸药之性，此方配伍诸药相合，对风寒型周围性面瘫，效果显著。

第十九方

处方 患侧阳白、太阳、地仓、迎香、上迎香、下关、翳风、颧髎、颊车、口禾髎、夹承浆、攒竹、双侧合谷。

刺灸方法 患者取仰卧位，穴位进行常规消毒，持针灸针快速刺入穴位，阳白平刺0.5~0.8寸、太阳平刺0.3~0.5寸、地仓斜刺0.5~0.8寸、下关直刺0.5~1寸、翳风直刺0.5~0.8寸、迎香向内上方平刺0.3~0.5寸、上迎香向内下方平刺0.3~0.5寸、颧髎直刺0.3~0.5寸、颊车斜刺0.3~0.5寸、合谷直刺0.5~1寸、口禾髎斜刺0.3~0.5寸、夹承浆斜刺0.3~0.5寸、攒竹向眉中斜刺0.5~0.8寸。平补平泻法：针刺取得针感后，需要施以均匀的捻转和提插手法。常规针刺上述穴位后，将翳风（＋）与下关（－）、太阳（＋）与阳白（－）、迎香（＋）与上迎香（－）分别连接电针仪，连续波；低频30~40次/分，强度调节至以患者能耐受为度。每次治疗30分钟。每1个疗程连续治疗5次，每个疗程结束后休息2天，共有4个疗程，即20次，持续28天。

临床疗效 本组共34例，痊愈22例，显效7例，有效3例，无效2例，总有效率94.12%。

资料来源 张杨. 山东中医药大学，2018.（学位论文，知网收集）

按语 翳风穴属手少阳三焦经穴，位于耳垂后方，当乳突与下颌角之间的凹陷处。西医学研究其解剖位置发现，面神经干从翳风穴深层茎乳突孔穿出。其解剖结构复杂、特殊，证明了它在面瘫治疗中的重要地位。该穴下布有耳大神经、颈外静脉、腮腺、面神经干、迷走神经、舌下神经、舌咽神经等。针刺治疗能有效刺激血管和运动神经，促使麻痹的肌肉收缩，改善血循环，提高神经的兴奋性，同时改善针刺局部的营养代谢，加速恢复面部神经和肌肉功能，消除炎症和水肿。

同时配合电针治疗功效尤甚，电针翳风穴就可以在改善局部神经调节、血管营养、促进神经肌肉恢复等方面起到很好的作用。

下关穴位于面部耳前，是足阳明胃经腧穴，位处颧弓与下颌切迹所形成的凹陷中。西医学研究发现，下关穴位于面部耳前方，颧弓下缘，皮下有腮腺、耳颞神经分支，最深层为下颌神经、面神经额支、蝶腭神经节等，刺激下关穴能够促进周围性面瘫的恢复。

第二十方

处方　患侧四白、颧髎、地仓、颊车穴，患侧阳白、丝竹空、翳风穴，患侧太阳，双侧合谷穴，印堂。外感风寒配双风池；风热壅盛配双曲池；气血不足配双足三里。人中沟歪斜加水沟；鼻唇沟变浅加迎香；颏唇沟歪斜加承浆；抬眉困难加攒竹穴；乳突部疼痛加阳陵泉穴；流泪异常加太冲穴；眼睑闭合不全加睛明、球后穴；味觉改变加足三里穴。

刺灸方法　急性期：面部腧穴以浅刺为主，医者取25mm及40mm毫针数枚，分别于阳白、攒竹向下平刺浅刺0.3~0.5寸，丝竹空向太阳方向平刺浅刺0.3~0.5寸，迎香、四白及太阳均浅刺直刺0.3~0.5寸，印堂穴采用提捏进针法，浅刺平刺0.3~0.5寸，承浆向地仓方向、地仓穴向颊车方向，均平刺浅刺0.3~0.5寸，颊车向翳风方向斜刺浅刺0.3~0.5寸，风池向鼻尖方向斜刺0.8~1.2寸。若患者伴有人中沟歪斜，可在水沟穴向上斜刺浅刺0.3~0.5寸；若伴有眼睑闭合不全可在睛明穴直刺浅刺0.3~0.5寸；球后穴直刺浅刺0.3~0.5寸；若伴有乳突部疼痛，双侧阳陵泉穴直刺0.8~1.2寸，双侧合谷穴直刺0.5~1.0寸，双侧足三里直刺0.8~1.2寸。

静止期和恢复期：阳白、攒竹穴向下平刺0.5~0.8寸，丝竹空向太阳方向透刺0.5~0.8寸，迎香穴直刺刺入0.5~0.8寸；太阳穴直刺刺入0.8~1.0寸，印堂穴采用提捏进针法，平刺0.5~0.8寸，承浆向地仓方向透刺0.5~0.8寸，地仓穴向颊车方向透刺0.5~0.8寸，风池、人中、睛明、球后、合谷、足三里等的进针深度、角度同急性期。以上各期腧穴针刺手法均行平补平泻法。在面部腧穴接电针，患侧阳白（＋）和攒竹（－）接一对电针，患侧地仓（＋）和承浆（－）接一对电针，波形选用疏密波，频率5~10Hz，以患者耐受度为准，一般调至感觉酸麻胀及轻微震动感为度。其余穴位均不接电针，均行平补平泻法。治疗时间均为30分钟/次，每天1次，一周6次，7天1个疗程，治疗3个疗程。

临床疗效　本组共30例，痊愈11例，显效13例，有效3例，无效3例。总有效率93.3%。

资料来源　王燕. 安徽中医药大学，2018.（学位论文，知网收集）

按语　本方中，本病所选取局灶穴位如承泣、四白、颧髎、阳白、地仓、颊车等在发病的急性期应浅刺，不可深刺，以免引邪入内，加重面神经水肿。早在《灵枢》中就有关于浅刺法的论述。《灵枢·官针》言："毛刺者，刺浮痹皮肤也。……浮刺者……以治肌急而寒者也。"现代《刺法灸法学》教材中有大量篇幅介绍刺法的种类和适应证，其中就谈到浅刺法，临床应用亦广泛。现代浅刺的定义是指针刺的部位浅，手法轻，主要治疗病邪在皮毛之间，病位表浅以及病程较短的病症，病变局部穴位需浅刺。在本病治疗中，远端取穴可适当深刺，如合谷、风池、内庭、太冲、足三里等穴，为手足三阳经循行所及，深刺可以驱邪外出，达到更好治疗疾病的目的。在本次研究中，特发性面神经麻痹从急性期时就开始使用电针，静止期及恢复期均使用电针，电针接在患侧面部穴位上，均选择疏密波，频率为5~10Hz，强度予以适度刺激即可，安全可靠。

第二十一方

处方 第一组穴：患侧阳白透刺鱼腰、翳风、四白、太阳穴，配以对侧的外关、合谷穴，双侧足三里、三阴交穴；第二组穴患侧颊车透刺地仓、攒竹、下关、颧髎穴，配以对侧的外关、合谷穴，双侧足三里、三阴交穴。

刺灸方法 向患者沟通解释清楚治疗的相关方案以及注意事项，同时也使得患者的畏惧和紧张心态得到了放松，嘱患者取仰卧位，针刺后留针时嘱患者尽量闭目休息。选取对应的穴位，穴位定位及操作标准参照梁繁荣主编的普通高校高等教育"十三五"国家级规划教材《针灸学》的操作标准进行。运用复合碘皮肤消毒液对针刺腧穴以及施术者手的消毒后，选用规格为0.25mm×40mm一次性无菌不锈钢毫针快速刺入穴位的皮肤表层，各腧穴刺入的深度分别为太阳（直刺0.4寸）、翳风（直刺0.6寸）、下关（直刺0.6寸）、颧髎（直刺0.5寸），外关（直刺0.6寸）、合谷（直刺0.6寸）、足三里（直刺1寸）、三阴交（直刺1寸）；各腧穴得气后分别施予平补平泻的手法。（注意：若当患者处于急性期时，在针刺面部腧穴和穴位透刺时操作手法宜轻柔，行针不可刺激强度太大，手法过重。）针刺得气后各腧穴分别对接通G6805-1型电针治疗仪，电针连接操作规范参照梁繁荣主编的普通高校高等教育"十三五"国家级规划教材《针灸学》标准进行，选用连续波，频率选取为3Hz，强度主要以缓慢加大到患者面部微微震颤，患者自己觉得能耐受舒服为度。注意在调节电针强度的时候以缓慢逐渐调节加大刺激量，以免突然加大电针强度造成患者出现疼痛和恐惧不适等情况，连续刺激30分钟。每天接受针刺治疗1次，针刺10次为1个疗程，疗程间隔休息2天，连续接受2个疗程。

临床疗效 本组共30例，痊愈12例，显效10例，有效7例，无效1例，总有效率96.7%。

资料来源 吴朝刚. 广西中医药大学，2018.（学位论文，知网收集）

按语 本法适用于风寒型面神经炎。本方采用交替取穴法针刺治疗风寒型面神经炎。由于本病的治疗疗程长，且大多以局部取穴为主，若长期对相同穴位针刺，难免会造成穴位处遗留瘢痕，影响患者面部美观，造成心理负担，交替用穴可适当延长同一个穴位的再次使用时间间隔，利于针刺后穴位处皮肤的恢复。选穴根据左有病右取之，右有病左取之的原则，取健侧的外关、合谷穴；根据本病的病因病机特点，本病多由于正气不足、气血运行不畅为本，故选取足三里（双）、三阴交（双）穴，阴阳配合取穴以达调和气血、阴阳为本，其取穴少而精。

二、面肌痉挛

面肌痉挛也称面肌抽搐。是指一侧面部肌肉阵发性不自主抽动，无神经系统其他阳性体征的周围神经病。常见于中老年人，女性好发。临床表现：阵发性、快速不规律的面肌抽动，多限于一侧，两侧同时受累较少。起病常始于眼轮匝肌的轻微抽动，逐渐扩展至口角，乃至整个面肌，严重者因眼轮匝肌抽动导致睁眼困难。每次发作抽动数秒至数分钟不等。可因精神紧张、疲劳和自主运动而加重，常于睡眠时消失，不伴有疼痛。除面肌阵发性抽动外，神经系统检查无其他异常。晚期少数患者可见面肌轻度无力和萎缩。

第一方

处方 主穴：翳风、听会、颧髎、瞳子髎（均患侧）。配穴：阳白、地仓、合谷（均双侧）。

刺灸方法 主穴交替使用，根据病情选用配穴，针刺时以患侧面部穴位为主，快速进针，轻捻转，得气后留针30分钟，在主穴取钕铁硼磁铁（0.15T）2片相吸在针体上，留针期间不行针，并嘱患者静心、闭目、全身放松。取苯巴比妥钠0.1g，加1%盐酸普鲁卡因1mL，每次注射主穴2个，配穴2个，每穴0.3~0.4mL，隔日1次，每个疗程不超过7次。针刺每天1次，15次为1个疗程。

临床疗效 本组共60例，临床治愈20例，显效21例，好转16例，无效3例，总有效率为95%。

典型病例 刘某，男，27岁。左侧面部肌肉抽动1年，因工作紧张和过度疲劳，左侧面部肌肉抽动加重，经药物治疗，效果不佳。检查见左侧面部肌肉呈阵发性、不规则、不自主地抽动，时轻时重，口角抽动明显，分钟抽动7~8次/分，神经系统检查无阳性反应。诊断为左侧面肌痉挛。取患侧翳风、听会、颧髎、地仓磁片吸在针体上，留30分钟，然后穴位注射，治疗后，左侧面部肌肉抽动减轻，嘴角抽动约4次/分，6次治疗后左面部及口角抽动消失，又巩固治疗2次。3个月后随访未见复发。

资料来源 张立夫. 上海针灸杂志，1994，（4）：168.

按语 西医学认为面肌痉挛乃面神经兴奋性增高所致。磁针及穴位注射具有镇静、缓解肌痉挛的作用，故治疗面肌痉挛有效。针灸治疗本病取穴应局部取穴与远端取穴相结合，局部多取面部三阳经穴，面神经干通过的穴位，如翳风、听会穴等；远端取穴主要取主治面部疾病的合谷穴。

第二方

处方 体穴：迎香、神门、足三里；耳穴：神门、心、肺。

刺灸方法 体穴采用毫针施平补平泻手法，正气不足时则补足三里、神门；耳穴用30号25mm毫针直刺穴位，务使针直立方可得气。治疗有外感风寒史或久治不愈的面积痉挛患者，配合火针点刺抽搐剧烈的部位。隔日治疗1次，10次为1个疗程，疗程间休息1周。

临床疗效 本组共23例，痊愈19例，显效1例，好转3例。

典型病例 路某，女，63岁。右侧面肌抽搐近30年，于面神经麻痹之后发病，遇风寒，痉挛次数增多，后因生气诱发，且逐年加重，经多方治疗无效。查体：痉挛已发展至整个面部，每次抽搐5~10分钟，每日抽搐20~30次，剧烈痉挛时须手重按局部方可制止。不抽搐时口角右㖞，右眼睑明显缩小。素有情绪易波动，急躁。舌质偏红，苔白边黄，脉沉弦。诊断为面肌痉挛。治以温经散寒，镇静止痉。用上穴"以静制动法"治疗，痉挛剧烈部位用细火针点刺。经3次治疗后痉挛即明显减轻，治疗1个疗程后症状基本得以控制，休息1周后症状无反复。第2疗程继续用"以静制动法"治疗，共治23次获愈。

资料来源 曹文忠，等. 中国针灸，1993，（3）：17.

按语 针刺体穴迎香、神门、足三里以及耳穴神门、心、肺有养心安神、培补中焦、营养经筋，从而达到镇静止痉的作用。曹氏等认为：针刺本组穴，如果患者得气较快，针刺手法轻量适宜，针刺10分钟后，患者可出现思睡、咽干症状，全身有一种较为舒服的朦胧感时，痉挛就会立即停止，故将上穴称为"镇静穴"，这种疗法称之为"以静制动法"，该法具有较好的临床效果。

对久治不愈者，可在抽搐剧烈的部位配合火针点刺，有温经通络，祛风散寒的作用，疗效确切。但由于火针点刺后可能会遗留较小疤痕，故病初不用，久病也需慎用。

第三方

处方 主穴：翳风、牵正、下关（均患侧）。配穴：合谷（健侧），风池、三阴交、太冲（均双侧）。

刺灸方法 穴位常规消毒后进针，得气后，接G6805电针治疗仪，采用连续波，弱电流，频率70~90Hz，通电30~60分钟。每日1~2次，7次为1个疗程，中间休息2~3天。

临床疗效 本组共45例，治愈20例，显效11例，好转12例，无效2例。

资料来源 吴绪荣. 上海针灸杂志，1993，（2）：75.

按语 近部取翳风、下关、牵正，均为面神经通过处，针刺可调节局部经气。

远部配主治面部疾病的合谷穴，可祛风通络的风池穴，以及足三阴之交会三阴交，以滋养肝肾，疏风解痉；肝经输、原穴太冲，泻肝潜阳，息风止痉。上穴联用，远近相配，标本同治。另外还需根据抽搐的部位局部选穴：眼睑抽搐加太阳、四白、阳白、鱼腰；面部抽搐加颧髎、迎香；口角抽搐加地仓、颊车。

在临床治疗中，疗效的优劣，除了与电针波形的选择、穴位的选择等因素有关外，电流强度的大小、频率快慢的选择是治疗的关键。临床实践证明：电流强度小，频率快，能抑制已兴奋痉挛的面肌；电流强度大，频率慢，能兴奋已不自主抽动的面肌，使之更加趋于痉挛状态。

第四方

处方 翳风、牵正（均患侧）。

刺灸方法 用2%利多卡因2mL、安定注射液0.8mL为每次每穴注射量。令患者取坐位或卧位，常规消毒，用两支10mL的注射器，选用6号的注射针头，各抽取利多卡因5mL，安定注射液2mL。在翳风穴上刺入1.0~1.5寸，缓慢注入2mL药液，不拔针头，再将装有安定药液的注射器套入针头，缓缓注入0.5mL药液。牵正穴治疗方法同上。每隔3日1次，10次1个疗程。

临床疗效 本组共30例，痊愈5例，显效23例，无效2例。

典型病例 杨某，男，60岁。主诉：右侧面肌痉挛5年。呈阵发性、不规则的面部肌肉抽搐，情绪激动时发作次数更频。治疗：经小剂量安定注射液治疗1个疗程，面肌痉挛症状减轻，又治3次而愈。

资料来源 王佩宜，沈必清，沈必勤. 中国针灸，1993，（4）：34.

> 按语 翳风穴深部为面神经干从颅骨穿出处，牵正穴下有面神经分支，面神经支配着面部的肌肉，选此二穴，符合局部取穴原则，而且药物也能有效地作用于面神经干及其分支。
>
> 面神经兴奋时，易致面肌痉挛，安定能降低神经兴奋性，从而使面部肌肉松弛。利多卡因穿透和扩散力较强，能改变神经纤维细胞膜的通透性，暂时阻滞感觉、痛觉。利多卡因和安定配合使用，既可增强安定作用，又可减轻安定对组织的疼痛刺激。

第五方

处方 耳屏间切迹与耳垂根连线的中点（患侧）。

刺灸方法 患者取坐位，以患侧耳屏间切迹与耳垂根连线的中点为针刺点，6号注射针头垂直进针2~3cm，刺中面神经干时可有轻微的麻痛感，注入0.5%丁哌卡因5mL，地塞米松0.5mg，654-2 10mg，注药3~5分钟后，即出现半侧面瘫，标志是患侧额纹消失，鼻唇沟变浅，不能皱眉、闭目、示齿。然后注入安定10mg。隔日1次。治愈后，口服苯海拉明25mg，氯喹250mg，每日2次，1个月为1个疗程，停1周后继续下1个疗程。

临床疗效 本组共198例，全部有效。

资料来源 张新德，等．中国针灸，1993（1）：29.

按语 面神经干封闭治疗面肌痉挛，治疗成功的关键是刺中面神经干。面神经由茎乳突出颅，多数在乳突根部前缘露出，与皮肤的垂直距离平均2~3cm，主干长1~1.5cm，选择耳屏切迹与耳垂前连线中点为针刺点，是因为该点靠面神经分叉点最近，且其周围无重要的血管神经，较为安全。本病在治疗过程中，注药初期可有头昏、口干、思睡等症状，后症状逐渐减轻，少部分人因误伤血管而致出血。治疗所致的面瘫，多在3~4个月后开始恢复。

第六方

处方 近部取穴：主穴：翳风、地仓、四白、颊车、太阳；配穴：迎香、人中、承浆、瞳子髎、颧髎。远部取穴：主穴：合谷、后溪、三阴交、足三里；配穴：风池、太冲、行间、复溜、血海、中脘。

刺灸方法 以上穴位常规针刺，每天1次，1个疗程10天，接着休息3天，接着进行下1个疗程，持续治疗3个月。

临床疗效 本组共50例，23例痊愈，22例显效，3例有效，2例无效，总有效率96.00%。

资料来源 葛书慧．中外医疗，2019，38（17）：193-195.

按语 原发性面肌痉挛归属于中医"筋急""筋惕肉""痉病"等范畴，其治疗原则以为调理气血、镇静解痉、平肝息风为主。针灸治疗方法为临床中医治疗手段，可以循证选穴进针，运用提插手法、捻转手法等，以实现通筋活络、扶正祛邪、调和气血的功效。并且，针灸治疗还具有促使局部血流供应改善、促使松弛肌肉改善等作用。

第七方

处方 太冲（双）、合谷（双）、阿是穴

刺灸方法 ①常规对双侧太冲、合谷进行针刺，刺进0.8寸~1.2寸，借助捻转泻法。②挂针法：针尖与皮肤表面呈15°角，迅速进针，浅刺进皮下1~2mm，使针尖位置的皮肤突起，并形成小丘，针柄自然下垂，针体悬挂着，但不可掉落。两针间距0.5cm，无须施手法，且患者没有出现针感，留针共30分钟。③取针后，借助麦粒型皮内针进行埋针。依据出现痉挛的位置，对单个位置选出3颗麦粒型揿针，在发生痉挛的位置借助络合碘进行消毒，借助镊子夹持起麦粒型揿针中的圆圈位置，使针身与皮肤表面呈15°角，把针平刺进皮内，让麦粒型针中的圆圈位置能够平附在穴位的皮肤，借助0.8cm×0.8cm的胶布对其进行固定。嘱患者对于

埋针位置严禁用手抠抓，并维持干净与干燥，避免胶布发生脱落；每日早间、午间、晚间对埋针位置进行30秒的按压，但不可以进行揉搓。留针至第二天进行针刺治疗前取出，隔天进行一次埋针。每天1次，10天即为1个疗程。每个疗程之间休息2天，共进行2个疗程的治疗。

临床疗效　本组共46例，治愈30例，显效8例，有效7例，无效1例，总有效率97.83%。

资料来源　王玲琳，张芳芳，刘桂珍. 世界最新医学信息文摘. 2019. 19（A1）：34-35+37.

按语　在本方中，对面部出现局部痉挛的位置借助挂针法进行多针浅刺，能够激起穴位浅层的经气，借助浅表舒缓的刺激方式，让局部气血能够更为顺畅地运行，进而疏通经络、调节气血，让面肌获得血气濡养，抽搐停止。埋针为久留针的进一步发展，在针埋进皮下后，机体能够得到平稳且持续性的刺激，从而促进经络气血的运行，激发正气，进而去除病邪。太冲能够调节气血，以息风解痉、舒筋活络、清除肝火、滋养肝血。而太冲与合谷配合，在功能方面，能够彼此协调，由上至下、兼具阴阳、一腑一脏、刚柔共济，以平肝息风、镇定安神、宣肺解痉、活血镇痛。

第八方

处方　主穴：百会、四神聪、神庭、印堂、本神、内关、神门、颅息、合谷、太冲。配穴：口周痉挛取地仓、承浆穴，眼周痉挛可以选择攒竹、阳白、四白。

刺灸方法　嘱患者取坐位或者仰卧位，分别对针具、医者手部和针刺穴位进行严格消毒。头面部穴位：百会平刺0.6寸，四神聪平刺0.3~0.5寸，颅息穴平刺0.3~0.5寸，印堂穴由上向下平刺0.5寸，地仓、承浆浅刺0.2寸，太阳、神庭均平刺0.3寸，阳白、四白浅刺0.2寸。面部穴位手法以半刺为主，针刺宜浅、手法宜轻，针刺后面部穴位不进行提插捻转等行针手法。肢体穴位：太冲直刺0.5寸，合谷和内关穴直刺0.8寸，神门穴斜刺0.5寸。每日针刺1次，每次留针50分钟，期间行针1次，以补法为主，每次约1分钟，7天为1个疗程，治疗5个疗程。

临床疗效　本组共30例，治愈16例，显效10例，有效3例，无效1例，总有效率96.7%。

资料来源　张冬雪. 黑龙江中医药大学，2019.（学位论文，知网收集）

按语　故半刺法的特点总结有三：①进针时针刺速度要迅速，浅刺快出，如拔毛一样。②进针浅，只刺入表皮而保持针不掉落。③针刺刺激量宜小，手法宜轻。依据中医学辨证论治，面肌痉挛因于风寒之邪者，治宜温通经脉、散寒止痉；因于风热者，治宜疏散风热、和络止痉；因于情志者，治宜疏肝解郁、安神止痉。故在针灸选穴上选取以疏风通络、安神止痉为主的穴位。百会、神庭、四神聪三穴相配，则经脉可通、风热可散、痉止神安。头维配伍印堂加强安神止痉之功效。

内关配神门可以达到行气血，增强止痉的作用。合谷、太冲合称"四关穴"，尤善治风，有极好的止痉效果。《百症赋》曰："目眴兮颧髎、大迎，痉病非颅息而不愈。"，颅息与太阳、印堂等穴配伍合用，增强镇静息风、滋水涵木之功，且颅息穴是手少阳经分布于耳后的腧穴，从其神经解剖角度来看，该处是面神经入颅处，针刺颅息穴有强烈镇静效果。

第九方

处方 体针：翳风（单）、风府、风池（双）、合谷（单）、太冲（单）；四白、迎香、地仓、攒竹、阳白、颧髎、下关（均取单侧）；头针：顶颞前斜线运动区下2/5（前神聪至悬厘，单侧）。配穴：风寒外袭加外关；阴虚风动加太溪、三阴交。

刺灸方法 患者取交替侧卧位，均采用健患侧交替取穴，即初次治疗时以患侧穴为主，下一次治疗时以健侧穴为主。头针：患者取侧卧位，分别采用规格0.30mm，25~40mm针灸针，头部透刺取0.30mm，25~40mm针灸针，自前神聪处进针，与皮肤呈15°角，针尖向悬厘方向，达帽状腱膜后捻转得气1分钟，留针30分钟，头针隔次健患侧交替取穴。患侧面部诸穴浅刺轻刺，将针刺入皮肤1~2分，以针体悬挂于皮肤而不脱落为度，不施行任何手法，留针30分钟。健侧面部常规针刺深度，得气为度。余穴操作方法同上。隔日治疗一次，隔次健患侧交替针刺，10次为1个疗程，3个疗程后评定疗效。

临床疗效 本组共31例，治愈9例，显效11例，有效8例，无效3例。总有效率90.32%。

资料来源 杨绍华. 云南中医药大学，2019.（学位论文，知网收集）

按语 "痉不能言，翳风主之"，翳风是为祛风要穴，可疏散外来风邪；风池、风府均为祛风要穴，配合使用，可平肝息风、祛风活血；合谷、太冲分别为手阳明、足厥阴之原穴，配伍使用为"开四关"，具有祛风解表、通经解痉、补气益血、补肝益肾、平肝息风功效。面部毛刺直指病灶、直达病所，可调畅局部气血，促进修复，缓解肌肉和血管痉挛；与健侧交替治疗，可促使紧张的肌肉放松，抑制兴奋。顶颞前斜线运动区下2/5为支配面部运动中枢区域的头皮投影所在，主管对侧颜面。神聪和悬厘分别为胆经与三焦经、胃经交会穴，可舒利胆机，祛风达邪。诸穴并用，平肝息风，滋阴潜阳，通络解痉。

第十方

处方 均为健侧：眼轮匝肌痉挛取攒竹、瞳子髎、鱼腰；面颊、口角肌痉挛取颧髎、地仓、迎香。

刺灸方法 采用0.30mm×25mm无菌针灸针，消毒后，采用缪刺法，针刺深度为0.3~0.5寸，针刺得气后不行补泻手法，留针30分钟，每天1次，治疗6天休息1天，7天为1个疗程，共4个疗程。每个疗程结束后评定1次。未到4个疗程即痊愈者则痊愈后不予治疗。

临床疗效　本组共30例，临床治愈13例，显效12例，有效1例，无效4例，有效率86.67%。

典型病例　【病案一】某男，36岁，2017年3月17初诊。右侧面部抽动9月余，逐渐加重。9月前因情绪激动出现右侧眼睑部不自主抽动，自行缓解，未予重视，后每因情绪变化，均会出现眼睑不自主跳动。就诊时，该症状已持续9月有余，偶尔出现头晕，睡眠差，二便可，情绪波动比较大，舌质淡，苔薄白，脉沉，诊断为"面肌痉挛"，采用0.30mm×25mm规格针灸针，取左侧攒竹、瞳子髎、鱼腰缪刺之，不行补泻手法，针刺30分钟，针刺1个疗程结束后，患者右侧眼睑抽动症状消失。

【病案二】某女，39岁，教师，2018年7月6日初诊。左侧眼睑跳动2月，进行性加重。2月前，患者因过度劳累，睡眠质量差，随即出现眼睑跳动，并未在意，后来病情进展，出现口角抽动，持续2小时以上，发作时甚至影响患者日常交流，休息或睡眠时有缓解，就诊时患者情绪紧张激动，见左侧眼睑及口角抽动，睡眠欠佳，二便尚可，舌质淡，苔白，脉沉细，诊断为"面肌痉挛"，采用0.30mm×25mm规格针灸针，取右侧攒竹、瞳子髎、鱼腰、颧髎、地仓、迎香缪刺之，不行补泻手法，针刺30分钟，经过四个疗程的连续治疗，患者痉挛症状消失，睡眠改善。

资料来源　孟蕊.黑龙江中医药大学，2019.（学位论文，知网收集）

按语　攒竹为足太阳膀胱经腧穴，其主治作用，《针灸大成》有云："主目眊眊，视物不明，泪出目眩，瞳子痒，目瞥，眼中赤痛及睑瞤动不得卧……"；瞳子髎为足少阳胆经腧穴；鱼腰为经外奇穴；颧髎为手太阳小肠经腧穴，其主治作用，《针灸大成》曰"主口㖞，面赤目黄，眼动不止，颞肿齿痛。"地仓为足阳明胃经腧穴，同时又是足阳明与阳跷脉的交会穴，其主治作用，《针灸大成》言"主偏风口㖞……眼动不止……"迎香为手阳明大肠经腧穴，同时又是手足阳明经交会穴。以上穴位应用主要是取穴位的近治作用，交会穴应用则是为取其经脉交叉会和之义，以达脉气互通，整体进行调畅气血，维持机体阴阳平衡。

面肌痉挛可认为患侧运动过甚，健侧不动，处于阴阳失衡的状态，"阴长阳消""阳长阴消"，阴阳本互为消长，可见应用缪刺对健侧进行刺激，以兴奋的健侧抑制亢奋的患侧是有理可循的。从经络理论上讲，经络又"如环无端，周而复始"，络脉纵横交错，网络全身，故而患侧抽动，针刺健侧可以畅调气血，达到治疗目的。

第十一方

处方　百会、神庭、印堂、人中，间使（双）、神门（双），健侧攒竹、太阳、颧髎、地仓。

刺灸方法　穴位常规消毒，用40mm×0.35mm一次性毫针，百会、神庭向前斜刺进针20mm，印堂向下平刺进针10mm，人中向上斜刺进针10mm，间使直刺

15mm，神门直刺10mm；面部穴位斜刺或平刺进针5~15mm，各穴进针得气后施平补平泻手法，留针50分钟，日1次，连续治疗4周。

临床疗效　本组共29例，显效20例，有效4例，无效5例，有效率82.75％。

资料来源　王泽宇．黑龙江中医药大学，2019.（学位论文，知网收集）

按语　《灵枢·营卫生会》中说经脉之气"阴阳相贯，如环无端"。《素问·离合真邪论》："气之盛衰，左右倾移，以上调下，以左调右。"本病病情顽固，病程较久，经脉之气明显失调。巨刺是指因经脉病变而采用的左病取右，右病取左的针刺方法。《素问·调经论》言"痛在于左，而右脉病者，巨刺之"；又说"邪客于经，左盛则右病，右盛则左病，亦有移易者，左痛未已而右脉先病，如此者必巨刺之"。本病表现为患侧面部肌肉不自主抽动，阳主动，说明患侧阳气偏盛，根据"左盛则右病，右盛则左病"，采用巨刺法治之是可行的，临床中我们也确实感觉到针刺患侧疗效欠佳，甚者加重。因此，本方取健侧攒竹、太阳、颧髎、地仓以疏通经络，调和气血，平衡阴阳；同时，巨刺可以使患者更关注健侧感觉，转移注意力，有助于调神，缓解精神紧张。

第十二方

处方　主穴：患侧阳白、太阳、四白、颧髎、颊车、地仓、翳风、合谷、牵正。配穴：足三里、气海。

刺灸方法　各穴位皮肤、针具常规消毒后，采用0.30mm×40mm无菌针灸针进行针刺。四白、阳白穴采用滞针后提拉法。针刺四白穴时向下斜刺，刺入0.3~0.5寸，采用平补平泻手法，得气后同一方向捻转针体，使少量肌纤维缠绕针尖，产生滞针。再将已经滞住的针沿针的方向向上提拉5次，使面部肌肉产生运动。提拉幅度以患者自身能忍耐为度。反复操作2分钟后留针40分钟；阳白穴平刺0.5~0.8寸，采用平补平泻手法，得气后向同一方向捻转针身产生滞针，再向上提拉，使额部的肌肉运动。针刺手法及操作方法大体同四白穴。其余穴位常规方法刺入，得气为度。以阳白与四白为一组，地仓与翳风为一组进行通电，使用KWD-808I脉冲电疗仪治疗。施以连续疏波，每次40分钟，强度以患者耐受为度。每日治疗1次，6天为1个疗程，疗程间休息1天，共4个疗程。

临床疗效　本组共30例，痊愈8例，显效12例，有效6例，无效4例，有效率86.67％。

资料来源　刘彦麟．黑龙江中医药大学，2019.（学位论文，知网收集）

按语　滞提法能加强对面部表情肌的刺激量，产生催气作用，扩大刺激面。且滞提法针感持续，得气迅速，可疏通经络、调畅气血，泻面部风寒之邪，所以滞提法运用于阳白、四白穴可有效改善眼睑下垂和口角下垂的症状，提高表情肌的肌力，使恢复期患者症状向愈。提高面神经兴奋性，进而加速血液循环和淋巴循环，改善面神经和局部肌肉的营养状况，有利于面神经炎症和水肿的吸收。此外，用滞针提拉法治疗本病，成本低，无须特殊针具，患者的痛苦小，治疗效果比较明显。名老中医孙申田在《新编实用针灸临床歌诀》中写到对某些顽固的口角不动、额纹不举的患者可应用滞针提拉法。该方法在临床治疗中具有显著疗效，颇为实用。

第十三方

处方 主穴：四关穴，即双侧的合谷、太冲。配穴：患侧面部地仓、四白、颊车、阿是穴。

刺灸方法 各穴常规乙醇消毒后，强刺激四关穴。具体操作：使用0.30mm×40mm一次性毫针针刺，垂直进针后，均匀大幅度行提插捻转复合手法，即拇指向前捻转同时向下插，针体左摆；拇指向后捻转同时向上提，针体右摆，提插幅度为2cm，捻转角度为360°，频率平均为60次/分，每穴操作0.5~1分钟，以患者耐受为度，针感以往上传导为佳。留针过程中，每10分钟行针1次，每次留针30分钟。面部配穴浅刺，用0.30mm×25mm一次性毫针浅刺，进针1~2mm，无须行提插捻转等手法。留针30分钟，每日针刺1次，7次为1个疗程，第1个疗程后改隔日1次，治疗不超过3个疗程。

临床疗效 本组共32例，痊愈15例，显效13例，有效3例，无效1例，总有效率96.9%。

资料来源 钟润芬. 天津中医药，2018，35（7）：503-505.

按语 针灸治疗面肌痉挛，取穴主要以头面部腧穴配合远端取穴。本研究结果显示，治疗面肌痉挛四关穴宜采用强刺激手法。因为面肌痉挛是神经肌肉异常兴奋的一种表现，故取远端四关穴，施以强刺激，加大刺激量能加强针刺感应，促使气血上循至面部，即气至病所，能增强治疗效果，缩短治疗时间，减少治疗次数，从而明显缓解面肌痉挛。通过本次临床研究可以证实，强刺激四关穴的疗效优于轻刺激四关穴，此治疗方法值得推广。

第十四方

处方 面部阳明皮部、太阳皮部及阿是穴。

刺灸方法 患者取仰卧位，在施术部位常规消毒，选取0.35mm×25mm针灸针，在面部阳明皮部、太阳皮部区域排列进针，快速透皮，行捻转泻法，以针身轻轻悬吊在皮肤上，与皮肤呈0°夹角，不落下又不立起为度，每天治疗一次，10次为1个疗程。

临床疗效 本组共300例，痊愈195例，占65%；好转87例，占29%；未愈18例，占6%；总有效率达94%。

资料来源 王黎明，李萍，白永玲，等. 青海医药杂志，2018，48（12）：

63-64.

按语 吊针属于毫针浅刺法，由古代"毛刺""浮刺""扬刺"三法演变而来。《灵枢·官针》之九刺：七曰毛刺，毛刺者，刺浮痹皮肤也。《灵枢·官针》之十二刺：九曰浮刺，傍入而浮之，以治肌急而寒者。由此可见吊针疗法可治疗肌肤浅表的疾病，可以达到引邪外出，祛风通络止痉的作用。本病病位在络脉，宜给予浅刺、弱刺激，在浅刺时使针体悬吊而造成牵拉之势，令收缩的面肌得以舒张，有利于防止抽搐的发生。由此可见，吊针疗法以中医理论为基础，还结合了物理力学的原理，双管齐下，共同达到祛风通络止痉的作用。且吊针由于针入很浅，故进针极少疼痛，成为此法最鲜明的特色。

第十五方

处方 主穴：安神六穴（耳穴：心、肺、神门，体穴：迎香、安眠、足三里）和四关穴（双侧合谷和太冲）。配穴：眼周部痉挛选取攒竹、太阳，面颊部及口唇部选取颧髎、颊车穴。

刺灸方法 患者仰卧，局部穴位常规消毒，取安神六穴（耳穴：心、肺、神门和体穴：迎香、安眠、足三里），合谷穴和太冲穴，均取双侧。迎香、安眠、足三里穴位采用0.3mm×40mm毫针直刺0.5~1.0寸，捻转得气后，行平补平泻法；耳穴直刺2~3分，不行针。在患侧部位随症所配诸穴均采用0.3mm×40mm毫针，快速浅刺入皮下1~2分，使针柄悬吊，针尖将穴位处皮肤挑起，针柄的自然下垂，不施手法；以上各穴均留针30分钟。

临床疗效 本组共41例，治愈8例，显效12例，有效17例，无效4例，总有效率90.24%。

资料来源 徐永亦. 浙江中医药大学，2018.（学位论文，知网收集）

按语 本方重视患者的精神、心理等因素的影响，认为精神、心理因素与面肌痉挛症状之间存在着相互影响与相互作用的关系，形成恶性循环，通过治疗可从根源上阻止疾病的发生。针对心理主因以及痉挛症状产生的心理状态，从针刺调神的角度出发，可消除或缓解不良的精神心理症状。调神其主要宗旨在于调心、脑，心脑安则五脏安，五脏安则机体各项生理功能趋于正常，选用"调神六穴"结合四关穴以养心安神、通经活络、调和营血、平衡阴阳，达到宁心安神、镇静止痉之功效。

三、三叉神经痛

三叉神经痛是指面部三叉神经分布区出现阵发的闪电样短暂剧痛为主征的病症。其痛如电击、火灼、锥刺、刀割，每次发作时间为数秒至分钟一二分钟不等；有原发性和继发性两种。针灸主要适于不伴有器质性改变的原发性三叉神经痛。

第一方

处方　眶上切迹（攒竹穴）、眶下孔（四白穴）、颏孔（大迎穴前1寸）、颧髎、下关（均患侧）。

刺灸方法　不论受累神经为哪一支，三个孔都必刺。术者必须先在体表摸准"三个孔"的位置，然后左手指切，右手持针，徐徐刺入。眶上切迹可直刺1~1.5寸深，眶下孔可直刺0.5寸深，颏孔可向前下方斜刺1~1.5寸深。针刺入孔后，出现触电样针感，再施提插手法，捣针5~10次。针刺颧髎、下关时，必须分别刺到上颌神经和下颌神经。针刺颧髎时针尖方向向后上方刺入，不可过高刺入眶上裂，损伤视神经，过低则疗效不佳。刺下关时应先垂直方向刺入皮肤，进针约1.5寸深时针尖触及骨面受阻，此深度相当于皮肤到下颌神经上的距离，应在针体上做标记，然后将针退至皮下，使针尖向后（向耳侧）呈15~20°角，并略微向上重新刺入同前的深度（标记处），切勿超过标记处，以免发生意外。留针30分钟，疼痛剧烈者留针时间可稍长。最少针5次，最多针30次。

临床疗效　本组共80例，近期痊愈40例，显效29例，好转11例。

典型病例　庞某，男，72岁。三叉神经第二支痛已2年余。自述右面颊部呈短暂发作性闪电样痛，间歇期完全无痛，间歇为几分钟或几十分钟，右上唇部有"扳机点"。经常不敢洗脸、漱口，严重时，食不得进，寝不得安。查体：双侧瞳孔等大正圆，眼球运动正常，无面瘫。血压150/100mmHg。舌苔黄燥，脉弦有力。针刺眼眶上切迹、眶下孔、颏孔、配阿是穴。针至第6天疼痛明显好转，共治14次痊愈。

资料来源　李大勋.针灸学报，1992，（4）：13.

按语　到目前为止，对原发性三叉神经痛还没有理想的根治方法，针刺治疗是临床普遍运用的方法。李氏等采用直接针刺三叉神经分支的方法收到较好效果。其治疗机制：针刺三叉神经支，产生强烈刺激，使三叉神经及其中枢系统兴奋，加速兴奋向抑制过程的转化，达到疼痛缓解。从生理学角度看，直接针刺神经是对神经的一种损伤，但李氏等在临床实践中并未发现任何不良反应。本法治疗取效的关键是刺中三叉神经分支，进针前必须摸准"三个孔"的位置，做到心中有数，然后选择合适的角度和深度。

第二方

处方　额支：攒竹、阳白或头维（均患侧）；上颌支：四白、下关或颧髎（均患侧）；下颌支：颏髎（颏孔）、颊车（均患侧）。

刺灸方法　攒竹穴进针，针尖斜向下方刺入0.5~0.8寸，进入眶上孔，使患者有针感并放射至额部。颧髎穴进针，针尖斜向内上方刺入1.5寸，进入眶下孔内，针较固定，针感明显，并放射至上唇部。针颏髎穴（即颏孔），可由地仓旁开半寸刺针，针尖斜向内下方刺入1.5寸，进入颏孔，针较固定，针感放射至下唇处。其他诸穴，可按针灸穴位刺入，至得气为准。然后按各支穴位配对接6805电针仪，采用频率为300~500次/分，强度以患者能耐受为度，每次40~60分钟。每日治疗1次，10次为1个疗程，休息3~4天，再进行下1个疗程。

临床疗效 本组共33例，痊愈18例，显效2例，有效9例，无效4例。

资料来源 胡佐芳. 四川中医，1987，（11）：47.

按语 电针麻醉治疗三叉神经痛，其机制可能是通过节律的电刺激，刺激相关的三叉神经分支，对三叉神经脊束核中的会聚性痛敏细胞可产生明显的抑制作用，从而起镇痛作用。电针治疗时，毫针必须准确进入孔中，针体固定好，使患者有明显针感，并放射到一定部位，然后接电针仪，使刺激到位，才有较好的治疗效果。不可用大幅度提插捻转强行得气，严防刺伤神经。

第三方

处方 主穴：下关、四白、夹承浆。配穴：合谷、翳风。

刺灸方法 下关穴选用26号50mm毫针刺入1.5寸左右，待有触电样针感传至舌或下颌等处时，提插5~10次后出针，不留针。四白穴向眶下孔刺入1寸，得气即可，不留针。夹承浆选用26号25mm毫针，斜向前下方约30°角刺入0.5寸左右，待有触电样针感传至下唇时，捣刺5~10次。余穴均可刺入1寸深，得气即可。每天1次。10次为1个疗程。

临床疗效 本组共2100例，治愈1153例，占54.9%，有效924例，占44%，无效23例，占1.1%。

典型病例 荚某，男，61岁，农民。1978年5月12日就诊。自诉右侧面部阵发性剧痛，反复发作6年。患者自1972年起，右侧面部突然出现电击样剧痛，每1~2分钟发作1次，剧痛难忍。1974年经某院神经科诊断为三叉神经痛，用无水酒精封闭1次，疼痛缓解1年。以后疼痛又复发，再次用无水酒精封闭，疼痛未见缓解。在某医院针灸治疗2个月，也未收效。查体：表情痛苦，右侧面部污秽，患侧较健侧感觉稍迟钝，无运动障碍。舌质淡红，苔薄白，脉弦数。诊断为三叉神经痛。采用上法针治2个疗程时，疼痛已减大半，共治疗4个疗程，疼痛完全消失，随访1年未复发。

资料来源 葛书翰. 中医杂志，1987，（5）：53.

按语 本病多因风寒之邪，袭于阳明筋脉或风热毒邪浸淫面部，使面部经络气血阻滞，不通则痛。四白穴属胃经，下关穴为胃经与胆经之交会穴，针刺后可疏通循绕侧头面部的胃经和胆经的经络气血，达到气血阴阳平衡，因而收到通则不痛的效果。翳风旨在疏风散邪，合谷为"四总穴"之一，善治面疾。诸穴合用而奏良效。

第四方

处方 下关（患侧）、合谷（健侧）。

刺灸方法 针刺下关穴用30号65mm毫针，进针后，针尖以85°角向后下方朝对侧乳突方向深刺2寸左右；用紧提慢按手法，不捻转，使针感向下颌方向或四周扩散，持续20~30秒。留针30~60分钟，留针期间，隔10~15分钟用提插法行针1次；出针前，再予提插法行针30秒左右，然后出针。每天1次，10次为1个疗程，疗程间停针1周。

临床疗效 本组共32例，近期治愈15例，好转16例，无效1例。

资料来源 周继荣. 江苏中医，1989，（2）：19.

按语 三叉神经痛属中医学"面痛"等范畴，为风毒之邪袭于阳明经脉，气血痹阻不通所致。就三叉神经的分布来看，与足阳明经脉在头面部的循行甚为密切，治疗本病当以疏利足阳明经脉为主，故近取足阳明经穴下关，远取手阳明经穴合谷以疏利经脉，调和气血。治疗时要求得气迅速，针感强烈而有放射感，是取效的关键。因诸痛多属实证，故应用紧提慢按之泻法。

第五方

处方 颧髎（患侧）。

刺灸方法 沿外眼角直下颧突下缘凹陷处，以75mm毫针垂直进针2.0~2.5cm时，即出现触电似的针感，扩散整个面颊部。采用泻法或平补平泻法，留针30分钟，每隔10分钟行针1次。一般每天针1次或隔天1次，10次为1个疗程。一般需2个疗程。

临床疗效 本组共37例，痊愈23例，显效7例，好转5例，无效2例。

典型病例 王某，女，38岁。1986年6月25日初诊。左面颊部阵发性刀割样痛3年多，每日发作25~35次，每次发作持续20~30秒，每逢受凉、漱口而发作。查体：双侧瞳孔等大，整圆，对光反射存在，眼球运动正常，无面痛，生理反射存在，病理反射未引出。血压：130/80mmHg。取颧髎隔日针1次。针第1次时，当即疼痛大减，针5次后，每天发作10~15次，每次持续5~10秒。共治疗2个疗程，痊愈。1年后随访，未再复发。

资料来源 崔述贵. 辽宁中医杂志，1990（3）：33.

按语 三叉神经痛之部位主要是在面颊及额部，主要为阳明与太阳经循经处。颧髎穴为手太阳经腧穴，针刺本穴可疏导面部之经气，"通则不痛"，故采用之。再配有关穴位，可取得一定疗效。本病的发作常与情绪变化和疲劳有关，故针刺治疗中需注意勿过度操劳，避免精神刺激，勿吃辛辣刺激性食物。针刺对原发性三叉神经痛疗效显著，但须坚持按疗程有计划地治疗，对继发性三叉神经痛及三叉神经麻痹症，须详细检查，明辨发生原因，治疗其原发病。

第六方

处方 人迎。

刺灸方法 取人迎穴，针时让患者仰卧，肩稍垫高，充分暴露颈部，常规消毒后，用左手示指及中指轻按颈动脉向外推开，右手持消毒的毫针，沿左手指甲边缘缓慢捻转进针，针尖直抵颈椎横突骨面，针刺深度约1寸（患者体形胖瘦有别），当有阻力感时，施以泻法，酸麻胀感至同侧前臂或手指。留针30分钟，留针期间捻针2~3次，不提插。每日2次，左右交替，1周为1个疗程。

临床疗效 本组共28例，痊愈14例，显效7例，好转4例，无效3例。

典型病例 王某，男，68岁。右侧面部阵发性剧烈疼痛反复发作3年，患者曾在某医院确诊为右侧原发性三叉神经痛（额支）。曾做过多种治疗无效。检查时，右侧眶上区有"扳机点"，同时诱发疼痛发作，针刺人迎穴4次后，疼痛明显减轻。经治疗1个疗程，痊愈，随访至今3年未复发。

资料来源 冯玉梅. 上海针灸杂志，1994，（3）：封底.

按语 本病是阳明经络感受风毒，传入经络，气血凝滞不行所致，人迎为足阳明经穴，有行气活血之功，治疗本病，旨在疏通局部经脉，祛寒清热，使气血调和，通则不痛。古代针灸医籍有人迎"刺过深杀人"之戒，人迎穴深刺，操作时必须保持高度警惕。冯氏等认为：人迎穴位于颈动脉三角内，只要细心操作，严格消毒，不要伤及颈动脉鞘内的血管、神经，绝不会有杀人之忌。

第七方

处方 主穴：三叉神经镇痛点、足三里。配穴：额支疼痛配攒竹、合谷；上颌支痛配四白、迎香、内庭；下颌支痛配承浆、三阴交。

刺灸方法 三叉神经镇痛点位于颧骨下缘，上颌骨体后缘，下颌支前缘的前方。针刺时针尖向后内上，以45°角进针1.5~2寸深，针尖直接通过颞下窝达翼腭窝处。足三里穴直刺进针1.5寸。用RIY-41型热灸治疗仪，在足三里、三阴交穴上涂少许艾油后，每穴灸15~20分钟，每日针灸1次。还可在迎香穴处埋上皮内针3~4天。上述方法，10天为1个疗程。

临床疗效 本组共32例，痊愈28例，好转2例，无效2例。

典型病例 王某，女，49岁，工人。1988年5月30日就诊。自诉面部疼痛已4年之久。于1984年2月16日晚突然发生右侧面部疼痛，说话、吃饭均痛不可忍。从1987年以来疼痛加剧，呈阵发性、放射性、电击样剧痛，每5分钟痛一阵，很有规律，每次大约2分钟。曾住院2次，用各种疗法均无效。查体：血压112/70mmHg，神疲，面黄，表情痛苦。舌质红，苔黄，脉沉数。其疼痛部位为右侧三叉神经额支、下颌支分布区域。诊断为三叉神经痛（胃经实热型）。用上法治疗1次，次日复诊，患者自述疼痛明显减轻，间歇时间延长。治疗3次疼痛完全消失。为巩固疗效，又继续治疗7次，随访1年未复发。

资料来源　杨兆勤．河南中医，1993，（3）：145。

按语　本方取三叉神经镇痛点深刺，通过颞下窝达翼腭窝处，并随症配穴，施以针刺热灸配合埋针法进行综合施治，其镇痛作用相得益彰，疗效显著。

第八方

处方　主穴：太阳（患侧）。配穴：额支痛配阳白透鱼腰，上颌支痛配四白，下颌支痛配下关、夹承浆。

刺灸方法　先刺主穴，患者取坐位或侧卧位，穴位常规消毒，以消毒之锋针点刺，进针0.2~0.3cm深，起针后立即拔火罐，令出血2~3mL，体质强壮，面痛严重者宜深刺，放血宜多；反之浅刺，放血宜少。后刺配穴，以消毒之毫针刺之，补虚泻实，寒证加灸。隔日治疗1次，3次为1个疗程。休息3~5天，再行下1个疗程。

临床疗效　本组共80例，痊愈56例，明显好转15例，好转3例，无效6例，总有效率为92.5%。

典型病例　陈某，女，50岁。主诉：左侧额面颊阵发性剧痛20年，加重2天。患者左侧上额及面颊阵发性、闪电样、火烧样剧烈疼痛，时轻时重。近日因愤怒而诱发，从左侧眉棱骨处开始痛，窜至眼球，向左侧颞颊及鼻翼齿龈扩散，面灼热痛，目赤，涕泪、口涎俱下。每次疼痛持续1分钟左右，每天发作数十次，兼有胃热恶心，心烦易怒，口苦而渴，喜冷饮，便秘。查体：左侧太阳穴处有明显压痛，面肌无运动障碍，舌质晦暗，苔薄黄，脉弦数。诊断为三叉神经痛（额支）。取左侧太阳穴，以锋针刺之，出针后拔火罐，放出黑紫血3~4mL。毫针刺下关、合谷、内庭、太冲、太溪。针后患者立感头清目爽，疼痛全消，目赤减退，2日后患者来述，疼痛已止。随访5年未见复发。

资料来源　石信箴．山西中医，1991，（5）：32.

按语　"宛陈则除之"，用太阳穴放血疗法治疗本病，可起活血祛瘀、祛风通络之效。本病治疗时，除常规根据疼痛部位分支取穴外，还可根据伴随症状，辨证选穴。感受风寒者配风池、合谷；肝胃火盛者配内庭、阳陵泉；阴虚火旺配三阴交、照海、太冲、太溪等。疗效更为满意。

第九方

处方　主穴：下关、翳风、风池（均患侧）。配穴：额支痛加鱼腰、攒竹、阳白、印堂；上颌支痛加四白、巨髎、颧髎、太阳；下颌支痛加颊车、承浆、地仓、大迎（均患侧）。

刺灸方法 患者选择适当体位，常规消毒后用1%普鲁卡因注射液在穴位上注射一小皮丘。术者用右手持三棱针在穴位上进针，左手示指轻轻将皮肤向针尖方向推压，使针尖穿透皮肤，并纵行挑破皮肤0.2~0.3cm，然后针尖向下把皮下白色肌纤维（如羊毛状）挑割断或用手术刀割断，直至肌纤维挑尽为止，肌纤维露出表皮外需用手术剪剪平，后用碘酒消毒，覆盖小纱布，胶布固定。每次选主穴1个，配穴2~3个，每隔7天挑治1次，穴位另选，10次为1个疗程。

临床疗效 本组共49例，显效19例，好转23例，无效7例。

典型病例 张某，女，63岁。右侧面部抽搐刺痛已数月，发作时，洗脸、刷牙、吃饭都很困难。经某院神经科诊断为三叉神经痛（上颌支），曾服中、西药无效。按上述方法治疗5次后，抽搐次数减少，疼痛减轻；10次后抽搐停止；2个疗程病愈。随访1年未发。

资料来源 刘桂良. 安徽中医学院学报，1987，（2）：38.

按语 挑针疗法是治疗三叉神经痛的一种有效方法。三叉神经痛是一顽固性疾病，不易根治，挑针具有刺激时间长的特点，是对皮肤穴位的良性刺激，可以疏通经络，调和气血，镇痛解痉，治疗本病既有显著的近期疗效，又有一定的远期疗效。

第十方

处方 主穴：合谷、血海、膈俞。额支痛者取风池、阳白、翳风、太阳、头维、丝竹空；上颌支痛者取风池、翳风、四白、下关、迎香、颧髎；下颌支痛者取风池、颧髎、下关、颊车、地仓、承浆。配穴：阿是穴。

刺灸方法 阿是穴采取点刺出血，其余穴位常规针刺且均用泻法，得气后留针40分钟，约15分钟行针1次，每天1次，每周6次。疗程均为4周，并进行3个月的随访。

临床疗效 本组共50例，临床控制11例，显效25例，有效11例，无效3例，总有效率94%。

资料来源 肖峰，徐淑珍. 中医学报，2016，31（6）：918-921.

按语 逐瘀活络针刺法是笔者依据PTN患者病机特点，并参照中医辨证取穴、循经取穴以及远近配穴发展自拟针刺法。其中合谷为手阳明大肠经俞穴，具有活血化瘀、清泻阳明、疏风镇痛、通经开窍之功效。《四总穴歌》曰："面口合谷收。"血海是足太阴脾经之要穴，可益气养血、通经活络、行血化瘀。膈俞穴是八会穴之血会，可补血养血、活血化瘀。膈俞与血海二穴配伍使用，具有畅通全身瘀血以及补养全身阴血的作用。风池与翳风两穴均位于三叉神经感觉区，可祛风解表、清头明目、通脑活络；阳白、头维、太阳配伍活血定痛、祛风通络；丝竹空在面部，为手少阳三焦经，可疏风清热、明目安神；四白、下关均是胃经腧穴，也是面神经所过之处，与迎香合用能够疏风理血、通络解痉；颧髎穴为手太阳小肠经腧穴之一，可祛风消肿；颊车、地仓、承浆祛风通络、调畅气血、连通表里。相应位置阿是穴采用放血疗法，达到疏通经络、活血散瘀之功效。因此，全穴配伍，发挥疏通患处经气以及活血通络定痛之效。

第十一方

处方 主穴：颧髎、下关、合谷。额支痛配攒竹、阳白、鱼腰、率谷；上颌支痛配四白、迎香；下颌支痛配夹承浆、颊车、翳风。

刺灸方法 穴位常规消毒后，毫针刺用泻法。下关穴直刺1~1.5寸，颧髎、合谷直刺约1寸。攒竹、阳白、鱼腰、率谷、四白、迎香、夹承浆、颊车浅刺0.3~0.5寸。针刺时注意掌握深度，使患者产生酸、麻、胀或触电样针感，针刺得气后连接电针仪，选用疏密波，刺激强度以患者面部肌肉轻微跳动并能耐受为度，每次留针30分钟，每天1次，10天为1个疗程。疗程间休息3天，2个疗程后评价疗效。

临床疗效 本组共62例，痊愈32例（51.6%），显效19例（30.6%），有效8例（12.9%），无效3例（4.9%），总有效率达95.1%。

资料来源 李艳萍，杨峰，安琪. 中医临床研究，2015，7（35）：21-22.

按语 依据"经络所过，主治所及"的原则，针灸穴位的选择多以手、足阳经为主，阳经中又以阳明经为最多。眼部痛主要属足太阳经病症，上颌、下颌部痛主要属手、足阳明经和手太阳经病症。治疗上以近部取穴为主，远部取穴为辅，以疏通面部经络、行气活血为原则，从而使气机条达，血脉调和，通则不痛。

四、肋间神经痛

肋间神经痛是指1个或数个肋间神经支配区域呈经常性的疼痛。常因咳嗽、喷嚏、深呼吸等因素诱发，而阵发性加剧，并有相应肋间的皮肤感觉过敏和肋骨边缘压痛。原发性肋间神经痛即肋间神经炎，临床极为少见，病因不明；继发性肋间神经痛多与邻近器官和组织的感染、外伤或异物压迫等有关。

第一方

处方 外关、太冲。

刺灸方法 患者取坐位，穴位常规消毒后，取28号40mm毫针4根，先直刺外关，得气后边用捻转泻法边让患者做胸腹呼吸运动，捻转数次后留针，然后用泻法刺太冲，留针20分钟，其间可行针2次，刺激强度依患者的体质强弱而定。

临床疗效 本组共45例，治愈40例，好转3例，无效2例。

资料来源 周鹏临证治验。

按语 肋间神经痛属中医学"胸胁痛"范畴。风热之邪、跌仆闪挫为本病外因，情志失调、忧思恼怒是本病的内因，均可导致经脉气机阻滞，气血运行不畅而发生胁痛。外关系手少阳经络穴，与手厥阴经相表里，通于阴维，连于胸胁；太冲系足厥阴经之输穴、原穴，"输主体重节痛"，原穴为本经之气聚集之处，厥阴布胁肋，故在太冲、外关穴上施泻法，可疏通胁肋部壅滞之气机，调畅经脉之气血，通则疼痛自除。

第二方

处方 内关、阳陵泉、支沟。

刺灸方法 患者仰卧，穴位常规消毒。内关穴强刺激2分钟，同时嘱患者深吸气，屏住气缓慢吐气，然后咳嗽及向左右转体；阳陵泉穴中等刺激，留针10分钟；支沟穴强刺激。针刺同时，在疼痛局部加拔火罐。治疗结束前，再行内关穴强刺激1分钟。

临床疗效 本组共308例，全部治愈。

资料来源 周秀娟. 中国针灸，1993，（2）：37.

按语 支沟、阳陵泉是治疗胁痛的成方，支沟系手少阳经之经穴，阳陵泉为足少阳经之合穴，泻之能和解少阳、清热化湿、疏利肝胆、舒筋活络。手厥阴心包经循胸出胁，内关为其络穴，针刺内关穴配合患者深呼吸运动，可宽胸解郁，行气止痛。以上配合局部拔罐，又能活血化瘀止痛，故可获满意疗效。

第三方

处方 背部阳性反应点。

刺灸方法 局部常规消毒后，在阳性反应点范围内用梅花针重叩，然后用红外真空理疗机抽负压84.5~91kPa，依病情轻重使出血量达2~10mL。3天治疗1次，直至痊愈。

临床疗效 本组共37例，全部治愈。

典型病例 王某，女，30岁。1988年8月3日诊。自诉：2年前开始不明原因出现右肋部疼痛，时轻时重，多次诊断为肋间神经痛，给予维生素B族治疗，效果不佳。近来疼痛加重。查体：右第5、6、7肋间压痛，无肿胀。在背部第6胸椎右旁约1cm处，有一长约1.5cm条索状物，压痛明显。诊为肋间神经痛。治疗以条索状物为中心，在直径2cm范围内用梅花针重叩，之后用红外真空净血疗法放血，出血量约3mL。3天后自诉疼痛明显减轻。依上法再治疗1次，出血量达5mL左右。1周后疼痛消失，查背部条索状物、压痛均消失，半年后随访，未复发。

资料来源 张建新. 四川中医，1990，（4）：7.

按语 本病多因闪挫、劳伤、感染等原因致瘀滞络脉，经气不通而疼痛，可在上背部督脉及足太阳膀胱经上出现结节、条索状物及压痛点，以此阳性反应点为治疗部位，用梅花针重叩配合红外真空净血疗法，有较强的活血化瘀、疏通经络作用，从而起到良好的治疗作用。

第四方

处方 背俞穴、华佗夹脊、疼痛部位。

刺灸方法 患者俯卧，沿脊柱两侧华佗夹脊穴和足太阳膀胱经循行处，用75%酒精消毒皮肤，然后自上而下，由华佗夹脊穴胸1至胸8、足太阳膀胱经大杼穴至关元俞，采用梅花针叩刺5遍，叩刺后在该部位拔火罐10分钟。尔后，令患者侧卧，患部向上，沿病变区肋间隙和足少阳胆经胁肋部循行段自后向前用75%酒精消毒，用梅花针叩刺5遍，叩击后再叩刺疼痛区上下各1肋间隙部位2遍。叩毕，在疼痛区拔火罐，留罐10分钟，每天1次，5次为1个疗程，间休2天续治。

临床疗效 本组共30例，治愈25例，好转3例，无效2例。

典型病例 宣某，女，58岁，1985年2月15日初诊。自诉3天前与家人争吵，当晚突感左侧肋间烧灼样疼痛，呈阵发性加剧，疼痛难忍，夜寐不安，咳嗽加重，伴有呃逆，叹息痛减，经某医院神经科确诊为"特发性肋间神经痛"，服用吲哚美辛等止痛剂，症状无明显改善，遂以上法治疗1次后，患者顿觉疼痛大减，继以上法治疗2次，疼痛完全消失，诸症全无，1年后随访，未再复发。

资料来源 高辉. 湖北中医杂志，1988，（6）：37.

按语 脏腑经气输注于背俞穴，叩刺背腰部足太阳膀胱经穴位，能使五脏六腑之经气得以疏通，气血得以流畅。叩刺夹脊穴部位有类似交感神经效应，它通过微弱的痛刺激，反馈性调节机体内兴奋和抑制过程，从而使疼痛区兴奋性降低，达到止痛效果。叩刺足少阳胆经的循行部位和疼痛区上下各1肋间隙，通过皮肤感传作用，激发和调节脏腑经络功能，使肝胆之气得以疏泻。叩刺后配以火罐能加强其疏通作用，通则不痛，则胁痛自止。

第五方

处方 外关、阳陵泉。

刺灸方法 先用拇指在穴周按摩1分钟左右，放松局部组织，随后对穴周皮肤常规消毒，以0.25mm×40mm毫针分别于外关穴、阳陵泉穴进行直刺，进针至适当深度，行针使之得气。继而施以传统龙虎交战手法，即先用刺手拇指向前左用力捻转9次，再用拇指向后右用力捻转6次，捻转角度，180°~360°，左补右泻，视患者病情及耐受程度，每穴操作1~3组，操作间隔10分钟，留针30分钟；同时给予运动针法治疗，即在补泻期间嘱患者用力抬高患侧肩关节，持续进行大范围活动，以能带动患处皮肤与肌肉的运动为度；不能进行主动活动者，由医生协助患者进行被动活动，活动幅度及频率与主动者相同；每日治疗1次，6次为1个疗程，2个疗程间隔2天，治疗2个疗程。

临床疗效 本组共27例，治愈18例，显效6例，有效2例，无效1例；总有效率96%。

资料来源 陈立江，王欣，李忠常，等. 现代中西医结合杂志，2015，4（30）：3311-3313.

按语 本方采用了针刺的同时配合患部运动。该疗法避免了直接接触患部，与局部制动疗法相比，疗效迅速而确切，改变了几千年来传统针刺疗法单一、绝对静止体位的治疗状态，同时提高了针灸的治疗效果，缩短了疗程。

第六方

处方 百会、四神聪、神庭、本神（双）、印堂、内关（双）、太冲（双）、阿是穴。

刺灸方法 操作：患者取仰卧位。局部常规消毒，用不锈钢毫针，百会平刺0.5~1寸，神庭向后平刺0.3~0.5寸，本神、四神聪向百会方向平刺0.5~0.8寸，印堂向下平刺0.5~1.0寸，内关直刺0.5~1.0寸，太冲向涌泉方向透刺0.5~1寸，局部阿是穴平刺0.5~0.8寸，不可直刺，深刺。针刺以得气为度，平补平泻。留针时间及疗程：每次治疗留针30分钟，每周需治疗6次，一共治疗2周。

临床疗效 本组共30例，治愈16例，显效7例，有效4例，无效3例，总有效率90.0%。

资料来源 刘聘进. 山东中医药大学，2018.（学位论文，知网收集）

按语 使用疏肝调神针法是以调畅气机为目的，通过疏肝法以及调神法相互配合，相互影响，从而缓解因枢机不利，肝络失和而导致的原发性肋间神经疼痛。

五、坐骨神经痛

坐骨神经痛是指在坐骨神经通路上出现的放射性疼痛。本病主要表现为腰腿痛，疼痛常由一侧腰部、臀部向大腿后侧、腘窝、小腿外侧、足外侧放射，呈钝痛、胀痛、刺痛或烧灼痛，患肢不能抬高，咳嗽、喷嚏、弯腰、下蹲时疼痛加重。

第一方

处方 主穴：秩边（患侧）。配穴：足太阳型加承山、昆仑；足少阳型加阳陵泉、绝骨、丘墟；根性型加肾俞、夹脊腰2~5、大肠俞（均患侧）。

刺灸方法 秩边穴选用28号75~100mm毫针，刺入3~4寸，以中强度刺激，使局部有酸麻胀重感，并向下肢远端放射，有时可达足底或足趾部，余穴均要求针刺得气。急性发作时用泻法，慢性期用平补平泻，可用电针。每天1次，10天为1个疗程。休息3天，再继续治疗。

临床疗效　本组共300例，痊愈113例，显效121例，好转46例，无效20例。总有效率为93.2%。

典型病例　梁某，女，55岁。自述因汗出受凉，引起腰腿疼痛，经服用药物效果不显。现症状：右大腿从臀部沿下肢后侧，直到外踝后方疼痛，不能站立和行走。查体：右大腿后侧和小腿后外侧压痛明显，直腿抬高试验阳性。X光片显示腰椎正侧位片未见异常。舌苔薄白，脉浮紧。诊断：坐骨神经痛（寒湿型）。取秩边穴，针用泻法，刺激半分钟左右即出针。经3次针刺即愈，至今未复发。

资料来源　崔述贵，刑文堂. 山西中医，1990，（4）：36.

按语　秩边为临床治疗坐骨神经痛的常用穴，有舒筋通络之效。对干性坐骨神经痛，应分经取穴；对根性坐骨神经痛，可配合腰部夹脊穴，如果针刺有感应向患肢放射至足趾或足背部，一般疗效都较好。坐骨神经痛临床辨证可分为寒湿型、风热型、虚弱型等，须辨证施治，寒湿型可采用温针灸或艾条灸沿疼痛部位循经温熏，或加用火针沿疼痛部位循经点刺；风热型针用凉泻法，一般不留针；虚热型加足三里、肾俞，用补法宜轻刺激。

第二方

处方　下关。

刺灸方法　穴位常规皮肤消毒后，在双侧下关穴处用25mm毫针，直刺0.5~0.7寸，予以提插捻转中强度刺激。留针40~60分钟，每隔15分钟捻转刺激1次。每天1次，10次为1个疗程，一般治疗1~2疗程。

临床疗效　本组共41例，痊愈26例，基本痊愈9例，好转5例，无效1例。

典型病例　王某，男，30岁。半年前因搬重物腰扭伤1次，此后感觉右腰胯痛，经服小活络丹疼痛减轻。2月前中午曾躺在水泥地板上睡觉，醒后腿觉麻木、酸胀，腿痛加重，右下肢沿坐骨神经走行方向疼痛，行走困难。某院外科诊断为坐骨神经痛。经注射维生素B_1、B_{12}，口服布洛芬、吡罗昔康片及中药30剂，效果不明显。查体：患者右侧腰骶部向腿外侧放射性胀痛，并直至小腿达足背。依法针刺双下关穴，以中强刺激手法，留针40分钟。5次显效，15次诸症消失，告愈。随访半年，痛无复发。

资料来源　张和平. 山西中医，1989，（4）：29.

按语　下关是足阳明胃经经穴，交会于足少阳胆经，有祛风、止痛、通经络的作用。阳明为多气多血之经，根据"病在下，取之上"的原则，刺取下关，可调气血，通络脉，改善气血阻滞，使经脉得养、血行气畅则痛止。针刺时须一定的刺激强度，其留针时间不能少于40分钟。

第三方

处方　主穴：臀三针（秩边、环跳、髂后上棘与尾骨尖连线的中点）、腰三针（3~5腰椎棘突下间旁开0.5寸）。配穴：阳陵泉透三阴交、风市向上沿胆经方向透刺、承扶透髀关、承山透委中（上穴均患侧）。

刺灸方法　根性坐骨神经痛者主穴取腰三针、臀三针；干性坐骨神经痛者主穴仅取臀三针。配穴根据疼痛部位选用：臀三针取125~150mm芒针直刺。腰三针取75~100mm毫针直刺，行提插泻法。取325~375mm芒针从风市进针沿胆经向上横刺，取275~325mm芒针从阳陵泉向三阴交方向斜刺。承扶向髀关直刺4~5寸。取200~250mm的芒针从承山斜向上透刺至委中，行捻转泻法。针感要求：臀三针、腰三针针刺时令针感向下放射数次。余穴局部有酸胀感即可。一般每天1次，留针20分钟，疼痛重者每日治疗2次。10次为1个疗程，每疗程间隔3天。

临床疗效　本组共114例，痊愈80例，显效21例，有效6例，无效7例，总有效率为93.9%。

典型病例　张某，男，38岁。夏日贪凉，卧地而睡，引起右臀部大腿后侧至足背部持续性疼痛，阵发性烧灼样疼痛8天。查体：患者行走困难，右侧直腿抬高试验阳性（30°），跟腱反射减弱，环跳、委阳穴处有明显压痛。诊断为右侧坐骨神经痛、坐骨神经炎。予芒针针刺臀三针（承扶透髀关、承山透委中），疼痛大减，直腿抬高试验60°。共治疗5次，症状、体征全部消失，恢复工作，随访2年，一直未复发。

资料来源　陈幸生. 山西中医，1991，（6）：37.

按语　坐骨神经痛属中医学"痹证"范畴。大多因感受风寒湿热之邪或跌仆闪挫，以致经络受损，气血阻滞不通而致。采用芒针深刺、透刺，以达到"通其经脉，调其气血""通则不痛"的目的。芒针可一穴进针，循经透刺数穴，有针感强、得气快、针感放射远等特点。陈氏认为：芒针深刺、透刺，有全身普遍性的镇痛效果，也有局部或节段性的镇痛效果，因为"循经透刺"能使针达病所，疏通经气，使气传至脑，从而提高痛阈，增加疼痛的耐受力，降低痛觉的敏感性，达到镇脑安神、通经镇痛的目的，故治疗本病有较好疗效。

第四方

处方　睛明、至阴、瞳子髎、足窍阴（均患侧）。

刺灸方法　根据疼痛部位分经选足太阳经首尾穴或足少阳经首尾穴，穴位行常规消毒，两名医者合作，一名站在患者的头部，右手持针，左手示指掐住首穴，另一名站在患者的足部，右手持针，左手示指掐住尾穴。然后喊一声"刺"，两人同时将针刺入穴位，其深度为0.5寸，再轻捻转5分钟候气，但捻转幅度不能超过180°，勿行提插捻转。留针20分钟，行针2次，出针后针眼行补法，用干棉球按压5分钟即可，每天针1次，5天为1个疗程。

临床疗效　本组共80例，痊愈77例，有效2例，无效1例。总有效率为98.8%。

典型病例　李某，男，32岁。患者自诉长期从事井下工作，受潮湿和寒冷而发病年余，经治疗后时轻时重，反复发作，近3日明显加重。查体：疼痛由左侧腰骶部经臀部、大腿后侧外缘下行，经足外踝后至足背外缘放散。疼痛持续，动则加重，直腿抬高试验阳性。舌苔白，脉弦紧。诊断：原发性坐骨神经痛（属足太阳膀胱经受病）。取足太阳膀胱经首穴睛明和尾穴至阴行齐刺疗法，针1次后其痛减半，活动改善，共针2个疗程疼痛完全消失，功能活动自如。1年后随访无复发。

资料来源　徐以经，任振劳，赵源.国医论坛，1988，（2）：39.

按语　坐骨神经痛是风、寒、湿三邪侵袭足太阳膀胱经或足少阳胆经所致，治疗本病采用足太阳膀胱经或足少阳胆经首尾穴齐刺法，能够最大限度地振奋和激发该经之活力，以疏通气血，祛除风寒湿邪，使阴阳平衡而痊愈。本刺法对原发性坐骨神经痛效果最佳，对继发性则效果较差。

第五方

处方　主穴：后溪（双）。配穴：环跳、阳陵泉、绝骨（患侧）。

刺灸方法　嘱患者取站位，选定双侧后溪穴后常规消毒，取40mm毫针刺入皮下后，施呼吸补泻之泻法，留针40分钟，中间每隔10分钟施行手法1次，同时嘱患者做下蹲、抬腿、弯腰等动作。配穴施平补平泻手法，并和后溪两组隔日交替使用。

临床疗效　本组共200例，全部治愈。

典型病例　马某，男，45岁。右臀部疼痛，经大腿后侧、腘窝至足呈放射性、针刺样疼痛月余。起坐严重受限，近日则卧床不起，喜温拒按，苔薄白，脉紧。X线片示腰椎骨质无异常，生理弯曲未改变。按上述方法单取双侧后溪穴治疗5次告愈，追访1年未复发。

资料来源　马彦伟.陕西中医，1991，（6）：272.

按语　"俞主体重节痛"，后溪穴既属于太阳经输穴，又为八脉交会穴之一，通督脉，取后溪穴可祛风散寒，除湿通络，治疗本病取效至捷。根据同气相求原理，对足太阳型患者尤为恰当，而对足少阳型患者，可配用足少阳经穴环跳、阳陵泉、绝骨等亦有效。

第六方

处方　主穴：四花穴（双侧膈俞、双侧胆俞）。配穴：环跳、丘墟、阳陵泉、承山、风市、承扶、命门、次髎（均患侧）。

刺灸方法 患者取俯卧位，尽量放松腰背部肌肉，穴位常规消毒后，取26号150mm长毫针，先垂直快速刺入膈俞穴皮下。得气后将针向下透刺至胆俞穴，边推进边捻转，使针感沿足太阳经脉向下传导至腰骶、臀部。然后根据疼痛部位，局部选配穴，用26号50~90mm长毫针针刺，得气后，行提插手法，使产生明显的酸、麻、胀或沿经传导的针感，留针25分钟。起针后，再在疼痛明显或压痛点处，施以闪罐或走罐术，至局部红润、温热为佳。以上方法疼痛重者每日针治1次，疼痛减轻后隔日1次，10次为1个疗程。

临床疗效 本组共303例，痊愈249例，显效37例，好转12例，无效5例，总有效率为98.3%。

典型病例 张某，男，36岁。因夜晚在工地办公受凉后，发生左腰、臀、大腿后侧、小腿外侧至足后跟持续性酸胀疼痛半月余。近日来症状加重，影响睡眠。腰骶椎正侧位X线摄片及血沉、抗"O"化验均无异常。查体：患者行动困难，需要人搀扶，左侧直腿抬高试验阳性（20°），环跳、阳陵泉、踝点等处有明显压痛，舌淡暗，苔薄，脉弦。诊为左侧坐骨神经痛。治疗以长针透刺四花穴，配刺环跳、丘墟，25分钟后起针，继施走罐术。术后即感疼痛大减，直腿抬高试验50°，可行走。又如法治疗6次，症状、体征全部消失而告痊愈。

资料来源 王玉明. 国医论坛，1991，（6）：24.

按语 坐骨神经痛属中医痹证范畴，《医林改错》中云"痹证有瘀血"，经脉瘀阻不通为坐骨神经痛的病理变化基础。因其疼痛多在下肢足太阳膀胱经和足少阳胆经的循行线上，所以选取膀胱经、胆经的腧穴予以治疗。四花穴位于膀胱经，其中膈俞是八会穴之一之"血会"，针刺之可到活血祛瘀通经的作用。胆俞是胆腑之气输注之处，肝与胆相表里，针刺之可疏调气机以行气活血消滞，二者配合并施长针透刺，可使气行、滞消、血活、瘀祛、痛止。同时，再辨证选用这两条经脉上的有关局部腧穴并辅以拔罐术，从而较快地疏通了经络气血，通则不痛，故本方治疗本病有较好的疗效。

第七方

处方 体穴：大肠俞、秩边、委中、环跳、阳陵泉、绝骨、昆仑（均患侧）；耳穴：神门、臀透坐骨神经。

刺灸方法 先针刺体穴，病程短者用泻法，病程长者用平补平泻法，寒重者，加艾灸。然后针刺耳穴，两耳交替，用15mm毫针刺入穴位。每天1次，10次为1个疗程。

临床疗效 本组共80例，痊愈68例，有效9例，无效3例，总有效率96.3%。

典型病例 张某，女，47岁。腰腿痛1个月余，经某医院诊断为坐骨神经痛。曾口服中西药、封闭等法治疗无效。近1周来，昼夜剧痛，夜间更甚。经用上法治疗，第1针后，疼痛即减，当晚能睡超过5小时，第2天再针1次，诸症消失。

随访5年未再复发。

资料来源　丁玉霞. 陕西中医，1991，（6）：273.

按语　本方体穴选用足太阳、足少阳经穴，有散风活血、疏经止痛之功；耳穴取神门、臀透坐骨神经有镇静止痛、疏通经络、调和气血之效，治疗本病常用。丁氏认为，单用体针疗程长，单用耳针止痛快，但疗效不巩固，体针配耳针有取长补短、相辅相成之功效。其突出特点是止痛效果好，可以缩短疗程。

第八方

处方　昆仑、委中、大肠俞、肾俞。

刺灸方法　常规消毒后，毫针针刺，各个穴位得气后，采用平补平泻手法，直至存在酸麻胀感，留针5分钟。再使用艾炷施灸，每次15~30分钟，每天1次。10次为1个疗程，治疗3个疗程。

临床疗效　本组共40例，痊愈30例，好转8例，无效2例，总有效率为95.00%。

资料来源　李维瑜. 中医临床研究，2018，10（28）：29-30.

按语　本方中，针灸治疗坐骨神经痛，通过经络的循行路线，对昆仑、委中、大肠俞、肾俞等穴位进行针刺，使用平补平泻法，可疏通患肢的经气、调理腰部经气，对于缓解腰背疼痛、坐骨神经分区域痛以及咳嗽时疼痛效果显著。

第九方

处方　环跳、承扶、殷门、委中、承山、昆仑。

刺灸方法　环跳温针灸，取0.35mm×75mm的毫针，垂直皮肤表面进针，刺入2.8寸（70mm），局部酸胀感，并有明显沿臀部向足部放射触电感；得气后，在针柄末端插一根圆柱形艾炷（长2cm、直径1cm），点燃，注意防止艾灰烫伤患者；留针期间更换3次艾炷。针刺患侧殷门、委中、承扶、附阳、昆仑，取0.35mm×75mm毫针针刺，垂直皮肤表面进针，刺入2.8寸（70mm），局部有酸胀感，并有明显的沿臀部向足部放射的触电感。

临床疗效　本组共22例，非常满意10例，满意11例，不满意1例，满意率为95.45%。

资料来源　李文新，马铁明. 实用中医内科杂志，2018，32（10）：68-71.

按语　环跳系足少阳胆经腧穴，具有疏通经络、宣表散寒、调理气血、祛风除湿、通阳助阳之效。取环跳穴治疗腰腿痛早在明代就有记载。环跳穴浅层为皮肤、皮下组织、臀肌筋膜、臀大肌，深层为坐骨神经、臀下神经、股后皮神经等。针刺环跳可直接触及神经干，比常规针刺更加提高损伤神经NGF的表达，可能对损伤神经具有更好的修复、促进长芽和生长的作用；同时针刺能改善局部血流，促进机体释放内源性保护物质(5-羟色胺、阿片肽)达到镇痛效应。温针灸可温通经络、行气活血，能使热力沿针身传入体内；针刺结合温热效应能增强细胞的吞噬功能、改善血液循环、降低神经兴奋性，具有镇痛之功。

第十方

处方　气海俞、关元俞、大肠俞、委中、秩边、环跳、承扶、殷门、阳陵泉。

刺灸方法　采用0.35mm×40mm、0.35mm×75mm的不锈钢一次性针灸针。患者取俯卧或侧卧位，充分暴露腰腿部。气海俞、关元俞、大肠俞、委中、阳陵泉呈90°直刺，深度约1.5寸，进针后小幅度捻转，以有较强烈的触电感、烧灼感或酸胀感为佳；秩边穴垂直进针2寸左右；环跳穴以70°斜向内下方进针，深度约3寸，提插捻转，使针感沿大腿后侧向足部放射。承扶、殷门沿皮肤垂直进针约2寸，针感同环跳穴。以气海俞、关元俞及秩边、环跳分别接入电针两组，频率为20Hz，时间为30分钟/次。秩边、环跳、承扶、殷门等穴位，针柄上穿置长约2cm的艾条，从艾条底部点燃施灸，待艾条烧完、余温退却后除去灰烬。治疗时需嘱患者不要移动体位，并在施灸的下方垫一薄纸片，以防艾火掉落灼伤皮肤或烧坏衣物、床单等，若自觉皮肤太热，可适当调整针刺深度或加一层薄纸片。治疗每天1次，疗程为2周。

临床疗效　本组共25例，显效20例，有效4例，无效1例，有效率为96.0%。

资料来源　贾湘芸. 内蒙古中医药，2018，37（8）：74-75.

> 按语　腰腿痛的经络主要在足太阳、足少阳经脉，委中可疏通足太阳经气，为治疗腰痛的要穴，后世称"腰背委中求"；"经脉所过，主治所及"，根据神经的走向，腰椎间盘突出压迫L_4、L_5神经根，则选取足少阳胆经腧穴（本方选取阳陵泉、环跳），压迫S_1神经根，则选取足太阳膀胱经腧穴（气海俞、关元俞、大肠俞、委中、秩边、承扶、殷门），气海俞为人身原气转输之处，具有补气益肾的功效；关元俞为人体阳气交关之处，具有壮腰培元的作用；承扶穴有承受上身而扶持下肢之用，具有舒筋活络的功效；殷门穴为足太阳膀胱经脉气出入之门户，具有疏通经络、强健腰腿之功；选取以上穴位可疏调腰腿部及两经气血，从而达到"通则不痛"的效果。秩边、环跳、承扶、殷门穴深层均为坐骨神经走行或分布区域，选择此四穴行温针灸，更能疏导局部及循行经络的气血，温通经络，事半功倍。

第十一方

处方　大肠俞、承山、殷门、委中、膈俞、承扶、三阴交、阴陵泉、环跳、阳陵泉、血海、腰阳关、命门、阿是穴。

刺灸方法　直接采取电针（型号：XYD-Ⅳ），疏密波，以患者可接受的电流刺激为度进行治疗。每次时间为30分钟，每天1次，同样持续治疗5天，为1个疗程。

临床疗效　本组共50例，显效40例，有效9例，无效1例，总有效率为

98.00%。

资料来源　田江波. 中国民族民间医药，2018，27（4）：105-106.

按语　环跳为足太阳与足少阳的交会穴，针刺治疗可发挥行气活血、疏经止痛之功效；大肠俞作为膀胱经的背俞穴，主要分布在人体坐骨神经相邻节段区域内，针刺后可发挥疏通气血、通络止痛之效；阿是穴为局部疼痛的反应点，针之可活络止痛；血海穴为足太阴脾经腧穴，针刺可活血化瘀；膈俞可活血止痛、腰阳关与命门皆为人体的督脉腧穴，针刺可发挥行气止痛与温阳散寒的功效；三阴交与阴陵泉均为脾经腧穴，针刺治疗具备清热除湿之效；上述诸穴配伍共奏疏通经络、补肝益肾、活血化瘀等功效。

六、癔症

癔症又称"歇斯底里"，是一种发作性神经症，强烈的精神刺激往往为本病的诱因。临床表现复杂而多变，以女性为多见。一般表现为精神障碍、运动障碍、感觉障碍和自主神经功能障碍等。

第一方

处方　间使。

刺灸方法　采用30号或32号毫针，指切押手进针，直刺1寸许，强刺激，提插持续行针30秒，提插幅度0.3寸左右，先泻后补。留针10分钟，可接电针治疗仪，起针后按压针孔片刻。

临床疗效　本组共46例，有效43例，无效3例。

典型病例　李某，女，35岁，工人，已婚。因与人发生口角而突然发病，时而痛哭流涕，时而仰面大笑，说唱谩骂，撕衣咬物，蹬足捶胸，倒地翻滚，手舞足蹈，以博得旁观者的注意和同情。既往无精神失常病史，查体未发现其他阳性体征。针刺双侧间使穴，3分钟后各症状即止。

资料来源　屈传敏. 中级医刊，1990，（12）：46.

按语　癔症多由情绪剧烈波动而突然发病，以青中年女性、性格内向、平素身体不健壮、有神经衰弱者居多，一般有感情用事、富幻想、好表现自己以及容易接受暗示的性格特点，故在治疗前，必须掌握详细病史，热情耐心地对待患者，做深入细致的疏导工作，配合暗示，同时针刺取穴不宜多，刺激量宜大，这样才能一针见效。

第二方

处方　涌泉。

刺灸方法 先对患者足心进行揉按，常规消毒后，以左手固定足踝部，右手持30号针，露出针尖0.2~0.3寸，快速穿皮进针，一边行紧按、慢提伴旋转的手法，一边观察患者表情进行语言诱导，3分钟后仍不缓解者加对侧涌泉穴，经双侧行针仍不能恢复者，每隔5分钟左右交替行针1次直至恢复。

临床疗效 本组共50例，治愈49例，无效1例。

典型病例 格某，女，26岁。因夫妻不和而间歇发作癔症2天，发作时症见眼闭，牙关发紧，左上肢屈肘握拳，双下肢强直。查体：瞳孔等大等圆，对光反射正常，未见病理反射。以毫针刺涌泉穴2分钟，患者即睁眼，四肢松缓，说话表情如常。

资料来源　肖仁鹤. 湖北中医杂志，1987，（5）：39.

按语 癔病患者多因情志不畅而引起一时性气机闭阻，治疗上取涌泉穴，该穴属足少阴肾经，该经贯脊属肾，其支脉络心。针刺该穴能交通心肾经脉，调和心肾气机，再配以语言诱导，故能收到满意效果。

第三方

处方 大横。

刺灸方法 患者取仰卧位，松解腰带。皮肤常规消毒，用40mm毫针快速刺入大横穴，然后以小角度快速持续捻针。同时认真观察患者的表情变化，如出现呻吟、屏气消失、睁眼、肢体僵直解除，继而恢复常态，可出针结束治疗。

临床疗效 本组共152例，全部有效。

典型病例 王某，女，42岁。患者于1982年4月13日在工作时，突然倒地，言断语塞，双目紧闭，全身僵直，抬送我院急救。查体：血压130/70mmHg，瞳孔对光反射正常，病理反射未引出。诊断：癔症性晕厥，治疗如上所述针刺大横穴，约1分钟。患者即双目圆睁，随之侃侃而谈，稍休息后即能行走。

资料来源　沈书宇. 上海针灸杂志，1989，（1）：23.

按语 本症主要由于阴血亏耗，不能濡养五脏，五志之火内动所致，这种五志之火由血虚引动，并与肾阴不足有密切关系。大横穴为足太阴、阴维之会，阴维脉有维系诸阴而主一身之里的作用。所以针刺大横穴，对阴虚阳无所附而致上扰神明的晕厥有较好的治疗作用。

第四方

处方 耳穴神门、心、肝、皮质下、交感、枕、肾。

刺灸方法 耳穴常规消毒后，用15mm长毫针刺入，用强刺激连续捻针5分钟，至患者病症消失，情感安静，微有睡意，这时停止捻针，留针30~40分钟后取针。每天1次。

临床疗效 本组共4例，全部治愈。

典型病例 张某，女，25岁，工人，于1970年6月13日来诊。家属代诉：患者前几天因揭发行为，担心事后遭到报复，终日疑虑不安，头晕不欲饮食，全身颤动，于6月11日上午突然口眼㖞斜，牙关紧闭，不久口歪向右侧，眼睛圆睁不能闭合，无吞咽动作，口流涎不能自制。急送医院诊治，诊为癔症。取上述耳穴，用强刺激手法，留针40分钟。当针刺入后，其口立即能张开，嘴已不歪，已有吞咽动作。过10分钟后，患者一切症状完全消失，神识清晰。为了巩固疗效，次日又针刺1次。1974年和1977年两次随访，未见复发。

资料来源 杨兆勤. 中医杂志，1982，（6）：9.

按语 取耳穴神门、皮质下、枕、交感，以镇静安神、调节大脑皮层功能。耳穴心、肝可疏肝解郁、宁心安神。诸穴同用，并予以强刺激，故收到满意效果。

第五方

处方 主穴：百会、智三针（神庭、双侧本神）。配穴：环跳（单下肢瘫痪取患侧环跳，双下肢瘫痪取双侧环跳）。

刺灸方法 百会、神庭、本神，进针约13mm，施以经颅重复针刺法，即将针灸针刺入头皮与颅骨间的结缔组织层，手法要求由徐到疾捻转，捻转速度达200转/分以上，持续3~5分钟。休息10分钟，再重复刺激1次，留针30分钟。留针期间嘱患者取侧卧位，被压于下面的下肢伸直，位于上面的下肢髋、膝关节屈曲，选用0.35mm×60mm毫针直刺环跳，进针50mm，施以强刺激，使针感直达下肢末端，腿部有强烈的抽动后出针。

临床疗效 8例患者中，有5例患者1~2次治愈，余3例患者3~4次治愈。经1年随访，均未复发。

典型病例 患者，女，18岁，于2012年12月12日就诊。主诉：双下肢无力3日。近期因父母离异，心情极度低落。3天前曾与同学争执，被同学连踢数脚后摔倒，当即双下肢无力，站立、行走不能。症状持续数小时不缓解，遂将其送至某院神经科就诊，诊断为癔症性瘫痪，未予药物治疗。现双下肢仍不能站立，伴胸闷气短，善太息，情绪抑郁。查体：神清语利，双上肢肌力Ⅴ级，双下肢肌力Ⅲ级，腱反射对称，肌张力正常，病理征（-），无肌肉萎缩；舌淡、苔白，脉沉弦。按上述针刺法治疗1次，即能下地行走，恢复如常。巩固治疗1次，针刺2次痊愈。

资料来源 孙远征，孙颖哲. 中国针灸，2015，35（9）：922.

按语 本法用于治疗癔症性瘫痪，多因七情悖逆、内伤脏气、脏气郁结、气机失和、宗筋弛缓，不能束筋骨利关节所致。故选取百会和智三针行经颅重复针刺法以调神益智、开窍醒脑，改善大脑功能抑制状态。癔症性瘫痪属于功能性瘫痪，因此心理治疗非常重要。环跳强刺激，可以起到一种暗示疗法的作用。医者在针刺前先向患者说明针刺环跳如果针感从上一直麻窜到脚，说明神经已经通畅，针刺达到疏通经络的目的。在针刺时使其出现上述反应，可以取得患者的信任和配合，从而获得立刻恢复的效果。

第六方

处方 针刺人中，若3分钟不效，加双侧合谷、太冲、内关；5分钟不效，加双侧涌泉。下肢强直或瘫软，加双侧足三里、涌泉；失语无缓解者加上廉泉。

刺灸方法 常规局部消毒后，用28号25mm毫针针刺人中穴，强刺激；内关，中等刺激泻法；涌泉，强刺激泻法；上廉泉，手持毫针向上（舌根方向）斜刺1.5~2寸，达舌根部，而后大幅度捻转提插强刺激，使患者感到舌尖及舌根部有麻胀感，再强刺激直至患者发音讲话为止。

临床疗效 针刺人中穴强刺激3分钟内痊愈45例，占52.3%；3分钟后未愈，开四关（合谷、太冲），加刺内关，5分钟内痊愈17例，占19.8%；5分钟后未愈，加刺涌泉，10分钟内痊愈23例，占26.7%；1例狂躁不安，哭闹无常者针刺人中穴时患者不能配合，刺后即刻起针，3分钟后仍哭闹，家属拒绝继续针刺，急转他院，视为无效，占1.2%。本组针刺急救10分钟后，总有效率98.8%。

资料来源 杨俊杰，杨春双. 长春中医药大学学报，2008，24（6）：714.

按语 针刺应首选人中，人中属督脉，为督脉与手足阳明之会，有开窍启闭，苏厥救逆，清热化痰，宁神镇痛的作用，但应注意，手法连续刺激人中时可引起呼吸持续性抑制，适当地给予节律性刺激，则有利于节律性呼吸活动的运行。继而以泻法开四关。四关为双侧合谷、太冲，合谷为手阳明大肠经原穴，太冲为足厥阴肝经原穴。内关为手厥阴心包经络穴，八脉交会阴维，阴维有维系、联络全身阴经的作用，会合部位为胃、心、胸，具有醒神、安神、镇静作用。涌泉穴属足少阴肾经，肾为先天之本，主藏精，有滋阴降火、宁神苏厥的作用。

第七方

处方 内关、水沟。

刺灸方法 患者仰卧，先刺双侧内关，直刺25~40mm，采用提插捻转相结合的泻法，施术1分钟，使针感传至指端。继刺水沟，斜向上方朝鼻中隔刺入0.3~0.5寸，采用雀啄手法，至流泪或眼球充满泪水为度。每天1次，10次为1个疗程，每疗程间隔3天。

临床疗效 本组共72例，痊愈64例，好转8例，无效0例。

典型病例 患者，女，42岁，农民。2005年夏因与家人生气后感头眩晕，3天后出现双下肢不自主震颤，初起每日发作三四次，持续数十分钟。2天后逐渐加重，不能自制，几乎整日无歇止，颇感惶恐，若分散其注意力则震颤可稍缓解。由其丈夫陪其针刺治疗。取环跳、风市、足三里等穴疏通经络，无效。现患者神情呆滞、胸中烦闷，无大小便失禁，神经检查无任何阳性体征，诊断为癔症性震颤。从辨证而言，震颤多为"风"疾。《素问·至真要大论》曰："诸风掉眩，皆属于肝"。由于情志不畅，肝气郁遏，疏泻失调，筋脉强直拘挛而成此疾，治当醒脑开窍。所以取内关、水沟以醒其神而开其窍。此外还遵循"木郁达之"的原则，取太冲、合谷开四关，疏风行气，通利郁滞；更加用筋之会穴阳陵泉，缓解筋脉之拘急，中等刺激。行针2分钟后，患者突然嚎叫、痛哭流泪，继而深沉太息、震颤幅度逐渐减小而至停止。连针5次，痊愈。半年后随访，无复发。

资料来源　刘淹清，朱现民. 中医研究，2008，（5）：48-49.

按语　醒脑开窍法主要取内关、水沟2穴。内关为手厥阴心包经的络穴，心主神明，心包代为之受邪，针刺内关可以调整气机，镇静安神；水沟穴属督脉，督脉上行入络于脑，脑为元神之府，故为开窍启闭、清脑醒神最有效的穴位。现代研究表明，水沟穴可明显促进脑血管的循环；而内关穴在改善心脏功能，增强心输出量的同时，也显著地增加了大脑的血液灌注量。两穴配伍针刺，可促进脑组织的代谢和修复，改善大脑的生理功能，协调与皮层下的相应关系，从而消除一系列神经功能紊乱所产生的各种症状。对症治疗所取用的穴位，主要针对患者的主症而设，应用时须注意针刺感应的传导，力求首次治疗即能产生效果。

七、神经衰弱

神经衰弱是指脑功能活动长期过度紧张，从而产生的精神活动能力减弱。主要特征是精神易兴奋、脑力减退和体力疲乏，伴有各种躯体不适感和睡眠障碍。本病是神经症中最常见的，绝大多数发病于11~40岁之间。

第一方

处方　第一组穴：百会、四神聪、足三里、三阴交。第二组穴：神门、内关、风池、印堂、安眠。

刺灸方法　两组穴位交替使用。针刺得气后用补法。每天1次，每组各针刺15次为1个疗程。

临床疗效　本组共30例，痊愈27例，有效3例。

典型病例　李某，男，39岁，干部。17年前有一次做噩梦突然惊醒，精神紧张，遗精。经常失眠，每晚能睡3~4小时。心悸健忘，腰膝腿软，五心烦热。舌质红，脉细数，证属心肾不交。按上法治疗。1个疗程后，自觉症状明显好转，2疗程后症状完全消失，睡眠良好，半年后随访未见复发。

资料来源　薛浩. 新疆中医药，1988，（2）：44.

按语　第一组穴：百会、四神聪健脑醒神，三阴交滋阴养血，足三里健脾和中，诸穴同用调和气血、协调阴阳，以强健为主。第二组穴：神门、内关宁心安神，风池清头开窍，印堂镇痉安神，安眠镇惊安神，诸穴同用，扶正祛邪，以安神为主。

第二方

处方 耳穴：耳尖、神门、心、枕、皮质下、神经衰弱区、神经衰弱点。

刺灸方法 以耳穴探测仪或耳穴压痛棒选择穴位，酒精棉球消毒耳郭，选好适合穴位大小的半个绿豆，以粗糙面贴于胶布上，以绿豆的光滑面对准穴位，贴紧并稍加用力，使患者感到酸、麻、胀或发热感。贴压穴后，嘱患者每日自行按压耳穴3~5次，每次使耳郭发热为宜。

临床疗效 本组共166例，治愈60例，显效39例，有效43例，无效24例。

典型病例 张某，男，49岁，干部。10年前因工作劳累，精神紧张，因而经常失眠多梦，每晚只能睡2~3小时，严重时彻夜不眠。平素体倦神疲，心悸健忘，饮食乏味，舌淡脉细。证属心脾两虚。按上法治疗，5次后自觉症状明显好转，睡眠恢复正常。

资料来源 黄丽春. 中国针灸，1985，（4）：11.

按语 耳穴皮质下具有调节大脑皮层兴奋和抑制功能。神门、枕具有镇惊、安神之作用。心主神明，为五脏六腑之主，有宁心安神之效。耳尖有清脑明目之功。神经衰弱区、点能使睡眠深沉，延长睡眠时间，提高睡眠效果。诸穴同用，调和阴阳，则本病可愈。

第三方

处方 颈椎1~7两侧、额部、头部；太阳、内关、神门、风池、百会。

刺灸方法 用梅花针叩刺颈椎1~7两侧，由上而下各叩打3行，额部横向叩打3行，头部呈网状叩打。太阳、内关、神门、风池、百会诸穴，在穴位表皮上0.5~1cm²的范围内，均匀叩打20次左右。叩打时要求用腕力弹刺、提针要稳、落针要快的手法，叩打力量一般以中等度刺激为宜。每天1次，12次为1个疗程。

临床疗效 本组共128例，显效46例，有效78例，无效4例。

典型病例 周某，男，52岁。患病7年余，经常头昏，头痛，多梦，每晚只能入睡3小时左右，全身疲乏无力，食欲欠佳，伴有耳鸣、听力减退，诊断为神经衰弱。曾用中西药治疗半年无明显疗效。自1986年8月来我院治疗，遂按上法治疗，6次后，头昏、头痛、耳鸣减轻，每晚能睡5小时，食欲增加，经12次治疗，听力恢复，其他症状消失。

资料来源 王步云，朱洪政，俞有德. 中国针灸，1988，（6）：10.

按语 据经络学说，膀胱经循行于颈椎的两侧，有背俞穴及经气输出所在；内关安神镇痛，百会健脑宁神，太阳清头明目，印堂穴安神镇痉，风池聪耳明目，神门宁心安神。采用梅花针叩打上述部位和穴位，通过患者自身的内因变化，能疏通经络，促进气血运行，改善脏腑相应功能，从而治愈本病。

处方 五心穴（人中、劳宫、涌泉）、四关穴（太冲和合谷）。

刺灸方法 患者取仰卧位，穴位常规消毒后，人中向上斜刺0.3~0.5寸，施用重雀啄法至眼球湿润或微微流泪为度。劳宫直刺0.3~0.5寸，针感胀痛即可；涌泉直刺0.5~0.8寸，针感胀痛即可；太冲向上斜刺0.5~1寸，行重手法提插捻转，使针感向上传至踝部以上，局部酸胀感较重为佳；合谷直刺0.5~1寸，针刺时手呈半握拳状，手法用提插捻转，感觉重酸胀感为佳，以上穴位均行平补平泻，操作得气后留针30分钟，其间行针1次。每天1次，连续治疗5天，休息2天，两周为1个疗程，治疗2个疗程后统计疗效。

临床疗效 本组共40例，治愈13例，显效14例，有效10例，无效3例，总有效率92.5%。

资料来源 张训浩，陈伟.山东中医杂志，2014，33（6）：456-457.

按语 本病属于中医学郁证、不寐、脏躁等范畴，病机为情志所伤、劳逸过度、五志过极，导致气血耗损、阴阳失调，使心、肝、脾、肾等脏腑功能紊乱。采取针刺五心穴和四关穴治疗本病，其中五心穴为头心的人中穴、手心的劳宫穴、足心的涌泉穴。人中位居督脉，督脉为阳脉之海，总督一身之阳，曰："阳气者，精则养神，柔则养筋"，针刺人中可开窍清热、宁神定志、交通心肾。劳宫为心包经之荥穴，心包代心行令，代心受邪，针之活血开窍，清热散邪。涌泉为足少阴肾经井穴，肾为元阴元阳之腑，针之可滋肾清热、开窍醒神、交通心肾。四关穴即合谷和太冲，合谷属手阳明经，对气血有调节作用，且更长于调气。太冲属足厥阴经的原穴，偏于调血。五心穴的三穴，两泻一补，两降一升，两阳一阴，使升降有度，阴平阳秘；四关穴，一阴一阳，一气一血，既可平调阴阳，又能行气活血、醒脑开窍、镇心安神、解郁止痛。

第五方

处方 主穴：神门、内关、安眠。配穴：肝郁化火者加风池、行间、足窍阴等；心胆气虚者加足三里、阴陵泉、三阴交、心俞、胆俞等；心脾两虚者加三阴交、脾俞、心俞等；健忘者加志室、百会等；头晕加合谷；多梦加魄户。

刺灸方法 平补平泻，留针30分钟，隔日1次，2周后观察疗效。

临床疗效 本组共30例，痊愈21例，好转14例，无效3例，总有效率92.1%。

资料来源 高康玉，沙黑拉·江哈孜.中国中医药现代远程教育，2013，11（16）：68.

按语 本病病位在心，病因多由于五志过极，而致气机逆乱，气血不和。内关为手厥阴心包之络，可以调节上中二焦气机，达到宽胸理气、宁心安神之效；神门为心经原穴，能填精、养心、安神；安眠穴是临床效穴，可以养心安神、定神凝志。并根据辨证分型和具体症状随症配穴，共奏泻阳补阴、平衡阴阳、调和气血、安神定志之功。

第六方

处方 主穴：取颈夹脊穴、百会、四神聪、神门、内关、三阴交、水沟。配穴：取安眠、印堂、神庭、合谷、太冲、风池、完骨、天柱、足三里等。

刺灸方法 先刺双内关，直刺0.5~1寸，采用捻转提插结合的泻法；1分钟后继刺水沟，用重雀啄法至眼球湿润或微微流泪为度；其后随症选配神庭、百会、四神聪、足三里、神门等穴位。留针30~40分钟，运用电针。之后患者取坐位，针刺颈部夹脊穴（第1颈椎至第7颈椎，各椎棘突下旁开0.5寸），先取风池、完骨、天柱，得气后施行小幅度快速手法1分钟，使患者产生酸、麻、胀感，留针20分钟左右，可给予红外线照射，每天1次，10天为1个疗程。

临床疗效 50例患者中治疗时间最长4个疗程，最短1个疗程。痊愈28例，显效12例，有效8例，好转2例，总有效率100%。

资料来源 丁鲁，宋梦玉. 中国中医药现代远程教育，2012，10（7）：48.

按语 本病病位在心、肝、脾、肾等脏，主要病机在于脏腑功能失调、气血逆乱。通过醒脑、开窍来调节脑神、心神，进而达到形神协调、安神益智、补益气血，使机体达到"阴平阳秘"，恢复正常生理功能。配伍应用诸穴，其中四神聪乃治神经衰弱的要穴，百会为督脉经穴，经颠顶"入络脑"，四神聪配百会能安神定志，强心益智，调节脑功能紊乱，使阴阳功能（抑制与兴奋）状态趋向平稳；神门为手少阴心经原穴，"心主神志"，针刺神门能养心安神，使心有所主；足三里穴刺之补心脾、益气血、消除疲劳。

八、癫痫

癫痫是一过性脑内神经元局限性或弥漫性突然异常放电发作，引起脑功能短暂失常的疾患。癫痫发作的症状多种多样，其特点是：突然倒地，神志丧失，口吐涎沫，两目上视，四肢抽搐，或口中发出类似猪羊的叫声，少时即醒，醒后如常人，常反复发作。

第一方

处方 大椎。
刺灸方法 选用26号50mm毫针，由大椎穴进针，向上约30°角斜刺，进针

1.5寸深左右，若患者有触电样针感传至肢体时，立即出针，勿反复提插。隔日针刺1次，10次为1个疗程，休息7天，继续针刺。

临床疗效 本组共95例，显效24例，有效45例，无效26例。

典型病例 郑某，女，12岁，学生。于1969年4月突然抽搐1次，约2分钟自行缓解。以后几乎每月发作1次。某院神经科诊断为原发性癫痫。服用苯妥英钠与苯巴比妥，病情明显好转，半年发作1~2次。1972年7月劳累后又发作频繁，抽搐时意识丧失，咬破舌头，两手紧握，两眼上翻，缓解后昏睡。每日发作1~2次，每次发作3~4分钟。继续服用原药无效。无家族病史。查体：眼球运动良好，无眼震，眼底正常，颈软，四肢张力未见异常，深浅反射存在，未引出病理反射；内科检查未见异常。头颅侧位X线片，未见异常改变。脑电图：全图以高中压1.5~3.0 C.P.S及4.0 C.P.S. δ 及 θ 节律为主，波型不整齐，呈杂乱慢节律，左侧明显高于右侧，并有明显的1.5 C.P.S棘–慢波。为不正常脑电图，符合癫痫。遂按上法治疗，针35次后，未再发作。为巩固疗效，继针15次。1974年3月12日脑电图检查：大致正常。5年后追访，自针后一直未发作。

资料来源 徐笨人，葛书翰.中国针灸，1982，（2）：4.

按语 大椎穴位于督脉，由于督脉分布于脑脊部位又与足厥阴肝经交会于头颠，因此，督脉的经气发生阻滞，则可出现脊背强直。督脉是人体诸阳经的总汇，针刺大椎穴，能激发督脉的经气，调整和振奋全身的阳气，使经络疏通；故针刺大椎穴治疗癫痫，收到了较好的疗效。

第二方

处方 主穴：背三针。副穴：额三针、间使。配穴：昼发配申脉；夜发配照海；体虚配足三里、关元；失眠配神门、三阴交；痰多配丰隆、膻中；月经期配血海、三阴交。

刺灸方法 以背三针为主，150~375mm同长度的芒针，循督脉经透刺，神道透腰阳关，神道透大椎，腰奇透腰阳关。取双侧眉冲穴沿膀胱经透刺2针，取以此连线为底线的等边三角形，从另一顶点处沿督脉经透刺，此为额三针。余穴根据病情对症选用。背三针中等频率120次/分，捻转1分钟，余根据病情，采用补泻手法。每天1次，15次为1个疗程。发作时，针人中、涌泉，灸气海、关元。

临床疗效 本组共70例，治愈19例，显效22例，有效23例，无效5例。

资料来源 陈幸生.中国针灸，1988，（2）：26.

按语 癫痫乃脑髓无气，阳气不能上转入脑髓，阴阳之气一时性逆乱而为。阳气不能温化则湿聚成痰，蒙蔽清窍，脑为"元神之府"，脑的神气活动表现都是阳气功能的体现。督脉"总督诸阳"，为"阳脉之海"，并循行于脊里，入络于脑，体腔内脏腑通过足太阳膀胱经背俞穴受督脉经气的支配，手足三阳经均会于大椎穴，可见脏腑经脉功能活动均与督脉有关，此所谓督脉"为阳脉之都纲"。所以运用背三针、额三针均属沿督脉透刺，能疏通脑络，宣达阳气，平调阴阳。更是"昼发治阳蹻、夜发治阴蹻"之意，取申脉与照海。一阴一阳，阴平阳秘则诸症皆愈。

第三方

处方 依照脑电图表现，确定其病灶部位，常分为额、顶、枕、颞等区。

刺灸方法 根据定位区域及部位进行针刺，快速、大幅度捻转，或加626治疗机通电。隔日1次，30次为1个疗程，1个疗程毕后复查脑电图。每疗程后休息5~7天，再开始下1个疗程的治疗。

临床疗效 本组共40例，显效13例，有效21例，无效6例。

典型病例 陈某，男，9岁，学生。病史3年。发病前曾有头部外伤史。发作间隔1~6个月，严重时1天发作4次。1977年9月26日初诊。脑电图：①不规则8~9波/秒，50~70微伏脑波为主，调节劣；②前头部大量18~21波/秒，50~80微伏快波阵发；③中线区可见大量100~200微伏尖慢波综合及 θ 波爆发。遂按上法治疗，1个疗程后癫痫未再复发。1977年11月23日复查。脑电图：①100~200微伏，21~25波/秒，快波散发及阵发，以中线为主，数量未减；②尖波与4~7波/秒，慢波数量减少；③不规则慢尖波综合消失。与之前脑电图比较，病情有明显好转。经过2个疗程5个多月的治疗，癫痫未再复发。记忆力、理解力均见好转。第3次脑电图复查又有很大进步，但尚未完全恢复正常，期间两年多未发病。

资料来源 任留江，李联，齐炳义，等. 中国针灸，1983，（3）：13.

按语 针刺脑电图定位灶的相应区，可以控制癫痫的发作，并能改变颅内脑神经细胞群的异常放电，使不正常脑电图有良好改变，针刺"相应区"治疗癫痫方法简单、安全、有效，可推广运用。

第四方

处方 大椎、风池、内关、足三里。

刺灸方法 用皮试针头抽取牛黄醒脑注射液，分别注射上述穴位，每穴0.3mL，隔日1次，10次为1个疗程。

临床疗效 本组共40例，基本痊愈14例，好转25例，无效1例。总有效率为97.5%。

典型病例 龙某，男，6岁半。近年来时常在睡眠时突然口吐白沫，四肢强直，两眼上翻，口角抽动，喉中痰响，不省人事。2~3天发作1次，每次持续数分钟。半年来病情加剧，抽搐频繁，发作时间延长，曾经中西医治疗无效，其母有癫痫史。苔白腻，脉弦滑。脑电图显示：癫性活动。按本法1个疗程后临床痊愈，随访1年未复发。

资料来源　邹德霖，况琼瑢. 中医杂志，1991，（12）：36.

> **按语**　癫痫之病机多为痰热闭窍，经脉滞塞，肝风内动。治宜清热化痰、开窍、通脉、息风止痉。大椎穴为"诸阳之会"，有开窍，醒脑清神的作用。风池穴是阳维与胆经的交会穴，连督络脑，有疏理肝胆、息风止痉、醒脑安神之功效。内关穴通阴维合三焦之脉，有通脉开窍、宁心作用。足三里为足阳明胃经之合穴，有健脾胃、化痰浊之功，还能提高机体抗病能力，减少和预防癫痫发生。

第五方

处方　大椎、陶道、灵台、筋缩、脊中、命中、腰阳关、无名穴（第2胸椎棘突下）、癫痫穴（大椎与尾骨端连线之中点，相当第11胸椎棘突）、腰奇穴（第2骶椎棘突下）。

刺灸方法　用三角针埋线法，皮肤消毒后，在穴位两侧1.5cm处局麻，用持针器夹住带羊肠线之三角针，由局麻一点穿过穴位，由另一局麻点突出，多次来回牵拉羊肠线，使穴位产生酸麻胀感，然后紧贴皮肤剪断羊肠线，局部消毒后敷盖消毒纱布。线头一定要置入皮内，不得外露。每2~3周埋线1次，穴位上下配对轮换使用。

临床疗效　本组110例，显效32例，好转69例，无效9例。

典型病例　刘某，男，18岁，工人。一年前头痛，断续不太严重。3个月前无诱因夜间突然大发作，神志不清，口吐白沫，约2分钟缓解。自此后每月发作1次，最近月余，发作频繁，每周1次，甚至白天也发作。既往无脑病史。查体：神志清醒，五官正常，心肺正常，神经系统无明显体征。诊为癫痫（大发作型）。治疗方法如上所述，自第1次埋线后即未发作，先后埋线10次，随访3年余，未复发。

资料来源　赵兰，马学媛，刑竹超. 中国针灸，1987，（4）：7.

> **按语**　中医学认为，癫痫多由肝肾不足以致肝风煽动，痰涎上逆，脉道闭塞，神明受蔽所致。采用埋线刺激督脉穴，督脉为诸阳之海，百脉之长，可以激动整个经络系统，疏通肝、肾、心、脑诸脏器，气血得以运行，阴阳得以调节，从而达到开窍息风、宁神醒脑之功，癫痫发作得以缓解。

九、抑郁

抑郁症是以持续的心境低落为特征的一种神经症，主要症状包括心境持续低落、兴趣或快感明显减低、体重减轻或增重、精神运动激动或延迟、疲劳或无精力、自我评价降低以及有负罪感、注意力难以集中、反复出现的自杀意念或自杀的具体计划、食欲不振、缺乏自尊心、感到无助等。抑郁症发病率呈增长趋势，给个人及社会带来极大负担。

第一方

处方 ①针刺取穴：四关（合谷、太冲）、百会、印堂。②艾灸取穴：四花（膈俞、胆俞）。③皮内针取穴：心俞（双）、肝俞（双）。

刺灸方法 ①针刺：采用0.35mm×25mm毫针进行针刺。先垂直进针四关穴，深度10~12mm，行均匀提插捻转手法，以得气为度。针与头皮呈30°夹角平刺百会穴，深度4~5mm。提捏局部皮肤，针与前额呈30°夹角平刺印堂穴，深度4~5mm，百会、印堂穴均采取均匀捻转，得气即止。配合导气法，留针30分钟期间，嘱患者行鼻深呼吸。②艾灸：在四花穴均匀涂擦万花油，将搓成直径1cm，高1cm的圆锥形艾炷放置灸穴上，用线香点燃。艾炷燃烧接近2/3，且患者有温热或轻微灼痛感时，即用棉签将未燃尽的艾炷移去，每个穴位各灸5壮。③皮内针：用止血钳夹住麦粒型皮内针的针柄，由外侧向脊柱方向，沿皮下横向平刺，将皮内针5mm针身全部刺入，针柄留于皮外。先用医用胶布（5mm×5mm）贴在针柄金属圈下的皮肤上，然后用胶布固定，留置2天后取出皮内针。以上3个步骤的治疗每周2次，每次间隔时间>48小时，共治疗12周。

临床疗效 本组共47例，痊愈3例，显效30例，有效11例，无效3例，总有效率在治疗后为93.62%。

资料来源 樊凌，符文彬，许能贵，等.中华中医药杂志，2012，27（4）：841-846.

按语 气机郁滞是导致本病的基本病机。百病皆生于郁。而木郁是五郁之首，气郁乃六郁之始，肝郁为诸郁之主。若反复持久的精神刺激，如郁怒伤肝，影响了肝主疏泄的功能，则会导致肝气郁结，临床上可见情志抑郁、胸闷、善太息、时时欠身等。神是人体生命活动的主宰及其外在总体表现的统称。心藏之神既主宰人体生命活动，又掌控人的精神、意识、思维、情志。精神情志致病，易伤心神，而致脏腑气机紊乱，故调理心神为治疗此类疾病的根本方法。疏肝与调神是治疗抑郁症的关键，疏肝调神针灸方案从肝论治，调气为先。

第二方

处方 肾俞、脾俞、肝俞、膈俞、心俞、肺俞。配穴：胸闷和心悸者加膻中、内关；食欲不振者加公孙、太白；焦虑烦躁者加大陵、合谷；疲乏无力者加三阴交、足三里；头痛者加率谷、头维；睡眠障碍者加四神聪、神门；头晕者加太冲、风池。

刺灸方法 将针往脊柱方向斜刺0.5寸，捻转直到患者感觉到酸麻胀感为止，留针30分钟，一周5次。

临床疗效 本组共60例，治疗后HAMD评分较前降低。

资料来源 蔡秋云.中国继续医学教育，2019，11（29）：136-138.

按语 抑郁是情志异常疾患，因此属于"郁证"范畴。藏象学中，将精神情志、官窍、形体等纳为五脏，是一个生理病理系统，五脏在五志上可表现为怒喜思悲恐，因此人的情志与五脏的功能活动有关。五脏俞加膈俞方是针灸大家王乐亭的临床经验处方，具有调理阴阳、扶正固本、调气和血等作用，其意就是通过调整五脏来缓解患者躯体症状和情绪障碍。此外对于伴随胸闷、心悸、食欲不振、焦虑烦躁、疲乏无力等症状的患者，还能辨证取穴，随症加减，进一步增加治疗效果。

第三方

处方 百会、四神聪、太阳（双）、印堂、合谷（双侧）。

刺灸方法 患者静息平卧，穴位消毒后，选用规格为0.30mm×25mm的一次性针灸针，百会向后斜刺进针15mm，四神聪以针尖向百会穴平刺进针15mm，斜刺双太阳，进针15mm，针刺印堂时提捏局部皮肤，沿骨膜针尖向下平刺进针15mm，双侧合谷直刺进针15mm。针刺后在百会、印堂、太阳（双）4个穴位的针柄上接电针仪，脉冲频率为1Hz，波形选连续波，幅度大小以患者感觉舒适为度。每周治疗3次（隔日1次），持续6周。

临床疗效 本组共23例，痊愈7例，显效6例，有效8例，无效2例，总有效率91.3%。

资料来源 韩断，张红林，王晓玲，等. 中医杂志，2019，60（15）：1304-1307.

按语 本组所治疗均为轻中度抑郁症患者。情志不舒、气机郁滞是抑郁症的发病原因，抑郁症和心、脑关系密切。选穴以阳脉和督脉为主。督脉为阳脉之海，联络心、脑、肾，素有"病变在脑，首取督脉"之说。针刺百会、印堂和四神聪可以刺激督脉，来交通心肾，调和阴阳，贯通气血，从而实现"阴平阳秘，精神乃治"，进而达到五脏六腑安和，精满气足，髓海得充。四神聪属经外奇穴，为督脉、膀胱经所过之处，有健脑、安神、益智等作用。太阳亦为经外奇穴，位置靠近少阳经循行路线。根据现代解剖学认识，太阳在大脑投影恰好对应颞叶，可关联到与情绪有关的杏仁核和海马区。合谷为手阳明大肠经的原穴，有研究证实，针刺合谷可以增强脑部供血，从而起到治疗作用。

第四方

处方 ①针刺主穴：心俞、肝俞、天枢（双）、气海、关元、归来（双）。配穴：肝气郁结加期门；气滞血瘀加太冲、膈俞；肝郁未及脾可加脾俞、章门；肝郁及脾泻大敦补太白；思虑困脾加脾俞、章门；心脾两虚加胃俞、中脘、巨阙；损伤心气加巨阙、神门；耗伤心阴加太溪。②埋线主穴同针刺。配穴：肝气郁结加期门；气滞血瘀加膈俞；思虑困脾加脾俞、章门；心脾两虚加胃俞、中脘。

刺灸方法 ①针刺操作：患者先取平卧位，穴位常规消毒后，用0.35mm×25mm毫针，先针天枢（双）、气海、关元、归来（双），采用赖氏飞针法快速破皮进针，进针深度0.5寸。根据患者体型，6穴均捻转至合适的深度，待穴位周围出现红晕得气为止，根据相同方法再针适合平卧体位的配穴，针刺后留针30分钟。配合患者导气法，即行鼻腹式深呼吸，直至出针。再让患者取俯卧位，针心俞（双）、肝俞（双），再取适合俯卧体位的配穴，针刺及留针方法时间同前。②埋线操作：常规皮肤消毒后，取一次性医用7号绿色注射针头，将包装规格为"3.0（2.0metric）1.5cm、16段"的可吸收性外科缝线放入无菌治疗盘中，用无菌止血钳将可吸收性外科缝线放入针头内，留出3mm于针管口，用止血钳将留于针管口3mm的外科缝线向绿色针管方向回折，垂直穴位将注射针头快速进针后即可退出，回折的外科缝线与肌肉层形成阻碍即可将线埋入于穴位中。再将各针孔涂以碘酒，覆盖纱布，以胶布固定1~2小时。每周1次，共治疗8周。

临床疗效 本组共30例，痊愈11例，显效11例，有效7例，无效1例，总有效率97%。

资料来源 张润，崔韶阳，吴蒙，等. 上海针灸杂志，2019，38（8）：848-851.

按语 通督养神、引气归元针法，简称通元针法，为赖新生教授提炼的针灸治疗体系。本法以五脏背俞穴通督养神，腹部天枢引导阴阳之气，关元、气海、归来为主穴以引气归元，以任督二脉为调节全身阴阳的关键环节，同时依据病情可配合开四关或配合五输穴，参以传统的针灸补泻手法。"凡刺之法，先必本于神。"人体作为生物体，针刺的干预作用必经过大脑中枢的调整作用，再作用于脏腑器官等靶器官。"肝藏血，血舍魂，脾藏营，营舍意，心藏脉，脉舍神，肺藏气，气舍魄，肾藏精，精舍志。"因此，通元针法治疗抑郁症是基于五脏神理论，以五脏背俞穴及五输穴加减以调节先天元神及后天元神为根本。"郁病虽多，皆因气不周流，法当顺气为先。"通元针法治疗抑郁症，以调节五脏神，疏通经络，扶正祛邪，调和阴阳为大法达到经脉如水之流，如环无端，阴平阳秘，一气周流，可有效改善抑郁症患者的临床症状，为针灸治疗抑郁症优势疗法。

第五方

处方 刮痧联合拔罐治疗，辨证取穴。①气郁化火证取穴：四神聪、行间、足窍阴、风池、神门及膀胱经。操作顺序为：点按四神聪—刮头部风池—刮膀胱经—神门—刮足背部行间至足窍阴。②心脾两虚证取穴：脾俞、心俞、神门、三阴交。先刮背部膀胱经，主要是心俞至脾俞后刮神门、三阴交。③心肾阴虚证取穴：四神聪、风池、太溪、肾俞。操作顺序为：点按四神聪—刮后风池—刮背部膀胱经—重点刮肾俞—刮太溪穴。④肝气郁结证取穴：头颈部，百会、太阳、天柱、风府、大椎及背部膀胱经。重点刮肝俞、肾俞；刮下肢的胃经，胆经，肝经，重点刮足三里、丰隆、阳陵泉、太冲等穴。⑤痰气郁结证取穴：全头、督脉、膀胱经、脾经。重点刮百会、四神聪、风府、风池、肝俞、脾俞、肾俞、内关、神门、血海、足三里、行间等穴。

刺灸方法 患者取坐位或俯卧位，暴露刮痧部位皮肤，观察皮肤适宜刮痧，选穴后涂刮痧油，应用腕力以平补平泻的手法自上而下刮拭，力度由轻到重，以患者耐受为度。一般每个部位刮拭15~20次，5~7分钟。少数患者不出痧或出痧少，以患者感受为主，不可强求出痧。刮痧后嘱患者服用一杯温开水，避免洗冷水澡，以防寒邪侵体。刮痧后选取穴位进行拔罐。拔罐选择竹罐，使用温经通络药汁熬煮3~5分钟后捞出，待温度适宜后进行拔罐。根据患者证型辨证取穴，一般选取膀胱经上的穴位，如肝俞、胆俞、脾俞以及足阳明胃经的足三里和丰隆穴，可以促进神经细胞功能的恢复。留罐时间为10~15分钟。3天1次，4次为1个疗程，治疗4个疗程。

临床疗效 本组共40例，痊愈13例，好转4例，无效3例，总有效率92.5%。

资料来源 蔡红靖，马春燕.新疆中医药，2019，37（3）：39-41.

按语 刮痧有活血化瘀、调整阴阳、舒经通络、行气活血之功效，与拔罐联合可增加疗效。研究发现，辨证取穴刮痧加拔罐治疗轻中度郁证，方法简单，疗效显著。此方法属于中医外治疗法，无副作用，可增强患者治疗的信心和依从性。

第六方

处方 百会穴。

刺灸方法 艾条悬灸15~30分钟/次，以头顶部发热为准，一周5次。

临床疗效 本组共42例，痊愈1例，显效8例，有效25例，无效8例，总有效率80.95%。

资料来源 潘洪峰，梁仕武，许爱，等.广西中医药，2017，40（5）：16-18.

按语 百会穴始为督脉经穴，其对于与脑有关的神志病有着肯定的治疗作用。百会也是督脉与手足三阳经及足厥阴肝经之会，位居头之颠顶，犹天之极星居北，为百脉聚会之处，可调补中气，健脑宁神，是宁心调神之要穴。艾灸是针灸的一种，可借灸火的热力给人体以温热性刺激，通过经络腧穴的作用，以达到治病、防病的目的。《医学入门》记载："药之不及，针之不到，必须灸之。"抑郁症属中医"阴证"的范畴。按照中医"寒者热之"治疗大法，艾灸百会穴不仅可以调补中气，健脑宁神；还可以借灸火温热刺激温经扶阳，平衡脑内气血之逆乱，通调一身之阳气，调畅气机，从而达到改善抑郁症中医"阴证"症状的目的。

第七方

处方 主穴：百会透前顶、神庭透印堂、率谷透曲鬓、头临泣透阳白。配穴：风池、风府、大椎、内关、神门、足三里、三阴交。

刺灸方法 穴位常规消毒，用快针法针刺风府、大椎，得气后出针；用0.30mm×75mm针灸针行头部穴位透刺，斜刺法进针，再将针尖沿着所需透刺穴位方向缓慢行进，直至透刺至对应腧穴；用0.30mm×40mm针灸针针刺其余穴位，施以常规刺法，行提插捻转手法平补平泻，得气后留针30分钟，每15分钟捻转行针1次。每天1次，每周治疗5次，共治疗6周。

临床疗效 本组共30例，痊愈5例，显效11例，有效9例，无效5例，总有效率83.33%。

资料来源 吕海波，甘收云. 江苏中医药，2018，50（1）：56-58.

按语 郁病与脑、心、肝等脏腑关系紧密，郁病初起多因情志所伤，肝气郁结，病在气分属实证，而郁病日久则痰气郁结、肝失疏泄、脾失运化、心神失养，进而脏腑气血功能失调，发展成虚证或虚实夹杂证。人体头部经络分布密集，尤其是手足阳经均在头部交会，故笔者多选用头部具有调节人体情志作用的督脉及胆经腧穴，如百会、神庭、印堂、头临泣等，且穴位、经络之间施以透刺疗法，透刺疗法有一针透多穴、一针透多经的优势，可加强穴位之间、经络之间的经气联系，并且可以强化针刺过程中的得气感应，辅以远端针刺足三里、内关、三阴交等穴，共奏益脑髓、调血气、宁心安神、平衡阴阳、调畅经络之功。

第八方

处方 ①刮痧穴位：心俞至脾俞、中脘、气海、神门、合谷、内关、足三里、三阴交、期门、太冲等穴位。②刺络拔罐穴位：心俞、肝俞、胆俞，脾俞、内关、足三里、丰隆、太冲等穴位。

刺灸方法 ①刮痧操作：患者取适合体位，暴露刮痧部位，找准穴位进行常规消毒后均匀涂上刮痧油，施术者右手持刮痧工具，握住刮板厚的一面，刮痧时刮板与刮拭方向呈45°~90°，应用腕力以平补平泻法，轻轻向下顺刮或从内到外反复刮动（背部心俞至脾俞用双角刮法，腹部穴位和上下肢穴位用面刮法），力量保持柔和均匀，逐渐加重用力，一般每个部位刮拭10~20次、3~5分钟。对于一些不出痧或出痧少的患者，以患者感到舒服为原则，不可强求出痧。刮痧后须待皮肤毛孔闭合恢复原状后，方可洗浴，一般约4小时，以避免风寒之邪侵袭，3日1次，4次为1个疗程，治疗4个疗程。②刺络拔罐法：常规定位消毒后，快速用三棱针点刺局部，以皮肤红润稍有渗血为好。每针间隔1.0cm，深度为3~3.5mm，每个罐口面积内点刺5~7针，将火罐快速拔在刺血部位，仔细观察留罐时出血量。血少时间稍长，血多即刻取罐。在拔罐过程中，不可随意移动，以免火罐脱落。一般每次留罐10分钟左右。起罐后，用消毒纱布擦净血迹，每次吸出的血不可太多，3日1次，4次为1个疗程，治疗4个疗程。

临床疗效 本组共30例，痊愈14例，显效13例，有效2例，无效1例，总有效率96.7%。

资料来源 王招玲，王黎玲，彭莉云，等. 中国现代医生，2016，54（34）：

按语 根据患者的临床症状采用局部取穴、远道取穴及辨证选穴，符合中医的整体观念、辨证论治。使用放血针或三棱针等针具，在相应腧穴上点刺使之出血再在局部拔上火罐，以达到疏通络脉、泻热驱邪的目的，深层调理身体的气血和经络。刮痧是根据中医十二经脉及奇经八脉、遵循"急则治其标"的原则，运用手法强刺激经络，使局部皮肤发红充血，可以调整人体经脉流转、顺气活血、畅通五脏，提高人体免疫力，激发人体自身的抗病和调节能力，对人体生理功能有双向调节作用，从而达到改善和调整脏腑功能的目的，使其恢复阴阳平衡。

第九方

处方 调原补俞法针刺治疗。取穴：太冲、合谷、神门、脾俞、肾俞。

刺灸方法 患者取侧卧位或俯伏坐位，医者选用规格0.35mm×40mm的针灸针，用75%的酒精棉球作常规穴位消毒后进针，太冲直刺0.5~1.0寸；合谷直刺0.5~1.0寸；神门直刺0.3~0.5寸；脾俞直刺0.5~1.0寸；肾俞直刺0.5~1.0寸；取双侧腧穴平补平泻，以得气为度。每天1次，每隔15分钟行针1次，每次留针45分钟，每周日休息，连续针刺8周。

临床疗效 本组共40例，痊愈26例，有效12例，无效2例，总有效率95.0%。

资料来源 杨春艳，张博，时国臣.亚太传统医药，2016，12（8）：105–106.

按语 调原补俞法以原穴和俞穴相配，能发挥针刺调整各脏腑经络间整体状态失衡的优势，促进气血通畅以调动人体自身的调节能力，使得气机的运行恢复常态。调原补俞法是以十二经脉为根本，着重于调和原穴，与之有穴位偏补性的背俞穴相配，并根据经穴的五行属性，以肝木之原穴太冲，疏调肝木；大肠经之原穴合谷，降浊调气；心经之原穴神门，安心神、通心络；脾肾之背俞穴培补先、后天之本，调和五脏，疏通气机，平衡阴阳，以调其气，疏解其郁，通过循序渐进的调治过程，达到治愈抑郁性神经症的临床目的。

第十方

处方 针灸配合背部督脉、膀胱经刮痧疗法。取穴：百会、四神聪、完骨、内关或通里、气海、气旁、血海、三阴交或复溜、太冲或行间。

刺灸方法 患者取仰卧位，先刺百会、四神聪，针尖向后平刺15~20mm；完骨、内关或通里，直刺15~20mm，平补平泻；血海、三阴交或复溜直刺25~35mm，捻转补法；太冲或行间直刺15~20mm，捻转泻法；气海、气旁艾灸盒灸补。留针25分钟，每10分钟行针1次。取针后予背部督脉及足太阳经第一侧线刮痧，力度适中，以皮肤微微泛红为度。隔日1次，7次1个疗程，共治疗2个疗程（约1个月）。

临床疗效　本组共15例，痊愈7例，显效6例，有效1例，无效1例，总有效率93.3%。

资料来源　向娟，陈果，欧阳里知，等. 针灸临床杂志，2016，32（5）：19-21.

按语　中医学强调"脑为元神之府""心主血、藏神，主神志"，心血不足、髓海失养、脾胃气血化生不足致心神失养、心脾两虚，针刺取百会、四神聪、内关、通里、血海等健脾养心、补益精血。肝主疏泄，脾胃为气机升降之枢纽，肝失条达、脾失健运、气机郁滞而致郁结，针刺取太冲、行间、三阴交疏肝健脾。灸补气海、气旁补益人体一身之气。此外，督脉入于脑，为人体阳脉之海。足太阳经脉上颠入络脑，其经别当散于心，刺激二经可调养心神，另足太阳经第一侧线分布有五脏六腑背俞穴，郁证病位虽在肝，亦涉及心脾肾，刮痧刺激"背部功能带"可调理五脏六腑功能，平衡阴阳，调畅气机，补益气血。针灸结合刮痧疗法不仅兼顾孤脏与脏腑整体理论，同时注重点（穴位）与面（背部功能带）相结合思想，即理气开郁、调畅气机，又调理脏腑功能，平衡内外阴阳，在治疗郁证方面取得很好疗效。

第十一方

处方　取神门、三阴交、足三里、外关穴。

刺灸方法　常规消毒后，采用0.30mm×40mm毫针进行针刺，行提插捻转补泻法，得气后留针30分钟，每10分钟行手法1次。隔日治疗1次，1个月为1个疗程，共治疗3个疗程。

临床疗效　本组共30例，痊愈20例，显效5例，有效3例，无效2例，总有效率93.3%。

资料来源　叶国传，徐燎宇，唐侠军，等. 上海针灸杂志，2016，35（6）：684-687.

按语　足三里是足阳明胃经合穴，有理脾胃、调气血、补虚的作用，是全身强壮穴之一。外关乃手少阳三焦经络穴、八脉交会穴，通阳维脉，具有消积化滞、增强脾胃运化功能，使气血畅通，"胃安则眠宁"。神门为手少阴心经的原穴，又为输穴，可调整虚实，补益心气，养心安神，使心有所主。三阴交乃肝、脾、肾三经交会穴，通经络、调气血，具有滋阴潜阳之效。临床报道显示神门、三阴交作为调和营卫针法主穴，两穴配合具有调和营卫、摄纳心神的作用，可达"日出而作日落而息"的正常生理状态。故4个穴位相配以调整阴阳、疏通经络、运行气血，从而调整脏腑功能，沟通内外上下，使人体恢复阴平阳秘，脏腑功能活动协调的状态；同时促进局部的血液循环，改善新陈代谢，从而促进机体的自然抗病能力。

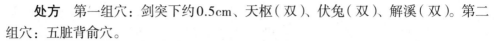

第十二方

处方 第一组穴：剑突下约0.5cm、天枢（双）、伏兔（双）、解溪（双）。第二组穴：五脏背俞穴。

刺灸方法 第一组穴位从上到下进针，从右到左，带泻意，直刺得气。所有穴位正确针刺后，按进针的先后顺序每个穴位充分施以泻法（180°逆时针方向旋转），先右后左，然后留针20分钟左右。然后针刺第二组穴位，穴位如下：肺俞、心包俞、肝俞、脾俞、肾俞（如心包俞有圆形红斑加针心俞）。针刺时浅刺5~10分钟后，观察针刺部位有无圆形红斑出现，如有，则待针刺周围红斑褪尽后才可出针；如无，则30分钟后起针。最后针刺主管穴，首次主管穴选用原穴，其后可继续原穴治疗或辨证运用五输穴治疗，先灸后针，每个穴位5壮。隔日治疗1次，10次为1个疗程，休息5日后，可继续下1个疗程。

临床疗效 本组共50例，痊愈19例，显效17例，有效10例，无效4例，总有效率92%。

资料来源 曹爽，刘波，赵艳超，等. 光明中医，2016，31（9）：1281-1283.

按语 本法为五行针灸疗法，五行针灸为针灸方法的一种独特衍变。它的理论基础为"天地所生，四时之法成"，世人皆为五行的独特组合体，而其中一行为主导，终身不变；主导一行平衡则五行平衡，在人则身心健康；反之则疾病丛生，正可谓"成也萧何，败也萧何"。故人之疾病，无论如何复杂，根源则一：主导一行失衡。所以诊断便是找出主导一行——不根据症状、病名等理性思辨，而靠患者之颜色、声音、气味、情志四大要素来判断，并运用原穴、五输穴、灸法等治疗抑郁症。

十、血管性痴呆

血管性痴呆是一种由卒中和与记忆、认知和行为相关脑区低灌注的脑血管疾病所引起的严重认知功能障碍综合征。其临床特点为痴呆突然发生、呈阶梯式进展、有波动性或慢性病程、伴有卒中病史等。

第一方

处方 "飞腾八法"：以八脉八穴配合八卦，按每日各个时辰的天干推算开穴。其法，逢壬、申时，开公孙（属乾）；逢丙时，开内关（属艮）；逢戊时，开临泣（属坎）；逢庚时，开外关（属震）；逢辛时，开后溪（属巽）；逢乙、癸时，开申脉（属坤）；逢己时，开列缺（属离）；逢丁时，开照海（属兑）。

刺灸方法 患者先取仰卧位，首先根据患者治疗时间，根据飞腾八法开穴表，准确算出此时应开的腧穴，取单侧穴用0.20mm×25mm毫针直刺0.5寸，得气后迅速提至皮下，顺时针捻转180°，留针30分钟。周一至周六，1天1次，每周休息1天，2周为1个疗程，连续治疗3个疗程。

临床疗效 本组共63例，痊愈的患者有20例，有效患者36例，无效7例，有效率高达88.89%。

资料来源 田洋，崔光豪，李长慧．中国医药指南，2018，16（17）：178-179.

按语 本方基于"飞腾八法"针刺治疗血管性痴呆，取得较好的预期效果。经治疗后，患者反应能力、思维能力、智力水平、言语能力和生活自理能力均有所提高，疗效可靠。

第二方

处方 主穴：百会、神庭、水沟、内关、大陵、劳宫穴。配穴：大椎、风府、膻中、合谷、足三里、太冲穴。

刺灸方法 患者取卧位，穴区常规消毒，选用0.35mm×40mm毫针，百会、神庭与皮肤呈30°向后平刺，进针0.8~1寸；水沟穴斜向上刺0.2~0.3寸，内关、大陵、劳宫穴直刺0.3~0.5寸，余配穴均于得气后行平补平泻手法，留针30分钟，每10分钟行针1分钟，每天1次，30次为1个疗程。

临床疗效 本组共30例，显效17例，有效11例，无效2例，总有效率93.3%。

资料来源 谭涛，任珍，覃佐爱，等．中医药导报，2017，23（4）：66-68.

按语 本病病位在"脑"，与心、肝、脾、肾四脏功能失调密切相关，而与"心""督脉"关系尤为密切。百会穴，穴居颠顶，内络髓海。为手足三阳经及督脉阳气之所会，贯达全身，是各经脉气汇聚之所，能通达阴阳脉络，平衡机体阴阳。神庭穴，最早记录于《针灸甲乙经》，属督脉经穴，可清利头目，醒神开窍。水沟穴，属督脉经穴，为手足阳明与督脉之所会，能醒神开窍，清利头目，息风止痉。内关穴，是手厥阴心包经腧穴，首见于《灵枢·经脉》，可宁心安神，理气止痛。大陵穴，为手厥阴心包经原穴，是十三鬼穴之一，其治疗精神神志疾病的疗效早已得到证实。劳宫穴，属手厥阴心包经穴，首见于《灵枢·本输》，能清心安神，息风通络。而大椎、风府、膻中、合谷、足三里、太冲等穴，可调气行血，清热息风，且合谷、太冲，素有"开四关"之说，可清利头目。

第三方

处方 人中、内关、足三里、三阴交、百会、四神聪、风池、太冲。

刺灸方法 上穴除人中、百会、四神聪外其他穴位均取双侧，常规消毒，选用直径0.3mm、长40~50mm不锈钢毫针刺入，深度、角度、方向视不同穴位和部位而定。其中人中施雀啄泻法，以眼球湿润为度，内关施捻转泻法，足三里、三阴交、百会、四神聪施捻转补法，风池施捻转平补平泻法，太冲施捻转泻法留针30分钟，每天1次。10天为1个疗程。患者住院治疗2个疗程后休息3天继续门诊针刺8个疗程。疗程间隔3天。若患者夹痰可加双侧丰隆穴，施捻转泻法；夹瘀加双侧血海，施捻转泻法。

临床疗效 本组41例，显效10例，有效28例，无效3例，恶化0例，总有效率92.7%。

资料来源 陈月琴. 内蒙古中医药，2014，33（2）：28-29.

 按语 人中为督脉、手足阳明经之会，督脉起于胞中上行入脑，取之可调督脉，开窍启闭以醒脑、醒神；内关为八脉交会穴之一，通于阴维，属厥阴心包之络穴，有养心宁神、疏通气血之功；三阴交为足太阴、足厥阴、足少阴三经之会，有益肾生髓之效。肾藏精，精生髓，脑为髓海，髓海有余可促进脑的生理功能的恢复。三穴相配可促进脑组织的代谢和修复，改善大脑的生理功能，收到"醒神益智生髓"之功；足三里为足阳明经之合穴，具有调理脾胃、补中益气、通经活络、扶正祛邪功能，补后天之本。

第四章　骨伤科疾病

一、颈椎病

颈椎病，指颈椎椎间盘、骨关节、软骨及韧带等所发生的退行性改变及其继发性改变，致使脊髓、神经、血管等组织受损害所产生的一系列临床症状。轻者头、颈、肩臂麻木疼痛，重者可致肢体酸软无力，甚至大小便失禁、瘫痪。病变累及椎动脉及交感神经时可出现头晕、心慌等相应的临床表现。

第一方

处方　夹脊穴（颈2~胸1）、养老。

刺灸方法　一般取颈5~6夹脊穴，或根据症状，判定受累神经根的节段选穴。如枕大神经痛，取颈2~4夹脊穴；肩外缘连上臂外侧痛，伴前臂桡侧至手腕酸麻感，取颈4~5夹脊穴；疼痛窜麻至拇、示指，取颈5~6夹脊穴；至中、无名指，取颈6~7夹脊穴；至无名、小指，取颈7~胸1夹脊穴。患者正坐，微低头，以30号40~50mm毫针，从夹脊穴75°角刺入，或旁开夹脊穴0.5寸以45°角刺入。有抵触感后，针尖退出0.3寸，有沉紧感即进行调气，平补平泻，使针感向项、肩、臂传导。针养老穴时，令患者手心向胸，以30号40mm毫针向内关刺入，使针感向手腕与肩肘方向传导即为得气。用G6805型电疗仪，负极接夹脊穴，正极接养老穴，留针20分钟。电流量一般用1~1.5mA，以患者舒适为度。频率200次/分，连续波型。每天或隔天1次，10次为1个疗程，隔3~5天行第2疗程。本方治疗颈椎病神经根型。

临床疗效　本组138例，治愈21例，显效57例，有效55例，无效5例。总有效率为96.4%。

典型病例　应某，男，49岁。1981年5月7日诊。反复落枕10余年，近9个月来项强，伴双臂痛及串麻。X线片示：颈4~7椎增生。经电针颈5~6夹脊配养老穴，10次后诸症悉除而愈。

资料来源　林迎春.浙江中医杂志，1987，（2）：69.

按语　夹脊穴处督脉与足太阳经之间，有通阳、和营、活血之功效。养老穴为手太阳经郄穴，能交通手足太阳经经气。局部与远道配合取穴，可疏通经络气血阻滞，使经气流畅，卫外有权，则风寒湿三气无所依附而痹痛得解。

第二方

处方　主穴：风池，颈夹脊穴。配穴：手指麻木加合谷；头晕头痛加百会、太阳、后溪；多汗加复溜、肺俞。

刺灸方法 药灸器内垫鲜生姜或大蒜片，将点燃的艾条放进燃烧炉，前端对准通风孔。旋转内外两层炉体，调至合适的温度（50~60℃）。然后放在所选穴位上。每穴灸3~5分钟。

临床疗效 本组144例，显效62例，总有效率为94.4%。

典型病例 刘某，男，干部，1988年6月1日就诊。主诉：头顶强痛1个月，活动加剧。查体：颈3、4椎体压痛（＋），压顶试验（＋）。X线片示：颈2、3、4椎体呈角刺状增生；颈3~4椎后韧带钙化。诊为混合型颈椎病。用艾灸器垫蒜片灸治。取穴：颈夹脊2、3、4，风池，阿是穴，百会，后溪。第1次治疗后疼痛大减，10次后症状消失。

资料来源 钟彦华. 中国针灸，1990，（4）：28.

按语 艾灸能产生温和舒适的热力，起温经通络、解痉止痛的作用。垫灸的姜蒜等对皮部刺激及理化作用，可共奏调节疏达之功，使颈部僵直的肌肉和关节因气血的通畅而迅速修复，达到治疗目的。

第三方

处方 主穴：颈夹脊、大椎、外关、太冲。配穴：风邪入络型配风池、肩髃、曲池；寒湿阻络型配曲池、足三里、阴陵泉；气血瘀滞型配肩髃、天宗、三阳络；肝阳上亢型配风池、印堂、安眠、内关、太溪、肾俞。

刺灸方法 以上各型均以针刺为主，风邪入络型、肝阳上亢型用泻法；寒湿阻络型则加艾灸或火罐；气血瘀滞型则以当归、赤芍、三七等注射液各等份，穴位注射，每日治疗1次，6天为1个疗程，每个疗程间暂停治疗1次。

临床疗效 本组41例，治愈17例，好转22例，无效2例。

典型病例 郭某，女，65岁，1988年11月7日住院治疗。主诉：左臂酸痛麻木3月余。患肢畏寒，得热则舒，伴头颈痛，无恶心、呕吐，苔白，脉弦。查体：颈3~4棘突有压痛，左臂丛神经牵拉试验阳性。颈椎正侧位片提示：颈椎病、项韧带钙化。辨为寒湿阻络，取穴以颈夹脊、大椎为主，配曲池、足三里、阴陵泉，隔日交替选用，主穴加灸。经治疗1个月，左臂酸痛麻木、头颈痛及患肢畏寒等症消失。

资料来源 吴旭初. 湖北中医杂志，1989，（5）：36.

按语 颈椎病属中医学"痹证""眩晕""头痛"等范畴，其发病多因风寒湿阻滞经络，或外伤劳损，气血瘀滞，素体肝肾不足，肝阳上亢等所致，必须审证求因，辨证准确。以针刺为主，其手法要求根据患者体质及气至病所为度，这是疾病向愈的关键。

第四方

处方 阿是穴。

刺灸方法　以颈部痛点或具有放射性压痛点部位为穴，进行碘酒、酒精常规消毒，用消毒的尖刀做横行切口，长1~1.5cm，切开皮肤至皮下浅筋膜，然后，将麝香原生药埋入，1处用50~70mg，1次埋1~2处，不需缝合，用无菌敷料覆盖，每7~10天埋1次，2~3次为1个疗程。

临床疗效　本组55例，治愈30例，好转19例，无效6例。

典型病例　王某，男，38岁。1985年3月无诱因出现颈肩痛，颈部活动受限，右手1~3指麻木。查体：颈部活动受限，右旋尤甚，颈5~6、颈6~7椎体棘突间旁1.0cm处压痛（+），椎间孔挤压试验（+），右手1~3指皮肤感觉减退。X线摄片：颈椎生理曲度变直，颈3~7椎体后缘及钩椎关节明显增生性改变。诊为颈椎病神经根型。用上述穴位埋药法治疗，2次后诸症悉除而愈。

资料来源　程水志. 中医药信息，1989，（5）：19.

> 按语　本法以麝香埋穴，主要因有开窍、辟秽、通络、散瘀之功效，且其含有50%~70%的水溶性物质，可通过局部组织间液吸收，利于局部发挥功效。用麝香埋穴治疗颈椎病，能使颈部凝滞之气血消散，闭塞之脉络通畅，故可取得满意疗效。

第五方

处方　耳穴主穴：颈椎、肾、肝、脾、神门、皮质下。配穴：头痛加枕、额，肩臂痛加锁骨、肩、肘，眩晕加内耳、枕。

刺灸方法　耳郭用75%酒精消毒脱脂后，将胶布剪成0.8cm×0.8cm大，把药麻子放置胶布中央，对准所选耳穴敏感点贴上。中年体壮者施以对压法或直压法，年老体弱者及耳穴敏感者施以轻揉按摩法，每穴按27转，使患者产生酸麻、胀痛等感觉。嘱患者每日自行按压3~5次，每周治疗3次，每次贴压一侧耳穴，两耳交替应用，10次为1个疗程。本方适于神经根型颈椎病。

临床疗效　本组39例，治愈11例，显效17例，有效9例，无效2例。

典型病例　王某，女，54岁，农民，1988年8月22日初诊。主诉：颈肩臂痛，右上肢麻木无力8年，加重1个月。查颈部轻度僵硬，第3~6颈椎棘突触痛；耳穴颈椎有条索状阳性反应物；耳穴电探测：颈椎、肾、脾、肝、肩等阳性。X线片示颈3~颈6钩关节变尖，后缘密度增高，第6颈椎前下方椎角唇样改变，第4~6颈椎椎孔变形，诊为颈椎病神经根型。耳压选穴：颈椎、肾、肝、脾、神门、皮质下、锁骨、肩、肘、内耳。压穴10次，症状消失。

资料来源　李达清. 云南中医杂志，1989，（5）：39.

> 按语　中医学认为，"耳者，宗脉之所聚也"，耳穴与全身经络有着极其密切的关系。压按颈椎病相应耳穴敏感点，通过特定的传导途径，可以疏通颈部经络，调和气血，故可治疗颈椎病。

第六方

处方 主穴：①大椎、新设、肩外俞；②百劳、大杼。两组穴交替使用。配穴：合并肩周炎加肩三针；久病不愈加膈俞；头痛或有放射性疼痛加风池；肝肾不足加肾俞。

刺灸方法 患者取俯伏坐位，穴区常规消毒。先用1%普鲁卡因皮下注射呈丘状（每穴用0.05~0.1mL），然后将钩状挑刺针对准穴位最高点刺入皮约0.1寸，挑破皮0.1~0.2cm，再将针深入表皮下挑，针尖由深到浅牵拉皮下白色组织纤维数根，直到把该处皮下纤维挑断为止。挑完后涂上碘酒，盖上消毒纱块，胶布固定。每周1次，3次为1个疗程。

临床疗效 本组106例，治愈51例，显效37例，有效13例，无效5例。

典型病例 伍某，女，70岁，1988年12月26日初诊。颈项疼痛反复发作1年半，伴左手麻痹加重1周。查体：颈3~6椎体两旁压痛（+），X线片示：颈3~6椎体骨质增生。诊为颈椎病。治以风池、大椎、肩外俞、百劳、大杼桃刺2次后，诸症消失而愈。

资料来源 符文彬. 中国针灸，1990，（3）：26.

> **按语** 针挑疗法是古代锋针的发展，结合"半刺法"和"刺络法"。《灵枢·官针》："病在经络痼痹者，取以锋针。"故选用风池、大椎、新设、大杼、百劳等穴挑治，有行气活血、散瘀通经止痛、调整阴阳作用，可以治疗经络痼痹之颈椎病。

第七方

处方 颈夹脊、风池、阿是穴、肩井、曲池、大椎、合谷、外关、根三穴（取穴：在肩胛冈下窝，肩胛骨下角和冈下缘中点间的中1/3和上1/3的交点即为根3穴；身柱穴向患侧旁开16.67mm处即为根2穴；位于C_5~C_6棘突间隙向患侧旁开16.67mm处即为根1穴）。

刺灸方法 采用酒精棉球对针刺部位进行消毒，左手持棉球钳，右手持无菌针灸针，将针体以45°倾斜角度置于火焰上进行灼烧。当针体颜色变红时，将其迅速准确地刺入所选穴位，进针深度稍入表皮即可，留针5分钟左右。针刺之后局部皮肤如果出现红肿和瘙痒等症状时，均为正常反应。治疗后6小时内不能接触水，防止皮肤感染。1次/2天，5次1个疗程，患者接受治疗2个月。根三穴操作：保持患者侧卧位，对穴位进行消毒，选用一次性针灸针0.25mm×40mm，右手持针迅速刺入，进针深度在15~20mm，采用提插法得气之后，采用捻转补法将针尖顶住感应部位，推弩针柄1分钟（将针尖顶住有感应的部位，推弩针柄或用拇指向前或向后捻住针柄，不使针尖脱离经气感应处，保持1分钟）从而使根1穴和根2穴的针感能够传达到肩臂部，使根3穴的针感能够沿上肢传到手指部，再采用平补平泻法，留针20分钟，每天1次，10天为1个疗程，患者接受治疗2个月。

临床疗效 本组60例，基本治愈13例，显效20例，有效23例，无效4例；总有效率56%。

资料来源 刘利，檀晓东．针灸临床志，2019，35（10）：28-31.

按语 《金针赋》言："运气走至疼痛之所，气至而痛立止"通过"根三穴"的针感传导能够直达病所，根三穴的位置决定了针刺后的作用。根1穴和根2穴所在的生理位置为夹脊穴，针刺后可显著改善上肢和肩背部的局部组织的微循环，促进缺血缺氧的改善，减少疼痛刺激因子的聚集，从而显著改善上肢和肩背酸痛麻木等症状；毫火针治疗是针灸中特种针法之一，有别于常规火针及毫针，该针法具有无痛、微创等优势，由于针体处于灼热状态，刺入后带入的热能有利于疏通气血，从而达到改善颈背部的血液循环、疏通经脉的作用。

第八方

处方 颈夹脊、颈夹脊外侧旁开0.5~1寸。

刺灸方法 本方采用傍针刺法。患者取俯卧位，低头，前额自然垂于床面，充分暴露颈部，先在患者两侧颈夹脊穴各直刺7针（主针），得气后再在两侧主针外0.5~1寸处向颈椎中心各斜刺7针（辅针），以针尖接近主针为佳。治疗前常规消毒选穴部位，针具选用0.30mm×40mm针灸针，进针深浅以得气为度，得气后施以平补平泻手法，并辅以特定电磁波治疗仪（TDP，L-1-3）照射颈背部（约距皮肤20cm，以患者温度适宜为度，注意防止烫伤皮肤），留针30分钟，每天1次。

临床疗效 本组30例，基本治愈10例，显效15例，有效3例，无效2例；总有效率93.3%。

资料来源 赵品红，刘维光，时静．河北中医，2017，39（11）：1715-1718.

按语 傍针刺法是一种局部多针刺法，可加强针感和刺激量，提高临床疗效，具有活血化瘀、疏通经络、舒筋止痛等功效。傍针刺法最早见于《内经》。《灵枢·官针》云："傍针刺者，直刺傍刺各一，以治留痹久居者也"。这种刺法，是先直刺一针，再在近旁斜向加刺一针。直刺是刺经，斜刺是刺络。由于正傍配合而刺，所以称"傍针刺"。交感神经型颈椎病亦属中医学"痹证"范畴，其病变特点为反复发作，正符合傍针刺法"治留痹久居者"的适应证。临床研究也表明傍针刺可明显改善患者的临床症状，为交感神经型颈椎病的针刺治疗提供了一种新的治疗方法。

第九方

处方 主穴：3~7颈夹脊。不同证型配穴：神经根型配风池穴、大椎穴、合谷穴、曲池穴及肩井穴；椎动脉型配曲泉穴、曲泽穴、印堂穴、风池穴；脊髓型配曲泽穴、委中穴、肾俞穴及腰阳关。

刺灸方法　予电针夹脊穴为主的针灸方法治疗。选择40mm毫针，找到患者夹脊穴，将毫针刺入穴位，将毫针针尖一端朝向患者脊柱方向，并倾斜30°，针灸深度控制在0.5~1寸即可，以平泻平补手法进行治疗，待患者感受到酸、胀、麻后停止运针。针刺后于左右夹脊穴分别加电针1对，选用疏密波，强度以患者感觉舒适为度，留针20分钟，隔日进行1次针灸治疗，连续治疗10次为1个完整疗程。

临床疗效　本组30例，显效19例，有效10例，无效1例；总有效率96.67%。

资料来源　鲁玉玲. 中国社区医师，2020，36（2）：92+94.

按语　夹脊穴电针法能够帮助颈椎病患者调理气血、疏通经络，通过采用平泻平补的运针手法及电波来刺激各个穴位，达到通络止痛、调和阴阳的作用。在夹脊穴实施电针能够刺激穴位，疏通太阳经、督脉经气，散寒疏风；与其他穴位结合治疗能够改善患者身体微循环，促进患者颈椎部位供血恢复，改善患者临床症状，提升患者生活质量，值得推广应用。

第十方

处方　风池（患侧）、天宗（患侧）、大椎、颈夹脊穴、尺泽、外关、合谷、血海、三阴交。

刺灸方法　使用直径为0.25mm，长度为25mm和直径为0.25mm，长度为40mm的一次性无菌毫针各穴位处进针之前用碘伏棉签进行消毒。在风池（患侧）、天宗（患侧）、大椎三穴操作温通针法。左手拇指或者示指揣按穴位，同时作为押手切按在穴位旁，右手持针沿押手边缘快速刺入穴位内部，等候得气，左押手加重下压力，右手的拇指向前用力捻、按9次，等针下感觉沉紧后，针尖轻轻牵拉有感应的部位，小幅度地连续重插轻提9次。然后右手拇指重复向前用力捻、按9次，针尖顶住有感应的部位做推弩守气，使针下沉紧的感觉持续，同时押手在旁施以关闭法，促进针感向前传导，直达病所，产生热感，守气1~3分钟，缓慢出针，同时按压针孔。每次留针30分钟，每天1次，一周5次。

临床疗效　本组35例，治愈12例，显效16例，有效5例，无效2例；总有效率94.29%。

资料来源　雷秋慧. 中医研究，2020，33（1）：46-49.

按语　温通针法是以热补针法激发经气，主要通过针刺的捻转和提插操作，同时加以左手为押手关闭和右手推弩守气以实现气至而肉得到温煦濡养，在疗效优、即时止痛方面有良好效果。

第十一方

处方　患侧上肢取穴：C₅取臂臑、C₆取手三里、C₇取合谷、C₈取中渚（C₄/₅椎间盘突出，主穴取C₄和C₅棘突下旁开1.3寸）。

刺灸方法 取穴根据MRI提示的颈椎间盘突出部位，选用对应节段和下一节段的脊神经后支主干附近为主穴，主穴采用《灵枢·官针》"五刺"当中的输刺法，用50mm毫针，管针进针法，外展5°进针（与横断面平行，与矢状面呈外展5度角），进针后针尖向关节突关节方向深刺，针尖抵住关节突关节后，出针1~2mm，离开骨面，配穴用平补平泻法，得气即可。治疗期间留针20分钟，主穴用艾灸，每日针刺治疗1次，10次为1个疗程。

临床疗效 本组60例，临床控制9例，显效40例，有效10例，无效1例，总有效率98.3%。

资料来源 吴春宝，马善治. 实用中医药杂志，2020，36（1）：95-98.

按语 夹脊穴、同神经节段针刺点与足太阳膀胱经的关系密切。夹脊穴分布在脊柱两侧，位于颈椎至骶椎之间，通过经络与全身脏腑、肌肉、筋骨、关节有着密切的联系，通过针刺夹脊穴、同神经节段针刺点对治疗神经根型颈椎病有良好效果。

二、肩周炎

肩周炎是肩部关节囊和关节周围软组织损伤、退变而引起的关节囊和关节周围软组织一种慢性无菌性炎症。以肩部疼痛、关节活动受限，甚至局部肌肉萎缩为其主要临床表现。

第一方

处方 条口透承山（患侧）。

刺灸方法 患者取坐位，穴区常规消毒后，以28号75mm毫针，由条口穴向承山穴方向透刺，有强烈的酸胀重感者，运用《金针赋》飞经走气第四法：赤凤迎源，同时嘱患者肩关节向各个方向活动。待患者自觉有关节活动轻松、疼痛缓解、功能较前改善后，随即起针。每天1次，6次为1个疗程。

临床疗效 本组共42例，痊愈36例，显效5例，无效1例。

资料来源 周鹏临证治验。

按语 根据经络学说同名经气相求的原理，取条口透承山，并采用《金针赋》"赤凤迎源"针法飞经走气，同时嘱患者主动活动，可使气至病所以疏通经络、驱邪外出，达到通则不痛之目的。

第二方

处方 主穴：腕骨、阳池、合谷。配穴：曲池、肩贞、肩外俞、臑会、天髎、臂臑、巨骨。

刺灸方法　手太阳型取手太阳经原穴腕骨，配穴曲池、肩贞、肩外俞。手少阳型取手少阳经原穴阳池，配穴曲池、臑会、天髎。手阳明型取手阳明经原穴合谷，配穴曲池、臂臑、巨骨。针刺得气后接通电针治疗仪，通电10分钟（采用连续波刺激），电流强度适中，关机后留针5~10分钟，出针时采用开阖补泻手法，1日1次，6次为1个疗程。

临床疗效　本组共456例，痊愈401例，显效28例，有效23例，无效4例。

典型病例　杨某，女，67岁，农民，1986年7月26日诊。自诉右侧肩背痛20余年，近5日来加剧。自诉20年前因受寒后肩背疼痛未治愈，每年均发病，少则1年2次，多则5~6次不等。遇寒则重，得温则缓，常伴有右上肢麻木，曾多次服中西药治疗效果不佳。查体：右肩胛下角、中点压痛，肩关节活动受限，患部肌肉僵硬。舌淡白，苔黑燥，脉沉涩。诊断：右侧肩周炎（太阳型）。治疗：电针患侧腕骨、曲池、肩贞、肩外俞4次。1年内随访未见复发。

资料来源　马应乖. 云南中医学院学报，1990，（3）：34.

按语　根据手三阳经所循部位，阳明上肢外侧前→肩前→颈；少阳上肢外侧中→肩后→颈；太阳上肢外侧后→肩胛→颈。手之三阳均由手走头而循肩臂部，肩周炎病位痛点均为手三阳经所过。原穴为三焦之气运行和留止的处所。三焦是原气的别使，是维持生命活动的动力，也是十二经的根本。三焦通行原气以达周身，能促进脏腑功能；因此，针刺原穴可调整脏腑的活动而达到调理气血、疏通寒凝之经脉。

第三方

处方　中平穴（足三里穴下1寸，上巨虚穴上2寸处，偏于腓侧）。

刺灸方法　患者取坐位，暴露膝关节，上下交叉取穴（左肩针刺右侧中平穴，右肩针刺左侧，双肩针刺双侧）。局部常规消毒，取28号毫针65~100mm，行直刺法，大幅度用力提插捻转，以泻为主。针感为闪电式远距离传导。隔日1次，7次为1个疗程。

临床疗效　本组共2099例，治愈1477例，显效378例，进步206例，无效38例。

典型病例　某女，38岁，瑞士人，1988年8月24日就诊。主诉右肩关节疼痛2个月，影响写字、梳头洗脸，局部为钝痛。查体：肩后小圆肌附着处压痛（+++），肩关节功能基本正常。诊断为肩关节周围炎（早期），治疗予以针刺患者左下肢中平穴，采用28号毫针，行直刺法。患者明显感到向脚尖传导（患者自述从未扎过针），行针约30分钟后，令患者活动患肢，疼痛完全消失，功能正常，即刻起针而愈。

资料来源　王文远. 中国医药学报，1989，（6）：39.

按语 中平奇穴位于胫骨前肌、趾长伸肌之间，内有胫前动脉、胫前静脉，及腓肠外侧皮神经及隐神经皮支分布，深层为腓深神经。针刺此穴并行强刺激，可转移大脑皮层疼痛的兴奋灶，或直接刺激传导神经，造成神经中的痛觉纤维的传导发生障碍，使患者肩部产生镇痛作用。

第四方

处方 肩髃、肩贞、肩髎、天宗、三间、曲池、养老、臑俞。

刺灸方法 令患者取坐位，穴区常规消毒后，以28号40mm毫针针刺，得气后施提插泻法，留针20~30分钟，留针期间使用G6805-Ⅱ型电针治疗仪，选用疏密度，以患者能耐受为度。每天1次，10次为1个疗程。针后在痛点作药物封闭：泼尼松龙2.5mL、维生素B_1注射液2mL、普鲁卡因注射液2mL，三药混合，每隔2日封闭1次。

临床疗效 本组共560例，痊愈387例，好转161例，无效12例。总有效率98%。

典型病例 柳某，女，49岁，农民，1973年4月18日就诊。主诉：左肩疼痛半月。经敷贴外用膏药及服药治疗未见好转，疼痛日重，以致上臂不能上举，生活不能自理。查体：肩部无红肿，周围组织压痛，左上肢外展60°，内收摸不到右肩，上举功能受限，穿衣取物困难。诊断：左肩关节周围炎。采用上述治疗方法，电针治疗6次、封闭2次后疼痛大减，上臂能平举，再经电针治疗10次、封闭3次后，疼痛消失，功能恢复如初。2年后随访未复发。

资料来源 聂汉云，何俊敏，苗席，等. 中国针灸，1991，（1）：21-22.

按语 本法在针刺腧穴的基础上，通以近似人体生物电的微电量，使针与电两种刺激有机地结合起来，以促进气血循环，改善组织营养，消除炎症以止痛，并配合穴位封闭疗法，用泼尼松龙消炎消肿、防止炎性粘连，维生素B_1调节局部神经功能，营养组织，普鲁卡因镇痛，三药合注于肩部穴位，通过腧穴的渗透到达病所，促使炎症消失、经脉调畅，关节粘连随之而除。

第五方

处方 肩贞、肩髃透臂臑、肩井。

刺灸方法 让患者垂臂屈肘，用28号100mm长毫针刺入肩贞穴约2寸深，使患者局部有较强的酸麻胀感觉并向前臂和手指放散。进针时，针尖稍向外斜，以免针尖误入胸腔，引起气胸。再用同号毫针自肩髃穴进针，向下经过肌肉层刺到臂臑穴，以肩关节有较强的酸麻胀感为度。肩井穴不宜深刺，刺入0.5~0.8寸即可。随后接通G6805治疗机，频率为2~3秒，时间15~30分钟，电流强度以患者能耐受为度。每天1次，10次为1个疗程。如不接通电疗机，留针后用艾条温灸10~15分钟。

临床疗效 本组共100例，痊愈61例，显效25例，有效13例，无效1例。

典型病例 王某，女，44岁，农民。主诉：肩部疼痛、活动受限2月余，曾服中西药物和局部封闭，其痛未减，且日渐加重。夜不能眠或睡眠中痛醒，不能梳头，甚至连洗脸也感困难。查体：肩关节处呈弥漫性压痛，局部喜热恶寒，舌淡苔白，脉弦紧。证属风寒湿邪痹阻经络，气血运行不畅所致之肩凝证（肩周炎）。治宜通经活络，温经散寒，调和气血。经用上法治疗1次后，肩部疼痛减轻，臂即能举，手可过头。仍按上法，每天1次，连续针灸17次而获痊愈。1年后随访未再复发。

资料来源 蒋利. 中国针灸，1985，（6）：16.

[按语] 在针灸治疗肩周炎过程中，配合功能锻炼是极为重要的。开始可让患者主动作前、后、内、外摆动，随着疼痛减轻则逐渐增加运动量和活动范围。

第六方

处方 肩髃。

刺灸方法 局部常规消毒后，用注射器抽取2%普鲁卡因4mL，维生素B_{12}1mL，当归、骨宁注射液各2mL套上注射针头，即进针，使针感放射到指尖，即将上述混合液缓慢推入。药推入后1~5分钟患肢感无力，并有木、胀感觉，疼痛即可减轻，活动较前自如。隔日1次，3次为1个疗程。

临床疗效 本组共275例，治愈163例，显效103例，改善9例。总有效率为100%。

典型病例 梁某，男，54岁，干部。1988年3月2日来诊。自诉左肩关节疼痛14年之久，反复发作，左手不能上举，活动受限，夜间痛甚，无外伤史。查体：外观患肢肩峰高耸，无红肿，活动受限，诊断为肩周炎。药物肩髃穴注射疗法，经1次治疗后疼痛基本消失，活动较前自如。为巩固疗效，原法治疗3次，恢复健康，追访1年，未再复发。

资料来源 刘建洪. 中国针灸，1991，（2）：18.

[按语] 肩髃穴是肩关节之重要经穴，其穴位于正中神经与肌皮神经之间。肩髃穴药物注射，通过针刺与药物的双重作用，刺激神经，使正中神经兴奋达到调节作用，从而达到最终治疗疾病之目的。

第七方

处方 大椎透至阳、合谷、阿是穴。

刺灸方法 患者取坐位，穴部常规消毒后，采用直径1.2mm、长200mm巨针沿皮下组织透刺，同时在合谷、阿是穴（患部压痛点）用毫针点刺。留针20分钟，每天1次，10次为1个疗程。

临床疗效 本组共274例，治愈191例，有效70例，无效13例。总有效率95%。

典型病例 刘某，男，50岁，教师。主诉：右肩痛不能抬举1月。夜不能寐，受凉后加重。经当地治疗未见效。查体：右肩活动明显受限，外展30°，内收摸不着左肩，上举受限，肩关节周围软组织压痛明显。诊断：右肩关节周围炎。治疗：巨针取大椎透至阳，配毫针刺合谷穴，一次治疗疼痛减轻，手能举过头顶，1个疗程后，疼痛完全消失，功能恢复，活动自如，随访5年未复发。

资料来源 张云飞，张亚奎.中国针灸，1990，（6）：53.

按语 取大椎透至阳，主要因为大椎是督脉与诸阳经之会，运用巨针则可提高刺激量，增强疏通经络效果。阳脉经气畅通则为阳经所过的肩关节自然气血通畅，故疼痛止，肩关节活动恢复自如。

处方 肩髃、肩外俞、巨骨、曲池、肩周压痛点。

刺灸方法 急性患者选择维生素B$_1$、当归注射液、祖师麻；慢性患者选择维丁胶性钙、维生素B$_6$、胎盘注射液。先选择适当的消毒注射器和针头，注射处皮肤进行常规消毒，将针头按穴位所在刺入，然后缓慢推入，使穴位得气有酸胀感后，如回抽无血，即可将药液注入。近期急性患者用强刺激，快速将药物推入；慢性体弱患者，用轻刺激，将药物缓慢推入。如注射药物量多时，可将注射针由深层逐步提到浅层，边退针边推药，或将针于原穴位更换几个方向推药。理筋手法：患者正坐，术者用拇、食、中指握三角肌，垂直于肌纤维走向拨动5~6次，再拨动痛点附近的冈上肌、胸肌各5~6次，然后按摩肩前、肩后及肩外侧，继之左手扶住患者肩部，右手握患手，做抖动旋转运动，最后帮助患者作外展、内收、前屈、后伸等运动。每天1次，1周为1个疗程。

临床疗效 本组共30例，痊愈21例，显效5例，有效3例，无效1例。

典型病例 曾某，女，57岁，1987年5月就诊。主诉：左肩逐渐疼痛7月。曾多次服用镇痛、抗风湿、激素类药物，停药即发，遂来求治。查体：左肩肿胀，肩前、后、外侧压痛明显，外展受限。诊断：左肩关节周围炎。按上法治疗4个疗程，疼痛消失，上肢活动正常，追访3月，未见复发。

资料来源 喻雄师.湖南中医杂志，1989，（5）：39.

按语 本病运用穴位注射疗法治疗可以延续穴位的治疗效能，并以药物自身药理作用促进患部功能恢复，故为临床所常见。但在穴注后施以运动疗法，一可有助于药物的功能发挥，二可加强关节与肌肉的活动度，防治组织发生炎性粘连，确为良法，值得提倡。

处方 阳陵泉下穴（患侧阳陵泉下2cm处）。

刺灸方法 取准穴位常规消毒后，进针1.5~2.5寸，针尖微斜向患侧肩部，调整进针的深度及角度，寻找最佳得气点，使针感走窜至患侧的肩部及上肢末端，然后不改变进针的深度及角度，用震颤法运针10~15分钟。与此同时，令患者活动患肢。行针与功能锻炼完毕后，缓慢出针，速按穴孔。每天1次，7天为1个疗程。

临床疗效 本组共57例，痊愈34例，有效20例，无效3例。

典型病例 李某，男，40岁，1984年7月4日初诊。自述3天前肩部外露风寒，次日晨起后肩部剧烈疼痛，夜间痛甚，右上肢不能上举、后伸，无肩部外伤史。查体：右肩部外观无异常改变，肩关节周围及肩胛骨下压痛（＋），外展<25°，前屈<30°，后伸<10°，内收<15°。X线片报告：肩关节无骨质异常。诊断为肩关节周围炎。治疗取针刺阳陵泉下穴，用上述方法行针1次后疼痛大减，肩部压痛消失，肩关节各方向活动度均显著增加。2次行针后疼痛基本消失，肩关节活动无明显受限。又嘱行针1次以巩固疗效。计行针3次病告痊愈，半年后随访，自述未再出现肩部疼痛。

资料来源 王波.吉林中医药，1989，（2）：19.

> 按语 肩周炎是肩部感受风寒湿之邪造成经气痹阻、脉络不通而发生肩部疼痛、关节活动不利的一种病证。肩部主要为手足少阳经脉所过，二经相通相求，共主肩之生理功能和病理变化。阳陵泉穴为足少阳胆经之合穴，筋之会也。阳陵泉下穴，位于阳陵泉之下，二者关系密切，有舒筋活络之功，对治疗肩周炎有特效。

第十方

处方 火针取穴：以痛为输，以活动和静止时肩部的压痛点为火针点刺的阿是穴。毫针取穴：肩髃、肩髎、肩贞、条口、阿是穴。配穴：手阳明经疼痛加三间、手少阳经疼痛加外关、手太阳经疼痛加后溪。

刺灸方法 本方采用火针结合毫针疗法。患者取侧卧位，用75%的酒精消毒后，取0.25mm×75mm毫针刺入对侧条口穴50mm，行强刺激。再用0.30mm×45mm的毫针针刺患侧其余穴位，行提插捻转，得气后留针30分钟，每隔10分钟行针1次，以加强针感。取针后用安尔碘消毒肩部阿是穴，取0.65mm×50mm的火针，于酒精灯上烧至针体通红时，快速点刺阿是穴13~25mm，再用消毒干棉球按压针孔以减轻疼痛。毫针针刺隔日1次，每周3次，6次为1个疗程，共治疗2个疗程，火针点刺阿是穴1周1次。

临床疗效 本组共60例，治愈11例，显效28例，有效16例，无效5例，总有效率为91.67%。

资料来源 高艳，王爽，陈跃辉，等.针灸临床杂志，2019，35（7）：35-38.

> 按语 毫针针刺穴位后，机体的神经系统各部分及体液各系统之间，共同作用，密切配合，起到通经活络、改善循环的作用，从而达到痛止肩动的目的。针

刺还可调节机体免疫功能，减少损伤部位免疫细胞的聚集，从而减少损伤部位的免疫反应，有利于修复损伤。火针疗法古称"燔刺"，具有温通经络、祛风散寒除湿之功效，能够激发经气，鼓舞血气运行，温补肝肾，而达到治疗本病肝肾亏虚、气血不足的本虚的效果。火针疗法通过高温烧灼针体周围病变组织至炭化状态，使周围粘连、板滞的组织和条索状筋结物得到疏通松解，并使局部血液循环得到改善。火针将火热直接导入病灶，还可改善局部组织充血水肿、粘连渗出、钙化挛缩等病理现象，并可加快血液循环，促进局部代谢，以利于受损组织尽快修复，达到通络止痛的效果，因此火针结合毫针治疗肩周炎能起到较好的疗效。

第十一方

处方　大椎、肩髃、肩前、肩俞、肩髎、肩贞、肩井及阿是穴。

刺灸方法　本方采用九针中铍针结合雷火灸疗法。①铍针操作：患者取俯卧位，首先进行铍针针刺疗法，穴位常规消毒后，操作者左手拇指按压于选取的穴位旁，右手用腕力将铍针垂直刺入穴位，不捻转，不留针，进针深度因患者而异，一般为3~5cm。出针后按压针孔止血。②雷火灸操作：患者取俯卧位，操作者点燃一支雷火灸，将燃烧处对准施灸部位，距皮肤2~3cm，用雀啄法及回旋法操作于所选穴位，来回各灸60次，以皮肤潮红、深度发热为宜，施灸时间为每灸25分钟。1日1次，21天为1个疗程。

临床疗效　本组共43例，痊愈24例，显效10例，有效7例，无效2例，总有效率为95.30%。

资料来源　朱青元，熊伟，陈金芳. 中国中医药现代远程教育，2019，17（18）：95-97.

按语　铍针是古代九针之一，形如宝剑，两面有刃。现代铍针疗法是中医特色疗法中的针刺疗法，主要治疗原则是舒筋活血，通络止痛，运用铍针进行皮下组织和筋膜、肌肉的切割，减低压力、松解粘连，消除感觉神经末梢的刺激与压迫，缓解疼痛。其特点是疗效好、无痛感、创口小、损伤小。雷火灸是艾灸疗法的一种，是以古代经络学说为原理、西医学为依据，用中药粉末加上艾绒所制的，灸于穴位上的一种施灸方法。雷火灸疗法是利用艾叶燃烧时所产生的热量，通过悬灸、雀啄灸、回旋灸等方法刺激相关穴位，其产生的热效应可以激发经气，把药物透入相应的穴位内，起到疏经活络、活血利窍的作用。二者结合治疗肩周炎效果更佳。

三、肱骨外上髁炎

肱骨外上髁炎，又称网球肘，为肘部外侧筋肉慢性劳损性疾病，以肱骨外上髁区慢性顽固性疼痛、腕和前臂旋转功能障碍为其主要临床表现。

第一方

处方 主穴：阿是穴。配穴：曲池、手三里、肘髎、天井。

刺灸方法 采用《内经》恢刺法：患者屈肘，定位阿是穴后，用提捏进针法，对其一前一后横卧透刺。得气后，选用半导体综合治疗机，用锯齿波，频率80~100次/分，治疗20分钟，每日或隔日1次。针刺后用4号针头与5mL注射器，抽取醋酸泼尼松龙混悬液1mL与2%普鲁卡因2mL混合（普鲁卡因先做皮试），选取阿是穴，注射1mL。注射时左手拇、示指将穴位处皮肤捏起，避免针头刺到骨膜，使药液在穴位形成皮丘，拔针后用消毒干棉球轻加揉按。其他穴位按常规方法操作，只用电针。

临床疗效 本组60例，痊愈52例，好转8例。

典型病例 史某，女，42岁，工人，1984年11月14日初诊。一月前因右臂用力过猛，渐感右肘外侧疼痛，伸腕端提物件时疼痛加重。查体：右桡骨小头及腕伸肌肌间沟压痛，右肱骨外上髁明显压痛，患肘伸直握拳、前臂被动旋前时疼痛加重。诊断：右肱骨外上髁炎。治疗：按上法治疗6次，疼痛消失，右肘活动自如。

资料来源 管遵惠. 吉林中医药，1987，（1）：15.

[按语] 肱骨外上髁炎可归属于手阳明经筋病，临床多以"以痛为腧"局部取穴。电针具有解痉、消炎、改善循环作用，故能通经活络、舒筋止痛；普鲁卡因局部镇痛，能阻断病灶处不良冲动对中枢神经系统的刺激；醋酸泼尼松龙能减轻机体对各种刺激性损伤的病理反应，抑制结缔组织增生，使炎症局部血管收缩，渗透性降低，渗出液减少，有利于肌起点部位的组织不致发生粘连而恢复正常。

第二方

处方 阿是穴。

刺灸方法 患者取坐位，将患侧肘关节搁于桌上，找到最痛点，做一标记，按部位大小选择硫黄结晶颗粒（系采用消毒间测量高压消毒用过的结晶，加工成碎米粒大小）放在最痛点上，用火柴点着后，迅速用橡皮揿灭，要求施术部位不起泡，感到刺痛为原则，一般治疗1次，如不愈，可隔3天后再按原法灸1次。在治疗当天，切勿下水，以防感染。

临床疗效 本组234例，治愈89例，显效127例，无效18例。

资料来源 刘桂良. 浙江中医杂志，1982，（1）：35.

[按语] 硫黄性热易燃，施灸对局部病灶起到良性刺激作用，能达到疏通经络、调整气血的目的。

第三方

处方　天应穴。

刺灸方法　药剂：第1组：1%普鲁卡因1mL（要先做皮试）加泼尼松龙25mg；第2组：复方丹参注射液2mL。先在病肘部找出按压最痛点，用指甲切掐标出。局部严格消毒，用注射针刺入该穴，得气后，将针头刺至筋结（伸腕肌起始部）上，回抽无回血，即将药液注入。5次为1个疗程，隔日1次。首次用第1组药剂，第2~5次用第2组药剂。疗程间休1周。

临床疗效　本组50例，痊愈38例，显效8例，好转4例。

典型病例　李某，男，49岁，工人，1987年12月2日就诊。主诉：右肘部外侧疼痛半年余，加剧1周。查体：右肱骨外上髁处压痛，前臂旋转功能障碍。诊断：右肱骨外上髁炎。用上法治疗5次后痊愈。

资料来源　蔡国伟. 广西中医药，1989，（4）：84.

按语　本法先以局麻剂普鲁卡因阻断不良神经冲动，继以丹参液养血活血祛瘀，加泼尼松龙防止粘连，疏通局部经脉，以使气血畅行，故痛能止、病可除。

第四方

处方　肩外陵。

刺灸方法　在腋外线中点取穴。患者取坐位，局部常规消毒，用28号75mm毫针，呈45°向内斜刺，用泻法，每周3次，每次30分钟，10分钟行针1次，5次为1个疗程。

临床疗效　本组36例，治愈33例，好转3例。

典型病例　王某，女，48岁，工程师，1990年11月4日就诊。主诉：右肘关节疼痛2年余。经多次理疗效果不甚理想。查体：肱骨外上髁伸肌群附着处压痛（+++），网球肘试验阳性，诊断：右侧网球肘。按上法治疗1个疗程后，疼痛消失，功能恢复正常。

资料来源　王文远，魏素英，张平，等. 新疆中医药，1991，（4）：39.

按语　本法运用时须针感明显，如局部酸胀麻感能传至肘关节，则效果显著。作者曾与患部痛点药物封闭做了比较，实践证明本法为优。

第五方

处方　主穴：膝阳关。配穴：犊鼻、阳陵泉、足三里（均同侧）。

刺灸方法　局部皮肤常规消毒，每穴针刺1.5~2寸，得气后用提插捻转泻法，并嘱患者活动肘关节，留针20分钟，每天1次，10次为1个疗程。

临床疗效 本组50例，痊愈30例，显效15例，有效3例，无效2例。

典型病例 戴某，男，42岁，工人，于1990年9月12日初诊。主诉：右侧肘关节疼痛半年余。患者于1990年3月因劳动用力过度而致右侧肘关节部疼痛，并逐渐加重，近来活动受限，不能进行任何轻微活动。诊为网球肘，经封闭治疗，未奏效。查体：右侧肱骨外上髁稍肿胀，压痛明显，前臂内外旋转受限，不能握拳。诊断：肱骨外上髁炎。证属劳伤气血，筋脉不和，治当舒筋通络。治疗方法同上，针1次后疼痛有所减轻，5次后疼痛明显减轻，10次后疼痛全部消失，活动正常，负重物亦无异常感觉。

资料来源 杨翠芳. 江苏中医，1991，（9）：30.

按语 根据上病下取、下病上取的原则，膝关节与肘关节相对应，即股骨外侧髁与肱骨外上髁相对应，故取同侧对应点膝阳关作为主穴。同时嘱患者带针活动，有利于通行经气、运行气血、消除瘀滞，提高疗效。

第六方

处方 曲池（患侧）。

刺灸方法 患者屈肘呈直角，曲池穴局部常规消毒，用5mL注射器，$6\frac{1}{2}$针头抽吸泼尼松龙25mg，加2%普鲁卡因2~4mL摇匀。进针0.7~1.5寸深，针尖斜向肱骨外上髁，用提插手法，此时患者觉酸胀感向前臂、肩部放散。抽吸无回血后将药注入，出针后按揉针孔，活动肘关节2分钟。6日1次，3次为1个疗程。

临床疗效 本组共126例，痊愈110例，显效9例，有效3例，无效4例。

典型病例 许某，女，64岁，1987年3月2日诊。自诉右肘关节疼痛5年余，5年前一次洗衣后出现右肘关节疼痛，逐渐加重，曾多次治疗仅能暂缓症状，右上肢不能负重。5日前受寒，次日右肘疼痛加剧。查体：右肱骨外上髁轻度肿胀，压痛明显，不能握拳，局部稍青紫，得温痛缓。舌苔淡白，脉弦紧。证属痛痹。用上法治疗1次好转，2次痊愈，至今未复发。

资料来源 马应乖. 四川中医，1988，（10）：34.

按语 曲池穴位于肘横纹桡侧端与肱骨外上髁连线的中点，在肱桡肌桡侧，桡侧腕长伸肌起始部，主上肢疾患。普鲁卡因与泼尼松龙合注于穴位，直接作用于局部的病变部位，起到针刺与药物的双重作用，能疏通局部经络的气血瘀滞，达到舒筋活络、通则不痛之目的。

第七方

处方 阿是穴。

刺灸方法 用JGL-V型He-Ne激光器，波长632.8mm，可见红光，输出电流15mA，输出功率30mW，照射距离50cm，光斑直径1cm，痛点照射20分钟，每天

1次，10次为1个疗程。

临床疗效 本组共86例，痊愈68例，显效13例，好转5例。

资料来源 李玉岭，李萍．中国针灸，1994，（4）：19.

按语 肱骨外上髁炎是由于附着在肱骨外上髁及周围的组织发生损伤后粘连、结缔组织增生及挤压血管神经等而引起。低功率He-Ne激光具有温热效应及光化作用，可改善局部血管壁之通透性，促进血液循环，使局部炎症、渗出吸收，挤压症状缓解；另外，激光作用于穴位时，可提高致痛物质缓激肽分解酶活性，加速缓激肽的分解，从而产生镇痛作用。

四、腕管综合征

腕管综合征是由于正中神经在腕管内受卡压，导致桡侧三个半手指疼痛麻木、感觉异常，支配区功能障碍的一组临床症状和体征，失治误治时甚至会出现局部肌肉萎缩和肌无力，严重影响患者正常工作生活。

第一方

处方 患侧的外关、合谷穴。

刺灸方法 患者取仰卧位或端坐位，暴露前臂，选用30号40mm不锈钢针灸针，单手进针，外关穴为直刺1.2~1.5寸，施提插捻转法，使患者出现由针刺部位向上肢远端放散的窜电样针感。合谷穴直刺0.5~1寸，施平补平泻法，使针刺局部有得气感。配电针疗法，脉冲频率范围2Hz用连续波，维持规律的频率和波形。调节强度到受试者能承受的范围。主配穴均留针20分钟。针刺每周3次，2周6次为1个疗程。

临床疗效 本组共19例，经治疗后，患者的VAS表明：显效5例，有效10例，无效4例，总有效率为79%；患者GSS评分表明：显效7例，有效6例，无效6例，总有效率为68%。

资料来源 朴衍雨．北京中医药大学，2012.（学位论文，知网收集）

按语 外关穴属手少阳三焦经之络穴，又是八脉交会穴之一，交阳维脉。外关穴的深处为正中神经干，刺激腕管内的变形组织和正中神经用疏经通络、化瘀止痛的治则，缓解腕管综合征的诸多症状。

第二方

处方 患侧大陵、神门、内关、外关、阳溪、阳池、阳谷、列缺、鱼际、内劳宫、合谷。

刺灸方法 患者取坐位，患侧屈肘伸腕伸指，掌面向上置于治疗桌上，每次选取患侧大陵、神门、内关、外关、阳溪、阳池、阳谷、列缺、鱼际、内劳宫、合谷穴中的5~6穴，穴位常规消毒后施针，得气后行平补平泻之法，间隔10分钟行针1次，留针30分钟，每天1次，每周5次，10次为1个疗程，总疗程1~3个疗程。

临床疗效 本组共50例，治愈10例，占40%；显效9例，占36%；好转5例，占20%；无效1例；总有效率96%。

资料来源 封一平，石雷. 中国中医基础医学杂志，2011，17（6）：670-671.

按语 本病取穴大陵、阳池、阳溪、阳谷、外关、内关、劳宫、列缺、合谷等均在腕管周围，局部取穴，能疏通腕部经络气血、活血止痛。而阳池、阳溪舒经活络，温经活血；阳谷通经活络；外关联络气血，补阳益气；内关疏通经络；劳宫通经祛湿，凉血活血；列缺疏通经络；合谷镇静止痛，通经活络。诸穴合用，共奏通经活络、活血止痛之功效，显著缓解腕管综合征患者的疼痛症状，值得临床推广。

第三方

处方 主穴取阳池、阳谷、阳溪、合谷、曲池、外关、阿是穴。手指麻木、疼痛、感觉异常者，加四缝、十宣；大鱼际肌肉萎缩者加鱼际、劳宫、后溪；腕关节痛甚者加大陵、养老、列缺；痛及前臂者加手三里、曲泽。

刺灸方法 患者取坐位，患侧屈肘伸腕，手指自然屈曲，掌心向下置于治疗床上。穴位常规消毒后，选用0.30mm×40mm毫针针刺。阳池用齐刺法进针10~15mm；阳谷、阳溪、合谷、外关、鱼际、劳宫、后溪、大陵、养老、阿是穴直刺10~15mm；列缺斜刺向腕关节方向，进针3~6mm；四缝直刺3~6mm，不留针；曲池、手三里、曲泽直刺15~25mm；十宣毫针点刺，每次治疗选3~5穴，手指麻木明显者每穴放血3~5滴；微微得气，以患者自感"舒适"为度，针刺得气后不行针，加TDP神灯局部照射，留针20分钟。第1星期治疗6次，第2星期起每星期治疗3次，隔日进行治疗，6次为1个疗程。

临床疗效 本组共21例，经4个疗程治疗后，治愈14例，占66.7%；显效4例，占19.0%；有效2例，占9.5%；无效1例，占4.8%。总有效率为95.2%。

资料来源 李琪，侯书伟. 上海针灸杂志，2015，34（12）：1229.

按语 阳池为手少阳三焦经原穴，具有清热通络、通调三焦之效。阳谷、阳溪、合谷、外关、劳宫、大陵等穴均分布于腕管周围，针刺诸穴可促进局部气血运行，活血祛瘀，舒筋通络，利水消肿；配合十宣点刺放血，瘀血得除，新血得生，手指麻木、疼痛、感觉异常之苦可解。鱼际、后溪通经行气，活血生肌。诸穴合用，通经活血，消肿止痛，去瘀生肌，诸症得解。

第四方

处方 主穴：患侧大陵、内关。配穴：患侧间使、合谷、劳宫。

刺灸方法 患者仰卧，局部消毒后，常规消毒，用0.25×40mm毫针快速进针，大陵穴用轻刺激手法，针尖向腕管内刺入，提插捻转以得气为度。内关、间使、合谷、劳宫中强刺激泻法，均以有酸麻胀感为度。针刺得气后，每5分钟捻转1次，留针40分钟。每天1次，治疗20天。

临床疗效 本组共30例，治愈16例，显效6例，有效4例，无效4例，总有效率为86.67%。

资料来源 王威，唐伟，迟海涛，等．针灸临床杂志，2016，32（5）：28-29.

按语 笔者选取内关、大陵为主穴，是采用局部取穴法；内关、大陵二穴位于掌长肌腱与桡侧腕屈肌肌腱之间，布有正中神经掌支，深层为正中神经本干。间使、合谷、劳宫皆位于腕管周围，根据"经脉所过，主治所及"的经络辨证选穴，诸穴合用能缓解挛缩，疏通局部经脉，活血通络，减轻腕管内压过高所致正中神经受压。

第五方

处方 内关穴。拇指麻木疼痛，加经渠、孔最；示指麻木疼痛加阳溪、合谷；中指麻木疼痛加二白。

刺灸方法 患者取坐位，屈肘伸腕，选取针具为0.30×40mm或0.30×25mm一次性针灸针，常规消毒皮肤后进针。内关穴针刺深度约5分（17mm，注意进针深度应根据患者的体质胖瘦有相应的调整），内关穴直刺进针，针下得气后，将针退至浅层，进行左右斜刺（以前臂为中轴线进行左右斜刺，并针下得气），然后将针身退至浅层直刺留针。其余配穴常规针刺，留针30分钟，期间每10分钟内关穴关刺手法操作一次。局部TDP照射，连续治疗5天为1个疗程，1个疗程后休息2天，共治疗4个疗程。

临床疗效 本组共30例，治愈4例，显效19例，有效5例，无效2例，总有效率为93.33%。

资料来源 黄雅麟．广州中医药大学，2016.（学位论文，知网收集）

按语 内关穴本身具有镇静镇痛的功效，而且内关穴又是腕管内正中神经在局部的体表投影区；同时关刺用于治疗"筋痹"，具有以松止痛，以疏缓急，以通为补的功效，因此针刺内关穴对于腕管综合征具有较好的效果。

第六方

处方 取穴：患侧劳宫、大陵、内关、鱼际、合谷；对侧太冲、中封。

刺灸方法　患者仰卧，穴位皮肤常规消毒，选用0.30×50mm毫针，首先直刺对侧太冲与中封17~27mm，行提插泻法，以局部酸胀感为度，再针刺余穴，均直刺27~33mm，行平补平泻手法，以手腕臂部有触电放射感为度，留针30分钟。每天1次，10次为1个疗程。

临床疗效　本组共30例，治愈6例，显效19例，有效2例，无效3例，总有效率为90.0%。

资料来源　陈玲，薛莉，李树茂，等．中国针灸，2017，37（5）：479-482+487.

按语　笔者以手厥阴心包经所过之劳宫、大陵为局部取穴，取临床本病局部压痛点即对侧同名经足厥阴肝经之太冲、中封与之对应，是巨刺法与远道刺法理论在临床中的运用，二者配合使用，可加强沟通上下、通络止痛之力，对于腕管综合征的治疗有很好疗效。

第七方

处方　在腕管、臂中、肘内侧、肱二头肌尺侧出现痛性结节，分别为大陵次、臂中次、泽下次、肱骨内髁、曲泽次、极泉次等。

刺灸方法　患者取坐位或仰卧位，术者对其进行"查灶"触诊，按照"以痛为输"的查灶原则，双手拇指相互配合，循手少阴、手厥阴经筋进行触诊，切诊时应主动询问患者的感觉，以便于全面诊断。在腕管、臂中、肘内侧、肱二头肌尺侧出现痛性结节，分别为大陵次、臂中次、泽下次、肱骨内髁、曲泽次、极泉次等。以记号笔标记结筋病灶点之后，碘伏消毒，选用0.35mm×50mm一次性无菌针灸针，在标记点快速刺入皮下，后缓慢进针至结筋病灶点处，至术者针下有阻滞感，患者有酸麻胀感即可，留针30分钟。注意针刺大陵次时，如遇触电感，应改变进针方向。每天1次，5次为1个疗程，共2个疗程。

临床疗效　本组共40例，治愈17例，显效17例，有效5例，无效1例，总有效率为97.5%。

资料来源　荆龙，董宝强，林星星．亚太传统医药，2017，13（10）：89-91.

按语　针刺关节附近的结筋病灶点可分离粘连，以疏通气血，恢复周围组织正常的血液供应，且针刺直达骨膜，使肿胀的骨膜充分减压，进而促使瘀血、水肿或血肿得以排除，"除宛陈、去瘀血"，达到柔筋通经活络的效果。

五、桡骨茎突狭窄性腱鞘炎

本病为发生于桡骨茎突部骨-纤维管道的损伤性炎症，以该部位疼痛为主要表现，疼痛可放射到手指和前臂，多发生于新产妇及照顾婴幼儿的中老年妇女。

第一方

处方 阿是穴、肾俞（双）、肝俞（双）、阳陵泉（双）。

刺灸方法 先用碘伏在选取穴位进行消毒，将艾绒搓至约麦粒样大小（密度均匀长4mm，直径3mm的纺锤形），放置穴位上，用线香将其上部尖端点燃，待其燃烧至4/5长或患者喊痛时将其取下。反复进行，每个穴位灸9壮，隔日1次，治疗2周，共治疗7次。本法适用于哺乳期腱鞘炎。

临床疗效 本组共25例，痊愈21例，有效3例，无效1例，总有效率96.0%。

资料来源 高桂欢，林志成，夏焕娟．上海针灸杂志，2019，38（11）：1266-1269.

按语 本方所用的现代麦粒灸既可以避免局部皮肤留下明显瘢痕，又可以保留传统麦粒灸较强的温通经络之用。桡骨茎突部因为生理解剖原因，传统针刺较痛，而且不易行隔物灸等。但麦粒灸较小易于放置而且较一般灸法更集中局部穴位的点，其温通经络作用较强。因哺乳期腱鞘炎多属于肝肾亏虚及瘀血阻滞，所以选用局部阿是穴联合肝俞、肾俞、阳陵泉等穴位。阿是穴属于近部取穴，可以温通局部经络气血，肝俞、肾俞为肝、肾的背俞穴，可以补益肝肾，阳陵泉为八会穴的"筋会"，可以治疗经筋损伤，诸穴合用可以补益肝肾、行气活血，不仅是对哺乳期腱鞘炎局部的"标"治疗，而且更是结合对于整体肝肾亏虚、瘀血阻滞的"本"治疗。

第二方

处方 五虎穴（分布于手掌面拇指第1节之桡侧赤白肉际处，自指尖向手掌顺数5个等分点，分别为五虎的5个穴位）、阳溪、列缺、合谷及局部阿是穴。

刺灸方法 用一次性无菌针灸针（0.30mm×25mm），局部常规消毒后针刺，得气后取清艾条约12mm×10mm大小，尾部点燃后置于针灸针针柄上，温针灸3壮，第3壮艾条燃尽后出针。每日治疗1次，每周6次，治疗2周。

临床疗效 本组共31例，痊愈11例，显效11例，有效7例，无效2例，总有效率93.5%。

资料来源 田浩文，孙善斌，陈冲，等．实用中医药杂志，2019，35（11）：1372-1373.

按语 五虎穴位于手太阴经筋上，为手太阴经筋之起点，其定位是手掌面拇指第一节之桡侧赤白肉际处。手腕部疼痛及活动受限是桡骨茎突狭窄性腱鞘炎主要症状，属于手太阴经筋病。《素问·长刺节论》谓"病在筋，筋挛节痛，不可以行，名曰筋痹，刺筋上为故"。"经络所过，主治所及"也体现了通过针刺五虎穴的针灸治疗原则。《灵枢·终始》强调"筋病治，当守筋"。应用此法可起到舒经活络、消肿止痛之功，所以用五虎穴治疗腱鞘炎遵循的是"筋病治筋"的原则。

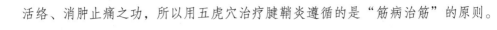

第三方

处方 双侧足临泣、太白穴。

刺灸方法 患者取仰卧位，暴露双侧足临泣与太白穴的位置，穴位局部用75%酒精消毒。采用0.25mm×40mm一次性针灸针，直刺足临泣穴及太白穴，针刺要求得气，以患者感到酸胀为度。得气后行捻转补法1分钟，留针30分钟，留针期间每隔10分钟行针1次、针刺治疗每天1次，7天为1个疗程。1个疗程后进行疗效评价。治疗期间嘱患者患手手腕及拇指休息且保暖。

临床疗效 临床治愈10例，显效14例，无效1例，总有效率为96%。

资料来源 金灵青，郎伯旭．浙江中医杂志，2018，53（6）：457.

按语 中医学认为本病为腕部过劳和血不荣筋所致，其临床疼痛部位多位于手阳明大肠经循行路线上，多因大肠经气亏虚所致。根据针灸经络补泻的治疗原则"虚则补其母，实则泻其子"，予以补大肠经气。手阳明大肠经属"金"，土生金，故大肠经气血亏虚当取甲己合化土以培土生金。十天干与人体脏腑的对应关系为：甲1对应胆、乙2对应肝、丙3对应小肠、丁4对应心、戊5对应胃、己6对应脾、庚7对应大肠、辛8对应肺、壬9对应膀胱、癸10对应肾。故甲己合化土当取胆经的本穴足临泣与脾经的本穴太白穴而收效。

六、风湿性关节炎

风湿性关节炎是一种反复发作的全身性疾病。目前多认为其是链球菌感染相关的变态反应性疾病。本病以关节疼痛，局部红肿，屈伸不利，活动困难为特征。在急性期，常表现为多个大关节的红肿热痛，呈游走性。急性期后，常遗留关节酸痛，活动不便。本病病程较长，常因气候变化、劳累、受寒、潮湿而加重。

第一方

处方 风痹：风池、膈俞、合谷、太冲、风府；寒痹：太冲、中渚、大椎、命门；湿痹：太白、足三里、支沟、后溪；热痹：曲池、合谷、太冲。

刺灸方法 按针刺常规操作，捻转进针，用平补平泻手法，得气后留针20分钟。中间用平补平泻手法行针1次。每日治疗1次，6次为1个疗程。

临床疗效 本组共110例，治愈61例，显效31例，好转15例，无效3例，总有效率98%。

资料来源 唐赤蓉．上海针灸杂志，1994，（3）：104.

按语 痹证多因人体营卫气血失调，风、寒、湿、热之邪乘机侵袭，气血经络为病邪闭阻所致，故宜分风、寒、湿、热之痹证辨证施治。风池、风府、膈俞、合谷、太冲等穴具有祛风养血、散寒化湿、疏通经络的作用，可治风痹；大椎、命门、太溪、中渚有散寒助阳，祛风化湿、疏通经络的作用，可治寒痹；太白、足三里、支沟、后溪具有利湿补气、散寒祛风、疏通经络的作用，可治湿痹；曲池、合谷、太冲具有清热降火、疏风胜湿、疏通经络的作用，可治热痹。除辨证取穴外，多配合循经取穴，如病变部位在少阳经，可加外关、阳陵泉、阿是穴等；如病变部位在阳明经，可加肩髃、曲池、足三里、阿是穴等。

第二方

处方 阿是穴。

刺灸方法 本方采用走罐疗法。取医用凡士林外擦患病部位，根据肌肉丰厚程度选取中号或大号罐一个，用闪火法拔在疼痛处。用左手固定病变部位，右手握住罐底，稍倾斜，后半边着力，前半边略提，在疼痛部位及其周围往返移动。如脊柱痛者，可在脊柱督脉经及两侧的足太阳膀胱经上下移动。在最痛处可留罐5~10分钟。待局部皮肤出现潮红、瘀血后起罐，用软纸将凡士林揩净。

临床疗效 本组共150例，治愈62例，显效63例，好转14例，无效11例。

典型病例 张某，女，54岁。受风寒后右肩部疼痛、活动不利半月余。近日疼痛加剧，尤在夜间为甚，不能入睡。用走罐法治疗20分钟后，令患者活动患肢，即感疼痛消失，右肩关节活动亦基本恢复正常，能自行穿衣，1月后随访，未再复发。

资料来源 秦黎虹，等. 浙江中医杂志，1991，（2）：67.

按语 拔罐法对各种风寒湿痹证有较好疗效，走罐是拔罐法中的一种，其特点是吸附力强，可以上下左右移动，对痹证范围广者更能显示其独特的作用。走罐不宜每天进行，以免损伤皮肤，每周最多2次；走罐多用于大关节及肌肉丰厚处，小关节及肌肉菲薄处不宜使用。

第三方

处方 内外膝眼、阳陵泉、委中。

刺灸方法 内外膝眼采用透刺方法，用28号50mm毫针由外膝眼透向内膝眼，强刺激捻转提插2分钟，不留针，出针时摇大针孔。阳陵泉常规针刺，用平补平泻手法，留针20分钟。委中穴点刺放血加拔火罐。

临床疗效 本组共治疗53例，痊愈29例，显效20例，有效3例，无效1例。

典型病例 张某，男，53岁，渔民。曾在水上生活近40年。近5年来开始出现关节疼痛不适，以双膝关节为重，遇天气变化或涉水后加重，疼痛难忍，多方治疗无效。于1992年7月15日来我处求治，依上述方法，治疗1次后疼痛大减，后继续治疗10次告愈。1993年3月间因涉水复发，再依上法治疗5次告愈，后巩固治疗5次，随访1年未再复发。

　　资料来源　吴绪平临证治验。

　　按语　痹证多因邪气留注关节日久，血停为瘀。本法委中放血使瘀血去新血生，委中拔罐以散寒湿之邪，使寒湿之邪随瘀血出。外膝眼透内膝眼，可通经脉之气，活络脉之血，取"气行血行"之意。阳陵泉为"筋会"，主全身各关节筋肉病变。本方多穴合用，共奏捷效。

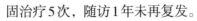

第四方

　　处方　风市、阴陵泉、阳陵泉、绝骨。

　　刺灸方法　用30号25~50mm毫针针刺，平补平泻，得气后加上艾炷行温针灸，留针1小时后取针。每天1次，10次为1个疗程。

　　临床疗效　本组共治疗10例，痊愈9例，显效1例。

　　资料来源　周鹏临证治验。

　　按语　风市为足少阳胆经之穴，功善祛风渗湿通络，阴陵泉亦具祛风渗湿通络之功。二者一主祛风，一主祛湿，相伍为用，对风湿之邪功效卓绝。阳陵泉为"筋会"，绝骨为"髓会"。痹证日久，邪入肝肾骨髓，取阳陵泉、绝骨能强筋壮骨，充髓，补益肝肾。配以温针灸，对风湿之邪的祛除有较好作用。本方穴位配伍得当，方法使用对症，故疗效颇佳。

七、类风湿关节炎

　　类风湿关节炎又称类风湿，是一种自身免疫性疾病，其以侵蚀性关节炎为主要临床特征，滑膜炎为病理基础。早期的临床表现为关节晨僵、疼痛、肿胀等。最后可出现关节畸形，并丧失正常的关节功能。

第一方

　　处方　①温针灸：主穴：阴陵泉、三阴交、足三里、曲池、关元、肾俞、血海。配穴：天宗、肩贞、环跳、秩边、阿是穴、阳陵泉、膝阳关、内膝眼、解溪、太溪、丘墟、阿是穴。②穴位贴敷：双侧足三里、大椎、至阳、命门穴。

　　刺灸方法　本方采用温针灸配合穴位贴敷治疗类风湿关节炎。选取30~50mm毫针，常规消毒后进针，行捻转提插手法，进针时尽量避开毛孔、血管，留针30分钟，将2cm长艾条插于针柄点燃后施灸，每次灸2壮。每天1次，10次为1个疗程，治疗3个疗程。穴位贴敷药物为制川乌、制草乌、威灵仙、没药、伸筋草、透骨草各20g，防风、乳香、姜黄、红花、花椒、桂枝各10g，研成粉末，经高温灭菌，取双侧足三里、大椎、至阳、命门穴，温度38~42℃，贴敷2~3小时后取下。每天1次，7天为1个疗程，治疗4个疗程。

临床疗效　本组共41例，临床痊愈1例，显效15例，有效15例，无效10例，总有效率达75.6%。

资料来源　田新玮，游碧荣，陈昶，等．上海针灸杂志，2019，38（11）：1274-1278.

按语　穴位贴敷将药物直接贴敷于关键穴位，在发挥药物治疗作用的同时，还可以调节人体的经络，达到治病目的。穴位贴敷中制川乌和制草乌味辛、苦，性热，具有祛风除湿、温经止痛功效；花椒、桂枝、威灵仙辛散温通，可祛风除湿、通络止痛；伸筋草、透骨草祛风通络，活血止痛；乳香、没药、红花、姜黄等性温，行气活血、止痛；防风味辛甘、性微温，祛风除湿；诸药合用，有祛风除湿、散寒、通脉活血、止痛之功效。温针灸治疗通过针体将热力传入穴位，直达病灶，具有温通经脉、行气活血的作用。本方温针灸取主穴阴陵泉、足三里、三阴交、曲池、关元、肾俞和血海。其中，阴陵泉、足三里可健脾除湿；三阴交为足三阴经交会穴，可祛湿散寒；曲池可祛风利气，通利关节；关元、肾俞可振奋阳气，祛除寒邪；血海可活血通络；结合关节局部取穴具有扶正固本、通经活络、祛风除湿散寒的功效。

第二方

处方　针刺：阿是穴、肩髃、肩髎、肩贞、臑俞、曲池、天井、尺泽、少海、阳池、外关、阳溪、腕骨、环跳、居髎、秩边、髀关、血海、梁丘、膝眼、阳陵泉、申脉、照海、昆仑、丘墟、八邪、八风、大杼、身柱、腰阳关、夹脊穴（T_1~S_2）。长蛇灸法：大椎穴至腰俞穴。

刺灸方法　长蛇灸法操作：让患者稍事休息后，再让患者俯卧裸露背部，在脊柱上常规消毒，涂上生姜汁，在督脉（大椎穴→腰俞穴）上敷长蛇灸1号方（丁香、肉桂、川乌、细辛、防风、川芎、桂枝、豨莶草、追地风、海风藤、威灵仙、补骨脂、黄芪、附片、茯苓、白术、党参、白芍等）各10g，铺姜泥呈梯形，宽约10cm，厚约2.5cm，从大椎铺至腰阳关（为防止治疗中出现烫伤，采用长蛇灸灸型器施灸），姜泥上置艾绒柱（呈边长为5cm的等边三角柱）后点燃艾绒，燃尽后再继续铺艾绒柱，施灸以3~5壮为宜。灸毕移去姜泥，用湿毛巾轻轻揩干。长蛇灸隔4天一次，6次为1个疗程，疗程之间间隔7天。

临床疗效　本组共30例，治愈4例，显效14例，有效10例，无效2例，总有效率达93.3%。

典型病例　习某，女，56岁，退休职工。2016年7月28日初诊，双手掌指关节、近端指尖关节肿痛7年余。双手掌指关节、近端指尖关节冷痛重着，屈伸不利，局部畏寒，皮色不红，关节晨僵，阴雨天加重，遇寒则增，得热则减。神疲畏寒，四肢欠温，纳欠佳，夜寐欠安，小便平，大便溏，舌质淡，苔白滑，脉弦缓。实验室检查：类风湿因子（+），血沉28mm/h，抗"O"（+）。治疗方案：针刺取阳池、外关、阳溪、腕骨、八邪、八风、阿是穴、大杼、身柱、腰阳关、夹脊穴（T_1~S_2），每天1次，10次为1个疗程；长蛇灸隔4天一次，6次为1个疗程，共治疗67天。2017年5月22日回访，各关节肿痛消退，各关节疼痛基本消失，活动明显好转，生活自理，可进行日常家务劳动。2017年12月19日来院复查：抗"O"正常范围，类风湿因子（−），血沉正常。患者反应经治疗后，病情基本稳定，可以顺利从事家务劳动。

资料来源　高洁，朱小燕，吕明芳，等.光明中医，2019，34（21）：3311-3314.

 按语　在本治疗方案中，针刺治疗具有良好的活血通络、行气通经的作用，长蛇灸具有散寒祛湿、温阳通络之功效，而在施灸过程中所使用的中药方剂具有祛湿散寒、助阳活血、调补肝脾的作用。此三者叠加使用则可将温经散寒，祛湿通络之功效发挥到极致，既可以消除全身寒湿凝滞，以改善周身血液循环，促进机体新陈代谢，同时又可以改善全身气血运行，补益正气，提高免疫和抗病能力，达到了祛邪补虚兼治之功，故而可以收到良好疗效。

第三方

处方　外关、血海、解溪、足三里。

刺灸方法　选取患者外关、血海、解溪、足三里等穴位予以常规消毒处理，后进针40~50mm，得气后在足三里位置采取艾灸治疗。将点燃的长度为2cm的艾条插于针柄尾端，直到艾条燃烬，后将针拔出，此操作1天1次，20天1个疗程。按照中药熏蒸方剂（配方为：冰片1g，桂枝15g，独活、羌活、川芎、苏木、姜黄各20g，徐长卿、海风藤各30g）配好药物后置于纱袋中，并将其放在熏蒸治疗仪中煮沸，蒸汽温度约55℃。嘱患者采取坐位，并让其把患肢放在治疗仪中开始熏蒸治疗。注意事项：治疗过程中，患者出现胸闷心急、心率加快或头晕等不良反应，则应由专人守护，并立即停止熏蒸，然后通过喝水慢慢缓解；对于症状严重者，必要可给予静脉补液，以便患者能尽快恢复。此中药熏蒸方法每天1次，30分钟/次，治疗1个疗程（20天），即可。

临床疗效　本组共39例，显效19例，好转11例，无效2例，总有效率达93.75%。

资料来源　高超.中国医药指南，2019，17（3）：176.

按语　本方所选药物为独活、苏木、徐长卿等，独活可以祛风散寒，苏木可活血止痛，徐长卿则具有止痛通络、祛风胜寒的作用，并在冰片的作用下，人体对药物的吸收更易。此外，利用针灸治疗时，采用了不同的针刺补泻手法，可疏通经络气血运行，对于止痛、消肿起到了很好的效果，同时也可改善关节功能。

第四方

处方　蜂刺选穴以阿是穴为主，配合循经取穴及辨证取穴。指关节：四缝、大骨孔、小骨孔、中魁；掌指关节：八邪、合谷、三间、后溪、中渚；腕关节：阳池、阳溪、合谷、外关、养老；肘关节：曲池、曲泽、少海、尺泽、手三里、小海；肩关节：肩髃、肩髎、肩内俞、臂臑、巨骨；趾关节：气端、独阴；跖趾关节：八风、太冲、陷谷、足临泣；踝关节：太溪、昆仑、丘墟、解溪、商丘、申脉、照海；膝关节：膝眼、足三里、阴陵泉、阳陵泉、鹤顶、血海、梁丘；髋关节：环跳、居髎、风市、髀关。湿热痹阻：加大椎、曲池、丰隆、身柱；寒湿痹阻：加风门、丰隆、气海、关元；肾气虚寒：加脾俞、足三里、关元、气海、膈俞、百会；肝肾阴虚：加肝俞、肾俞、脾俞、足三里、关元；瘀血痹阻：加膈俞、血海、丰隆、悬钟、大杼。

刺灸方法 采用家养中华蜜蜂治疗，治疗前行蜂毒过敏试验。均采用活蜂经穴螫刺法。用游丝锻夹住活蜂蜂腰下段，直接用活蜂在穴位上螫刺，留针15分钟。根据患者病情及体质不同，每次蜂刺用量为5~15只。蜂刺治疗每周3次，共治疗8周。

临床疗效 本组治疗60例，显效18例，有效32例，无效10例，总有效率83.33%。

资料来源 陈世云，周鹏，秦烨. 针刺研究，2018，43（4）：251-254+259.

按语 蜂针对类风湿关节炎的治疗作用与蜂毒的多种药理作用关系密切。现代药理研究表明蜂毒具有抗炎镇痛、调节免疫、改善微循环、促进肾上腺皮质激素分泌等作用。蜂针疗法一方面通过活蜂螫刺人体经络腧穴，激发经气运行，发挥经络的调节作用；另一方面蜂毒具有多种多肽类物质，少量蜂毒可以抑制各类炎性因子的表达，从而抑制炎性反应进程。蜂毒明肽能刺激下丘脑垂体肾上腺轴，增加肾上腺皮质质量，使促肾上腺皮质激素和皮质激素增加。蜂毒中含有的激素具有很好的抗炎作用，从而起到抗风湿作用。有研究结果表明，活蜂螫刺局部，可使螫刺部位血流量增加。蜂毒通过改善微循环，从而使类风湿关节炎患者临床症状得到缓解。

第五方

处方 主穴：大椎、身柱、神道、至阳、筋缩、脾俞、肾俞、委中、足三里、太溪。配穴：①上肢取肩髎、曲池、阳溪、阳池、阳谷和八邪；②下肢取膝阳关、阳陵泉、昆仑、解溪、八风；③颈项部取C_1~C_7夹脊；④颞颌关节处取上关、下关。

刺灸方法 采用温针灸疗法刺激上述穴位，取长度>40mm的毫针刺入穴位，得气后，在留针过程中，每次选取疼痛或肿胀部位较甚的8~10个穴位，取2cm长的艾条套于针柄上，艾条与皮肤保持2~3cm的距离后，再从下端点燃施灸，以患者局部有温热感或温热感向一定部位传导为宜。在艾条燃烧过程中，若患者出现灼烫难以忍受，可在相应的穴区放置一个硬纸片以减小火力，待艾条烧完熄灭冷却后再取针。每次留针30分钟，每天1次，10次为1个疗程。休息2天后继续第2

个疗程。

临床疗效 本组共60例，显效28例，有效30例，无效2例，总有效率达96.7%。

资料来源 经银峰. 中国社区医师，2018，34（22）：83+85.

 按语 本病常规疗法主要是在患者的不同疼痛部位选取相应的穴位进行针刺治疗，如肘关节痛时，可选取曲池、尺泽和手三里进行针刺；当患者正处于发病的急性期时，可采用泻法对患者进行强刺激针刺治疗，也可用三棱针点刺放血；当患者病情趋于稳定，处在慢性期时可采用中等刺激的平补平泻针刺手法；除针刺手法外，也可辅以电针加强刺激，从而增强针灸治疗的效果。根据患者病情，采用针刺结合艾灸的办法治疗本病，取得了较好的疗效。

第六方

处方 主穴：肾俞、阳陵泉、脾俞、肝俞、关元。配穴：合谷、天井、肩髃、阳池、腕骨、阳溪、外关、犊鼻、合阳、梁丘、丘墟、申脉、昆仑、解溪、身柱、腰阳关、次髎、秩边。

刺灸方法 在温针灸操作之前需要对所选穴位皮肤常规消毒，并选择合适的毫针操作，此时需要将2cm的艾条插入在针柄上，点燃之后行针，每一个穴位需要有3炷，患者能够感受到温热的感觉为最佳。每天1次，每周可进行4~5次，一共持续治疗7天。同时结合中药熏药治疗。中药熏药由当归30g、伸筋草30g、海桐皮30g、半枫荷30g、红花30g、透骨草30g、威灵仙30g、泽泻20g、桂枝20g、茯苓20g、牛膝20g、没药10g、乳香10g共同组成，通过中药汽疗仪器对其膝盖进行熏蒸，20分钟/次，每天1次，一共持续治疗6天。

临床疗效 本组共64例，显效40例，有效23例，无效1例，总有效率达98.4%。

资料来源 王泽. 世界最新医学信息文摘，2018，18（40）：160.

按语 联合治疗不仅能够通络经脉，还能够帮助温阳散寒、活血、除湿等；而且中药熏药药方中的乳香、红花、没药以及当归具有止痛、通络经脉的功效，透骨草以及伸筋草具有舒经活络的功效，半枫荷、海桐皮以及桂枝具有祛风功效，威灵仙可祛风除湿以及止痛、活血、通络经脉等功效，能够将热疗以及药物自身的功效最大程度发挥。而且熏药方式能够促进皮肤黏膜充血与扩张，进而帮助血液循环，有效降低骨内压力，加快关节积液的吸收，达到缓解疼痛、肿胀以及尽快恢复关节功能的目的。治疗过程中，可对中药熏药的温度进行调节与控制，因此药效也更加持久。

第七方

处方 主穴：命门、太溪、曲池、肝俞、脾俞、肾俞、足三里。配穴：上肢病变者配腕骨、合谷、肩髃、外关、天井、臂臑；下肢病变者配梁丘、解溪、申脉、犊鼻、丘墟、阳陵泉；湿痹者加阴陵泉；风痹者加膈俞、血海；寒痹者加关元。艾灸：命门、肾俞、膝眼。

刺灸方法 针刺前对诸穴先进行消毒，再使用0.3mm×40mm毫针以平补平泻法针刺，得气后留针30分钟，每天1次，连续治疗4周。针灸后对命门、肾俞、膝眼等部位采用艾灸盒进行艾灸，20分钟/次，每天1次，连续治疗4周。

临床疗效 本组共135例，显效71例，有效54例，无效10例。总有效率达92.59%。

资料来源 石珍，王雨玉，樊继康. 临床医学研究与实践，2018，3（36）：139-140.

按语 本方中针刺命门、肝俞、脾俞、肾俞来补益肾气、祛湿健脾；针刺足三里、太溪、曲池来行气活血、调理脾胃、温肾壮阳。尽管针刺利湿止痛、疏经通络作用显著，且疗效稳定，安全性高，但单独应用对于病程长、病情多变、证型复杂的类风湿关节炎患者具有一定的局限性，其治疗效果常难以满足临床预期。艾灸宣痹止痛、疏风散寒作用显著，主要是通过皮肤将其温热之力渗透到皮肉筋骨之中，以改善局部血液循环，促进新陈代谢。灸命门、肾俞、膝眼穴有通达周身阳气、祛风除湿、温经除痹的功效。艾灸还具有抗炎、调节免疫、保护免疫功能、缓解疼痛的作用，与针刺联合应用具有协同作用，可显著发挥祛湿散寒、温经通络、祛风逐瘀、行气活血之功效。

第八方

处方 主穴：足三里、关元、外关、太溪。配穴：肩关节取穴肩髎、肩前、肩贞；肘关节取穴曲池、尺泽；腕关节取穴阳池、腕骨；手指关节取穴合谷、八邪；膝关节取穴阳陵泉、血海、膝眼、鹤顶；踝关节取穴解溪、申脉、昆仑；足趾关节为八风；病变疼痛部位取阿是穴。

刺灸方法 对患者各穴位皮肤进行消毒，选择0.25mm×40mm毫针，采用单手进针法，快速进针。在足三里、太溪、关元施以补法，余穴采用平补平泻法。根据不同穴位，调整针刺深度。将艾条（长约2cm）插入针柄并在关元、外关、太溪、足三里上施以温灸，每穴2炷，温灸时在皮肤表面铺上硬纸板，以避免灼伤皮肤。上述治疗每天1次，连续治疗20天。同时给予中药熏蒸治疗。药物组成：马钱子30g，艾叶30g，防风30g，独活30g，桑寄生30g，威灵仙30g，川乌30g，姜黄30g，莪术30g，五加皮30g，防己30g，豨莶草30g，桑枝30g，天仙藤30g，红花10g，蜂房10g，冰片10g。将上药置入纱布袋中，放入熏蒸治疗仪箱内煮沸，蒸汽温度设置为55℃，将患肢置于治疗仪中熏蒸，20分钟/次，每天1次。

临床疗效 本组共29例，痊愈14例，显效7例，有效6例，无效2例，总有效率达87.7%。

资料来源 高雪军，刘佳，李小姣，等. 西部中医药，2018，31（6）：111-113.

按语 本方中药熏蒸方中，马钱子具有通络散结，消肿止痛之效果。《本草从新》中说："艾叶苦辛，生温，熟热，纯阳之性，能回垂绝之阳，通十二经，走三阴，理气血，逐寒湿"，可用于根治类风湿关节炎；防风有祛风解表、胜湿止痛、止痉之效；独活具有祛风胜湿、散寒止痛之效，可用于风寒湿痹、腰膝疼痛；桑寄生具有祛风湿之效，可用于风湿痹痛、腰膝酸软；威灵仙具有祛风除湿、通络止痛、消痰水、散癖积之效，主治痛风顽痹、风湿痹痛、肢体麻木、腰膝冷痛、筋脉拘挛、屈伸不利；川乌辛散苦燥、祛风除湿、散寒止痛，临床上常用于风寒湿痹；姜黄具有行气、通经、止痛之效；莪术具有行气止痛之效；五加皮临床可用于治疗风湿骨痛；防己具有祛风湿、止痛、利水之效；豨莶草具有祛除风湿、强健筋骨、清热解毒之效，临床上可用于风湿痹痛；桑枝具有祛风湿、利关节、行水气之效，临床上可用于风寒湿痹、四肢拘挛、脚气浮肿、肌体风痒；天仙藤具有行气化湿、活血止痛之效；红花具有活血通经、祛瘀止痛之效；蜂房具有祛风止痛之效，可用于风湿痹痛；冰片具有通诸窍、散郁火、祛翳明目、消肿止痛之效，可提高患者临床疗效、中医证候及生活质量。

温针灸选用艾条，具有温经、祛湿、散寒、通络、止血、助阳等作用，针刺可疏通患者局部经络，灸可温经散寒、扶正祛邪，因此温针灸可疏风散寒、温经通络。同时本方配合病变部位关节的局部及循经取穴，可疏散风寒、温肾壮阳、健脾利湿。

第九方

处方 主穴：血海、关元、气海、阴陵泉、阳陵泉、足三里、三阴交。配穴：踝关节选择太溪、解溪、丘墟、阿是穴；膝关节选择曲泉、膝阳关、阿是穴；腕关节选择阿是穴、阳池、阳谷、阳溪、外关穴；指关节选择八邪、阿是穴；肩关节选择阿是穴、肩贞穴；肘关节选择阿是穴、尺泽、曲泽、手三里穴。

刺灸方法 运用一次性针灸针，进针得气后，留针30分钟，采用平补平泻法。同时，运用分段式艾条对主穴进行艾灸，1段长15mm，燃烧1段为1壮，每次2壮，每天1次，1个疗程为1个月。

临床疗效 本组共100例，显效32例，有效15例，无效3例，总有效率达94%。

资料来源 陈甲秀. 临床医药文献电子杂志，2018，5（3）：91-92.

按语 三阴交具有化痰、调节阴经气血之功效；足三里可以止痛、扶正通络；血海具有补血活血之功效；关元、气海可以补气扶正，促进邪气外出。同时，针刺得气后，再与艾灸联合治疗，通过对穴位进行温热刺激，不仅可以消散关节部位的风寒邪气，还能增强针刺效果，发挥协同作用，改善膝关节血运，对炎症渗出进行抑制，发挥抗氧化作用，并且还能增强免疫功能，改善患者预后。

第十方

处方 主穴：阿是穴、肩髃、肩髎、臂臑；腕部：阳池、外关、阳溪、腕骨、曲池、天井、尺泽、犊鼻、梁丘、阳陵泉、申脉、照海、昆仑、丘墟。配穴：关节剧痛，加肾俞、关元；关节酸胀疼痛，加足三里、阴陵泉；关节游走性疼痛，加膈俞、血海。

刺灸方法 先行蜂针过敏试验，具体操作方法如下述，皮试阴性者，再行蜂针穴位点刺法。操作如下：患者取适当体位，1%安尔碘皮肤消毒液对取穴处皮肤进行常规消毒，医师用拔针法，将刚从活蜂体中拔出的螫刺在选定的穴位上针不离镊垂直点刺，点刺3次后，将螫刺刺入选定的穴位，留针10分钟，再将螫刺拔出。蜂针过敏试验：医师先在患者前臂下端内侧皮肤处作常规消毒，然后用拔针法，将刚从活蜂体中拔出的螫刺在患者前臂下端内侧皮肤处，刺入皮肤1.5mm，随即拔出。20分钟后观察，如仅在前臂部出现红肿疼痛反应，24小时后再观察有无广泛的局部剧烈红肿、瘙痒等反应及皮肤水肿、皮疹、支气管痉挛、恶心、呕吐、腹痛、心悸、乏力、发热等全身反应，如无此类反应，即可进行蜂针经穴治疗。本法适用于风寒湿型类风湿关节炎。

临床疗效 本组共36例，治愈5例，显效12例，有效14例，无效5例，总有效率达86.11%。

资料来源 廖雪. 2018，云南中医学院.（学位论文，知网收集）

按语 蜂针穴位点刺法通过在选定的穴位点上垂直点刺，刺激了患者的经络腧穴，布散了营气的运行，使局部气血流畅，经络疏通，然后再将螫刺刺入相应穴位，自动向机体内注入具有抗炎镇痛、改善微循环及调节免疫等作用的蜂毒液，作用于人体的神经、心血管、内分泌及免疫等系统，继而发挥了蜂毒液的药理作用。而且针刺使局部充血红肿、皮温升高，兼具温灸的效应，也能有效降低风寒湿型类风湿关节炎患者的血沉与类风湿因子水平，改善风寒湿型类风湿关节炎患者的疼痛关节数、关节压痛度、肿胀关节数、关节肿胀度、关节功能分级及晨僵时间等症状体征。

第十一方

处方 主穴：气海、肾俞、肝俞、足三里、关元、脾俞等。配穴：梁丘、申脉、昆仑、犊鼻、合阳、阳陵泉、委中、解溪、丘墟。

刺灸方法 将以上穴位进行常规消毒；用毫针（0.3mm×50mm）迅速地进针，对主穴采用提插补法，配穴则采用平补平泻法，根据患者的局部胖瘦确定针刺的深度；将2cm长的艾条点燃并插入针柄上对患者施灸，直至患者感到施灸的穴位温热，每天1次，每周治疗5天，休息2天，疗程为3个月。

临床疗效 本组共28例，治愈16例，有效11例，无效1例，总有效率达96.43%。

资料来源 胡四中. 中医临床研究，2017，9（10）：30-32.

按语 温针灸治疗法能够行气活血、温通经脉，还能够温阳益肾、疏风散寒、宣痹止痛，尤其适用于具有经络壅滞、关节痹痛、寒盛湿重、肌肤不仁等症状的患者。而毫针刺法主要是用平补平泻法对患者穴位进行针刺治疗。据报道，与毫针刺法相比，温针灸治疗类风湿关节炎的临床效果更为有效，该方法还能有效地减轻患者膝关节的疼痛感，并改善其关节僵硬程度。

八、肌筋膜炎

肌筋膜炎是指肌肉、筋膜、肌腱及韧带等软组织部位的无菌性炎症，可引起疼痛、僵硬、软弱无力及运动受限等症状的一种慢性病症。其多与寒湿、疲劳、劳损或不良体位等因素有关。

第一方

处方　激痛点。

刺灸方法　主要对患者激痛点进行寻找，采用无菌针灸对其激痛点进行直刺。当针刺点位置正确时，患者会产生局部酸胀加重的感觉，甚至会产生一定的放射痛表现。但患者会感觉到整个治疗过程较为舒服。在寻找到激痛点后，取长2cm艾条插于针灸针上，点燃艾条让其完全燃尽，等待针体冷却之后取针。取针后让患者休息、放松，然后对其局部进行艾油涂擦，并选择适合的火罐在其疼痛区域进行走罐治疗。走罐过程需要观察患者局部皮肤，待其皮肤出现潮红表现或感觉到局部出现热感为止。在治疗过程中，避免患者受到风寒，并饮用适量热水。激痛点温针灸治疗每天1次，艾油走罐治疗1周2次。治疗1周为1个疗程。

临床疗效　本组共30例，治愈12例，显效8例，有效9例，无效1例，总有效率达96.67%。

资料来源　张玉霞. 中国现代药物应用，2019，13（14）：148-150.

按语　通过针刺激痛点之后，利用温针灸对其针刺点进行治疗可以对肌肉肌腱起到有效的改善作用，并促进其痉挛收缩，使患者肌肉疲劳得到一定缓解。此外，在温针灸过程中，可以对局部缺血状态进行有效控制，增强局部的血液供应，从而能够对致痛因子释放起到明显的抑制，对肌肉筋膜进行保护，有效缓解患者症状。在完成温针灸之后进行艾油走罐，能够发挥出艾油的温热作用，让其更好地在病变局部进行渗透，充分发挥出艾油的温经通络效果，配合走罐治疗能够对病变局部形成刺激，实现通经脉、调气血的功效，有效促进经脉疏通。

第二方

处方　风池、天柱、颈百劳、大杼、肩井、天宗、阿是穴（1~2穴），除阿是穴外均取双侧。

刺灸方法 采用一次性针灸针，规格为0.30mm×40mm；一次性消毒棉签、消毒酒精、碘伏等。患者取俯卧位，暴露颈背部。消毒后，在每个穴位行合谷刺，即先直刺，再退针到浅层，在穴位左右或者上下斜刺进针，形如鸡爪，每次进针、退针过程中行平补平泻手法，即均匀地提插捻转，直刺再左右斜刺均要求得气，缓慢操作。风池穴不向上深刺，肩井不深刺，左右斜刺过程中，一般沿肌纤维条索状结节、肌肉僵硬走向、肌纤维走行方向斜刺。此后，再退回直刺留针，15分钟后再行一次合谷刺法，留针30分钟后取针。隔日1次，每周3次，6次后进行疗效评价。

临床疗效 本组共32例，治愈25例，好转6例，无效1例，总有效率达96.88%。

资料来源 朱博文，苏一帆，金煜昊，等.中国中医急症，2018，27（5）：891-893.

按语 《灵枢·卫气失常》曰"重者，鸡足取之"，所谓"重者"即痹之重者，经络气血痹阻不通导致的严重疾病。《刺法灸法学》对合谷刺法解释为：这种刺法是在肌肉比较丰厚处，当进针后，退至浅层又依次再向两旁斜刺，形如鸡爪的分叉，"肉之大会为谷"，故称合谷刺。合谷刺作为多向刺法，刺激面比较大，方向灵活，可以发挥透穴刺法的作用。这种刺法取穴少，减少进针的次数，患者接受度高。

本方的合谷刺法遵从《内经》一针多向、"左右鸡足"要旨，增加了在针刺过程中行提插捻转手法。笔者考证古代手法及针具形质，认为《内经》时期虽然未加入提插捻转，可能是当时针具材质所限制，现增加提插捻转可增强针感，依然属于"合谷刺法"。

第三方

处方 激痛点。

刺灸方法 本方采取激痛点刺络放血治疗。激痛点定位：患者取俯卧位，用甲紫笔标记出腰背疼痛肌肉部位，在定位处采用指尖垂直触诊法寻找最敏感的痛点，如痛点产生明显的疼痛不适感并导致人体产生牵涉痛即可确定为激痛点，用甲紫笔精确标记，选取2~3个激痛点。刺络放血操作方法：激痛点所在部位用碘伏常规消毒2次，施术医生右手持小号三棱针，在定位好的激痛点进行快速深层挑刺，遇到硬结处进行剥离松解，挑刺完成后在挑刺位置行拔罐放血治疗，拔火罐的力度根据患者病情严重程度进行调整，留罐7~10分钟，起罐后使用碘伏消毒2次。5天治疗1次，10天为1个疗程。

临床疗效 本组共32例，痊愈18例，显效5例，有效7例，无效2例，总有效率达93.75%。

资料来源 李观庆，车伟军，曹洪铭，等.甘肃中医药大学学报，2018，35（3）：63-66.

按语 中医经络理论认为，肌筋膜激痛点类似于中医学的阿是穴，属于腰背肌筋膜疼痛综合征的病灶反应点。通过激痛点刺络放血治疗腰背肌筋膜疼痛综合征，可以使病灶局部气血畅通，缓解病变部位局部肿胀程度，对病变局部达到去瘀血、生新血的功效。

第四方

处方 完骨、天柱、C_3~C_5颈夹脊穴、肩胛骨内上角阿是穴。

刺灸方法 本方采用毫刃针疗法。患者取坐位，头微向前倾，露出治疗部位，双臂于身体两侧并自然下垂。医师手部常规消毒，治疗点局部常规碘伏消毒，选用一次性使用无菌毫刃针（规格：0.35mm×25mm）。单手持针，依次对准1~4治疗点，针尖避开周围大血管和神经，刀口线与肌纤维走向方向平行，垂直于皮肤，快速进针出针（针刺深度1~2mm），出针后应用无菌棉球指压1~2分钟，如出血比较多，即延长按压时间。治疗完一侧再行另一侧治疗。嘱患者24小时内进针处不与水接触。

临床疗效 本组共81例，治愈38例，显效26例，有效17例，无效0例，总有效率达100%。

资料来源 王博毅，罗琼. 临床医学研究与实践，2018，3（18）：117-118.

按语 毫刃针疗法是一种在传统泻血疗法、刺络疗法、经筋疗法、针刀疗法中延伸的改良技术，治疗思路源于运动医学原理，针对突出的解剖部位，也就是肌肉的应力集中点，即最易劳损的部位。本法只对肌肉浅筋膜层进行松解，改善患者疼痛症状，对神经血管组织创伤小，操作简单，刺激微弱，患者几乎无疼痛。在治疗过程中，患者不会出现神经损伤、大出血及晕针等现象。

第五方

处方 颈项、肩背部的压痛点。

刺灸方法 本方采用无痛旋冲针法。患者取坐位，暴露颈背部，医者立于患者右侧，触压法在棘突两侧找出并用美兰标记颈项、肩背部的压痛点，在距压痛点约5cm处定位进针部位。常规碘伏消毒3遍，戴无菌手套后，用右手拇、食、中三指夹持0.5×38RW注射器针头，左手拇、食、中三指捏提进针部位的皮肤，快速刺入皮肤，针身与皮肤呈15°~20°角，然后沿皮下条索走向颈部痛点方向处刺入2~3cm。手持针柄顺时针（或逆时针）方向以"3、6、4"为数交替进行旋转及向上冲刺1~1.5分钟，并松解压痛点。隔日1次，3次为1个疗程，第2、3疗程间隔1周，共3疗程。

临床疗效 本组共35例，治愈14例，好转19例，无效2例，总有效率达94.29%。

资料来源 李晓艳，于世超. 实用中医药杂志，2018，34（8）：992-993.

按语 在体表触压到的压痛点，即激痛点，可以反映局部组织下面的筋膜等出现"不通则痛"的病变。运用针具在人体表层相应的压痛点和相关腧穴进行针刺和手法松解浅、深筋膜，能够松解粘连的筋膜，使局部瘀滞不通的气血再次和畅，达到疏通经络、调和气血的目的。同时亦能改善局部血液循环障碍，加快淋巴循环，增强组织活动能力，加快局部组织代谢，缓解疼痛等症状。无痛旋冲针法的作用机制主要有两点，一是刺激经气传导，化瘀通络、扶正祛邪，刺激并借经气传导作用于病变部位，改善血液循环，提高机体免疫力。二是生物电原理，当针刺等物理刺激人体时，可出现神经电生理现象，使局部软组织痉挛得到缓解。此外，旋冲针疗法的快速进针，并配合特殊针刺及操作手法可最大限度减少疼痛并有效改善病变部位的病理状态，从而获得较好的疗效。

九、骨质疏松症

骨质疏松症是以低骨量及骨组织微结构退行性变为特征的一种全身性骨骼疾病，伴有骨脆性增加，且容易发生骨折，以老年人及绝经后的妇女多见。中医学称之为"骨痹""骨枯"等。患者以局部或全身疼痛为主要的症状。该病往往病程较长，且易反复发作。

第一方

处方 主穴：大杼、肾俞、足三里。配穴：以肾虚为主的配命门、太溪；以脾虚为主的配三阴交、脾俞；以血瘀为主的配膈俞、三阴交。

刺灸方法 患者取俯卧位，暴露背部及下肢，所有腧穴均采用指切进针法。膈俞、三阴交采用捻转泻法，其他腧穴采用捻转补法，肾俞、足三里得气后进行温针灸，留针20分钟；沿膀胱经背部第一侧线叩刺、拔罐。以上治疗每周2次，3个月为1个疗程。

临床疗效 本组共36例，经上述方法治疗后，显效10例，有效21例，无效5例，总有效率86%。

资料来源 罗成斌，徐金龙，杨增荣，等. 中国骨质疏松杂志，2016，22（11）：1459-1465.

按语 骨质疏松症是全身的、系统的涉及多环节复杂的病理改变。将针法、灸法、罐法有机地结合起来，通过刺激皮部、络脉、经脉等经络系统，调动机体自身的经气，调节机体经络系统的整体功能，从而达到防治骨质疏松症的作用，充分发挥了针灸的整体调节作用。

第二方

处方 第一组穴：取任脉之中脘、建里、气海、关元为主穴，配血海、阴陵泉、足三里、三阴交。第二组穴：取督脉之筋缩、脊中、命门、腰阳关为主穴，配肾俞、大肠俞、梁丘、阳陵泉。

刺灸方法 上述穴位进行常规消毒后，选用0.30×40mm一次性针灸针针刺，两组穴位隔日交替使用，针刺后隔姜灸30分钟。10天为1个疗程，治疗2个疗程。

临床疗效 本组共50例，经上述方法2个疗程治疗后，治愈18例，显效23例，好转9例，总有效率100%。

资料来源 姚岚. 上海针灸杂志，2013，32（4）：297-298.

按语 骨质疏松的患者一般年龄较大，肝肾渐亏，脾胃渐虚，阴阳俱损，日久气血生化乏源，导致气虚无力行血，日久血结成瘀，痹阻经脉，不通则痛。加之血虚，筋肉失养，故发为本病。治病求本，调任脉以养阴血，健脾胃使气血生化有源。调督脉鼓阳气，加之隔姜灸任督二脉，温经通络，调畅气血，标本兼治，故得奇效。再者，督为阳，任为阴，针督脉而灸任脉，及针任脉而灸督脉，可调理阴阳，畅气血之通路，舒痹结而病除。

第三方

处方 温针灸：肾俞、脾俞、委中、命门、大杼。耳穴：肾、脾、肝、心、内分泌、内生殖器、肾上腺、神门。

刺灸方法 温针灸操作：患者取俯卧位，常规消毒施针部位后，选用0.32mm×40mm一次性针灸针，针刺上述穴位0.8~1寸，然后将小艾条插在每个针柄尾端，使之与针柄衔接牢固，点燃艾条下端行温针灸，连续2壮；隔日1次，15次为1个疗程，治疗3个疗程。耳穴操作：常规消毒耳穴皮肤后，待消毒液挥发，皮肤干燥后，将王不留行籽置于0.5cm×0.5cm小方块胶布中央，然后贴在相应的耳穴上，并予以适当的按压，以患者略感胀、沉重刺痛为度。要求患者每日自行按压数次。每4日更换一次，双耳交替治疗，连续治疗3个月。

临床疗效 本组共25例，经上述方法治疗3个月后，患者骨质疏松均较前改善。
资料来源 王钏. 湖北中医药大学，2014.（学位论文，知网收集）

按语 温针灸即针刺、艾灸结合，它能更好发挥行气血、和阴阳的整体调节作用，以促进骨的形成，抑制骨吸收，抑制异常增高的骨转换，使骨代谢趋于平衡状态，从而达到增加钙的沉积、增加骨密度、改善临床症状的效果，而温针灸不仅能针对病因治疗，而且从通过下丘脑-垂体-性腺或肾上腺皮质系统的调节功能、促进胃肠吸收等多方面来改善骨代谢；同时配合耳穴刺激能进一步提高机体的抵抗力和免疫力，提高内源性雌激素水平，增加骨密度，改善骨代谢。

第四方

处方 火针：阴陵泉、阳陵泉、内膝眼、外膝眼及鹤顶穴。大艾条灸：涌泉、神阙、关元穴。

刺灸方法 选用针具为贺氏钨钢火针，规格：0.40mm×35mm，棉签、碘伏及万花油。让患者充分暴露接受治疗部位，选择仰卧体位，用碘伏在腧穴周围皮肤消毒，操作者持针在酒精灯的火焰中加热，将烧至红白的针以点刺法迅速刺入穴位0.2~0.3cm，要求速进速出。隔日治疗一次，总共治疗4次，治疗时间为1周。根据大艾条灸的规格和热效应范围，选择直径50mm大艾条灸。治疗时，嘱患者俯卧位，暴露下腹部及足底部，以神阙、关元、涌泉穴为中心点，操作者手持大艾条灸行温和灸。以患者感觉舒适为度，总共治疗20分钟。大艾条灸于火针治疗结束后进行。

临床疗效 本组治疗30例，总愈显率83.33%。

资料来源 刘明.新时代 新思维 新跨越 新发展—2019中国针灸学会年会暨40周年回顾论文集.2019：687-691.

按语 本方通过运用"寒则温之"治疗原则，运用特色大艾条灸作为治疗手段，大面积施灸，除寒祛湿，并按照"卒刺者，刺燔针则取痹也"的法则，配合火针治取"膝五针"疏导经气，从而有效改善膝痛及相关症状。火针结合大艾条灸治疗具有疗效稳定、副作用小、安全等特点，值得推广。

十、股骨头坏死

股骨头坏死是临床常见的骨科疾病，是由于多种原因导致的股骨头局部血运不良，从而进一步缺血、坏死、骨小梁断裂、股骨头塌陷的一种病变，这种疾病可发生于任何年龄，多发病于30~50岁中青年人群。开始多表现为髋关节或其周围关节的隐痛、钝痛，活动后加重，进一步发展可导致髋关节的功能障碍，严重影响患者的生活质量和劳动能力，若治疗不及时，还可导致终身残疾。

第一方

处方 取穴阳陵泉、环跳穴、三阴交、足三里。

刺灸方法 常规治疗：予将5mL冠心宁注射液注射于患者髋关节腔，一周2次，连续用药3个月。在常规治疗基础上，予以针刺疗法。针刺之前消毒穴位，针刺得气后，留针30分钟，捻转1分钟，约200次，每天针灸1次，一周5次，连续针灸3个月。

临床疗效 本组共26例，经上述方法治疗3个月后，症状较前均有改善。

资料来源 冯雪，孙旭，郭晓明，等.临床医药文献电子杂志，2019，6（37）：36.

按语 针刺环跳穴，可明显改善患者局部血液循环，止痛、消肿。针刺足三里、阳陵泉及三阴交，可发挥濡养脏腑、调理气血、平衡阴阳的作用，可显著改善患者股骨头病变。

第二方

处方 患侧"股六针"（第1针为居髎穴，第2针位于居髎穴左侧1寸，第3针位于居髎穴右侧1寸，第4针在居髎穴与环跳穴连线的中点，第5针在第4针左侧1寸，第6针在第4针右侧1寸），肾俞（双）、关元俞（双）、秩边、环跳、阳陵泉、足三里、三阴交、悬钟、太溪。

刺灸方法 患者取俯卧位，所有穴位均采用75%乙醇棉球常规消毒，选用0.30mm×40mm一次性毫针针刺。肾俞穴向下斜刺，斜刺入15~20mm（避免向下深刺，以免伤及肾脏）；"股六针"分别直刺，刺入25~35mm；余穴均直刺，刺入15~20mm。以上各穴施平补平泻手法，以患者耐受得气为度，留针30分钟。每天1次，1周为1个疗程，连续治疗4个疗程。

临床疗效 临床治愈8例（单髋3例，双髋5例），占40%；好转11例（单髋5例，双髋6例），占55%；无效1例（双髋1例），占5%；总有效率为95%。

典型病例 患者，女，50岁，2014年7月初诊。患者自觉左侧髋部疼痛，行走时症状加重。2014年8月骨盆X线摄片示左侧股骨头外形改变、不光滑，轮廓欠清晰。2014年8月7日前来就诊，检查见左侧骨盆挤压分离试验阳性，左侧"4"字试验阳性，左侧腹股沟中部压痛阳性，左侧髋关节活动受限。依据患者症状和体征，结合辅助检查，诊断明确。按照上述方法治疗，每次针刺后留针30分钟，每天1次，1星期为1个疗程。连续治疗3个疗程后，患者感觉症状明显好转，X线摄片无明显变化，休息1星期后，继续巩固治疗1个疗程，病愈。

资料来源 王秋月，侯书伟. 上海针灸杂志，2015，34（12）：1231-1232.

> **按语** 针刺"股六针"穴组，加之局部穴位秩边、环跳以疏通经络，畅通气血，改善微循环。通过针刺"股六针"从而降低骨内高压，改善骨头缺血缺氧症状，使经络通畅，气血运行正常，改善微循环，促进死骨吸收和新骨形成，促进肢体的康复，能有效地治疗早期股骨头坏死。

第三方

处方 取穴：患侧百会、正营、冲门、居髎、环跳、丰隆、复溜、三阴交。

刺灸方法 用0.5%吉尔碘常规消毒皮肤，用0.30mm×50mm毫针以15°角平刺百会、正营用疾徐补法，提升阳气。冲门、环跳、居髎用0.30mm×75mm针直刺，得气后行烧山火手法，使髋部及腿部有热感。其余穴位常规针刺，每10分钟行针1次，留针30分钟，每天1次，连续15天为1个疗程，疗程间隔3天，治疗6个疗程。

临床疗效 本组共48例，经上述方法治疗6个疗程后，显效35例，进步6例，无效7例，总有效率为85%。

资料来源 王妞. 临床医学，2013，33（12）：122.

按语 百会，穴居颠顶，督脉穴位，诸阳之会，以调阳气，补其不足，泻其有余，调其虚实，以通其道。正营是足少阳胆经穴位，又穴居头上，会于阳维，为诸阳之会，阳维维系一身之阳，故是调整诸阳经的主要穴之一。此穴为营气布集之外。营，有营运的意思，穴位投影为大脑皮层活动区，故主肢体运动功能差的主穴，有舒经活络止痛的功能。环跳，胆经穴位，是足少阳、足太阳之会穴，有通经活络、除湿散寒、疏通关节之功能。三阴交，为足三阴经交会穴，有健脾益气、调补肝肾的功能。肝藏血，主筋，脾统血，主运化，主肌肉四肢，肾藏精，主骨生髓，所以三阴交可促进气血滋养、水湿运化，强筋壮骨，为治疗骨蚀的主穴。

十一、膝关节骨性关节炎

膝关节骨性关节炎是一种以膝关节软骨退行性病变和继发性骨质增生为特征的慢性关节疾病。膝关节炎症状常进展缓慢，可逐渐出现疼痛、肿胀、僵硬、畸形等症状，致使患者膝部活动失灵，严重者可完全无法行动。

第一方

处方 血海、足三里、犊鼻、内膝眼、阳陵泉、梁丘。

刺灸方法 给予定时温针灸治疗。患者取卧位，将一个薄枕垫在患者的膝关节下，用26号18.75mm毫针刺入上述穴位中，将艾条（以长度为2cm为宜）置于毫针针柄，使艾条与患者的皮肤保持在2~3cm，从艾条的下端将其点燃。注意预防烫伤。留针40分钟，每天1次，每周进行温针灸治疗5次，连续治疗2个月。每日固定时间上午9∶00时对患者进行针灸治疗。

临床疗效 本组共40例，显效17例，有效20例，无效3例。总有效率92.5%。

资料来源 王昭琦，赵耀，王立恒. 中国中医药科技，2019，26（2）：307-308.

按语 足太阴脾经之血海有补血兼具活血之效，通过治血而治风，使血行而"风自灭"；足阳明胃经郄穴梁丘，集胃经气血，可以抑制本病所出现的急性痹痛；犊鼻、内膝眼，可以增强局部气血循环；足三里、阳陵泉可舒筋通络、调畅气血、祛除寒湿。六穴相合，共同起到舒关利节、祛瘀除湿、温通气血，缓解局部痹痛的作用。

定时取穴属于时间针法子午流注的范畴。只有当人体的经气运行到某腧穴，即穴位开穴时，依此定时取穴具有提高腧穴主治功能，增强治疗效果的作用。本文所选腧穴中多为脾胃经穴位，早上7∶00~9∶00气血流注于胃，9∶00~11∶00气血流注于脾，因此选取9∶00为针刺上述腧穴时间。

处方 内外膝眼、血海、足三里、阳陵泉、三阴交。

刺灸方法 嘱患者取仰卧位，常规消毒后，取上述穴位，采用0.3mm×40mm毫针，内外膝眼均向对侧透刺，足三里、阳陵泉直刺3~5cm，三阴交直刺2.5~4cm，然后在针尾套上艾条，其长度约为20mm，保持皮肤和艾条的距离为3.5cm，有效防护后将艾条点燃，艾条燃尽，除去灰烬，拔针。每天治疗1次，7次为1个疗程，共治疗2个疗程。

临床疗效 本组共30例，临床控制18例，显效7例，有效3例，无效2例，总有效率93.3%。

资料来源 林卫良，陈瑛英. 中国中医药科技，2019，26（3）：436-437.

按语 足少阳经、足阳明经和足太阴经循行部位，将循经取穴与局部取穴相结合，针刺内外膝眼、血海、足三里、阳陵泉、三阴交穴位。内外膝眼穴祛风散寒祛湿、行气活血止痹痛；血海穴养血活血、舒筋通络；足三里补益气血、扶正祛邪；阳陵泉为八脉交合穴之筋会，通阳宣痹、强壮筋骨；三阴交行气通络。

温针灸是中医"寒者热之"原则的具体体现，通过将针刺与艾灸相结合的方法，使温热作用通过针柄沿针身传至穴位，借艾灸的热力给穴位以温热刺激，达到调和气血、温经散寒、舒筋通络之功效。

第三方

处方 健侧大杼、阳陵泉、悬钟；患侧内外膝眼、鹤顶、足三里。

刺灸方法 本方采用缪刺结合温针灸疗法。缪刺操作：取健侧大杼、阳陵泉、悬钟，用75%乙醇棉球常规消毒皮肤，选用0.3mm×40mm一次性无菌针灸针，垂直快速进针，得气后行捻转手法，捻转幅度90°~180°，频率200次/分，待针感循经传导后留针30分钟。温针灸操作：取患侧内外膝眼、鹤顶、足三里，选用0.35mm×50mm一次性无菌针灸针，消毒皮肤后进针，平补平泻手法得气后，在针柄上放置2cm长的清艾条段，点燃温针，每穴灸2次。隔日治疗一次，10次为1个疗程。

临床疗效 本组共35例，治愈11例，好转20例，无效4例。

资料来源 陈艳琴. 世界最新医学信息文摘，2019，19（59）：165-166.

按语 《素问·缪刺论》曰："夫邪客大络者，左注右，右注左，上下左右，与经相干，而布于四末，其气无常处，不入经俞，命曰缪刺"。《标幽赋》曰："交经缪刺，左有病而右畔取，泻络运针，头有病而脚上针"。

人体的经络是联系全身脏腑及各部的通道，纵横交错，遍布全身，能够运行气血，调节脏腑功能。缪刺八会穴，是针灸治疗远道取穴的一种，运用经络交错循行和腧穴的特定作用；通过针刺健侧的穴位，利用全身经络系统的纵横联系，调节患部的气血阴阳，祛除病邪，扶助正气。

第四方

处方 阿是穴、内外膝眼、血海、梁丘、阴陵泉、阳陵泉、足三里（均患侧）。对侧肘关节处敏感点。

刺灸方法 患者取仰卧位，腘窝下垫高屈膝，双手掌心朝上自然放直，常规消毒后，选用0.30mm×40mm毫针垂直皮肤快速刺入肘部敏感点（采用取类比象法，并遵循左病取右，右病取左原则，双侧膝关节疼痛则左右同取。用拇指循按的方法在对侧肘关节处寻找敏感点，敏感点多表现为局部压痛，少数表现为局部可触及大小不一的皮下结节。如以膝关节内侧疼痛为主，则在对侧肘关节肱骨内上髁至尺泽之间沿肘横纹寻找敏感点；如以膝关节外侧疼痛为主，则在对侧肘关节肱骨内上髁经尺骨鹰嘴至曲池之间的连线附近寻找敏感点），针刺深度25~30mm，并在压痛点旁与皮肤约呈45°角斜刺一针以加强针感。两针均以局部出现较强的酸胀感为准，少许出现酸胀感向手腕部放射者疗效更佳。局部诸穴则采取常规针刺方法针入一定深度，以局部酸胀得气为准，阿是穴及内外膝眼行温针灸，每穴各灸2壮，以穴位局部感到温热舒适为度，灸毕起针。隔天1次，每周3次，共治疗20次。

临床疗效 本组共21例，临床痊愈6例，显效10例，有效4例，无效1例，总有效率95.24%。

资料来源 王莹莹，陈晓军. 浙江中西医结合杂志，2019，29（9）：763-765.

按语 远道取穴中，运用取类比象中"肘对应膝，以肘治膝"的理论，膝关节居于下肢之中部，而肘关节也位于上肢中间，故膝关节的疾病往往可在对应的肘关节处寻找到相应的敏感点。《素问·缪刺论》曰："邪客于经，左盛则右病，右盛则左病"，人体左右两侧的经络相互调节、相互为用。因此当一侧的经络出现病变时，该处气血运行就会受到影响，若取健侧经络腧穴，调动气血，使气至病所，自然"药"到病除。

第五方

处方 主穴：阿是穴。配穴：患侧内膝眼、外膝眼、鹤顶、梁丘、血海。着痹加阴陵泉、足三里，痛痹加肾俞穴、关元，行痹加膈俞穴、绝骨。

刺灸方法 用0.35mm×40mm毫针，消毒皮肤后快速进针15mm，用平补平泻法，得气后留针，于针柄放置点燃的分段清艾条（长约2cm），每穴放置2次，留针50分钟。寻找膝关节相关经筋系统条索状或磨砂样伴明显压痛的病灶。于病灶点用50mm毫针快速刺入，顺着经筋循行路线，齐刺病灶点上下1寸处。得气后在主穴针柄上套小硬纸片（中间带孔），并将2cm艾炷插在针柄上，点燃行温针灸，燃尽后将灰烬去除，连灸2壮后出针。6次为1个疗程，疗程结束后隔1天进行下1个疗程，连续治疗3个疗程。

临床疗效 本组共45例，治愈33例，好转10例，无效2例，总有效率95.56%。

资料来源 纪梦钊.实用中医药杂志，2019，35（1）：108-109.

按语 宗筋主束骨，利关节，经筋刺法可疏经通络、松筋解结，改善关节功能。血海属足太阴脾经，针刺可活血祛瘀、补血养血、引血归经；鹤顶为治疗膝部疾病常用穴，有祛风除湿、活血通络止痛功效，配伍血海善治膝痛；膝眼为经外奇穴，针刺内外膝眼可祛风散寒、通利关节，促进经络气血运行；梁丘是足阳明胃经郄穴，可缓解膝关节局部疼痛。温针灸结合经筋刺法可增强温针的效果，发挥活血化瘀、温经散寒的作用，进而缓解疼痛程度，恢复膝关节功能，促进康复。

第六方

处方 内外膝眼、鹤顶、阳陵泉。

刺灸方法 选用一次性无菌针灸针，规格为0.30mm×40mm。患者取坐位，患膝屈曲70°~90°，充分暴露膝关节，75%酒精棉球常规皮肤消毒，取毫针以45°角斜刺内外膝眼，余穴直刺，针刺深度为1~1.5寸，针刺以局部酸胀感为度，得气后，分别在内、外侧膝眼两个穴位针柄上穿置一段长约2cm的艾条施灸，施灸期间为预防艾火温度过高烫伤皮肤，可在施灸穴位与艾条之间隔于一层硬纸片，待燃尽，除去灰烬后取下纸片，每穴每次施灸3壮。治疗时间：选取三伏贴期间。10天为1个疗程，共治疗4个疗程。

临床疗效 本组共30例，显效10例，有效16例，无效4例，总有效率86.67%。

资料来源 蒋雷雷，韩为.世界最新医学信息文摘，2019，19（80）：33-34.

按语 本方通过"夏至"即在夏天三伏天内，借助三伏天特殊时间、人体阳气旺盛，气血充沛，皮肤腠理开泻之时，利用温针灸刺激局部穴位以培其阳，温经散寒，活血通络，协调阴阳。

第七方

处方 患侧血海、内膝眼、梁丘、外膝眼、鹤顶、外陵、下风湿点、滑肉门穴，关元、中脘穴。

刺灸方法 温针灸操作：选择患侧血海、内膝眼、梁丘、外膝眼、鹤顶等穴位，使用0.35mm×40mm规格的毫针，对皮肤进行消毒后快速进针，深度达

15mm，行平补平泻法，得气后留针，各穴位均留置2次，时间为50分钟。点燃针柄上分段清艾条（长度约为2cm），进行温针治疗。腹针治疗方法如下：指导患者保持仰卧位，采用浓度为75%乙醇棉球对皮肤进行常规消毒，使用0.22mm×40mm规格的针灸针进行快速垂直进针，深度为8~12mm，指导患者对患肢进行活动，捻转得气后进行30分钟的留针。1个疗程均为2周，各疗程的间隔时间为2天，连续治疗2个疗程。

临床疗效 本组共46例，显效28例，有效15例，无效3例，总有效率93.5%。

资料来源 刘书立，韩方，高建军. 光明中医，2018，33（18）：2719-2720.

按语 膝眼作为经外奇穴，对内外膝眼进行针刺，可有效促进经络气血运行，发挥通利关节，祛风散寒的功效；血海属于治疗血症必须选择的穴位，对其进行针刺可起到活血祛瘀、补血养血的作用；鹤顶作为膝部疾病常选穴位，针刺该穴可起到活血通络、祛风除湿止痛的效果，与血海配伍，可有效改善膝痛；针刺梁丘穴可对膝关节局部疼痛进行有效缓解。

温针灸是针刺结合艾灸的一种中医常用治疗手段，其主要功效在于舒经活络。温通经脉，行气止痛和消瘀散结。腹针适应证比较广泛，针刺中脘穴可起到生发气血的效应；针刺关元穴可起到培肾固本的作用。中脘与关元配伍，具有补气回阳、健脾益肾的效果。针刺外陵、滑肉门可对气血进行有效调理，并发挥疏理经气、消痹止痛的作用：针刺下风湿点，可起到通痹止痛，消肿散瘀的作用。上述穴位配伍的方式，能够扶正固本、通利关节、化瘀通络。

第八方

处方 血海、内膝眼、外膝眼、阳陵泉、足三里、曲泉穴。

刺灸方法 温针灸：患者保持仰卧位，取血海、内膝眼、外膝眼、阳陵泉、足三里、曲泉等穴位，将酒精棉进行常规消毒以后利用毫针（规格：0.25mm×25mm）针刺相关穴位，利用硬纸板对穴位和周围的皮肤进行保护，在针柄的另一端燃烧艾条，针灸的时间维持在30分钟左右，每天1次，连续针灸10天。刺络放血：将腘窝和髌骨下浅静脉的充盈处作为放血点，利用酒精棉对皮肤进行常规消毒，使用一次性注射器（7号）快速刺入放血点，让血液能够自行留出，并且将血液擦拭干净，观察血液颜色的变化。当患者血液变为鲜红色时停止放血，每次出血量少于10mL，连续治疗10天。

临床疗效 本组共40例，显效21例，有效17例，无效2例，总有效率95%。

资料来源 朱晶晶，杨洗. 中国民族民间医药，2018，27（5）：106-107.

按语 内膝眼主疼痛，对其进行针刺能够有效缓解患者的疼痛；阳陵泉穴主膝关节疼痛；梁丘穴主要是聚集经气。对以上的穴位进行温针灸，能够起到调节气血和舒筋活络的作用。

第九方

处方 犊鼻、内膝眼、外膝眼、鹤顶、委中、血海、足三里、阳陵泉。

刺灸方法 做好准备工作后患者采取坐位，常规局部消毒、针刺，入针1.0~1.5寸（鹤顶平刺，其他穴位直刺），后常规行针，平补平泻至患者有针感。得气后，将艾条剪成1.5cm长，并应用粗大锐器在其一端扎孔，点燃酒精棉球后，将艾条置于针尾点燃，2壮/次，艾炷燃尽后取针。所有患者治疗均隔日1次，28天为1个疗程，共2个疗程。期间不用激素治疗。

临床疗效 本组共57例，治愈7例，显效33例，有效10例，无效7例，总有效率87.7%。

资料来源 唐波，单佳婧. 辽宁中医药大学学报，2018，20（5）：113-115.

按语 犊鼻、内膝眼为局部重要穴位，针刺可改善局部气血，柔筋止痛；足三里为胃经重穴，为改善气血不足的重要穴位，气血充足则局部筋骨濡润有源，并可调节脾胃，使运化痰湿；阳陵泉为筋会，膝为筋之府，膝关节功能不利皆当针刺该穴，配合足三里，相辅相成；血海补血、改善血脉运行，起到血行风自灭的作用；鹤顶穴祛风除湿，也是相互配合；外膝眼、委中也为局部重穴，主治各种膝关节不利。

第十方

处方 梁丘、阳陵泉、血海、鹤顶、内外膝眼、阴陵泉。

刺灸方法 取上述穴位并消毒，用一次性无菌毫针刺入上述穴位，得气后施提插、捻转手法，将长约2cm的清艾条置于针柄上点燃，施行温针灸，每穴2壮为宜，每次留针时间约为30分钟，每天1次，7次为1个疗程，共治疗28次。

临床疗效 本组共47例，显效24例，有效20例，无效3例，总有效率93.6%。

资料来源 蔡乙凤. 实用中西医结合临床，2018，18（12）：41-43.

按语 血海穴为"血之要穴"，具有活血、健脾、祛风以及祛湿的功效。《针灸甲乙经》记载："若血闭不通，逆气胀，血海主之。"梁丘穴为郄穴，是足阳明胃经气血凝聚之地，对急性痛症的改善效果明显。《针灸甲乙经》记载："胫苦苦痹，膝不能屈伸，不可以行，梁丘主之。"阳陵泉穴可舒筋通络，改善肌肉痉挛。《玉龙歌》中记载了采用阳陵泉穴和阴陵泉穴行透刺针法对鹤膝风治疗有奇效。鹤顶穴、内外膝眼属经外奇穴，能够有效治疗膝中痛。

第十一方

处方 梁丘、犊鼻、阳陵泉、内膝眼、三阴交穴。

刺灸方法　进行常规消毒后，采用0.35mm×40mm毫针刺入穴位（梁丘、犊鼻、阳陵泉、内膝眼、三阴交穴），采用提插捻转手法，得气后在针尾上加长约1.6cm艾条点燃，温针灸，每个穴位烧2条艾条后拔针，每天1次，连续治疗3个疗程（1个疗程10天）。本法适用于亚健康期和早期。

临床疗效　本组共70例，愈合34例，显效22例，有效10例，无效4例，总有效率94.28%。

资料来源　陈峰，朱烨，石晓兵. 陕西中医，2018，39（7）：953-955.

按语　温针灸治疗膝骨性关节炎，艾灸的温热作用通过针体传入，直达肌肤、病所，散寒除湿、活络止痛作用显著。加之艾灸是一种良性刺激，可改善病变部位的体温、血浆渗透压，有效改善局部血液循环，促进炎症因子的吸收，加快组织修复，最终促进关节功能的恢复。本文温针灸选梁丘、犊鼻、阳陵泉、内膝眼、三阴交穴，诸穴位配合，具有温经散寒、消肿止痛、清热解毒之功效。

第十二方

处方　血海、鹤顶、内外膝眼、阿是穴、阳陵泉、足三里。

刺灸方法　对穴位周围皮肤进行消毒，之后采用规格为0.3mm×40mm对穴位周围皮肤进行消毒，之后采用规格为0.3mm×40mm的毫针直刺穴位，并实施提插捻转等手法，得气后，将一条清艾条（2cm）插到针柄之上，点燃其下端，燃尽后取出艾针即可，每天1次，1次2壮，40分钟左右完成，每天1次，5天为1个疗程，共治疗2个疗程。

临床疗效　本组共40例，显效25例，好转13例，无效2例，总有效率95.00%。

资料来源　李会晓，裴少琨，夏利锋，等. 临床医学研究与实践，2018，3（36）：130-131.

按语　温针灸法对各种疼痛、寒症、麻痹等疾病的治疗效果显著，该方法选取患者血海、鹤顶、内外膝眼、阿是穴、阳陵泉、足三里等穴位展开治疗；应用于膝骨性关节炎的临床治疗中，其可发挥祛风除湿、通经活络、行气活血等功效，从而达到缓解膝关节局部肌肉痉挛的目的，使患者膝关节周围血液恢复良好循环，进而消除局部瘀血与炎症，缓解患者的疼痛、肿胀，促进膝关节活动功能恢复。

十二、痛风性关节炎

痛风性关节炎是嘌呤在体内代谢紊乱，尿酸盐沉积在关节囊、滑囊、软骨、骨质和其他组织中而引起病损及炎性反应。可分为急性关节炎期、间歇期、慢性关节炎期。患者往往在急性关节炎期因关节红、肿、热、痛前来就诊，受累关节以第1跖趾关节和踝关节最为常见，约1/3的人有痛风石。血尿酸检查是重要的检查项目。

第一方

处方 双侧足三里、三阴交、阴陵泉、曲池及患侧阿是穴。

刺灸方法 根据患者关节肿痛部位配穴，膝关节肿痛者配阳陵泉、血海、膝眼穴；肘关节肿痛者配合谷穴；踝关节肿痛者配昆仑、解溪穴；腕关节肿痛者配阳池、合谷、外关穴。使用一次性无菌毫针，患者取仰卧位，常规消毒各主配穴，毫针刺入穴位得气后，以提插补泻与捻转补泻相结合，留针30分钟，患侧病变处阿是穴行围刺法。每天1次，5次为1个疗程，休息2天进行下1个疗程，共治疗2个疗程。

临床疗效 本组共46例，痊愈12例，好转28例，无效6例，总有效率86.96%。

资料来源 陈振锋. 中国医学创新，2019，16（3）：75-78.

> 按语 本病病机为痰湿、瘀热痹阻关节，因此治疗当以清热、利湿、通络为主。采用针刺和围刺相结合治疗，主穴为双侧足三里、三阴交、阴陵泉、曲池及患侧阿是穴。足三里为足阳明胃经之合穴，三阴交为足三阴经之交会穴，阴陵泉为脾之合穴，针刺三穴可通络、化湿、健脾；曲池穴可通络、清热、祛风；同时围刺患侧阿是穴。围刺又称围剿刺法，多针向病变中心刺入，针感强，可增加对患侧受累关节的刺激量，迅速改善患侧关节局部血液循环，可增强软坚散结、清热利湿、疏通经络、活血化瘀作用。

第二方

处方 针刺主穴：双侧支沟、合谷、太冲、足三里、阴陵泉、血海、大都、行间、丰隆等。

刺灸方法 本方采用局部放血联合针刺治疗。①放血：于肿胀部位标记触痛最明显处，消毒之后，以标记点为中心，用12号注射针头快速点刺4~5下，使其流出血液或黄白组织液。第1跖趾关节等不能吸附拔罐的狭小部位，由医者戴手套进行反复推挤，以促进瘀血排出，直至流血凝止；踝关节或足背等较宽平部位可用真空抽气罐吸附拔罐，留罐待其流血自然凝止（约5分钟）后取罐。最后均用碘伏纱布擦干血迹且消毒皮肤，不用包扎。嘱其刺血部位4小时内禁止触湿沾水。根据患者局部的具体情况来决定放血周期，症状重者隔日1次，轻者隔2日1次，每次重新选取最痛点，操作方法相同。②针刺：放血治疗后，患者取仰卧位，用特定电磁波谱治疗器对放血部位进行热疗，同时进行针刺治疗，直刺，平补平泻，留针30分钟，每10分钟行针一次，每天1次。

临床疗效 本组共38例，治疗后疼痛强度自我评定以及功能障碍、红肿、拒按程度等评定及血尿酸水平较前改善，具有统计学意义。

资料来源 梁兴森，吴锋昌，谭永振，等. 山东中医杂志，2019，38（2）：149-153.

按语 本组治疗患者均为急性痛风性关节炎患者，按照"急则治其标""宛陈者除之，出恶血也"的原则，首先进行放血治疗，排放局部瘀滞不通的血液，缓解患处高张、高压状态，改善病灶区微循环，提高局部代谢速度。拔罐法可通畅经络、清热祛湿，放血之后拔罐可加快放血速度，增加排血量以达到止血的作用。本方针刺取穴多属肝、脾两经。第1跖趾关节为肝、脾两经所过，其病因亦可归属于肝、脾。大都、行间两荥穴以清利热毒；太冲、合谷合用开四关，调气血、通经络、止痹痛；阴陵泉、足三里两合穴相配以健脾、化湿、通络；血海活血化瘀、导滞通络；丰隆除湿利水；支沟调畅三焦气机。诸穴共奏宣壅导滞、清热利湿、通络止痛之效。

第三方

处方 足三里、曲池、阴陵泉等穴位。

刺灸方法 针刺深度约1cm，针刺时间为30分钟，根据患者情况可适当延长针刺时间，但不可超过50分钟。

临床疗效 本组共60例，痊愈34例，显效16例，有效8例，无效2例，总有效率96.67%。

资料来源 郭艳波. 中医临床研究，2018，10（35）：76-78.

按语 据中医理论，患者发生痛风的主要原因是外邪侵袭导致经络闭塞，所以于患者的足三里、曲池、阴陵泉等穴位施针，能够有效地起到通经调脉、驱寒散邪以及清热消肿的效果。

第四方

处方 采用火郁发之法火针治疗。主穴为阿是穴以及病变部位四周，根据患者的具体情况取足三里、大椎、阴陵泉、三阴交等辅助穴位。

刺灸方法 在已选穴位上用碘伏消毒后外涂少许万花油，左手持酒精灯，右手持毫火针（规格0.35mm×30mm），将毫火针置于酒精灯外焰烧至红白后，快速、准确地刺入阿是穴等相应穴位，刺入深度为0.2~0.3cm，毫火针刺入拔出时做到快速、稳定、准确，刺入完成后使用跌打万花油外敷针孔。每天1次，连续治疗7次为1个疗程，共治疗1个疗程。

临床疗效 本组共30例，痊愈5例，显效13例，有效9例，无效3例，总有效率90.0%。

资料来源 谢丽琴，李丽霞，黄应杰，等. 中国当代医药，2018，25（16）：190-193.

按语 急性痛风性关节炎的治疗中，现代医家认为其病机是由于湿浊、淤毒积热流注关节经络，不通则痛，郁而化火所致。"火郁发之"是最早记载于《黄帝内经》，是针对"火郁"证提出的因势利导，引邪外出，使邪有出路，从而达到治病疗疾的治疗大法。火针的作用归纳为"热行火针可以热引热；虚证宜针以鼓舞正气"。火针补虚泻实，既可温通经脉，又可行气解郁、引邪外出。痛风性关节炎急性发作期，多由于机体正气不足，外邪侵袭机体，湿邪淤毒等邪气正盛，痹阻经脉，不通则痛。火针的这种"引气"和"发散"之功，使气机通畅，引邪外出，达到通经活络止痛的功效。

第五方

处方 阿是穴针刺放血结合改良抽气罐治疗。

刺灸方法 选取阿是穴以三棱针点刺法放血，在出血处将20mL一次性注射器顶端锯掉并磨平打光，在针柄活塞不同高度打孔，用拉直的回形针插入孔中固定，通过负压的作用将大部分内容物吸出，挤压肿胀部位附近皮质，使大部分内容物吸出尽量出尽，再次消毒，常规敷料包扎，防止感染，每天1次，治疗7天。

临床疗效 本组共30例，痊愈19例，显效5例，有效5例，无效1例，总有效率96.7%。

资料来源 曾买生，张盛. 中国中医药科技，2018，25（6）：866-867.

按语 痛风性关节炎归属于传统中医学"白虎历节""痹证"等范畴，多由于先天禀赋异常，后天饮食不节，过食肥甘、辛辣之品或嗜酒，伤及脾胃；或情志不遂，肝郁克脾；均可致脾之运化失常，痰湿内停，气血运行不畅，痰瘀互结留滞于筋脉关节；复感六淫之邪，外邪郁而化热，痹阻经脉，流注关节，发为痛风。治疗则宜清热、除湿、排毒、化瘀。"宛陈则除之"，刺络放血疗法具有泻火清热、祛湿排毒、祛瘀生新、消肿止痛等作用，可使邪气随血外出，血气通行，正气激发。改良的抽气罐疗法具有更强的吸附力，更利于瘀积于关节局部的湿浊、瘀血、热毒之邪排出，达到通畅经络、行气活血、消肿止痛之效果。与三棱针放血相结合，选取病变关节附近的阿是穴，可直达病所，给邪以出路。

第六方

处方 曲池、合谷、足三里、太冲、丰隆、内庭、三阴交、阴陵泉、太溪以及阿是穴。

刺灸方法 在病痛部位常规消毒后用一次性10mL注射器针头刺破皮肤，放血1mL，刺血后选用针刺疗法，毫针泻法，隔日1次，3次为1个疗程，治疗1个疗程观察疗效。注意事项：针刺及放血部位必须严密消毒，防止感染，放血部位的创口保持清洁直到愈合为止。针刺不宜过猛、过深，手法要轻、稳、准，放血适量，不宜过多。要取得患者的合作，患者体位要舒适，预防晕针或虚脱等意外事故的发生。疼痛减轻或消失后，注意改善饮食生活方式，维持理想的血尿酸值。

临床疗效 本组50例，痊愈30例，显效12例，有效3例，无效5例，总有效率90%。

资料来源 李如祥，黄璇，邱江红. 云南中医中药杂志，2016，37（10）：59-60.

按语 急性痛风性关节炎属于中医的"痹证""白虎历节"的范畴。内因人体正气不足、脾肾功能失调，外因饮食劳倦、七情所伤、感受外邪，内外和邪，湿热内生，闭阻经络，气血不通，湿热痰瘀流注关节，发为痛风。"急则治其标"，刺络放血将局部的湿热痰瘀排出体外，使邪有出路，起到舒经通络、解毒消肿、祛热止痛的作用。曲池、合谷均为手阳明大肠经之穴，有清利湿热、活血化瘀止痛之功。足三里、丰隆、内庭、三阴交、阴陵泉健脾助运、清热化湿、化瘀止痛。太冲清热止痛。太溪补肾泻火止痛。阿是穴通络止痛。针刺以上诸穴共奏健脾助运、清热利湿、补肾泻火、通络止痛之功。

第七方

处方 温针灸：主穴：三阴交、合谷、太溪等；配穴：腕关节胀痛者取阳池穴、外关；肘关节疼痛者取天井、手三里；膝关节胀痛者取梁丘、外膝眼；踝关节肿痛者取丘墟、昆仑；趾关节胀痛者取隐白、太冲。刺络放血：阿是穴。

刺灸方法 取阿是穴，暴露穴位血脉后对其进行消毒，以较快的速度将注射器针头刺入，然后以轻柔的动作用酒精棉球对该处进行擦拭，以防止血液凝固。每3天1次，3次为1个疗程。常规针刺温针灸主穴，依据具体疼痛部位选取配穴，以平补平泻为治疗大法，得气后针灸三阴交、阳陵泉等处，留针时间为30分钟，每天1次，10天为1个疗程。

临床疗效 本组共40例，痊愈30例，显效5例，有效4例，无效1例，总有效率97.5%。

资料来源 汤文毅. 河南中医，2017，37（1）：145-146.

按语 中医认为，痛风性关节炎属于"湿热痹证"范畴，血中瘀热对急性痛风性关节炎的发病造成了极大程度的影响。脾、肾功能失调对急性痛风性关节炎造成了一定程度的影响，对三阴交进行针刺能够调理气血运行，改善脾、肾二脏功能。刺络放血治疗能够直达病灶，加快局部血液循环速度，为炎症渗出物的排出及经络修复提供良好的前提条件，有效缓解疼痛。本方采用温针灸疗法，将针刺的益肾化湿之功与艾灸活血清热之功有机地结合起来。

第八方

处方 主穴：患侧足三里、阳陵泉、三阴交、公孙、八风、太冲、阿是穴。

配穴：湿热阻痹证配双侧阴陵泉、曲池；瘀热内郁证配双侧合谷、血海；痰湿阻滞证配双侧丰隆、阴陵泉；肝肾阴虚证配双侧太溪、肾俞。

刺灸方法　常规消毒穴位、针具及医者手指，针刺得气后，导线连接电针治疗仪，先用连续波5分钟，后改疏密波，电流以患者能耐受为度，留针30分钟出针（摇大针孔慢慢出针）并泻八风穴（浅刺疾出）。出针后用火罐拔之施针处，留罐3分钟，起罐后点燃纯艾条1支，分别在上述施针穴位上施温和灸，艾火距穴位约35mm，以施灸部位局部潮红而又不产生灼痛为度，每穴10分钟。上述治疗每天1次。

临床疗效　本组共60例，痊愈35例，好转22例，无效3例，总有效率95.00%。

资料来源　曹晶晶，杨卫杰，曹轶. 中国中医药现代远程教育，2016，14（2）：110-112.

按语　本病病机关键为湿热瘀血阻滞经脉。足三里为足阳明胃经之合穴，多气多血，三阴交是足三阴之交会穴，两穴相配可以加强健脾和胃、扶正培元、疏风化湿、通经活络之功；阳陵泉既是足少阳胆经合穴又是筋之会穴，公孙既是足太阴脾经络穴又是八脉交会穴之一，两特定穴相配更能健脾胃、调冲任、清肝胆、舒筋利节。合谷、曲池、血海、阴陵泉以助清热祛湿、舒筋蠲痹之功。太冲为足厥阴肝经输（原）穴，"输主体重节痛"，可激活人体的原气，充分激发脏腑经络的功能，使三焦原气通达，脏腑功能协调，气化正常，湿热得解，疾病自除。悬钟为八会穴之髓会，肾主骨生髓，肾气盛则骨髓强健，关节滑利。诸穴合用，相得益彰，加强了健脾和胃、清利湿热、化瘀利浊、通络止痛的作用。电针的镇痛同拔罐的负压、温热作用以及对神经内分泌系统的调节作用，又加上艾条温和灸的清利湿热、活血祛瘀，疏通经络、健脾治本从而使筋脉通畅，气血调和则痹痛可蠲。

<h2 style="text-align:center">第九方</h2>

处方　大椎、曲池、阴陵泉及病变关节局部穴位，配穴随证加减。

刺灸方法　依据患者病变部位采取舒适体位，充分暴露病变局部，碘酒消毒针刺皮肤，采用0.35mm×40mm毫针进行针刺，各穴均采用泻法，得气后留针30分钟。每天1次，7天为1个疗程，共治疗2个疗程。

临床疗效　本组共38例，显效7例，有效25例，无效6例，总有效率84.3%。

资料来源　徐颖，黄微珍，李斌. 上海针灸杂志，2016，35（1）：66-68.

按语　中医学治疗本病多以祛邪、通络为主。针刺作为中医学外治方法之一，具有疏通局部经络气血的作用，而刺血疗法是中医学祛邪的重要手段，自古以来因其起效迅速而常用于治疗急症、痛症和热症等。急性痛风性关节炎发作时血络瘀阻不通，针刺配合刺血能活血化瘀、通经止痛。本方所选穴位中局部腧穴和阿是穴为疏通局部气血，阴陵泉为筋之会，又属脾之合穴，取其利湿化浊，流利关节之功；大椎、曲池主用疏风泻热之力。经脉所过，主治所及，刺血疗法穴位取阿是穴和远端井穴，一方面能祛瘀以生新，另一方面能开散邪之门。

十三、急性腰扭伤

急性腰扭伤多由于腰部突然受力、扭转、牵拉而发生。轻者数小时或1~2日后，腰痛逐渐加剧；重者随即腰部剧痛，活动不便，坐、卧、翻身困难，甚至不能起床，咳嗽、深呼吸都感疼痛加重。本病多发生在腰骶、骶髂部和两侧骶棘肌。

第一方

处方 人中。

刺灸方法 令患者采取仰卧位或坐位，穴位局部常规消毒，以30号25mm毫针，用缓慢进针法或快速法捻转进针。针尖向上斜刺2分左右。当局部出现麻胀或痛胀感觉时，继续捻转2~3分，并嘱患者同时向左右前后活动腰部。留针15~30分钟，行针1~2次，行针时令患者活动腰部；待疼痛明显减轻时，可起立活动腰部及做俯仰转侧、踢腿下蹲等动作。每天针刺1次。

临床疗效 本组32例，痊愈30例，显效2例。

典型病例 李某，男，20岁，1979年11月18日就诊。主诉：腰痛7天。咳嗽时痛势加剧。查体：腰部无红肿。第2、3腰椎间有压痛，弯腰及向左右活动均受限。诊断：急性腰扭伤。按上法针刺人中穴，疼痛基本消失，次日再按原法针刺1次，疼痛完全消失。

资料来源 王登旗. 广西中医药，1992，（4）：22.

按语 人中穴属督脉，督脉贯行腰背，此即"经脉所过，主病所及"，远部取穴时活动患部治疗，有利经脉气血的流通，故能取得满意疗效。

第二方

处方 外关。

刺灸方法 患者取立位，穴位常规消毒，用28号65mm毫针垂直快速刺入，行提插、捻转手法，强刺激。得气后留针2分钟，每隔5分钟行针1次。留针期间让患者做俯仰、转侧、踢腿、下蹲等动作。

临床疗效 本组82例，痊愈72例，显效5例，好转3例，无效2例。

资料来源 王玉明. 广西中医药，1992，（4）：23.

按语 外关是八脉交会穴之一，通阳维脉，阳维脉维系一身之阳；且外关为手三焦经络穴，故针刺外关可振奋阳气，通达三焦气机，疏通膀胱经气（阳维脉起于膀胱经金门穴）。气既行，则瘀滞可消，痛自止。

第三方

处方　上都。

刺灸方法　患者取立位，手握空拳，掌心向下。局部常规消毒后，选用28号50mm毫针，针刺上都穴（在第2、3指掌关节间），向掌心方向刺入1~1.5寸，行捻转补泻手法。得气后留针20分钟，让患者做俯仰、转侧、踢腿、下蹲等活动，以患部出汗为度。

临床疗效　本组400例，痊愈357例，有效34例，无效9例。总有效率97.5%。

典型病例　王某，男，33岁，工人。主诉：腰痛1小时。1小时前装卸作业中，突发腰痛，寸步难移，说话、咳嗽疼痛加剧。诊为急性腰扭伤。按上法针刺，1次后痊愈。

资料来源　赵万成. 中国针灸，1986，（2）：24.

按语　针刺上都穴，主要是对特定的神经末梢产生刺激作用，使机体的痛阈和耐痛阈提高，腰部的痛感逐渐减退，因痛所致的肌肉与血管的痉挛逐渐平复，随着局部微循环功能的增强，致痛的介质浓度逐渐降低，于是疼痛逐渐消失。

第四方

处方　后溪。

刺灸方法　患者取坐位，手半握拳。穴部常规消毒，用40~50mm毫针刺入1.5寸左右，针尖向劳宫。留针15分钟，行针3次，同时令患者随意缓慢活动腰部，幅度逐渐加大，每日针刺1次。

临床疗效　本组50例，痊愈45例，显效4例，无效1例。

典型病例　张某，男，40岁，工人。主诉：突发右侧腰部剧痛。患者因搬运重物突发腰痛。诊断：急性腰扭伤。经针刺双侧后溪穴，1次痛止而愈。

资料来源　周鹏临证治验。

按语　后溪为八脉交会穴，通督脉。督脉经气贯腰背，因督脉总督一身之阳气，阳气主动，故刺后溪能鼓动经脉之气以开导郁滞，使痛止病愈。

第五方

处方　人中、养老、腰痛。

刺灸方法　穴位消毒后快速进针，得气后边行针，边嘱患者活动腰部，如前后屈伸、左右侧弯等动作，运动幅度由小到大。留针15分钟，其间行针2~3次，用捻转提插泻法，针感以患者能耐受为宜。若针刺疗效欠佳，患部加拔火罐10分钟。

临床疗效　本组1000例，痊愈619例，显效249例，好转110例，无效22例。

典型病例　王某，男，56岁，工人，1988年9月24日来诊。主诉：突发腰痛3小时。查体：拾物试验和抬腿试验阳性，腰部活动受限，腰4、5椎体上缘及右侧腰背筋膜扭伤压痛。诊断为急性棘间、棘上韧带及腰背筋膜扭伤（属督脉、足太阳经合病），用上法针人中、养老。行针两次后，症状消失，腰部活动自如。

资料来源　宋振之．中国针灸，1991，（4）：1.

〔按语〕　本法依据经络根结理论，取肢端腰痛穴（手背2~3，4~5指总伸肌腱中间，手背横纹下1.5寸处）及养老穴。手足太阳经脉经气相通，故太阳经郄穴养老可治腰部太阳经脉所过部位的急性痛证，取人中疏通督脉经气，故督脉所过腰部疼痛可除。

第六方

处方　飞扬。

刺灸方法　患者取坐位，取健侧飞扬常规消毒，用28号65mm毫针直刺2寸，中等刺激。边捻针边嘱患者活动腰部，留针20~30分钟，其间行针3次，每次运针1分钟。每天1次。

临床疗效　本组30例，痊愈26例，显效3例，有效1例。

资料来源　丁庆兰．中国针灸，1992，（2）：28.

〔按语〕　飞扬为足太阳经的络穴，腰为肾之府，腰部扭伤可致肾、膀胱两经之气逆乱郁滞，取飞扬一穴可调两经之气，穴简而效捷。

第七方

处方　龈交。

刺灸方法　取龈交穴（上唇系带与齿龈交接处，腰扭伤者多在此处出现1米粒大白色小结），用新洁尔灭消毒，取30号25mm毫针在小结后侧沿口唇方向水平进针，行快速捻转强刺激。留针5~10分钟，其间嘱患者做腰部运动，幅度逐渐加大。

临床疗效　本组126例，全部治愈。

资料来源　张党红．中国针灸，1992，（2）：28.

〔按语〕　龈交穴是督、任脉及足阳明经交会穴。督主一身之阳，任主一身之阴，足阳明为多气多血之经。针一穴而调三经，使阴阳调和，气血疏通，瘀滞去而痛止。

第八方

处方 扭伤1（示指与中指掌骨间隙）、扭伤2（中指与无名指掌骨间隙）。

刺灸方法 取穴后常规消毒。用30号65mm毫针沿掌骨间隙平刺1.5~2.5寸，提插捻转使酸麻胀感传至腕部，间隔5分钟捻转1次，并嘱其活动腰部，幅度由小到大。

临床疗效 本组346例，全部治愈。

典型病例 王某，男，48岁，干部，1988年8月15日初诊。主诉：腰痛2天。有扭伤史。诊断：急性腰扭伤。按上法治疗15分钟后，痛止，腰部活动自如。

资料来源 金长禄．中国针灸，1991，（3）：30．

按语 手针治疗急性腰扭伤，是因为手部穴位与全身经络有着密切联系。西医学认为，针刺是通过神经体液调节达到止痛目的，实践表明，扭伤1对上腰部、扭伤2对下腰部扭伤疗效较好。

第九方

处方 痛点、委中。

刺灸方法 患者俯卧，医者持三棱针在痛点先散刺（豹纹刺），在委中穴点刺出血数滴，然后在痛点行拔罐术（用大号玻璃罐），每次留罐10~15分钟，每天1次，5次为1个疗程。散刺须做到浅而快，点刺委中穴出血量不宜过多。

临床疗效 本组68例，痊愈46例，显效18例，无效4例。

典型病例 张某，男，34岁，工人。1985年6月23日由他人用担架送来就诊。右腰扭伤2小时，寸步难移，说话、咳嗽、深呼吸时疼痛加剧。查体：右侧腰肌紧张，呈板状，无红肿，右侧第3~4腰椎横突明显压痛，右下肢直腿抬高试验（+），诊断：急性腰扭伤。按上法治疗，2次而愈。

资料来源 吴绪荣．湖北中医杂志，1987，（6）：34．

按语 委中为足太阳膀胱经的合穴，又为血郄，故施以刺络拔罐法配合痛点可以促使郁滞闭塞的血脉畅通，通则痛止。

第十方

处方 攒竹、印堂。

刺灸方法 取穴并常规消毒，用平补平泻法行针，留针30分钟，每10分钟行针1次。并嘱其同时活动腰部。

临床疗效 本组100例，痊愈92例，显效5例，好转3例。

资料来源 薛浩．上海针灸杂志，1989，（3）：47．

按语 因损伤部位水肿或有炎性渗出物，多取远道腧穴，以免局部刺激加重痛性紧张。足太阳膀胱经为病，"腰似折"，督脉为病，"脊强反折"，故取在其循行路线上的攒竹、印堂。

第十一方

处方 第2掌骨侧腰穴。

刺灸方法 找准穴位后常规消毒，进针要沿着压痛点最敏感处的第2掌骨拇指侧边缘垂直刺入，进针后，轻轻捻转，立即产生局部较强的胀、麻、酸、困感，并向发病部位传导，2~5分钟后患者即感患部轻松舒适。留针15~30分钟（令患者活动腰部）。日针1次，5次为1个疗程。

临床疗效 本组50例，全部治愈。

典型病例 侯某，男，46岁，工人。主诉：腰部剧烈疼痛3天。因拉车时用力过猛所致。查体：腰前屈5°，左右侧弯5°，第2~3腰椎压痛明显，右侧腰肌呈痉挛状。诊断：急性腰扭伤。第2掌骨腰穴压痛敏感，立即在腰穴针刺，令患者活动腰部，骤感腰部轻松，疼痛消失，腰部活动自如。

资料来源 石信箴. 河南中医，1991，（4）：27.

按语 运用第2掌骨侧腰穴位治疗疾病，必须要取穴准确。方法一般采用按压法，当患者某穴有明显的酸、麻、胀、痛、重感觉时，应稍用力揉压或按压，这时患者会发生躲避反应，面部出现咧嘴、皱眉等表情，则此穴为压痛反应点。

第十二方

处方 阿是穴、肾俞、腰眼、腰阳关、志室、后溪、委中（放血）。

刺灸方法 皮肤消毒，取一次性毫针（50~75mm）快速进针，提插捻转得气留针20~25分钟，每天1次，治疗3~7天。委中点刺放血操作：选取患侧委中穴附近的静脉，常规消毒后用三棱针点刺，让血液自行流出，颜色逐渐变浅，至血流停止，然后于点刺部位拔罐，留罐5~10分钟。根据病情可于5天后再次点刺放血。一般治疗1~2次。

临床疗效 本组60例，显效33例，有效27例，无效0例，总有效率100%。

资料来源 柳蕾. 双足与保健，2019，28（12）：23-24.

按语 阿是穴、肾俞、腰眼、腰阳关、志室为局部取穴，疏通经络气血；后溪为远部取穴。根据"腰部委中求"的治法，选择委中点刺放血后拔罐，可疏通经络，消散腰部瘀血，缓解疼痛。针灸联合委中点刺放血治疗急性腰扭伤可迅速缓解腰部疼痛、促进腰功能及活动度恢复，效果显著；且操作简单，价格低廉，见效快，大大缩短了患者病程，值得临床推广应用。

第十三方

处方 腰痛点、第1腰椎至第5腰椎棘突下两侧夹脊穴。

刺灸方法 操作方法：待刺穴位消毒后进针，待有针感后留针，使用电针仪，连接各针柄，使用连续波，强度调至1，留针30分钟，10天为1个疗程，治疗期间平卧休息，避免感受风寒。

临床疗效 本组47例，经上述方法治疗后，47例患者的JOA以及VAS评分较治疗前均有明显改善。

资料来源 刘玉峰，孙艳丽. 国际医药卫生导报，2018，24（14）：2177-2178.

按语 《金匮翼》曰："瘀血腰痛者，闪挫及强力举重得之；盖腰者，一身之要，屈伸俯仰，无不由之，若一有损伤，则血脉凝涩，经络壅滞，令人卒痛不能转侧，其脉涩，轻夜重者是也。"取腰痛点、第1腰椎至第5腰椎棘突下两侧夹脊穴可迅速缓解腰部疼痛、促进腰功能及活动度恢复，效果显著，值得临床推广。

第十四方

处方 伏兔、悬钟（针刺）；上合谷（手背拇、示二指掌骨歧骨间）、腰三针（肾俞、十七椎下）、委中（放血）；腰伤痛点（刺络拔罐）。

刺灸方法 ①动刺疗法操作：患者取坐位，75％酒精常规消毒皮肤，使用0.35mm×100mm、0.30×50mm的不锈钢毫针，采用直刺法。伏兔穴沿股骨外侧骨膜直刺3寸，悬钟穴沿腓骨前缘直刺1.5寸，行适当的提插捻转手法。两穴得气后。左右旋转。并幅度逐渐加大。留针20分钟后，至伏兔和悬钟两穴得气后，停止针刺，缓慢出针。每天1次，5天为1个疗程，1个疗程后评价疗效。②放血疗法：凡施针穴位皮肤及针具常规消毒，三棱针点刺放血上合谷、腰三针、委中。腰伤痛点处，三棱针点刺放血后，将青霉素橡皮盖倒置于放血点附近。上置酒精棉球，点燃后将玻璃火罐迅速扣上。或用闪火法拔罐，并拔出少量瘀血，15~20分钟即可。在针刺或放血的部位，棉球压迫止血。

临床疗效 本组50例，显效38例，有效9例，无效3例，总有效率94.0％。

资料来源 高阳，李锡，杜双庆，等. 中国医药导报，2019，16（17）：169-172.

按语 《标幽赋》云："况夫阴阳气血，多少为最……气盛血多者，阳明之位。"阳明经为宗筋之会；悬钟穴别名绝骨，属足少阳胆经，为八会穴之髓会，具有行气血，通经络，填精益髓之功效。《素问·刺腰痛篇》"腰痛不可以俯仰，刺足少阳"，刺之补髓舒筋通络。其独穴和双穴的临床应用体现了中医理论中交经缪刺、上病下取的原则。因此，针刺足阳明经之伏兔穴、胆经之悬钟穴，同时配合患部运动的疗法，可以更好地疏通全身气血，气血得通，筋脉得养，通则不痛，从而有效缓解腰痛及转侧不利的症状。

十四、踝关节扭伤

踝关节扭伤指运动状态中踝关节不稳定时，所引起的踝关节周围韧带的损伤。临床上分内翻扭伤和外翻扭伤两类，前者多见。受伤后踝部立即出现肿胀疼痛，行走不利，甚至完全不能行走，伤后二三日局部可出现瘀斑。本病可发生于任何年龄，但以青壮年多见。

第一方

处方　丘墟透照海。

刺灸方法　将患足置于稍内翻位，穴区常规消毒后，取28号50mm毫针从丘墟穴刺入，针尖向照海穴方向，慢慢提插进针。在此过程中，患者有剧烈的酸麻胀痛感。在照海穴下摸到穿透的针尖（此时针尖仍在皮下）即停止进针。在针柄置一段1.5cm长的艾条施灸，换灸3次。日一次或隔日一次，10次为1个疗程。

临床疗效　治疗反复发作性踝关节扭伤53例，痊愈36例，好转16例，无效1例。

典型病例　刘某，女，38岁，工人，1985年7月23日来诊。主诉：右踝关节肿痛6月。6月内有同侧踝关节4次扭伤史。体检：右踝关节外侧轻度肿胀，压痛明显。内翻位X线正位片示：外侧关节间隙增宽。诊断：右侧踝关节扭伤。治以右丘墟透照海，并施温针灸。日1次，1个疗程后症状全部消失。随访1年未复发。

资料来源　秦黎虹. 新中医，1989，（5）：35.

按语　反复发作的踝关节扭伤属于局部经络痹阻，筋脉失养，风寒湿邪乘虚而入所形成的本虚标实之痹证。治宜补虚泻实，温通并施。故取丘墟透照海以调和阴阳，针感可扩散到整个踝关节，以消瘀结、通痹阻。配合温针可振奋阳气，温养筋脉，缓解肌肉韧带之痉挛。

第二方

处方　第二掌骨桡侧尽端"足（踝）"穴。

刺灸方法　令患者坐于椅上，医者用手托起患者病足同侧的手，令其放松肌肉，手握空拳，虎口朝上，取"足"穴规消毒后，垂直刺入5~8分，进针得气后，即令患者活动才伤的踝关节，每隔10分钟捻转行针1次，同时仍需活动患足留针40分钟。

临床疗效　本组316例，治愈310例，中断不明者6例。

资料来源　杨兆勤. 上海针灸杂志，1992，（1）：46.

按语 本法为第2掌骨侧针法，即在第2掌骨侧穴位上针刺以治疗全身疾病的一种方法，第2掌骨侧属手阳明经所过之处，通过同名经及表里经联系从而与全身脏腑组织器官构成密切关系。运用时，多采用穴位诊察法，即找出相关位的压痛反应点，并应依据中医理论与体针相结合，更能取得满意疗效。

第三方

处方 大陵。

刺灸方法 取健侧大陵穴，选用28号40mm毫针快速刺入皮下，缓慢进行至0.5~1寸，有酸麻胀感后行平补平泻法以患者能承受为度。留针20分钟，其间行针2~4次，并协助患者做踝关节旋转运动，使患者自感轻松。每天1次，6次为1个疗程，疗程间休息1~2天。

临床疗效 本组20例，痊愈14例，有效6例。

资料来源 吴绪平临证治验。

按语 大陵为手厥阴心包经之输原穴，可调理心包与表里经三焦经气，针刺本穴可起到调气活血止痛作用，故治疗踝关节扭伤效果显著。

第四方

处方 中渚、阳池、外关。

刺灸方法 取患侧中渚、阳池、外关，常规消毒后快速进针至皮下，有酸胀感后留针30分钟。留针期间嘱患者自行按揉患部。

临床疗效 本组21例，全部治愈。

典型病例 张某，女，14岁。主诉：左踝关节扭伤2天。查体：左踝外侧肿胀，有压痛，背伸、跖屈受限。针刺中渚、阳池、外关3穴，同时活动患足，经3次治疗诸症消失而愈。

资料来源 周鹏临证治验。

按语 阳池为三焦经原穴，外关为其络穴，中渚为其输穴，三穴配伍，可调畅三焦经气，使经脉、脏腑气机通利，踝部瘀滞因而消解，则伤病可痊。

第五方

处方 针刺取穴：取双侧"飞腾八法"，先患侧后健侧。先开主穴再配合穴："飞腾八法"只取治疗时干推卦即得主穴，如临床治疗之时干为甲，查开穴表，推得乾卦，即得开公孙为主穴，再配内关为合穴。同理，如临床治疗时干为丙，查开穴表，推得艮卦，即得开内关为主穴，再配公孙为合穴。余仿此；患侧"踝三针"（解溪、太溪、昆仑）。

刺灸方法　本方采用飞腾八法结合踝三针疗法。飞腾八法操作：①患者如厕后脱去鞋袜，再取舒适之仰卧位；②取75%酒精棉球依常规穴位消毒；③针具使用一次性无菌针灸针（0.3mm×25mm或0.3mm×40mm）；④先患侧后健侧，每侧先刺主穴，再刺合穴，采用单手快速进针0.3~1.2寸（据穴位部位、患者肥瘦）；⑤进针要求得气（患者在针下出现局部酸麻胀重或触电等感觉，这种感觉可沿着一定的部位，向一定方向扩散传导）；⑥手法平补平泻手法（进针得气后，均匀地捻转；唯后溪穴因多数患者针感已盛，多不耐手法，不宜捻转），之后留针30分钟，中途行针一次；⑦出针时，依先刺先出原则，依序出针；第一周内，于出针后，踝关节绑上弹性纱布。⑧治疗留针期间以TDP灯照射患者之患部。踝三针操作：三穴进针顺序为先解溪、次太溪、末昆仑。每天治疗1次，5次为1个疗程，共治疗2个疗程，疗程间休息2天。疗程中若症状消失可以停止治疗。

临床疗效　治疗踝关节扭伤30例，痊愈10例，显效17例，有效3例，无效0例。总有效率90%。

资料来源　矢建国（Joseph）. 广州中医药大学，2015.（学位论文，知网收集）

按语　"飞腾八法"运用八个经穴联通奇经八脉扩及十二经脉，调节经络系统提高疗效，发挥以简驭繁的作用；踝三针的主治，可以治疗踝关节肿痛、活动障碍等。故结合二法治疗踝关节扭伤，疗效显著，值得临床推广使用。

第六方

处方　五虎穴结合"RICE"。

刺灸方法　本方采用针刺五虎穴结合"RICE"治疗。"RICE"中"R"代表"Rest"指休息，即立即停止运动，使患肢处于无负重状态，以得到休息，避免二次损伤；"I"代表"Ice"指冰敷，损伤后30分钟内对患肢进行冰敷，持续30分钟，每天1次；"C"代表"Compression"，指加压包扎，冰敷结束后，使踝关节保持中立位，以约1寸厚的棉花放在创伤部，用弹力绷带"8"字加压包扎；"E"则指的是"Elevation"，指抬高患肢，将患肢置于高于心脏的位置。操作方法：在冰敷期间，患者取坐位，上肢置于治疗床上。采用交叉对侧取穴，以左侧踝关节扭伤为例，先在右手大指近端第一节内侧缘，按穴位分布用手指按压，边按揉边寻找最明显的压痛点。同时嘱受试者慢慢活动左踝，若疼痛有所减轻，即是此穴，则于此处针刺之。皮肤以酒精棉常规消毒后，术者取0.30mm×25mm毫针，左手捏住大指，以右手快速将针刺入2~4分，然后轻轻捻转针体直至得气。此时嘱受试者在可承受范围内缓慢活动踝关节，直至疼痛减轻或消失。在治疗期间可数次捻转运针，留针30分钟，每天1次，2天后观察疗效。

临床疗效　本组37例，显效1例，有效27例，无效9例，总有效率75.7%。

资料来源　张建礼. 福建中医药大学，2018.（学位论文，知网收集）

按语　董氏奇穴在穴位选取上多采用"交经巨刺"理论，更加强调健侧取穴运针，通过强刺激可有效地使气至病所，气至则痛止。在临床治疗中疗效显著，应用广泛。

第七方

处方 阿是穴为主、昆仑、解溪、照海、申脉、丘墟。

刺灸方法 本方采用围刺结合电针，取阿是穴为主，即踝关节压痛最明显处。操作方法：选取0.32mm×50mm的针灸针。患者取坐位或仰卧位，将患肢脚踝平放于治疗床上，将其固定，医者用拇指在患侧踝关节处寻按最痛点，即取阿是穴，进行常规消毒后针刺阿是穴，针刺至骨膜后微微捻转。得气后，分别在距离阿是穴3cm处上下左右四个方向各向阿是穴斜刺2针，针距为1.5~2.0cm。行提插捻转手法，平补平泻。随后在四个方向处分别均接上KWD-808型电针治疗仪，共接4对，频率选择疏密波，强度以患者能耐受为度。再取昆仑、解溪、照海、申脉、丘墟穴，垂直刺入，针刺得气后，也行提插捻转手法，平补平泻。治疗时间30分钟/次，1次/日，6天为1个疗程，休息一天，共治疗3个疗程。

临床疗效 本组35例，治愈11例，显效12例，有效8例，无效4例，总有效率75.7%。

资料来源 孙婷婷. 黑龙江中医药大学，2018.（学位论文，知网收集）

按语 围刺法又称多针刺法，其特点是围刺法针感较强烈，针刺刺激量较大，涉及的经络多，能够加强经络间的联系；同时具有镇痛以及加速局部血液循环，增强局部的新陈代谢，减少病灶区炎性物质的渗出，促进局部组织的修复，减少水肿等。因此，围刺法对于踝关节扭伤有更可靠、可显著的疗效，它可以加快踝关节功能的恢复。

第八方

处方 小节穴。

刺灸方法 取患肢对侧的小节穴，常规局部消毒，用毫针（规格0.25mm×50mm）针刺，针尖朝重仙穴方向，捻转，针入处约在拇短展肌与拇短屈肌之间，针深约1.5寸，进针得气后，嘱患者持续缓缓活动患侧踝关节，活动幅度逐渐增大，留针30分钟，每天1次，7天为1个疗程，治疗1~2个疗程。

临床疗效 本组40例，治愈37例，症状改善3例，总有效率100%。

资料来源 鲍彦荣，金柱，袁宝贵. 深圳中西医结合杂志，2019，29（6）：117-118.

按语 中医理论中，踝关节扭伤属于"伤筋"范畴，而陈旧性踝关节扭伤病因病机在于气滞血瘀，经脉失调，筋络失养，不通则痛。小节穴是运用奇穴理论及抽象思维所创，为董氏奇穴之一，位于大指本节掌骨旁赤白肉际处，即第1掌骨外上髁与拇指第一节外下髁交接凹陷处。踝关节扭伤多损伤足太阳膀胱经和足太阴脾经，而小节穴位于肺经上，肺经与脾经为同名经，与膀胱经通过"脏腑相通"相联系，具有调节经络平衡、疏经活络、消肿止痛之功效。故小节穴是治疗踝关节扭伤的特效穴，疗效独到。

第五章　外科疾病

一、乳腺增生症

乳腺增生症是临床常见的乳腺组织良性增生性病变，以周期性加重的乳房胀痛和多发性乳房肿块为主要临床特点，小部分可伴有乳头溢液，多发于30~50岁妇女，70%~80%女性有不同程度乳腺增生。近年来该病发病率呈逐年上升的趋势，年龄也越来越低龄化，少部分乳腺增生长期迁延不愈，会发生恶性病变。属于中医"乳癖"范畴。

第一方

处方　"膺乳"（"高氏奇穴"，位于眉头与目内眦连线中点，为高树中教授经验穴，主治乳腺增生疾患）、膻中、足三里、太冲、三阴交穴。

刺灸方法　先铺药行隔姜灸，患者取仰卧位，在乳房肿块部位均匀铺撒药粉。材料配备：①药粉：由柴胡12g、当归12g、白芍12g、茯苓9g、白术9g、香附9g、丹参9g、灵脂6g、海藻6g、昆布6g、夏枯草6g、甘草3g组成，混合研为细末，密封备用，每次取用5g。②姜碗：将300g生姜洗净，切成块状，并用打姜机打碎成姜泥，制作成姜碗，碗口直径约4cm、高约2cm。③艾炷：取艾绒适量，搓成紧实的圆锥体数个，底部直径和高均约3cm。在药粉上放置姜碗，后将点燃的艾炷放于姜碗中，连续施灸3壮，每次施灸时间约1.5小时，施灸完毕后，取下姜碗，操作部位擦拭干净。

之后行针刺治疗，腧穴周围常规消毒，选用0.30mm×40mm一次性使用无菌针灸针。在膺乳穴处，找到条索状物或压痛点，按揉30秒，再直刺进针8mm；膻中平刺12mm，针感向胸两侧放射为宜；足三里、三阴交直刺25mm，针刺足三里要求酸胀延伸到小腿部，三阴交要求酸胀感延伸到足背。此三穴均施以平补平泻。太冲直刺15mm，施以提插捻转泻法，要求麻胀感传到小腿及足，留针30分钟。每3天治疗1次，每周治疗2次。从月经结束后1周开始到下次月经来潮为1个疗程，持续3个疗程。

临床疗效　本组共26例，临床治愈5例，显效16例，有效3例，无效2例，总有效率92.2%。

资料来源　李镜，戎姣，谭占婷，等. 中国针灸，2018，38（10）：1099-1100.

按语　本方针对肝郁痰凝乳腺增生患者而进行，古代医家多认为此病发生与肝、脾、肾及冲任有关。《疡科心得集·辨乳癖乳痰乳岩论》云："乳癖，良由肝气不舒郁积而成。"其病因多由情志不舒、肝气犯脾或思虑伤脾致使脾运失常，痰浊内生不化，气血痰凝日久，乳络郁滞不通而形成乳中结块，故治疗上宜以疏肝理气、化痰软坚散结为主。

膺乳穴为经验取穴，根据头面部全息理论可以治疗乳腺增生疾患；局部选用气会膻中既可宽胸理气又可疏通局部经络，且女子乳房属胃，故循经远取胃经合穴足三里以疏调阳明气血；太冲、三阴交为远端取穴，太冲为肝经之原穴，有疏肝解郁之功效，三阴交为肝脾肾交会穴，既可健脾益血，又可调补肝肾，是治疗妇科疾病的常用穴位。五穴合用共奏疏肝理气、活血止痛之效。本法集药物、艾灸、针刺等作用于一体，遵循"治病求本"的原则，在疏通乳房经络的同时加强药物的渗透与吸收，针、灸、药并用，共奏疏肝理气、活血止痛、化痰软坚散结之功。

第二方

处方　太冲、膻中、屋翳、肩井、足三里、阳陵泉、三阴交、曲池、合谷、风池。

刺灸方法　膻中、屋翳、肩井向病灶方向斜刺，引导经气直达病所，其余各穴均采用迎随补泻法，以得气为度。留针30分钟后起针。7天为1个疗程，中间休息2天，再继续下1个疗程治疗。月经期间暂停针刺治疗。

临床疗效　本组共102例，痊愈31例，好转69例，无效2例，总有效率97.06%。

资料来源　宋少军，韩秀华，宋昕，等. 云南中医中药杂志，2019，40（2）：57-58.

[按语]　《外科正宗》指出"乳癖多由思虑伤脾，恼怒伤肝，郁结而成。"中医学认为肝郁脾虚为本病发病之本，气滞痰凝血瘀为发病之标。此针法为"开胸顺气"针刺法，此法讲究整体治疗，重点刺激肝经、胆经、胃经及任脉，以治本为主，标本兼顾，共奏开郁顺气、消瘀散结之功效。

第三方

处方　肿块上下两针、左右两针，双侧足三里、太冲。

刺灸方法　在肿块上下左右四周共取4个进针点施行围刺法，针身与肿块呈45°左右斜刺进针，针尖进入增生部位少许后，连接KWD-808系列型脉冲针灸治疗仪，肿块上下两针、左右两针，各接电极1对，选用疏密波频率，强度以患者耐受为度。留针加电15分钟后停电拔针。同时在双侧足三里、太冲施行平补平泻法针刺治疗，每个穴位施行手法2次，每次1分钟，每10分钟施行1次。治疗周期：每2天治疗1次，共14次。

临床疗效　本组共32例。治疗6个月后：痊愈7例，显效14例，有效8例，无效3例，总有效率90.63%。治疗12个月后：痊愈10例，显效14例，有效6例，无效2例，总有效率93.75%。

资料来源　李东晓，杨振淮，邱芳华，等．广州中医药大学学报，2018，35（5）：823-827.

 按语　本方在乳腺增生部位施行电针围刺法，注重发挥针刺的局部治疗作用，通过加强病灶刺激量，疏通经络，运行气血，直达病灶，进而发挥软坚散结、消肿止痛的作用，与"以痛为腧"的阿是穴理念相符合。循经取穴施行平补平泻法，可通过适当的刺激量，调和阴阳、通畅气机，达到调节内分泌的作用。

第四方

处方　针刺：曲泉、明黄穴。督灸：背部督脉循行处。

刺灸方法　患者取仰卧位，局部穴位消毒后，使用40mm毫针斜刺曲泉与明黄穴，行小幅度捻转手法，留针25分钟。出针后将督灸方散放于背部督脉循行处行督灸治疗。督灸方：附子10g，香附20g，小茴香20g，肉桂20g，五灵脂15g，当归20g，川芎20g，茯苓20g，打碎研磨成粉。针刺每天1次，督灸每周1次，连续3个月。

临床疗效　本组共60例，临床治愈26例，显效17例，有效14例，无效3例，总有效率95%。

资料来源　闫智会，王玉．中国误诊学杂志，2019，14（7）：320-322.

按语　气郁痰阻型乳腺增生在中医属于"乳中结核""乳癖"范畴，本病属本虚标实，其主要病机为冲任失调、肝郁气滞、痰瘀凝结。临床中应以散结通络、疏肝解郁为主，明黄穴为董氏奇穴，位于肝厥阴经线上，为大腿内侧之中央点，曲泉穴为肝经之合穴，针刺曲泉配明黄穴可疏肝解郁，通其不通之经脉，调其不通之气血，达到通经脉理气血的目的。督脉为"阳脉之海"，总统一身之阳气，此督灸方为助阳散寒，活血散瘀，开郁行气之品，行督灸加强温通经络，散结开郁之效，对于减小乳房肿块、减轻乳房疼痛等疗效佳。

第五方

处方　本神透神庭、悬颅透悬厘、正营透承灵。膻中、乳根、屋翳、人迎、期门、足三里、血海、三阴交。

刺灸方法　患者取端坐位，采用透穴刺法，本神透神庭、悬颅透悬厘、正营透承灵。使针与头皮呈15°夹角，用快速弹针进针法，当针尖达到帽状腱膜膜下层时，调整针尖方向，使针与头皮平行，继续捻转进针，到达透刺穴位。得气后快速捻转1~2分钟，频率为每分钟200转。然后患者取仰卧位，膻中、乳根、屋翳均向乳房肿块方向斜刺，膻中穴平刺，乳根、屋翳穴斜刺，针刺人迎时避开颈动脉直刺，期门穴平刺0.5~0.8寸，足三里直刺1.5~2寸，血海、三阴交直刺1.5~2寸。针刺得气后，留针30分钟，每日一次，经期不针刺。30次为1个疗程，连续治疗3个疗程。

临床疗效 本组共40例，治愈5例，显效8例，有效23例，无效3例，总有效率92.5%。

资料来源 徐春梅，马政涛，刘芷妤，等. 心理月刊，2019，14（2）：95-96.

按语 本方选取三组头穴透刺治疗，悬颅、悬厘、正营、承灵、本神均属于胆经穴位，透刺这两组穴可疏利少阳枢机，平衡阴阳，有利于疏解郁结之气机；神庭穴位于督脉，督脉入络脑，主髓通脑，本神透刺神庭穴可温通督脉，温能散郁。余穴为局部穴位及调和气血之常规选穴，共奏疏肝郁、和气血之功，针对性治疗肝郁气滞型乳腺增生症。

第六方

处方 ①刮痧疗法：双侧肩井、督脉（大椎至至阳穴节段）、双侧膀胱经（大杼至脾俞节段）、双侧肩胛区。②穴位埋线：主穴：双侧肩井、天宗、膈俞、肝俞、脾俞。配穴：肝郁气滞型配太冲；痰瘀互结型配足三里、丰隆；冲任失调型配三阴交。③药线点灸：乳房肿块局部梅花穴。

刺灸方法 ①刮痧疗法：嘱患者取俯卧位，充分暴露背部，常规消毒后，涂上液状石蜡，手握长方形水牛角刮痧板，与皮肤呈45°角，先刮双侧肩井；然后刮督脉（大椎到至阳穴）；再刮两侧膀胱经（大杼到脾俞）；最后刮双侧肩胛区，由内到外。力度均匀，以皮肤出现淡红色或暗紫色斑点或斑块为度，最后用卫生纸擦干净背部残留的液状石蜡，休息5分钟后进行穴位埋线。②穴位埋线：医者双手消毒后，取6号注射针头1支，将1支30号40mm毫针用剪刀剪去针尖并消毒好作为6号注射针头的针芯备用。将4-0号灭菌羊肠线剪出约1.0cm长的20个节段放入灭菌消毒针盒内备用。对施术穴位进行常规消毒后，用镊子在注射针头前端置入一根剪好的4-0号灭菌羊肠线，进针时肩井穴斜刺0.5寸，膈俞、肝俞、脾俞向脊柱方向斜刺0.5~0.8寸，天宗、丰隆、三阴交、足三里直刺1寸，太冲穴直刺0.5寸。进针时对准穴位，快速刺破皮肤，待将针送至规定深度后，左手快速轻提针头，右手向内推针芯，将针管内的灭菌羊肠线埋植在穴位内，拔出针头，用消毒棉签轻压针孔止血。③药线点灸：左手拿酒精灯，右手拇指与示指夹持药线，露出线头1~2cm长，将露出端点燃，甩灭明火，只需有珠火即可，将珠火对准施术部位，顺应腕和拇指屈曲动作，拇指指腹稳重而敏捷地将珠火在乳房肿块中央的上下左右各取1个穴位，呈梅花形分布点灸，每点灸1次为1壮，每穴点灸1壮。以上3种疗法按刮痧-穴位埋线-药线点灸的顺序进行，从月经结束第3天后开始治疗，10天治疗1次，2次1个疗程，1个月经周期治疗2次，月经期不做治疗，连续3个疗程。

临床疗效 本组共38例，痊愈0例，显效19例，有效16例，无效3例，总有效率92.11%。

资料来源 李敏萍，熊飞升，柴杰，等．辽宁中医药大学学报，2018，20（6）：135-138．

按语 本方三法综合运用，刮痧疗法可活血行气、疏通经络，能有效地疏通受阻的乳络，消瘀散结，对减轻乳腺增生的疼痛和消除肿块有很好的疗效。穴位埋线疗法能"通其经脉，调其血气"。《灵枢·终始》曰："久病者，邪气入深，刺此病者，深内而久留之"，当羊肠线埋入人体穴位后，作为异体蛋白的羊肠线会慢慢软化、液化、分解及吸收，可对穴位产生持续、柔和的刺激，提高腧穴的兴奋及传导性，起到良性、双向性调节的作用。药线点灸治病有"寒手热背肿在梅，痿肌痛沿麻络央"之说，意即凡是肿块疾病均可用局部梅花穴点灸，凡痛症均可取痛处及其临近的穴位为主点灸。

二、泌尿系结石

泌尿系结石是泌尿系统各部位结石的统称，根据结石所在部位不同，可分为肾结石、输尿管结石、膀胱结石和尿道结石，在病理上主要引起直接损伤、梗阻、感染。其典型临床表现可见血尿、阵发性绞痛、胀痛等。

第一方

处方 主穴：京门、肾俞。配穴：足三里、三阴交、阿是穴。

刺灸方法 患者屈膝侧卧，患侧在上。穴位常规消毒，针刺有酸胀感后留针30分钟，每3~5分钟行针1次，中强或强刺激。每日1~2次，7日为1个疗程。疗程间休息1~2日。本方主治泌尿系结石。

临床疗效 本组150例，排石111例，有效39例，止痛有效率100%。

典型病例 王某，男，30岁，司机，1986年9月22日来诊。突发右侧腰痛，伴恶心呕吐。查体：右肾区叩痛（+）。尿检：蛋白（++），血红蛋白（++++），白细胞（0~4）。X线片示：右侧输尿管下段有1.9cm×1.3cm×1.0cm阴影。诊断：右侧输尿管下段结石。用上法针刺10天，结石进入尿道。同年10月7日，在局麻下切开尿道口取出1.9cm×1.3cm×1.0cm褐色结石1块。X线片复查，输尿管和膀胱结石阴影消失。

资料来源 杨丁林．中国针灸，1987，（4）：9．

按语 肾募京门与肾俞俞募相配，可调整肾脏的功能状态，使结石不再产生；又可使肾所属器官（输尿管、膀胱、尿道）功能增强，通过相应器官肌肉的收缩和舒张，使结石排出。

第二方

处方 体穴：肾俞（双）、京门（患侧）、气海、中极、归来（患侧）、阴陵泉（双）。耳穴：肾、输尿管、膀胱、尿道口、交感、胃、三焦，痛剧加神门、耳迷根。

刺灸方法 针刺体穴时，先取俯卧位刺肾俞、京门，平补平泻手法，留针15~30分钟（若是急性剧痛，则留针至痛减再拔针），每10分钟捻针1次。接着取仰卧位刺气海、中极、归来、阴陵泉，泻法，留针15~30分钟，每10分钟捻针1次（急性剧痛，痛减拔针），气海、中极、归来的针感要向阴部放散，阴陵泉针感向大腿内侧至阴部放散。每日针刺1次，10天为1个疗程。针刺耳穴时，在耳郭常规消毒，用消毒过的30~32号Q型的皮内针埋入上述耳穴中，胶布固定。每次刺埋一侧耳穴，两耳轮换，隔日换针1次。嘱患者每日按压埋针3~6次。本方主治泌尿系结石。

临床疗效 本组58例，排石52例。

典型病例 高某，男，31岁，工人，1987年6月3日初诊。主诉：左腰腹绞痛40天。"B超"提示左输尿管上段结石、左肾盂积水，结石0.6cm×0.7cm。按上法针刺6次后，结石排出，"B超"复查未见结石光团和肾积水。

资料来源 袁明经. 针灸学报，1989，（1）：20.

按语 本法取气海、中极，加强肾与膀胱的气化及推动作用，归来为局部取穴以镇痛止痉，配耳穴以加强体穴功效，共奏排石之功。

第三方

处方 肾俞、中极、三阴交。

刺灸方法 针刺深度：肾俞1.2~1.8寸，中极1.5~2.0寸，三阴交0.8~1.5寸。留针20分钟，施泻法。每日1~2次，10次为1个疗程。采用长春中医学院研制的JJY-1型经穴灸疗仪，在施灸穴位上薄薄抹一层艾油，灸头固定在穴位上面，调好支架高度。照射15分钟，以皮肤轻度红晕为宜，每日1~2次，10次为1个疗程，间隔3日，再行第2疗程。本方主治泌尿系结石。

临床疗效 本组44例，结石排空者38例，有效4例，无效2例。

典型病例 司某，男，33岁。主诉：右侧腰部阵发性疼痛3月余。X线片示右输尿管上段有不规则形结石1枚。按上法治疗7次后排出0.7cm×1.2cm结石1枚，复查结石影消失。

资料来源 聂汉云. 中国针灸，1988，（2）：11.

按语 肾俞、中极分别为肾脏俞、膀胱腑募，二者相配，可增强肾、膀胱的气化功能，使尿液生成排泄正常。三阴交能清利湿热、通络止痛。痛止则痉挛可解，在尿液的冲击及推动下，结石自可排出。

第四方

处方 主穴：关元、中极、太溪、三阴交。配穴：太冲、大横（患侧）、京门（患侧）。

刺灸方法 常规消毒进针，得气后关元轻刺激施补法；中极、太溪、三阴交，捻转提插，行重刺激泻法；太冲、大横、京门提插泻法。关元、中极行手法使针感传至前阴，大横、京门使针感由同侧传至前阴及会阴部，三阴交、太溪、太冲使针感上传过膝。留针30分钟，每5~10分钟施手法予强刺激。每天1次。本方主治输尿管结石。

临床疗效 本组21例，全部治愈。

典型病例 患者，女，24岁，1987年10月17日就诊。小腹坠痛，尿频尿痛。尿化验：蛋白（＋），红细胞（＋）。X线片示双侧输尿管结石（左为中下段，右为下段）。诊为石淋。治以上法，2周后双侧结石相继排出，X线片示结石消失。

资料来源 魏仲华. 天津中医，1988，（5）：29.

按语 关元、中极可振发任脉之经气，进而通调足少阴、足太阴之经气，助脾肾以固本，利膀胱而清湿热。太溪为足少阴原穴，主治本脏病，可缓解输尿管痉挛而止绞痛，并促进输尿管蠕动以排石。三阴交为足三阴交会穴，健脾益肾疏肝；京门疏泻利水，可加强肾的排泄功能，再刺大横以清利湿热，解痉止痛。诸穴相配，能益肾通淋、清利湿热、理气解郁，共奏排石之功。

第五方

处方 精灵穴。

刺灸方法 针刺痛侧精灵穴（位于手背第4、5掌骨间隙后缘，腕背横纹与掌、骨小头连接之中点凹陷处）3~5分钟，使酸麻胀针感传至指尖，行中强刺激，痛不减者留针10分钟，并间歇加强刺激。

临床疗效 本组53例，全部止痛有效。

典型病例 陈某，男，38岁，工人，1985年11月30日入院。主诉：突发左腰部绞痛1天。X线片示左输尿管下段结石。诊为左输尿管结石。按上法治疗，10分钟后疼痛消失。此后住院11天未再复发绞痛而出院。

资料来源 陆金牛，等. 中医杂志，1988，（10）：53.

按语 精灵穴为经外奇穴，临床实践证明该穴调畅气机的作用较强，故止痛明显。此法宜与其他排石方联用，共奏排石止痛之功。

第六方

处方 肾俞、肾区压痛点、次髎、阴陵泉、三阴交。

刺灸方法　嘱患者屈膝侧卧，患侧在上。针刺得气后施捻转泻法，中强刺激，留针30~40分钟，每5分钟行针1次。阴陵泉、三阴交针感沿上传至下腹部。肾俞、次髎、肾区压痛点行针2次后，留针加拔火罐，10~15分钟起罐。本方主治肾绞痛。

临床疗效　本组78例，全部止痛有效。

典型病例　李某，男，35岁，工人，1985年3月12日就诊。主诉：右输尿管结石3年，突发右侧腰腹部绞痛4小时。伴恶心，尿频，尿急，尿痛。查体：右肾区叩痛，尿蛋白（＋），红细胞（＋＋＋＋），白细胞（0~4）。X线片示右输尿管中下段有一约0.9cm×0.6cm致密阴影。诊断：右输尿管中下段结石，右肾绞痛。用上法治疗10分钟后，肾绞痛逐渐消失。3天后随访，疼痛未再发作。

资料来源　陈翰芝. 广西中医药，1992，（4）：21.

按语　脾经阴陵泉、三阴交能清利湿热，调气止痛；肾俞、肾区叩痛点、次髎都在膀胱经循行线上，针刺拔罐能使肾及其所属气机通畅，痉解则痛自止。

第七方

处方　肾俞、委中、内关。

刺灸方法　患者俯卧。穴区常规消毒后，先刺肾俞、内关，再刺委中，得气后强刺激留针30分钟，每10分钟行针1次。本方主治肾绞痛。

临床疗效　本组19例，显效15例，好转4例。

典型病例　陈某，男，24岁。主诉：突发左侧腰部绞痛1小时。既往左侧输尿管结石2年。发作后曾肌注哌替啶10mg2次，无效。按上法针刺留针15分钟，绞痛止。5日观察未复发。

资料来源　向芳世. 湖北中医杂志，1989，（5）：20.

按语　针刺肾俞能益肾理气止痛，配委中疏利膀胱经气，脏腑经气通利，则疼痛可止。内关善救急，能回厥止汗，对肾绞痛伴欲厥者，配之可收捷效。

第八方

处方　主穴：①肾俞、京门、三焦俞、天枢、气海。②肾俞、次髎、膀胱俞、中极、水道。配穴：阴陵泉、三阴交、委阳、太溪、命门、关元。

刺灸方法　患者侧卧，常规消毒，针刺得气后留针30分钟。急性发作时针阴陵泉、三阴交、委阳，用泻法；阴虚者针两侧太溪，用补法。肾阳不振者用艾条温灸命门、关元。留针期间捻转行针1~2次，每次以提插结合捻转3~5分钟。针感较差者，行针时可用刮柄法或弹动法。每天1次，两组穴位交替使用，10次为1个疗程。本方主治泌尿系结石。

临床疗效　本组30例，痊愈24例，有效4例，无效2例。

资料来源　陈仓子，黄振. 辽宁中医杂志，1991，（1）：33.

按语 泌尿系结石有部位高低、结石大小等不同，患者有体质弱强之分，治疗应辨证取穴，合理运用补泻，方能起到通淋利水、排石的作用。

第九方

处方 耳穴：肾、输尿管、肝、脾、交感、三焦、内分泌、耳尖、皮质下。

刺灸方法 选用1mL蓝芯注射器套上4号普通针头，抽取盐酸山莨菪碱注射液0.1mL（含0.1mg），再抽取注射用水至1mL混合。每次选用3~5个耳穴，穴区常规消毒后，皮内注射0.1mL。两耳交替，每隔3日注射1次，10次为1个疗程。本方主治泌尿系结石。

临床疗效 本组410例，治愈337例，显效40例，有效29例，无效4例。

资料来源 王志英，朱云霜，任吉英，等. 北京中医，1990，（6）：41-42.

按语 本方依据肾虚、脾湿、肝郁等病机主次选用耳穴注射治疗。针刺感、重复针感、药物的占位效应共同刺激耳突，通过特殊的经络途径使患部经气通畅，促进机体排石。同时，山莨菪碱能使括约肌松弛，缓解平滑肌痉挛，改善肾微循环，使肾排泌功能增强。因此，穴位注射山莨菪碱能达到止痛排石的目的。

第十方

处方 主穴：肾俞、关元、阴陵泉。配穴：肾虚型配交信，气血郁结型配阳陵泉、环跳，湿热型配三阴交，脾虚型配足三里、腹结、大横，石在膀胱、尿液潴留者配中极。

刺灸方法 按照穴位局部肌肉丰满情况，每穴注射10%葡萄糖2~8mL（待针下得气感应较好后，再行推药）。每日或隔日治疗1次，30次为1个疗程，休息3日，再进行第2疗程。

临床疗效 本组805例，治愈494例，好转93例，无效218例，总有效率为72.92%。

典型病例 王某，男，34岁，工人。患右肾黄豆大结石两年，经常腰痛尿频尿急。经穴位注射13次，结石排出。

资料来源 朱忠义. 中国针灸，1983，（5）：1.

按语 此法根据循经取穴原则辨证选穴，用10%葡萄糖穴位注射，可以疏通和激发经气，调节脏腑功能，达到通淋排石的效果。临床实践表明，此法对肾区结石疗效较好。

第十一方

处方 耳穴：腰、肾、输尿管、膀胱、交感、皮质下、肾上腺、耳迷根。

刺灸方法　耳部皮肤常规消毒后，用耳穴探测仪探准穴位，将王不留行籽用7mm见方的医用橡皮膏固定在耳穴上。嘱患者用拇、示二指按压所贴耳穴，每日3~4次，每次5~8分钟。隔2日贴1次，两耳交替使用，10次为1个疗程，疗程之间隔5~7天。治疗期间嘱患者多饮水，常做弹跳活动。本方主治泌尿系结石。

临床疗效　本组16例，痊愈7例，有效6例，无效3例。

典型病例　芦某，男，48岁，于1985年5月23日就诊。5年前开始腹痛、血尿，X线腹部平片诊为膀胱结石。经用种方法治疗无效，遂改用耳穴疗法。治疗4次后，排出1枚约1.7cm×0.8cm×0.6cm灰褐色表面较平滑的结石，症状消失，X线复查，结石影消失。

资料来源　来心平. 四川中医，1988，（10）：21.

按语　耳压排石的关键在于经常定时按压所贴耳穴，使其产生酸、胀、痛感，如有感觉沿颈部向腰背部放散更好。

第十二方

处方　患侧腰夹脊穴和阿是穴。

刺灸方法　本方采用王毅刚"动留针术"疗法。腰夹脊（EX-B2）：在脊柱区，第1腰椎至第5腰椎棘突下两侧，后正中线旁开0.5寸，一侧5穴。患者取侧卧位，患侧在上，同时枕约10cm高枕，先找到阿是穴，再行穴位常规消毒，毫针刺夹脊穴，针感传导至阿是穴处，继而针刺阿是穴，使局部微微有胀感。电针连续波，接夹脊穴和阿是穴，留针25分钟，并嘱患者做3步导引运动。第1步：平缓的腹式呼吸。第2步：腹部用力做咳气运动，使腹腔内有轻微震荡感。第3步：理气调整，为下一周期运动做准备。完成以上3步操作为1个标准周期，每个标准周期完成后休息片刻，再完成第2、3个标准周期，共完成3个周期。

临床疗效　本组共30例，显效8例，有效20例，无效2例，再发4例，总有效率为93.33%。

资料来源　樊艺，霍锐，李莉，等. 中国中医急症，2019，28（7）：1238-1240.

按语　"动留针术"是王毅刚师承三大技艺之一，其秉承《灵枢经》及道家养生导引渊源，将古针法和导引术有效的结合，通过调动人体脏腑经脉气血升降出入，以调畅气机的一种临床技术。凡针刺入穴，"静以久留，以气至为故，如待贵宾，不知日暮"的留针方法是"静留针术"。留针期间，有目的地配合躯体某部的主动或被动运动的方法，则谓"动留针术"。《灵枢·刺节真邪》云"用针之类，在于调气"。《灵枢·终始》云"凡刺之道，气调而止"。《灵枢·根结》云"用针之要，在于知调阴与阳。调阴与阳，精气乃光；合形与气，使神内藏"。"动留针术"治疗的原理为：动而生阳，可以化解寒凝；动则柔顺，可以疏利气机；动而有形，可以活利筋骨；与针刺经脉"得气"互谐，可以效验倍增。急性肾绞痛是急诊科常见急腹症之一，指不同原因所致肾盂或者输尿管平滑肌痉挛、突发性腰部或腹部疼痛，呈阵发性剧烈疼痛，疼痛程度甚至可以超过分娩、骨折、创伤、手术等，患者多无法忍受。在中医学范畴，急性肾绞痛属于"腰痛""淋证"，其基本病机为本虚标实，本虚以肾阳虚为主，标实以湿热、寒凝、气滞、血瘀为主；"不通则痛，通则不痛"，急性期治疗以"通"为要。故以动留针术治疗急性肾绞痛可以通畅气机、通则不痛。

第十三方

处方 针刺取穴：然谷、承山、复溜（肾三针），均取双侧。耳穴：肾区、膀胱区、输尿管区、三焦区、腰椎区压痛点，均取双侧。

刺灸方法 本方采用肾三针结合耳穴针刺疗法。穴位常规消毒后，肾三针均直刺留针，其中然谷采用快速捻转法施术15秒，承山直刺15mm，复溜穴直刺15mm采用左侧单向捻转，达成小范围滞针效果。耳穴压痛反射区采用浅刺法，诸穴得气后留针20分钟，中途施术加强刺激1次。

临床疗效 本组共48例，经针刺肾三针后疼痛即刻缓解者32例，针刺全部穴位并施术后疼痛缓解者16例，有效止痛率100%。

资料来源 鲍艳华，杨振宇. 河北中医，2014，36（11）：1676-1677.

按语 现代研究表明，针刺疗法通过合理良性刺激，可改善大脑皮层内啡肽和脑啡肽的分泌量，达到镇痛解痉的目的。肾三针选穴然谷属足少阴肾经荥穴，滋补肾阴，利湿降浊；复溜属足少阴肾经经穴，独具温阳利水之功，有明显利尿作用；承山属膀胱经穴，具有调节腰背经络、利尿之效。三穴合用，共奏缓解输尿管痉挛、通经镇痛之功。肾经与膀胱经互为表里，协调配合达到表里兼顾、固本祛邪之目的。耳针选穴肾、膀胱、输尿管、三焦、腰椎，通过有关耳部穴位反射区的针刺，温阳补肾、利水通淋、活血通络、调理内脏诸气，使之协调平衡。故通过肾三针配合耳穴针刺治疗起到缓解肾绞痛的明显作用。

三、下肢静脉曲张

下肢静脉曲张（Varicose Vein of Lower Extremities，VVLE），是临床常见周围血管疾病，其特征为下肢浅静脉迂曲、扩张，下肢乏力，有沉重感，可出现踝部轻度肿胀和足靴区皮肤营养性变化，如皮炎、湿疹、皮下脂肪硬化和溃疡形成。流行病学调查显示，VVLE在美国成年人中发病率为23%，预计全球40~80岁人群中，男性患者达11亿，女性达22亿，并且其中有2亿患者下肢皮肤出现如脱屑、瘙痒、色素沉着等改变，甚至形成湿疹和溃疡。在我国随着人口的老龄化步伐加快，下肢静脉曲张的发病率逐年提高，尤其是后期静脉溃疡形成等并发症不仅导致患者生活质量下降，而且耗费大量卫生资源。

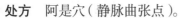

第一方

处方 阿是穴（静脉曲张点）。

刺灸方法 ①磁圆梅针治疗：患者直立位，双手倚托墙壁，重心放在患肢上，使曲张静脉充盈。术者左手拇指按压固定在曲张静脉团的近心端，右手持磁圆针垂直叩击静脉团，手臂悬空，右肘屈曲为90°，运用手腕运动形成主要叩击力量，同时借助中指、无名指、小指的巧力。腕力与指力配合，灵活叩击。先自曲张静脉的远端开始，由下而上到达近端，叩至蓝色蚯蚓团消失，局部隆起，皮温升高为度。然后将弹力绷带自足踝由紧至松缠绕至膝关节以上，连续缠绕1周至复诊方能解开。②火针放血治疗：解开弹力绷带，患者直立位，重心放在患肢上，观察患腿静脉曲张情况。标记遗留的曲张静脉团，地上铺张报纸后，阿是穴（曲张静脉）及周围皮肤碘伏消毒，医者左手持点燃的酒精灯，右手持中粗火针，将火针针身中部1/3平放入酒精灯火焰中，待针尖烧至白亮，速刺不留针，血流自止后用碘伏棉球清理血渍并消毒针孔。1周治疗1次，2周1个疗程。

临床疗效 本组40例，痊愈12例，占30.0%；显效21例，占52.5%，有效6例，占15.0%；无效1例，占2.5%，总有效率为97.5%。

资料来源 胡芷君．山西中医药大学，2019.（学位论文，知网收集）

按语 使用火针放血疗法是利用火针温热之性能祛湿消肿、散寒止痛，促进气血运行使血运通畅并可引邪外出。

第二方

处方 取穴：阿是穴、血海、太冲、足三里。

刺灸方法 嘱患者在检查室里站着或坐着，将鞋和袜子脱掉，要完全将曲张静脉的部位展现出来，患肢踩在干净的污物袋里。根据下肢静脉曲张的严重程度，选取5~10个阿是穴，选取中粗火针（0.8mm×50mm贺氏火针），用碘伏消毒局部皮肤后，医生左手持止血钳，用止血钳夹住乙醇棉球，将乙醇棉球点着火，慢慢靠近需要施术的地方，右手紧紧握住火针的针柄，切忌碰到针身，以免被烫伤，然后用火焰将针体加热，待针烧至通红后，迅速准确地刺入患处局部，当把针拔出来后，会有暗色的血液流出来，让其自然的流干。然后用碘伏再消毒血海、太冲、足三里穴，用中粗火针快速刺入约10mm，每个穴位针刺3次。每周两次，4周为1个疗程。

临床疗效 本组29例，痊愈9例，有效18例，无效2例，总有效率为93.1%。

典型案例 甘某，女，60岁。于一年前出现下肢静脉曲张，小腿尤其严重，浅静脉隆起，扩张弯曲，甚至卷曲成团，曲张静脉处逐渐出现溃疡，下肢踝关节肿胀。患者就诊多地，服用中药，外敷局部患处（具体不详），但症状持续进展，无明显好转。现症见：左足背可见一处1cm×2cm的溃疡，右侧外踝可见一处

3cm×3cm的溃疡，右足背有两处1cm×1cm溃疡，溃疡周围皮肤红肿，局部皮肤变硬，双下肢水肿，小腿和踝部皮肤有褐色色素沉着。患者自觉小腿酸胀痛，四肢乏力，腰膝酸软，舌质暗，舌上有瘀点，脉细涩。西医诊断：原发性下肢静脉曲张；中医诊断：筋瘤（气滞血瘀型）。经上述方法治疗3个月后，双下肢溃疡愈合，局部皮肤变软，下肢静脉曲张症状好转。

资料来源　林波.广西中医药大学，2017.（学位论文，知网收集）

按语　火针通过烧灼，具有强大的热力，刺激人体经络穴位后能够直接刺激人体内的正气，使人体的阳气迅速得到提升，气血通畅。另外火针的热力可以引导出体内的热力，将药物无法逼出的热毒吸引出来，这样人体的正气才能够最大限度的得到提升，患者的病情才能够得到好转，正如《内经》所说"火郁发之"。本方将中粗的火针扎入患处后并不急于立马按压止血，而要让血液自然流干，将体内的垃圾产物、瘀血脓毒尽数排出，祛瘀生新，进而达到通经络，调气血之目的。

第三方

处方　血海、足三里、阳陵泉、三阴交、太冲。

刺灸方法　足三里、三阴交用捻转补法，血海、阳陵泉、太冲采用平补平泻，留针30分钟。刺络放血：患者取坐位，用止血带捆扎患肢小腿上下两端，取静脉曲张明显处，常规消毒，用三棱针迅速准确刺入迂曲静脉，随即出针，即有黑色血液顺针孔流出，使血液自然流出，"血变而止"，待血止后用75%酒精棉球擦拭针孔，消毒干棉球加压包扎针孔，嘱咐3天内不可洗澡，预防感染，5~7天放血1次。

临床疗效　本组30例，痊愈18例，有效11例，无效1例，总有效率为96.7%。

资料来源　秦君.延安大学学报（医学科学版），2018，16（2）：81-82.

按语　太冲、血海可疏肝解郁，清泻血中郁热；阳陵泉为八会穴之筋会，针刺可舒筋通络，主治筋脉病变；足三里为足阳明胃经合穴及下合穴，具有强壮脏腑，补气养血，疏通经络之功；三阴交为足三阴经交会穴，调理肝、脾、肾三脏，可健脾利湿，滋补肝肾，濡养筋脉。加之三棱针放血后，气随血脱，气血均不足，故补足三里、三阴交使气足血旺，推动气血运行，有助于改善下肢静脉曲张症状。

第四方

处方　足三里、阳陵泉、委中、承山、血海、三阴交、阿是穴。

刺灸方法　①针刺治疗：对针刺穴位进行常规消毒，选用0.30mm×40mm一次性针灸针，其中委中、承山行提插配合捻转泻法，足三里、阳陵泉、血海、三阴交行提插配合捻转平补平泻法。诸穴得气后留针30分钟，中间行针1次，隔天治疗1次，4周为1个疗程，共治疗2个疗程。②火针治疗：根据下肢静脉的曲张充盈程度，选取3~5个阿是穴。嘱患者取坐位或扶床站立位，阿是穴局部皮肤行75%酒精常规消毒，选用适当火针进行烧灼后，对准阿是穴快速垂直刺入，进针2~4mm，随即出针令其出血，血流自止后用消毒干棉球按压针孔，每次总出血量控制在50mL以内。每周2次，4周为1个疗程，共治疗2个疗程。

临床疗效 本组48例，痊愈24例，显效12例，好转11例，无效1例，总有效率为97.9%。

资料来源 代铁柱，李增鸣，熊玉倩，等. 湖南中医药大学学报，2017，37（10）：1140-1142.

按语 火针疗法一方面可以通过刺破浅表静脉血管，放出适量血液，达到邪祛通瘀而生新，从而血脉畅通；另一方面通过导入火热之针，借火助阳，温通经脉，行气活血。

四、痔疮

肛门内外有小肉突出者均叫痔，根据其生于肛门齿状线以上或以下，可分为内痔、外痔和混合痔，多伴见局部肿痛、瘙痒、流水、出血等症，故痔疮并称。本病早期仅表现为无痛性便血，日久失治，则出现脱垂、肿痛、局部湿痒、大便习惯改变等症状，为各种原因导致肛肠气血不调，经络瘀滞，蕴生湿热而致。

第一方

处方 二白。

刺灸方法 二白穴位于间使与郄门之间，一在两筋间，一在筋外桡侧。常规消毒，进针1寸深，施三退一进泻法，每5分钟捻转1次，留针20分钟。每天1次，两周为1个疗程。

临床疗效 本组99例，治愈64例，有效35例。

典型病例 谭某，男，62岁，工人。大便带血、疼痛21年。肛门镜检：齿状线上下均有痔核。按上述针刺4周痊愈，追访10年未复发。

资料来源 丁道伍，唐杰. 中国针灸，1985，（1）：11.

按语 二白为治痔疮的经验穴，古人早有记载，如《玉龙歌》"痔漏之疾亦可憎，表里急重最难禁，或痛或痒或下血，二白穴在掌后寻。"今经验证，效果确然。但其治病机制仍有待进一步探究。

第二方

处方 龈交。

刺灸方法　医者用左手或右手拇指示指，翻起被检者上唇，唇内正中与牙龈交界处的系带上有形状不同、大小不等的小滤泡和小白疙瘩。用红汞棉球消毒后，用小止血钳将小滤泡或小白疙瘩夹牢，用小剪刀或小手术刀将其剪掉或切除，出血少许，即完成割治术。

临床疗效　本组100例，治愈64例，显效24例，有效10例，无效2例。

典型病例　刑某，男，58岁，干部。主诉：肛门疼痛、便血20年。诊为痔瘘。用上法1次而愈。随访2年未复发。

资料来源　韩岗. 中国针灸，1986，（6）：19.

按语　本法治疗痔疮，须是龈交处有小滤泡和小白疙瘩的患者。尾骶部的疾患如痔瘘等，可影响所过经脉的经气运行，故在任督交接之处龈交穴上可能产生经气郁滞产物，如滤泡和小白疙瘩。使经气通畅，可以治疗经脉所过部位的病证，故割治龈交穴能使瘀滞的气血消散，痔疮随之可愈。

第三方

处方　痔核的中心点。

刺灸方法　患者取侧卧位，皮肤常规消毒，术者戴无菌手套，嘱患者加腹压，充分暴露所有痔核，以左手轻揉确定痔疮的中心部位，将7号针头在酒精灯上烧红，蘸取硫黄粉，快速刺入中心点，在闻及声响前迅速拔针（硫黄高温下与皮肤接触时可发出响声），继而局部覆盖敷料，胶布固定，尔后用花椒水坐浴。

临床疗效　本组22例，全部治愈。

典型病例　王某，男，54岁，1988年4月5日就诊。主诉：痔核脱出肛外无法还纳2天，有痔疮病史30多年。体检：患者截石位，肛门6点有一痔核脱出，大如枣，表面溃烂。诊断：嵌顿性Ⅲ期内痔。用火针治疗1次，3天后痊愈。

资料来源　张广博. 四川中医，1990，（6）：50.

按语　火针蘸硫黄在高温下速刺痔核，可使痔核内的血浆蛋白凝固，破坏它的微细循环结构，致使痔核干瘪而愈。

第四方

处方　长强、二白。

刺灸方法　常规消毒穴区皮肤，取2%普鲁卡因注射液6mL，用6$\frac{1}{2}$号肌注针头，垂直进针，刺入1~1.5cm，待有酸、麻、胀感时各注入2mL药液，隔日1次，7日为1个疗程。

临床疗效　本组20例，显效15例，有效4例，无效1例。

典型病例　蒋某，女，55岁，农民。患痔30年，逐渐加重，近10年便后痔核脱出，伴下坠而痛，行动不便。查体：截石位2点处有痔块脱出如鸡卵大，呈花瓣状，表面糜烂，有分泌物。诊为内痔并感染。采用本法治疗2个疗程，内痔明显回缩，血止，创面愈合而告愈。追访1年未复发。

资料来源 黎春轩. 新中医，1991，（8）：33.

按语 长强穴为督脉别络，督脉起始穴，近在患部，有疏通任督经气，改善局部气血瘀滞状态。二白为经验效穴，取两穴药物封闭，一可起到留针效应，二可打破疼痛与炎症间的恶性循环，使局部的血液循环状态得到改善而达到治疗目的。

第五方

处方 针刺取穴："痔点"、头顶部反应点。灸法取穴：神阙穴。

刺灸方法 本方采用针刺结合隔药灸脐疗法。①针刺操作：医者先于患者"痔点"（尺泽穴沿经下1寸）处揣穴，探寻到穴位附近最明显压痛点或条索状物，用拇指指腹按揉约1分钟。局部常规消毒后，医者持0.30mm×40mm毫针刺入压痛点或条索状物，留针30分钟，嘱患者配合做提肛动作。留针期间，在患者头顶部找到凹陷且有明显压痛点处，即为头部反应点，用采血针点刺，挤出20滴血液，血液颜色变鲜红即止。多数患者在针刺结束之后感觉肛中疼痛、坠胀感明显减轻。②隔药灸脐治疗：将等份柴胡、香附、郁金、炒白术、茯苓、黄柏、苍术、槐花超微粉碎，密封备用。温水调小麦粉制成直径5cm、高2cm的面圈，面圈中间留孔，大小与患者脐孔一致，并在四周捏起高约1cm的边；将面圈置于脐上，中间孔对准患者脐中，取之前粉碎的药粉填满中间孔；将直径1.5cm、高1.5cm的圆锥形艾炷置于药粉上，点燃艾炷，燃尽后更换新艾炷。连续施灸1.5小时，取下面圈，将药粉用医用无纺布胶布敷贴固定于脐中，1天后由患者自行取下。每周1次，4次为1个疗程，连续治疗3个疗程。治疗期间忌食辛辣、牛羊肉等腥发之品。

临床疗效 本组共27例，治愈19例，好转8例，无效0例，总有效率为100%。

典型病例 患者，男，35岁，工人。初诊日期：2018年3月16日。主诉：肛周疼痛伴大便带血1月余，加重3天。现病史：1个月前无明显诱因出现肛周疼痛、大便带血，于山东某医院肛肠科诊断为环形内痔，治疗未见明显减轻。3天前因饮酒致便血加剧，遂来就诊。症见肛周疼痛、有灼热感，排便时加重，大便带血，色鲜红，纳可，眠浅，小便调；舌质暗红、舌苔中后部偏厚，左脉反关，左关脉大，右关脉弱，尺脉滑数。脐部触诊：脐形小浅，脐左、脐中有压痛。西医诊断：环形内痔；中医诊断：痔疮，证属肝郁脾虚，湿热下注。治疗方案：①针刺"痔点"；②头顶部反应点刺络放血；③隔药灸脐。3种治疗方法均每周1次，4次为1个疗程。治疗3次后，肛周疼痛、灼热感消失，虽有便血，但出血量明显减少。治疗4次后，肛周不适感及便血完全消失。治疗3个疗程后电话随访，病情稳定，无复发。

资料来源 马东云，董艳敏，宋帅，等. 中国针灸，2020，40（1）：48+78.

按语 痔疮发作多因湿热下注于大肠，正如《寿世保元》所云"大便出血也，乃脏腑蕴积湿热之毒而成……及多食炙爆热毒之物"。"痔点"是山东中医药大学高树中教授基于《素问·脉要精微论》中"尺内两傍，则季胁也，尺外以候肾，尺里以候腹中……下竟下者，少腹、腰股膝胫足中事也"及生物全息理论创立的高氏奇穴之一。施术要点为针刺前必须揣穴，即在"痔点"附近循按以找到最明显的压痛点或条索状物，进针时采用随咳进针法，一则宣通气血、增强疗效，二则减轻患者对针感的恐惧。行针期间，嘱患者配合做提肛动作，以促进肛周气血运行。此穴疗效显著，许多患者针刺后肛周不适感减轻或消失。头顶部反应点位于督脉循行线上，督脉为阳脉之海，故取此反应点刺络放血以泻督脉阳热，达清解大肠热毒之功。另脐部与大肠的关系极为密切，且此处皮肤最为浅薄，药物易于渗透。灸脐方中以柴胡、香附、郁金疏肝理气、行气活血，炒白术、茯苓健脾祛湿，黄柏、苍术清泻湿热，槐花凉血止血，同时用小麦粉制成面圈，小麦味甘，可养阴益气，防止耗伤阴津。诸药协调，共奏行气和血、清热除湿之功。

第六章　妇科疾病

一、痛经

痛经是妇女正值经期或行经前后，出现周期性小腹疼痛，或痛引腰骶，甚则晕厥的病证。西医学将其分为原发性痛经与继发性痛经两类。前者指生殖器官无器质性病变者，常见于子宫发育不良、内分泌失常或初潮精神紧张，多发于初潮不久的未婚或未孕年轻妇女；后者指因生殖器官器质性病变，如子宫内膜异位症、急慢性盆腔炎、子宫颈狭窄、阻塞等所引起的痛经，多发于已婚妇女。

第一方

处方　耳穴：子宫、内分泌、皮质下、神门、肝、肾。

刺灸方法　穴位常规消毒后，用胶布将王不留行籽贴压在穴位上，按压3~5分钟至耳郭发热为度。双耳同时贴压，每天按压3~5次，每5天换一次，行经期间痛甚者隔日换一次，每30天为1个疗程。

临床疗效　本组共46例，治愈36例，显效7例，有效2例，无效1例。

典型病例　丁某，女，21岁，未婚。自述痛经1年，曾用中西药治疗效果不佳，每月行经即小腹冷痛难忍，月经量少，色黑，有块，块下痛减。诊之舌淡有瘀点，苔白润，脉涩。此乃寒凝血脉，瘀血内阻所致，按上法按压耳郭发热30分钟后疼痛骤减，治疗至月经停止，以后连续治疗3个疗程痊愈。随访1年，未见复发。

资料来源　闫圣秀.针灸临床杂志，1995，11（7）：33.

按语　痛经病位在冲任、胞宫，变化在气血，多由于行经期形体受寒、饮食生冷或情志郁结，以致血络凝滞，瘀血停滞胞中，经行受阻，血行不畅，"不通则痛"。取耳穴子宫以调理胞宫气血；内分泌、皮质下以调节大脑皮层内分泌功能，缓解精神紧张状态，松弛平滑肌；神门行经时取其可镇静止痛；配合肝、肾调肝补肾，调冲任。诸穴共用，使全身气血调和，冲任疏通，经血畅行而疼痛自止。

第二方

处方　十七椎。

刺灸方法　穴位常规消毒，直刺1寸许，待得气后，快速捻转，予强刺激，使针感向少腹传导，持续行针0.5~1分钟，疼痛减轻或消失后，留针10分钟，待面色转红后取针。

临床疗效 本组共64例，治愈59例，显效4例，无效1例。

典型病例 缪某，女，17岁，学生，1983年7月9日就诊。月经来潮第1天，少腹疼痛剧烈，呈阵发性绞痛，伴恶心呕吐，腰酸，腰痛持续2小时，由其母搀扶而来就诊。按上法针刺十七椎，行针1分钟后疼痛开始缓解，3分钟后疼痛消失。予留针10分钟，面色转红，无痛苦貌，自己走出诊室。

资料来源 骆方. 浙江中医杂志，1988，（8）：379.

按语 十七椎为经外奇穴，又名腰孔。其虽为经外奇穴，但与督脉有密切关系。督脉总督一身之阳脉，为"阳脉之海"，具有调节全身诸阳经经气之功能。针十七椎者，取其通调诸阳，通则不痛之意。从解剖部位看，十七椎下有第五腰神经分布，与其他神经形成盆丛，组成子宫阴道丛等次级丛，分布于生殖器。针刺十七椎可调节子宫肌收缩，解除子宫痉挛性收缩，从而获效迅捷。

第三方

处方 关元。

刺灸方法 常规消毒后，用28号50mm毫针垂直刺入1.5寸深，得气后用提插、捻转手法，强刺激1分钟。以关元穴为中心点，上下左右1寸处，各刺1针，深1.5寸，取1.2cm长的艾段，套在针柄上点燃，每天1次，每次在每根针上连用2~3个艾段，3次为1个疗程。

临床疗效 本组共23例，全部治愈。

典型病例 金某，女，36岁，已婚，生有1胎，于1983年4月6日就诊。主诉少腹痛3年余，以畏寒胀痛为主，随经期发作，经色紫暗有块，胸胁胀闷，遇事急躁，平素纳少，面色苍白，脉弦细，舌质紫暗，苔薄白。按上法治疗4次痊愈，随访一年半未见复发。

资料来源 刘继先. 上海针灸杂志，1987，（1）：13.

按语 痛经病位主要在胞宫，其病机与冲任脉有密切关系。任脉主一身之阴脉，起于胞中，行于腹部正中，为"阴脉之海"，关元为任脉与足三阴经之会穴，有调冲任、和阴血之功，刺之可使胞宫气血通畅，则无疼痛之虞。

第四方

处方 关元俞。

刺灸方法 在月经来潮前3天开始治疗。患者取俯卧位，针双侧关元俞，用26号毫针直刺1~2寸。得气后，双手各执1针，同时施补泻手法。行针5~10秒钟后，留针15分钟，其间行针2~3次。对腹痛剧烈、冷汗淋漓并伴呕吐者，可配合G6805治疗仪，疏密波中等刺激，通电15分钟。每天1次，3次为1个疗程。

临床疗效 本组共55例，治愈43例，显效8例，有效3例，无效1例。

资料来源 柏华刚. 中国针灸, 1994, (2): 31.

按语 西医学认为, 痛经与血内前列腺素F2 (PGF2) 含量的增高引起子宫平滑肌过于强烈地收缩甚至痉挛性收缩有关。针刺关元俞治疗痛经, 通过经络感传和神经传递作用解除子宫平滑肌痉挛, 调节PGF2的分泌, 从而达到镇痛之目的。

第五方

处方 合谷、阳池、血海、地机、三阴交。

刺灸方法 穴位常规消毒后, 合谷、阳池、血海均直刺1寸, 地机、三阴交均直刺1.5寸, 行平补平泻手法。留针20~30分钟, 每天1次, 3次为1个疗程。

临床疗效 本组共24例, 全部获效。

典型病例 王某, 女, 38岁, 已婚, 农民, 于2018年8月3日就诊。患者自述每逢月经来潮前2小时左右开始下腹部剧烈疼痛, 难以忍受, 月经量中等, 色黑有瘀块, 块下后痛减。今日月经快要来潮, 实在恐惧疼痛, 特来求治。舌质暗, 边有瘀点, 脉沉而涩。诊为痛经 (气滞血瘀型)。遂用上法针刺, 留针观察, 直至月经来潮而未发生腹痛。连续治疗3个疗程而告病愈。

资料来源 马晓明临证治验。

按语 方中合谷为镇痛之要穴, 配足太阴脾经郄穴地机、手少阳三焦经原穴阳池, 增强行气止痛之功。取血海活血化瘀, 三阴交调理肝、脾、肾三脏之经气。诸穴合用, 共奏行气活血、化瘀镇痛之作用。

第六方

处方 关元、归来、三阴交。

刺灸方法 用32号40mm毫针针刺, 遵照"虚则补之, 实则泻之"的原则, 采用提插、捻转的补泻手法。气滞血瘀加太冲, 寒凝血瘀加血海, 气血虚弱加足三里。刺关元、归来时, 务使针感下传至会阴部。经前3~5天开始针刺治疗, 隔日1次, 每次留针20分钟。每个月经周期针7~10次。

临床疗效 本组共50例, 治愈30例, 有效16例, 无效4例。

典型病例 王某, 女, 22岁, 1988年9月10日就诊。患者自述自月经初潮即每次月经期腹部剧烈疼痛, 四肢酸软无力, 大汗淋漓, 恶心、呕吐。每次行经期间必卧床1~2日, 非常痛苦。月经周期基本正常, 血色黑紫有块, 量中等。查体: 舌质有瘀点, 脉沉涩。病属气滞血瘀, 经脉不通。按上法针1次后疼痛立即减轻, 月经期可坚持工作。经针刺治疗5个月经周期疼痛完全缓解, 经色基本正常, 无血块。随访3年未复发。

资料来源 张弘. 中国针灸, 1992, (5): 13.

按语 本法采用循经取穴与辨证取穴互相配合, 施以虚则补之、实则泻之的手法，起到了缓解子宫痉挛、调整机体阴阳平衡、疏通经络、温经散寒、行气活血的作用，从而能调整机体的内分泌及生殖系统的功能活动而改善全身症状。

第七方

处方 下关梅、三阴交。

刺灸方法 下关梅的取穴方法是以关元穴下0.5寸为中点，上下左右各旁开1寸，共四个治疗点。点灸方法：持壮医药线在油灯上点燃，候成珠火状时，将珠火直接点按于穴位上，一按火灭即起为1壮。施灸时快速按压，使珠火接触穴位后即熄灭为轻手法。让珠火较长时间接触穴位，然后缓慢按压为重手法。一般在不痛或疼痛缓解时用轻手法，疼痛发作时用重手法。在月经来潮前1~2天开始灸治，每天1次，至月经基本干净时停灸。

临床疗效 本组共106例，治愈31例，显效28例，有效33例，无效14例。

资料来源 叶庆莲，邓秋妹. 广西中医药，1991，（2）：49.

按语 下关梅内连胞宫，属于任脉，且冲脉又合肾经循行该处，督脉亦起于胞中，通于任脉，可见下关梅与胞宫有多种途径的密切联系。三阴交为肝、脾、肾三经之会穴，足三阴经自下上行，交于腹之下关梅。因此，药线点灸下关梅、三阴交，线灸之温热刺激作用由下传上，激发经气，温煦胞宫，调整胞宫的阴阳气血，使之从偏盛偏衰恢复到协调平衡状态，从而收到良好的止痛效果。

第八方

处方 耳穴：子宫、屏间、脑点、下脚端。

刺灸方法 将洗净的王不留行籽1粒，置于0.5cm×0.5cm的正方形胶布上备用。患者取坐位，耳郭用酒精棉球消毒后，将备好的胶布贴压在所取穴位上。用拇指、示指对压耳穴，手法由轻到重按压，使之产生酸、麻、胀、痛感。如耳郭出现发热效果更佳。每穴按压3~5分钟，嘱患者每日自行按压4~5次。一般慢性患者3天换1次，急性患者隔日1次，双耳交替进行施治，10次为1个疗程。

临床疗效 本组共1000例，治愈817例，显效159例，好转20例，无效4例。

典型病例 李某，女，41岁，教师，1981年9月20日就诊。自诉自14岁月经来潮开始有痛经至今，每次经前7天左右出现下腹坠胀，两乳房胀痛不能触摸，直至月经来后第6天才痛止，血色鲜红，夹有血块，量少。诊时为月经来潮前第5天，见舌暗、边有瘀点，苔薄白，脉弦。按上法施治，隔日1次，治疗2次后，上述症状均消失。次月月经来潮前第6天，予以前法治疗3次后，月经来潮时，再无痛经。随访5年，未再复发。

资料来源 刘世忠. 中国针灸，1993，（6）：27.

按语 "耳者，宗脉之所聚也"，说明耳与经络、脏腑有着密切关系。耳穴贴压可疏通经络、运行气血、调和脏腑以恢复组织器官的生理功能，提高机体的抵抗力，达到活血化瘀、消肿止痛、邪祛正安的治疗目的。

第九方

处方 主穴：神阙、关元、三阴交。配穴：气滞血瘀型加次髎、血海；寒湿凝滞型加阴陵泉、地机；气血虚弱型加足三里、气海；肝肾亏损型加肝俞、肾俞。

刺灸方法 直刺关元、三阴交33~39mm，快进快捻，均匀运针1分钟，余穴直刺进针，深度33~39mm，神阙穴不针。之后将长2.5cm艾条于关元、三阴交穴针柄处放置、点燃，剪取适当大小的纸板放在艾条下方，防止艾灰烫伤皮肤，直至艾条燃尽，每穴3~4段艾条。留针30分钟。对神阙穴施以温和灸，在距皮肤2~3cm处点燃艾条，以皮肤感觉温热但无疼痛为宜。每次30分钟，直至皮肤红晕。

临床疗效 本组60例，患者痛经疼痛VAS评分较治疗前下降（P<0.05），有统计学意义。

资料来源 廖柏丹，柳元娥，彭志谋，等. 中国针灸，2019，39（4）：367-370.

按语 关元为男藏精女蓄血之处。该穴集聚多经之功能，是保健强壮的要穴，功能有培肾固本、调理冲任、补益精血、温通胞宫。三阴交为足太阴、少阴、厥阴之会，具有疏肝、健脾、益肾的功效。针刺三阴交便可经过冲、任、督三脉调理胞宫、通畅气血，达到治疗痛经的目的。《遵生八笺》中提到"气气归脐"，其意为神阙可通过经脉系统发挥通畅气血、调理脏腑、平衡功能的作用。神阙穴与冲、任、督、带四脉较为密切，并联系肝、脾、肾之经脉，这些经脉均与女性生殖有关。原发性痛经的病位是胞宫，病机是气血不畅，脏腑失调。温灸神阙穴则可通经活络、温补下元、行气活血，达到疏肝健脾补肾、调理冲任气血的功效。

第十方

处方 针刺取穴：关元、气海、子宫、三阴交、血海。隔药灸取穴：神阙、脐周的4个主穴（中脘、下脘、气海、关元）和2个配穴（中极、下风湿点）。

刺灸方法 针刺：采用0.30mm×40mm毫针快速捻转进针1.2寸，得气后连接G6805-2A型电针治疗仪，留针25分钟。共治疗30天。隔药灸：将艾绒制作成截面为三角形的长条艾炷（3cm×3cm），然后固定于上述穴位，点燃艾炷，连续使用2壮，若患者局部出现难以忍受的灼烧感，则当即撤去艾炷。每次隔药灸时间为患者月经前大概7天开始，连续使用3天，到患者月经前4天结束。

临床疗效 本组共41例，痊愈16例，显效18例，有效6例，无效1例，总有效率97.6%。

资料来源 高雪晶，方剑乔. 上海针灸杂志，2019，38（7）：754-757.

按语 腹针作用机制是以神阙布气功效对患者形成宏观调控系统，虽然可以给痛经患者提供一定的良性刺激，从而提高机体对疼痛的适应能力，但是其对肝、脾、肾及冲任的作用有限。通过加用隔药灸，可以进一步刺激患者腹部任脉腧穴，能调理气机，推动血行，通则不痛。隔药灸可以通过发挥灸法作用，将药物力量传送到人体（艾炷燃烧时近红外线所产生的穿透力）核心部位，解决寒湿邪气和凝滞气血的病症，有助于从根本上改善患者病情。

二、月经不调

月经是受垂体前叶及卵巢内分泌激素调节而呈现有规律之子宫内膜周期性变化。如垂体前叶或卵巢功能失调会引起月经周期、血量、血色和经质的异常，统称为月经不调。

第一方

处方 耳穴：神门、肝、肾、皮质下、内分泌。

刺灸方法 耳郭常规消毒后，以王不留行同适当大小的方块胶布贴附在选好的耳穴上，再用拇示指在胶布和药粒处夹压，使稍有压痛感，并嘱患者每天自行按压3~5次，每次5分钟。两耳交替使用，7次为1个疗程。

临床疗效 本组共77例，显效25例，有效49例，无效3例。

典型病例 马某，女，35岁，1987年5月17日初诊。月经后期，量少色暗，行经前乳房胀痛，少腹胀满，苔薄脉弦。此次来治疗时月经已后期半月。按上法贴压耳穴治疗，4天后来诊，诉治疗后当天即月经来潮，量中偏少，经色仍暗，但乳房少腹胀满减轻。继续治疗3个疗程，月经周期、经色、经量均转正常。为巩固疗效，仍继续耳压半年。1年后随访，月经正常。

资料来源 郑季. 浙江中医学院学报，1989，（3）：49.

按语 经络是气血运行的通路，通过经络中气血不断运行，耳与全身各部及五脏六腑都有了紧密联系。耳压疗法能够随患者当时的功能状态起到双向良性调节的补虚泻实作用，从而达到治疗疾病的作用。

第二方

处方 内关、公孙。

刺灸方法 腧穴常规消毒后，内关穴直刺1寸，使针感向上传导。公孙穴直刺1寸，行捻转补法，使局部有较强的酸胀感。留针20~40分钟，每隔5分钟行针1次。每天1次，7次为1个疗程。

临床疗效 本组共27例，显效20例，有效7例。

典型病例 王某，女，32岁，干部，2018年7月12日就诊。因产后气血不足，致月经后期1年余，经量少且色淡，少腹隐隐作痛。嘱其月经来潮前1周开始治疗，针刺3~4次至月经来潮为止，经过4个月经周期的针刺治疗，月经周期恢复正常。

资料来源 马晓明临证治验。

按语 公孙穴是足太阴脾经之络穴，八脉交会穴之一，五脏经气皆会于此，有调理脾胃、益气生血之功。内关穴属手厥阴心包经的络穴，与手少阳三焦经相表里，能疏通三焦之气机，又与足厥阴肝经相交会，针刺可疏肝调经。两穴相配，共奏健脾助运、调经和血之功。

第三方

处方 耳穴：子宫、卵巢、内分泌、肾、肝、脾。

刺灸方法 用75%酒精棉球消毒耳郭，用耳穴探测仪或用探针探准所需的穴位。将王不留行用胶布贴于穴位上。每2天换1次，10次为1个疗程。

临床疗效 本组共30例，痊愈18例，好转11例，无效1例。

资料来源 赖恒. 中国针灸，1986，（5）：27.

按语 月经不调与肾、肝、脾之经气有关。如肾气充盈，则冲任二脉调和，月事正常；如肾气虚，可使冲任二脉功能失调，肝热不能藏血，脾虚不能统血，均可使月事及周期及经色、经量发生变化。取耳穴子宫为其相应部位，以调理气血、滋养胞宫；内分泌、卵巢调节垂体、卵巢、内分泌功能；肾补肾气，调冲任二脉；肝疏肝解郁；脾统摄血脉。诸穴同用，共奏行气活血、补肾调经之功。

第四方

处方 地机、气海、关元穴。

刺灸方法 地机穴采用0.30mm×40mm一次性毫针直刺进针，用平补平泻法，以患者有酸胀感为得气，得气后将长2cm的艾条点燃插在针柄上，下面放上纸片，以免烫伤皮肤，15分钟换1壮艾条，共灸2壮，以局部皮肤潮红为度；气海、关元穴采用0.25mm×40mm毫针直刺进针，用平补平泻法，以患者有酸胀感为得气，共留针30分钟，其间每隔5分钟捻转1次。每日治疗1次，每星期5次，治疗10次为1个疗程。每于月经来潮前7~10天及月经周期第12天进行治疗，每个月经周期治疗2个疗程，连续治疗3个月经周期。

临床疗效 本组共31例，治愈17例，显效9例，有效3例，无效2例，总有效率93.5%。

资料来源 顾忠平. 上海针灸杂志，2012，31（9）：662-663.

按语 治疗月经不调重在调冲任、理胞宫。地机为足太阴脾经郄穴，具有健脾胃、调经带的功效。阴经郄穴常用来治疗血症，取地机治疗月经不调，可调节脾经经气，疏通气血而达到调经的目的。艾炷灸有较好的温经通络、行气活血的作用，艾炷灸地机穴治疗月经不调，直达脾经深部，可助阳驱寒，温通经脉，通过经络传导，起到温通脾经的作用。气海和关元二穴位于任脉，居于小腹，为全身元阴元阳之交会，而气海又为先天元气汇聚之处，先天元气、元阴元阳为月经之本，此二穴均为调经要穴，二穴合用，共奏理胞宫之效。

第五方

处方 主穴：关元、中极、子宫、三阴交、合谷。配穴：根据患者的辨证分型选穴，气虚者加足三里、脾俞；血虚者加脾俞、膈俞；血寒者加命门、归来；血热者加血海、行间；肾虚者加肾俞、太溪。

刺灸方法 三阴交和合谷穴采取强刺激法，对于虚症患者取补法，对实证患者取泻法。每次留针30~40分钟，每天1次，治疗7天为1个疗程。于月经来潮前7~10天和月经周期第12天进行治疗，每个月经周期治疗2个疗程，连续治疗3个月经周期。

临床疗效 本组共75例，治愈39例，显效31例，好转4例，无效1例，总有效率为93.33%

资料来源 孙秀艳. 中国医药指南，2016，14（36）：173-174.

按语 月经的失调主要是外感内伤引起脏腑功能失调、气血紊乱导致冲任受损，故而在治疗中应辨证施治，结合患者的经期、量、色、质等进行辨证分型，从而合理选择中医疗法，促进月经周期的调整。所选穴位为月经病的首选穴，有调经理血功效。

第六方

处方 隔药灸。穴位：关元、子宫、神阙、三阴交（子宫、三阴交取双侧穴）。

刺灸方法 药饼制作方法：药物组成：肉桂、乌药、香附、附子、当归身（各等份）。药物统一研磨后过筛为100目，药粉与黄酒的调和比例为10：1，将调制好的药粉依照模具按压做成直径3cm，厚度1cm的药饼。治疗前排空小便，常规消毒所选穴位后，将做好的药饼置于关元、子宫、神阙穴，将长约3cm，直径1.9cm的艾炷放于药饼上，每穴各灸30分钟。三阴交针刺：常规消毒后，用0.25mm×0.40mm毫针直刺1.0~1.5寸，留针30分钟，每10分钟行针1次。隔天1次，1个月为1个疗程（经期继续治疗），每个疗程结束后休息3天，共治疗3个疗程。

临床疗效 本组共29例，基本痊愈2例，显效18例，有效7例，无效2例，总有效率93.10%。

资料来源 陈丹. 福建中医药，2015.（学位论文，知网收集）

按语 脏腑功能运行、天癸的产生、经血的化生以及冲任调和，无不依赖于肾阳的推动和气化作用。故调补肾阳，使命门火充，一身之阳气充盛，肾关开阖有度，经血应时而下。隔药灸温肾补阳，以达到阴阳平衡，脏腑功能协调，冲任有序，肾−天癸−冲任−胞宫轴功能正常运行，精血生成，按时注入胞宫，达到月经自调的目的。

第七方

处方 腹针：引气归元（中脘、下脘、气海、关元，深刺）、腹四关（双侧滑肉门、外陵，中刺）、大横（双，深刺）、气穴（双，中刺）、气旁（双，中刺）、归来（双，中刺）。

刺灸方法 本方采用腹针疗法。患者取平卧位，针刺穴位常规消毒后，使用一次性无菌针灸针，规格为0.22mm×25mm，垂直于皮肤进针，过皮后缓慢刺入至相应深度，不做手法，按照腹针疗法操作要求精确选取穴位，针刺穴位按照中脘、下脘、关元、气海、气穴、气旁、滑肉门、外陵、大横的顺序由上至下、由里至外进行针刺，留针20分钟。每周2次，隔两到三天一次，12次为1个疗程，共治疗2个疗程。若月经来潮停止治疗，于经后第3天后继续治疗。

临床疗效 本组共治疗29例，治疗后患者月经来潮、月经量较前改善，有统计学意义。

资料来源 刘演华. 广州中医药大学，2012.（学位论文，知网收集）

按语 "引气归元方"中脘、下脘均与胃脘相关，可理中焦，调升降；气海为气之海，调一身之气机；关元为小肠募穴，是足三阴经与任脉的交会穴，可培先天之元气以固本。四穴均位于任脉，任脉与冲脉、带脉一源三歧，起于胞宫，可调节冲任带脉，进而调胞宫；四穴合用有以后天养先天之意。气穴又名胞门穴、子户穴，是足少阴肾经上的重要穴道，乃冲脉、足少阴之会，主治月经不调、带下等泌尿生殖疾病，也是治疗痛经常用穴，可活血化瘀；腹四关则具有通调气血、疏理经气使之上输下达，而起到行气活血的作用；大横是足太阴脾经的穴位，起到后天的作用；归来在下腹部，足阳明经上，有治疗生殖系统疾病如闭经月经不调等作用。总方可达补肾健脾疏肝，活血祛瘀化痰之功，从而治疗多囊卵巢综合征所致月经不调。针刺腹部穴位来调节肾气−天癸−冲任−胞宫轴功能，并调节全身经络脏腑气血，从各个方面促使机体内环境（内分泌系统及代谢系统）趋于稳态，达到改善月经情况的效果。

三、闭经

女子年逾十八周岁月经尚未初潮，或已行经而又中断达3个月以上者，称为闭经。妊娠期、哺乳期暂时性的停经、绝经期的绝经或有些少女初潮后，一段时间内有停经现象等，均属生理现象，不作闭经论。

第一方

处方 耳穴：子宫、卵巢、内分泌、肝、肾、心。

刺灸方法 耳郭常规消毒后，将王不留行，用胶布贴在所选耳穴上，轻轻揉压。3天换1次，10次为1个疗程。

临床疗效 本组共40例，有效38例，无效2例。

典型病例 魏某，女，21岁，营业员。主诉：闭经8月。初潮15岁，平素月经正常，量中，色暗红，无血块，无腹痛，一般7天干净。舌质淡，苔薄白，脉细。按上法治疗1次，第3天月经来潮，量不多，色暗，伴腰酸。随访月经正常。

资料来源 赵光. 新疆中医药，1988，（2）：42.

按语 中医学认为，闭经主要原因是气血和脏腑功能失调，损及冲任二脉所致。取耳穴子宫以调和胞宫气血。取耳穴卵巢、内分泌调节卵巢、内分泌功能。取耳穴心、肝、肾以益气养血、滋补肝肾。诸穴同用，则肾气得充，肝血和调，冲任得养，血海渐盈，而月水可复。

第二方

处方 三阴交、足三里、血海、关元。

刺灸方法 腧穴常规消毒后，足三里、三阴交、血海针刺得气后施以提插捻转补法，关元施平补平泻法。每月1次，留针30分钟，中间运针2次，每次1分钟。

临床疗效 本组共2例均治愈。

典型病例 刘某，25岁，已婚，1983年2月25日初诊。闭经3年。患者14岁月经初潮，21岁结婚，婚后半年小产1次，出血较多，从此月经周期紊乱，量少色淡，末次月经为1980年4月。平日经常头晕乏力，失眠多梦，食谷不香，二便尚可。多方治疗未能奏效。诊见：形体消瘦，面色萎黄，腹部平软，无包块压痛，舌淡嫩红，苔薄润色白，脉细弱。遂按上法治疗。连续治疗12次，月经来潮，继续治疗6次，月经干净。停针20日按上法又治疗10次，月水来潮。

资料来源 赵荣俊. 江苏中医杂志，1985，（10）：20.

按语 《景岳全书·妇人规》载："血枯之与血隔，本自不同，盖隔者阻隔也，枯者枯竭也……枯竭者，因冲任之亏败，泯断其流也……欲其不枯，无如养营，欲以通之，无如充之，但使雪消则春水自来，血盈则经脉自通。"遂取足三里健运脾胃，三阴交、血海补肾、肝、脾之精血，关元调理冲任。使脏气调和，气血充足，经脉通畅，则经水自调。

第三方

处方 长强。

刺灸方法 患者取俯卧位，在尾闾骨下端与肛门之间中点凹陷中取穴，针1寸深，强刺激手法，留针20分钟，每隔5分钟行针1次。

临床疗效 本组共25例，有效22例，无效3例。

资料来源 刘炳枚. 中国针灸，1986（3）：56.

按语 长强，又名气之阴郄，为督脉之络穴。而任脉、冲脉与督脉同出于胞中，为"一源而三歧"，有总领诸经气血的作用。因而针刺督脉络穴长强，能强壮督脉，调理冲任，使经脉通畅，气血调和，故月经通畅。

第四方

处方 针刺取穴：关元、三阴交、中极、气海、肾俞、中脘、血海、膈俞。火针取穴：脾俞、肝俞、膈俞、血海、足三里、三阴交、归来。

刺灸方法 本方为针刺结合火针疗法。针刺操作：穴位常规消毒，选用0.25mm×40mm毫针，以双手进针法刺入皮肤，行提插捻转补泻手法，在得气后留针20分钟。火针操作：穴位常规消毒，患者取卧位，医者选用钨锰合金中号火针，加热后迅速针刺上述穴位，其中肝俞、脾俞、膈俞向脊柱方向斜刺20mm，其余穴位直刺20mm。隔日1次，1个月为1个疗程，连续治疗3个疗程。

临床疗效 本组共35例，治疗组痊愈21例，显效10例，有效3例，无效1例，总有效率为97%。

资料来源 李柱. 第三军医大学学报，2014，36（11）：1124-1128.

按语 病因不外虚实两种，虚者血虚精少，血海空虚，无血可下；实者冲任阻滞，脉道不通，经血不得下行。火针疗法至今已有上千年的历史，是将一种特殊材质的针用火加热后迅速刺入人体穴位和部位的治疗方法，具有活血、温阳、通络等作用。

第五方

处方 头部：神庭（双）、本神（双）、百会；腹部：肓俞（双）、阴交、关元；下肢：足三里（双）、三阴交（双）、太溪（双）、太冲（双）；腰骶部：上髎（双）、肾俞（双）。

刺灸方法 头部穴位：平刺，进针深度1寸左右，气至为度，得气后行均匀幅度捻转以平补平泻。腹部穴位：关元、肓俞，选取长度为50mm针灸针，直刺1.5寸左右，气至为度，得气后小幅度上下提插，重插轻提，施补法；针刺阴交，选取长度为50mm针灸针，直刺1.5寸左右，气至为度，得气后均匀幅度上下提插，平补平泻。下肢穴位：选取40mm针灸针，足三里，直刺1.2寸左右，得气为度，得气后小幅度上下提插，重插轻提，施补法；三阴交，呈45°角斜刺入内，气至为度，小幅度均匀提插，找寻触电感，出现触电感后，静留针；太溪，选取25mm针灸针，直刺0.5寸左右，气至为要，小幅度重插轻提，施补法；太冲，选取25mm针灸针，直刺0.5寸左右，气至为度，轻插重提，施泻法。腰骶部，嘱患者俯卧位，酒精常规消毒针刺部位。腰骶部穴位：肾俞穴，选取50mm针灸针，直刺1.5寸左右，气至为度，小幅度重插轻提，施补法；上髎，选取75mm针灸针，呈15°平刺入内，均匀幅度提插，找寻触电感，出现触电感后，静留针。周一、周五：针刺头部、腹部、下肢。周三：针刺腰骶部。每次留针25分钟。3个月为1个疗程，共观察2个疗程。

临床疗效　本组共47例，月经规律5例，月经≥2次、不规律2例，≥1次6例，月经来潮17例，未见来潮13例。

资料来源　王飞. 山东中医药大学，2010.（学位论文，知网收集）

按语　太溪，肾之输穴、原穴，补益肝肾。肾俞，肾之背俞穴，《医学入门》有云："主诸虚，令人有子。"均为肾脏之气经过输注的部位，二者相伍一阴一阳齐奏补肾益精的作用。三阴交，足三阴经交会穴。具有健脾疏肝益肾、通络调经、活血补血的作用，"主……妇人月水不调，久不成孕"，与太溪加强补肾益精，与太冲、百会、神庭加强疏肝调神的作用，与关元共起活血调经、调节冲任之用。足三里，胃经合穴，胃腑下合穴，调理脾胃，化生气血。关元为任脉之穴，具有培元固本作用，又为足三阴、任脉之会，属局部、循经选穴。肓俞，肾经与冲脉交会，用于此不仅与关元能调节冲任，还能培补肾元。阴交，归于任脉，与冲脉交会，有调经固冲的作用，"月水不通，乳余疾，绝子，阴痒，阴交主之"。上髎，膀胱经穴，"女子绝子，阴挺出，不禁白沥，上窌主之"。太冲，肝之输穴、原穴，具有疏肝解郁、滋肾益肝的作用。本神，足少阳、阳维之会。足少阳胆经"络肝、属胆，循胁里"，疏肝调神。神庭，督脉、足太阳、阳明之会。百会，督脉、足太阳经之会，有"三阳五会"之称。督脉"入属脑""交巅上，入络脑……络肾"；膀胱经"从巅入络脑"，足厥阴肝经"与督脉会于巅"。肝脑相通，神庭、百会同为督脉穴位，又位于脑部，与太冲、百会共奏疏肝滋肝、益髓充脑调神之用。

第六方

处方　第一组穴：关元、子宫穴、足三里。第二组穴：肾俞、次髎、三阴交。

刺灸方法　本方以温针灸及按摩手法相结合进行治疗。温针灸操作步骤：第一组选取仰卧位，第二组选取俯卧位。两组穴位隔日交替使用。治疗前患者排空小便，选定穴位之后，行常规消毒。针具采用针灸针，用0.35mm×40mm的不锈钢针，进针得气之后施行提插补法2分钟。然后在针柄套上长度为2cm的艾条，其与皮肤之间的距离大约4cm，点燃艾条之后施灸，如在燃烧过程中，患者感温度过高，可在该穴区隔一硬纸片，以免烫伤皮肤。每穴温针灸3壮。

通督温任按摩手法的按摩操作步骤和方法：按摩手法是在温针灸治疗完成后进行，手法要求均匀、柔和、深透、有力，以透热为度。①掌推督脉。患者俯卧，充分暴露背腰部。医者站其一侧，用单手掌根从大椎穴沿着督脉推至腰俞穴5~7遍。②掌揉肾俞、命门、次髎、腰阳关，共2分钟。③指推任脉。患者仰卧，宽松腰带，充分暴露腹部，医者站在患者一侧，医者用一手拇指指腹从胸骨剑突下鸠尾穴沿着任脉往下轻推至曲骨穴5~7遍，至发热。④掌揉气海、关元、归来、中极至发热。⑤指针点穴。以指代针，点按足三里、三阴交、太溪、气海，共2分钟。以上方法隔日1次。10次为1个疗程。

临床疗效 本组共26例，治愈20例，好转2例，无效4例，总有效率92.3%。

资料来源 旷秋和. 中医临床研究，2018，10（10）：26-27.

按语 病多由肝肾不足、精血亏耗、气滞血瘀、痰湿内盛或寒湿凝滞所致，其病机在于气血失调而致血海蓄溢失常。临床上，月经不调患者多属于寒湿凝滞，究其原因是现实中女子贪凉饮冷、不注意避寒就温所致。本组试验所纳入患者均为寒湿凝滞型闭经。治疗上，寒湿凝滞型继发性闭经应以温肾散寒，调理冲任，活血调经为原则。所取穴位，关元统调肝、脾、肾三经，为调理冲任要穴；子宫属经外奇穴，为治闭经要穴；肾俞温肾散寒，次髎位于腰骶部，近于胞宫，可调理下焦，活血调经；足三里、三阴交为调理气血要穴。按摩督脉、任脉能疏通经络，使人体气血运行畅通。揉按肾俞、命门、次髎、腰阳关补益肾气，散寒祛湿；揉按气海、关元、归来、中极能温通冲任二脉，培补元气；点按足三里、三阴交、太溪、气海调补肝肾，调和脾胃，补益气血。诸法合用，可益其源，调其流，散其寒，地道乃通。

第七方

处方 神庭、本神、百会、大赫、关元、足三里、三阴交、太溪、太冲。

刺灸方法 头部的神庭、本神和百会穴，以15°角向后平刺，进针深度25mm左右，得气后施平补平泻法；腹部的关元、大赫穴，均直刺40mm左右，气至为度，重插轻提，施补法；足三里，直刺30mm左右，得气为度，得气后重插轻提，施补法；三阴交，呈45°角向上斜刺入内，气至为度，找寻触电感，出现触电感后留针；太溪，直刺15mm左右，气至为度，重插轻提，施补法；太冲，直刺15mm左右，气至为度，重插轻提，施补法。每次留针25分钟，每周一、三、五各治疗1次，3个月为1个疗程，共治疗2个疗程。

临床疗效 30例患者经治疗6个月后痊愈5例，占16.7%；显效6例，占20.0%；有效15例，占50.0%；无效4例，占13.3%。总有效率达86.7%。

资料来源 王飞，房繁恭，陈滢如，等. 中国针灸，2014，34（7）：653-656.

按语 女性心理压力日益增大，因此在治疗上除调节冲任外，应着重于疏肝宁神。调理冲任以关元、大赫为主穴。关元为任脉之穴，培元固本，又为足三阴、任脉之会穴。"冲脉起于关元"，"关元在脐下小腹，下当于胞，故前言'冲脉起于关元'"，言下之意，关元的深部即为胞宫之所在。大赫穴，为肾经与冲脉交会之处，两穴配伍，共奏调节冲任、培肾益精之功。肝肾同源，肝藏血，调情志，主升发疏泄，具有排泄经血的功能。太冲为肝之输穴、原穴；本神，为足少阳胆经"络肝、属胆"，与肝经相表里，起疏肝调神作用；神庭为督脉、足太阳、阳明之会，督脉"入属脑""交巅上，入络脑……络肾"，肝脑相通，百会、神庭、本神又位于脑部，与太冲共奏疏肝滋肝、益髓充脑调神之用。足三里为足阳明胃经的合穴，胃的下合穴，脾胃为后天之本、气血生化之源，针刺足三里具有健运脾胃、补益气血的作用；三阴交为肝脾肾三经的交会穴，具有补益脾肾的作用；太溪为肾经的原穴，具有补益肾精的作用。诸穴相配，共达调理冲任、疏肝宁神之功。

第八方

处方 关元、足三里。

刺灸方法 每日针灸一次，采用平补平泻手法，行针使得气，每次留针20分钟，中途行针一次。30天为1个疗程，停针2天，接着治疗，连续治疗3个疗程。治疗期间忌食生冷、辛辣食物。

临床疗效 本组共33例，痊愈8例，显效15例，有效6例，无效4例，总有效率87.88%。

资料来源 宋辉光. 长春中医药大学，2019.（学位论文，知网收集）

按语 关元位于任脉，故可疏通任脉；位于下焦近胞宫处，故可促进子宫平滑肌收缩；为小肠募穴，故可引心火降于下焦温暖胞宫。足三里可以促进腹部诸脏器平滑肌的收缩，促进子宫内膜脱落而形成月经，闭经不外虚实两大证，关元以疏通月经的气血道路任脉为主，兼以温补下元，治实为主而兼治虚寒；足三里以温补月经的气血来源阳明经为主，兼促进子宫平滑肌收缩，是治虚为主而兼治实，二者虚实温补兼顾，是治各型闭经之要穴。

四、功能失调性子宫出血

功能失调性子宫出血，简称功血。系指内分泌功能失调所引起的子宫内膜异常出血，临床表现为月经周期紊乱，经期延长，经量增多或淋漓不净等。经检查内外生殖器无明显器质性病变，无妊娠并发症或全身出血性疾病。本病分无排卵性功血和有排卵性功血两种，前者系排卵功能发生障碍，多发于青春期及更年期妇女；后者系黄体功能失调，多发于育龄期妇女。

第一方

处方 隐白。

刺灸方法 按子午流注法，每日上午7~11时，将紫皮蒜切成1mm薄片置于穴上，上置米粒大艾炷灸3至7壮，3天为1个疗程，间隔3天，再开始下1个疗程。

临床疗效 本组共18例，治愈17例，有效1例。

典型病例 白某，女，18岁，农民，未婚，1985年11月初诊。患者13岁初潮，周期尚准，经量不多。1985年春因操劳过度，复加经期受凉，经水淋漓不止，有时量多如冲，严重时卧床渗透床垫，初挟血块，色紫暗，后渐淡，质稀薄如水，曾行刮宫，术后量不减，复用人工周期4个月，停药后出血如故，服中药20余剂，效果不显。就诊时，面色苍白，两目虚肿如卧蚕，唇色淡白，时常眼前发黑，头晕心悸，精力不支，时崩时漏，出血已无休止，脉虚弱，舌淡胖边有齿痕，苔薄白，血红蛋白70g/L。诊为功血，证属心脾两虚，统摄无权，治当健脾益气摄血。如上法灸治，3天后血止。连灸3个疗程痊愈。随访2年，周期准确，色量正常，未再复发。

资料来源 李逢春. 内蒙古中医药，1989，（3）：12.

按语 "功血"属中医学"崩漏"之范畴，是由冲任损伤、不能固摄所致，多由脾虚、肾虚、血热、血瘀所引起，其中尤以脾虚最为常见。脾乃生血之脏，且有统血之功，而虚则生化无源，统摄无度。隐白穴为足太阴脾经之井穴，脉气之所出，定时灸之则使脾气健旺，生化有源，统摄有权，故血有所归而不妄行。

第二方

处方 关元。

刺灸方法 取艾绒30g捏紧呈虫状，生姜60g捣烂与面粉调和成约1.5cm厚圆饼，直径较艾绒球大3cm。将卫生纸0.5cm厚铺于脐下小腹部，姜面饼隔纸置于穴上，艾绒球置于姜面饼正中点燃，约30分钟燃尽，每隔5日灸1次。

临床疗效 本组共16例，治愈10例，有效4例，无效2例。

典型病例 赵某，女，30岁。自诉2个月来经血时多时少，淋漓不止，血色鲜红。伴有倦怠乏力，心烦，手足心热，口干。曾用黄体酮及仙鹤草素治疗，效果不明显。查体：面色无华，苔薄微黄，脉细数。诊为"功血"，用上法治疗1次血止而愈。随访半年，未再复发。

资料来源 郑玉兰. 针灸学报，1990，（1）：23.

按语 任脉起于胞中，为阴脉之海，总统一身之阴经，为妇女妊养之本。只有任脉之气通，才能促使月经的正常来潮。关元为任脉的腧穴，又为任脉与足三阴经的交会穴，灸之可补养冲任，且可益肾之收藏，脾之统血，肝之藏血，使血不外溢而循行常道。

第三方

处方　大敦、隐白。

刺灸方法　患者仰卧，取上穴用麦粒壮直接灸，每壮待焰熄火存时，医者用右手拇指桡侧端将火按灭，续灸下1壮，每次5至7壮，灸后局部不做任何处理。每日1次。

临床疗效　本组共50例，治愈36例，有效12例，无效2例。

典型病例　许某，女，30岁，农民，1977年6月26日就诊。患者曾于1977年3月16日子宫大出血，经住院治疗月余好转，于当年4月28日出院。1977年6月25日前症复作，崩漏不止，下血如注，卧床不起，故求诊治。查体：面色苍白，言语低微，舌淡无苔，脉细欲绝。即按上法灸7壮，灸后下血逐渐减少，夜半即止，为巩固疗效，继续灸治7次。1年后随访，月经恢复正常，无其他不适。

资料来源　王建德，徐晓明．陕西中医，1988，（4）：176．

按语　女子以血为本，以肝为用，肝藏血，喜条达而恶抑郁；冲脉为血海，本属于肝，隶属于阳明；脾为后天之本，统血之脏，生血之源，易受肝木克乘。肝郁气滞，横逆克土，终致肝失所藏，脾失统摄，冲任失调，经血紊乱而下。大敦为足厥阴肝经之井穴，灸之可疏肝达木，调节血量。隐白为足太阴脾经之井穴，灸之可醒脾益气，统摄血行。二穴同用，共奏调理月经之功。

第四方

处方　止血取关元、肾俞、三阴交、脾俞、肝俞；扶正取归来、足三里、脾俞、肾俞、命门。

刺灸方法　虚证用补法，先紧按慢提，得气后留针30分钟，每10分钟弹针柄1次，出针扪穴。实证用泻法，先紧提慢按，得气后留针30分钟，每10分钟摇针1次，出针时摇大其孔。治疗分为两步，首先以止血为主，每天针1次，15天为1个疗程，然后停针3天，再行扶正，同样每天针1次，针15天，停3天。

临床疗效　本组共30例，显效24例，有效4例，无效2例。

资料来源　刘万成．中医杂志，1987，（4）：43．

按语　肾为先天之本，藏精，主生殖，系女子胞，为元阴元阳之府，产生的天癸寓于其中。冲任二脉同起胞中，是肾与胞宫联系的枢纽，这就构成了"肾－任冲脉－胞宫－月经"的生理系统。所以首取关元、肾俞两穴以调整月经生理系统，佐以三阴交、脾俞、肝俞以调和脏腑，从而使月经生理系统的功能趋于正常，脏腑平和，流血停止。其次扶正治疗，以调理脾胃，充实后天之本。

第五方

处方 头针生殖区、三阴交、血海、足三里。

刺灸方法 患者仰卧，用25mm毫针沿头皮向后斜刺双侧生殖区，三阴交用50mm毫针直刺，血海、足三里用100mm毫针直刺，分别接G6805电针治疗仪，用连续波，每3~5分钟由慢到快，由快到慢转换频率1次，电流强度以患者能耐受为宜，通电20分钟，每日治疗1次。

临床疗效 本组共205例，全部治愈。

典型病例 郗某，女，44岁，农民。阴道出血7年，体衰生活不能自理，中西医治疗无效。以止血针、葡萄糖维持生命，妇科检查无异常发现。遂按上法治疗3次血止，为巩固疗效，又针2次，病告痊愈。随访11年，未再复发。

资料来源 马玉泉. 中国针灸，1991，（1）：28.

> 按语 "诸经皆归于脑"，针刺相应头皮刺激区，能调节经气平衡。西医学认为，在相应的头皮刺激区针刺，能反射性地加强大脑皮层功能，使该皮层支配的相应部位功能得以恢复。故针头针生殖区可使胞脉功能得以恢复。辅以三阴交、血海、足三里调气血，补脾胃，气血充足，胞脉得养，则冲任自调，血循正常。

第六方

处方 子宫、关元、肾俞、内关、合谷。

刺灸方法 本方采用三七当归液穴位封闭治疗"功血"。用2mL注射器，7~8号针头抽取三七当归注射液2mL，在预选的穴位上刺入，边进针边左右旋转注射器并进退针等反复刺激，得气后推注药液1mL，每次封闭2穴，每天封闭1次，7天为1个疗程，疗程间隔3天。

临床疗效 本组共48例，治愈45例，显效3例。

典型病例 魏某，女，41岁，教师，1988年6月4日就诊。自诉阴道流血淋漓不止53天，流血量突然增多2天，伴头晕、心慌气喘、四肢无力。多方医治效果不佳。查体：贫血貌，舌淡尖红，苔薄白，脉细数无力，双侧附件增厚有压痛，子宫稍大。实验室检查：红细胞2.6×10^{12}/L，血红蛋白66g/L。诊为"功血"（肾虚血热型），采用上法穴位封闭4次，阴道流血明显减少，治疗6次血止，2周后诸症消失，随访2年未见复发。

资料来源 邓荣. 陕西中医，1991，（5）：226.

> 按语 采用三七当归液穴位封闭治疗"功血"，是根据中医学的脏腑经络理论以及穴位相关的特异性，按照辨证施治的原则选配的。三七、当归具有止血、散瘀、定痛的作用，可以通过穴位封闭疏通经络、调整血脉，以达到消瘀、固冲任之效。

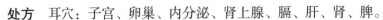

第七方

处方　耳穴：子宫、卵巢、内分泌、肾上腺、膈、肝、肾、脾。

刺灸方法　碘伏消毒耳郭，选准穴位后，用胶布将王不留行籽贴压在穴位上，用手指对压耳郭，使之产生酸、麻、胀、痛或发热，每日按压3~5次，隔3~5天换1次，6次为1个疗程。

临床疗效　本组共13例，治愈8例，显效2例，有效3例。

典型病例　王某，女，21岁，未婚。自诉月经不止半年，经血色淡，时多时少，月经间期最长7天，曾用止血、人工周期等中西药治疗无效。现体倦乏力，头晕眼花，心慌气短。舌淡，苔薄白，脉沉弱。妇科及"B超"检查无异常。按上法治疗1次，经血明显减少，贴压3次血止，连续治疗2个疗程后痊愈，随访2年未复发。

资料来源　马晓明临证治验。

按语　"五脏六腑，十二经脉有络于耳"，选取相应耳穴子宫、卵巢、内分泌以调节子宫、卵巢内分泌功能；肝、脾、肾以调和脏腑，补养气血；膈乃止血经验用穴。诸穴合用，各司其职，共奏止血之功。

第八方

处方　隐白、关元、三阴交、血海。

刺灸方法　隐白穴用灯火灸，用火柴棒点燃后乘火苗正旺时，迅速对准穴位，灸后穴位处的皮肤烧灼，数日可愈，每次灸一侧，两侧交替使用，其他穴位均针刺。

临床疗效　本组共20例，全部治愈。

典型病例　施某，女，39岁，干部。体质素健，月经按期来潮。两月前因过度劳累，突然月经提前，暴下如注，内夹血块，日用卫生纸3卷。面色萎黄，神疲乏力，脉虚弱无力，舌胖质淡，苔薄。证属脾虚不固，气不摄血。采用上法治疗，次日经血大减，日用半卷卫生纸，仅治5次而愈，精神焕发，工作如常，数月后随访未再复发。

资料来源　丁金榜，丁辉. 陕西中医院学报，1993：31.

按语　"功血"多失血脱气，运用妇科塞流大法，止血防脱，多用固气摄血、益气固脱之法。当先止血，首选隐白；三阴交、血海意在补脾统血而止崩；经血病之本在肾，关元补养冲任，且可益肾之收藏，本固血充则经水自调。

第九方

处方　督脉半灸法。

刺灸方法　在传统的督灸疗法基础上改进而成，取督脉至阳至腰俞穴一段为施灸部位。嘱患者暴露施灸部位，俯卧于治疗床上，用75%乙醇棉球从上而下常规消毒脊柱区3遍，再涂抹姜汁，后敷盖桑皮纸，于其上铺生姜泥呈上底宽4cm、下底宽5cm、高3cm的梯形，最后在姜泥的上面放置中间直径5cm、长1cm的梭形艾炷，上下连接呈一长条，于艾炷的上、中、下3点点燃，任其自燃自灭。1壮灸完后再换1壮。连续灸完3壮后移去姜泥，用湿热毛巾轻轻擦净皮肤。每半月治疗1次，3次为1个疗程。

临床疗效　本组共38例，痊愈12例，好转21例，无效5例，总有效率86.8%。

资料来源　李青，李永春. 中国针灸，2018，38（10）：1085-1086.

[按语]　本组所治疗患者均为肾阳虚型围绝经期功能失调性子宫出血患者，历代医家对本病的证型分类虽多，但总不离肝、脾、肾三脏。原因不外肝藏血；脾为气血生化之源，主升清统血；肾藏精，主生殖。督灸是基于督脉的脊柱段施以灸法从而治疗疾病的一种方法。施灸部位选取从大椎至腰俞一段。背为阳，督脉为"阳脉之海"，足太阳膀胱经为"巨阳之脉"，其两条侧线夹督脉两旁，背俞穴位于第1侧线上，督脉具有振奋阳气、调理脏腑、温通气血的作用。再于其上置以辛温走窜、温通十二经的艾绒，点火熏灼之，其温阳之力更是效专力宏。功血患者主要累及肝、脾、肾三脏，部位在中下二焦，因而将传统督灸方法加以改良，施灸部位仅选取至阳至腰俞穴一段，大致相当于传统督灸长度的下半段，因而命名为"督脉半灸法"。

五、围绝经期综合征

围绝经期综合征（Perimenopausal Syndrome，PMS）又称更年期综合征，是女性在绝经前后因卵巢功能衰退、卵巢分泌的雌激素水平发生变化，而出现以自主神经系统功能紊乱为主，如潮热、汗出、心烦、失眠、情绪低落等症状，并伴有一系列神经、心理症状的一组症候群。据研究表明，超过2/3的女性在绝经前后至少出现一项相关症状，严重影响患者的工作生活和身心健康，降低了生活质量。

第一方

处方　①时间穴位：选择就诊时间或记忆时间（如精神刺激时间、意外事件时间等），并转变为昆明时间，参照朱勉生教授《时空针灸六十甲子日历》中"时空针灸灵龟八法"选取穴位：申脉（1）、照海（2、5）、外关（3）、足临泣（4）、公孙（6）、后溪（7）、内关（8）、列缺（9）。（注：穴位后的数字是时间穴位对应的九宫序号）。②空间穴位：腰背九宫：命门（1）-心俞（2）-肝俞（3）-心俞（4）-至阳（5）-肾俞（6）-肝俞（7）-肾俞（8）-大椎（9）；头手九宫：印堂（1）-本神（2）－内关（3）－本神（4）－神庭（5）－神门（6）－内关（7）－神门（8）－百会（9）；腹足九宫：关元（1）－气穴（2）－三阴交（3）－气穴（4）－气海（5）－太溪（6）－三阴交（7）－太溪（8）－中脘（9）。（注：穴位后的数字是空间穴位对应的九宫序号，见图1）

心俞4	大椎9	心俞2
肝俞3	至阳5	肝俞7
肾俞8	命门1	肾俞6

腰背九宫

本神4	百会9	本神2
内关3	神庭5	内关7
神门8	印堂1	神门6

头手九宫

气穴4	中脘9	气穴2
三阴交3	所海5	三阴交7
太溪8	关无1	太溪6

腹足九宫

图1　时空针灸灵龟八法治疗围绝经期综合征选取空间穴位

刺灸方法　本方采用时空针灸灵龟八法治疗围绝经期综合征。常规消毒，时间穴位按先右后左的顺序针刺，列缺向上斜刺12.5~20mm，其余均直刺12.5~25mm。空间穴位顺序按时间穴位所对应的九宫序号进入，依次针刺一轮，如此循环重复，针刺时，先扶起患者，使其呈半坐卧位后刺腰背九宫穴位，针尖均向下平刺12.5~25mm，便于患者平卧时安全压针留针，再托扶患者平卧，针刺头手九宫和腹足九宫，本神、百会、印堂平刺12.5~20mm，神庭平刺7.5~12.5mm，内关、太溪直刺12.5~25mm，神门直刺7.5~12.5mm，余穴直刺25~37.5mm。靶向穴位中子宫、足三里直刺25~37.5mm，太冲直刺12.5~20mm。除太冲行提插捻转泻法，余穴均用补法。留针45分钟，此期间不行针。每天1次，连续针刺6次为1个疗程，疗程间休息1天，治疗3个疗程。

临床疗效　36例患者治愈5例，显效19例，有效10例，无效2例，总有效率为94.4%。

资料来源　李彩莲，田春艳，管浩，等. 中国针灸，2019，39（11）：1214-1216.

按语　时空针灸灵龟八法是朱勉生教授基于传统灵龟八法发展而来。在时空针灸灵龟八法中，时间穴位是根据疾病的病因病机选穴，在就诊时穴的基础上，加入记忆时穴，针对疾病共性，这是进入空间穴位的"钥匙"，是经络系统的机关要诀。空间穴位是根据患者病证，辨证选穴组成空间九宫穴，其选穴因病而异。背属阳，督脉为"诸阳之海"，腰背九宫中大椎益气壮阳，至阳为阳之极，可助脾阳，命门内藏"真火"，针此三穴可补益一身之阳；肾俞、心俞、肝俞为足太阳经穴位，可补肾培元、调肝养心。督脉入络脑，脑为元神之府，头手九宫中，神庭镇静安神，本神、印堂、内关、神门宁心安神，再配百会益气升阳，共达助阳宁心之效。腹属阴，任脉为"阴脉之海"，冲脉隶于阳明，腹足九宫的中脘为任脉、手太阳、足阳明经交会穴，可和胃健脾补益中气；关元为任脉与足三阴经的交会穴，可培补元气；气穴为肾经与冲脉的交会穴，可补益肾气；气海属任脉，可益气助阳、调经固经；太溪滋阴补肾、调理冲任；三阴交调和气血，宁心调经，安神除烦，为治妇科病的要穴，故腹足九宫共奏调理冲任、补肾健脾之效。空间穴位的这3个九宫共同对患者起平衡阴阳、调理冲任的作用。足三里为多气多血的足阳明经合穴，子宫穴位近胞宫，两者合用，可补益气血、濡养胞宫，再泻太冲，调降足厥阴肝经之气。

第二方

处方　百会、关元、子宫穴、肝俞、脾俞、肾俞、足三里、三阴交、太冲。

刺灸方法　百会穴由前向后斜刺约20mm；关元、子宫穴、足三里、三阴交、太冲，选用0.25mm×40mm毫针，直刺约35mm，用平补平泻手法，得气后，留针20分钟；之后取俯卧位，肝俞、脾俞、肾俞，选用0.25mm×25mm毫针，直刺约20mm，用平补平泻手法，得气后，留针20分钟。月经期停止针刺。每隔2天针刺1次，每周2次，8次为1个疗程，共治疗3个疗程。

临床疗效　针刺4周后总有效率为92.3%，针刺8周后总有效率为88.5%，针刺12周后总有效率为92.3%

资料来源　张豪斌，景向红，王莹莹. 中国针灸，2018，38（1）：55-58.

> **按语**　本病病因为冲任失调、肾气虚。百会，属于督脉，有安神益智、醒神开窍之功。关元，属任脉穴，与足三阴经的交会穴，有培元固本、调理冲任之功。子宫穴，属于经外奇穴，有调经理气之功。足三里，属足阳明胃经腧穴，为胃的下合穴，"合治内府"，可调理脾胃、培补后天，也具有很好的强壮保健作用。三阴交，属足太阴脾经腧穴，为足三阴经的交会穴，有调理足三阴之功。三阴交又为治疗妇科的要穴，妇科疾病与肝、脾、肾关系密切。太冲，属足厥阴肝经腧穴，为肝经原穴，有疏肝解郁之功，围绝经期女性多数伴有抑郁、激动及焦虑症状，"肝主情志"，太冲对情绪有很好的调节作用。配以肝俞、脾俞、肾穴，与三阴交共奏调理脾肝肾之功。同时，肝俞与太冲共奏疏肝解郁、调畅情志之功；脾俞与足三里共奏健脾益气、调和气血之功；肾俞与关元共奏培元固本、调理冲任之功。

第三方

处方　耳穴：肾、肝、内分泌、内生殖器、皮质下、交感、神门、心、脾。

刺灸方法　患者每日按压耳穴3~5次，每次不少于20秒。疗程：耳穴交替贴压，每周2次，连续4周。

临床疗效　本组共50例，治疗后在血管舒缩、失眠、易激动、抑郁、头痛、皮肤蚁走感等方面，与对照组比较，差异均有统计学意义（P均<0.05）。

资料来源　王春华，陈可莹，李凯利. 新疆中医药，2017，35（6）：28-30.

> **按语**　肾精亏虚是本病发病的根本。肾虚肝郁，心肾不交为本病的重要病机。耳穴肾穴以补肾为主，肝穴可疏肝解郁，肝肾二穴可滋肾阴、疏肝郁；内分泌穴可调节女性内分泌功能；内生殖器穴与肾穴共同作用，可加强补肾之功；交感穴可治疗自主神经功能紊乱；内分泌穴与交感穴相配，可调节自主神经功能，维持

内分泌系统的正常状态；皮质下可调节大脑皮质功能，调节大脑皮层神经细胞的兴奋与抑制的作用；皮质下、内分泌、交感穴相配，可调节机体和内环境，达到平衡状态；神门、心、脾，可调理脏腑、宁心安神；诸穴配合，标本兼治，可调动经络功能、调整脏腑经络、平衡阴阳、调和气血，从而使阴阳平复。

第四方

处方 调神组方：印堂、上星、双侧完骨。益气安神组方：百会、四神聪。舌针组方：舌面：舌根属肾为下焦，舌尖属心为上焦，中央属脾胃为中焦，四畔属肝胆；舌下：金津、玉液、舌下穴，舌下穴为舌与下颚交界处。蟠龙刺：紧贴脊柱两旁，旁开5分，每个棘突间隙针刺一侧，下一个间隙针刺另一侧。根据辨证分型加减穴位：阴虚型加肝俞、肾俞、足三里、太溪；阳虚型加曲池、阳池、中脘、关元、足三里；血虚型加神门、三阴交；神志妄昧型加内关、四关、水沟。

刺灸方法 本方采用武氏蟠龙通督调神针法进行治疗。上星向百会方向刺1.0寸，印堂要提捏局部皮肤，向鼻根方向扎直扎正，两穴均提插捻转，平补平泻；完骨直刺0.6~1.2寸，先行提插补法，后行小幅度高频率（120次/分）捻转补法；百会穴垂直进针0.3~0.5寸；四神聪均向百会方向斜刺0.3~0.6寸，施平补平泻。以上各穴均以患者感觉酸麻胀痛为度。水沟雀啄泻法1分钟，内关、四关穴提插泻法1分钟，余穴施补法。以上各穴均留针30分钟。舌针主要采用点刺法，根据病情各部位可以灵活使用，轻刺为补、重刺为泻，针的移动方向与针柄倾斜方向一致为顺刺为补、逆刺为泻，不出血为补、出血为泻。蟠龙刺是用0.30mm×40mm不锈钢毫针，紧贴脊柱两旁，旁开5分，每个棘突间隙针刺一侧，下一个间隙针刺另一侧，自上而下，针刺路径犹如盘曲环绕之龙体；直刺0.5~1.2寸，行提插补泻，患者出现酸胀感后留针20分钟。每天治疗1次，10天为1个疗程，疗程间休息7天，连续治疗3个月。

临床疗效 本组共30例，治疗有效率为100%。

资料来源 王淑敏，武连仲. 广州中医药大学学报，2018，35（3）：454-459.

按语 神是人体一切生命活动的基础，重在调神。完骨具有通督、调理神机的作用。益气安神组方中的百会、四神聪可以充脑安神、益气升阳，是治疗头晕、头疼、失眠健忘等神志病的主穴。舌针是治神针法的独特组穴，是利用舌的特性与五脏六腑的经络联系与区域界定辨证针刺，从而达到调理脏腑气血的作用。心主血脉，心又开窍于舌，舌为心之苗，所以舌针可以调节气血，调神、守神，调整紊乱之脏腑，而使脏腑功能协调，精神活动强健。舌针组方中舌面可以交通心肾，调整脏腑，活血通络，可以有效缓解脏腑功能紊乱，阴阳失调的失眠、易怒烦躁等症状。点刺舌下金津、玉液可以活络利窍，滋阴生津。舌下穴交通阴阳，舌下穴留针具有育阴潜阳、安神息风的作用。蟠龙刺可以疏通督脉和太阳经气，具有很强的激发经气作用，也能提升正气、平衡阴阳，调节内分泌和免疫功能。

第五方

处方 主穴：关元、子宫、百会、三阴交、足三里。配穴：肾阴虚配肾俞、阴谷、太溪；肾阳虚配肾俞、命门、腰阳关；阴阳俱虚配肾俞、命门、照海；心肾不交配心俞、神门、太溪；脾虚痰凝配脾俞、丰隆；肝郁气滞配肝俞、太冲。耳穴：内生殖器、内分泌、皮质下、肝、肾、脾、心、交感、神门。

刺灸方法 关元直刺1.5寸，子宫穴针尖向内斜刺1.5寸，行轻度提插手法，术者手下有抵触感，患者局部有揪痛感；百会针尖向前平刺1.2寸，行捻转手法；三阴交直刺2寸，足三里直刺2.5寸，行捻转提插手法，令患者针感强烈；均用平补平泻法，每日一次，10次1个疗程，休息3天，连续3个疗程。耳穴每日按压3~4次，每次按压2~5分钟，以耳郭皮肤充血变红、发热为度。选一侧耳穴，2天更换1次，两耳交替按压，5次1个疗程，休息3天，连续3个疗程观察疗效。

临床疗效 本组共80例，痊愈13例，显效37例，有效23例，无效7例，总有效率91.25%。

资料来源 刘占宝，李永刚，李君君．环球中医药，2017，10（6）：744-747.

按语 关元既是小肠之募穴，又是冲任二脉和肝、脾、肾经的交会穴，靠近女子蓄血之处，是人生之关要，五气之真元，也是调血补血的要穴；百会是督脉、肝经、胃经、大肠经、小肠经、膀胱经和三焦经的交会穴，为"诸阳之会"与脑关系密切，可通调全身脏腑；子宫穴为经外奇穴，卵巢子宫附近，为胞宫之外应，对卵巢子宫病变有奇效，近部取穴可直调冲任；三阴交可调理肾、肝、脾三脏，理气活血，使气血充足，胞宫得养，冲任得充，阴阳重归平衡；针刺足三里可以后天补先天，使气血化生有源。"耳者，宗脉之所聚也"；"十二经脉皆通于耳"，耳穴是全身信息的一个反应点和控制点，通过经络传导，调整脏腑功能和人体内分泌系统。耳穴可通过调节交感加强自主神经功能，提高女性卵巢功能；内分泌可调节人体的内分泌系统；神门镇静安神；皮质下加强脑皮质的调节功能。

第六方

处方 主穴：关元、天枢、子宫、三阴交。配穴随证加减。

刺灸方法 常规针刺，针刺得气后在上述穴位进行温针灸，每穴灸2壮，隔日1次，1个月为1个疗程，共治疗2个疗程。

临床疗效 本组共30例，治疗后绝经期等级评定量表评分、血清性激素变化均有统计学意义。

资料来源 徐颖梅，罗开涛．江苏中医药，2017，49（11）：66-67.

按语 中医学认为本病病机是肾虚，且与肝、脾、心及冲、任二脉有关，治疗上应注重滋阴补肾健脾。三阴交为妇科治疗常用要穴；关元有培元固本、滋阴益气之功，集先后天之本于一体，既承阴经之海之精，又养肝脾之气血，补肾壮阳，调理冲任；天枢为足阳明胃经穴、大肠经募穴，针刺天枢可通调肠腑，健脾和胃；子宫穴为经外奇穴。温针灸法借助灸火的热力，通过针刺经络的传导，使温热透达腧穴深部，能弥补针药所不及，发挥针刺与艾灸的协同作用。

第七方

处方 双侧公孙、内关、足临泣、外关、列缺、申脉、后溪、照海穴。

刺灸方法 公孙直刺20~30mm，内关直刺15~20mm，足临泣直刺10~15mm，外关直刺15~20mm，列缺斜刺10~15mm，申脉直刺10~15mm，后溪直刺10~20mm，照海直刺10~20mm，得气后均匀提插捻转2分钟，留针30分钟。每日治疗1次，10天为1个疗程。每个月在月经后15~18天开始治疗，已绝经者可从任何1日起开始治疗，治疗3个疗程。

临床疗效 本组共30例，显效12例，有效17例，无效1例，总有效率96.7%。

资料来源 宋晶. 上海针灸杂志，2016，35（4）：433-436.

按语 本病除与肾虚和冲任失调相关外，还与奇经八脉相关，故选取八脉交会穴进行治疗。这8个穴位为治疗奇经病症的首选穴位，阴跷脉的照海和阳跷脉的申脉配合应用可改善患者的睡眠障碍；"公孙配内关，主治胸中刺痛，隐隐不乐"，故两者配合应用能调理胸闷、心烦等围绝经期的一些典型症状；肾精与任脉相联系，称为"生养之本"，故取任脉的列缺；"冲任督三脉，同起而异行，一源而三歧，皆络带脉"。取督脉的后溪穴，带脉的足临泣穴，共同协调配合治疗本病；阳维脉主一身之表，取外关穴对于患者潮热汗出的症状有很好疗效。诸穴配合应用，调节奇经八脉的经气，冲任二脉的盛衰，可收效。

第八方

处方 双侧三阴交。阳虚体质配神阙；阴虚体质配双侧涌泉。

刺灸方法 患者取仰卧位，暴露穴位部位，将艾条的一端点燃，三阴交、涌泉用插签固定，神阙上放置单孔艾灸盒，在距离穴位表面2~3cm的位置开始施灸，使患者局部皮肤有温热感而无灼痛为宜，根据患者的感觉适当调整距离，每次灸30分钟，灸至局部皮肤红晕为度。隔日1次，共治疗15次。

临床疗效 本组共56例，治疗后Kupperman评分、HAMA评分、SCL-90量表总分及SDS量表评分与同组治疗前比较，差异均具有统计学意义。

资料来源 周路，李启荣，麦威. 上海针灸杂志，2016，35（7）：836-838.

按语 女性45~55岁以后阳虚体质为最高，而阴虚体质在女性45~54岁年龄段为最高。本方从阴虚及阳虚体质调治围绝经期综合征，取三阴交、神阙、涌泉进行灸法治疗。神阙居脐中，与诸经脉有着密切联系，又与全身经络相通，能调和阴阳，调整气血精微。三阴交为足三阴经交会穴，与神阙穴合用，既可补命门之火，振奋一身阳气；又可调肝理脾，补气活血，升阳举陷，使火气助元气，以达助阳治病之效。涌泉为足少阴经井穴，是周身阴阳之气交接之处，肾为水脏，属阴，对三阴交、涌泉穴施灸，可滋阴降火，调补肾气，疏肝理脾，达到阴平阳秘之效。而阴平阳秘、阴阳平衡正是中医学治病求本之所在。

第九方

处方　主穴：关元、子宫（双）、足三里（双）、地机（双）、内关（双）。配穴：肾阴虚者配太溪（双）、照海（双）；肾阳虚者配肾俞（双）、命门。艾灸取穴：百会、涌泉（双）。

刺灸方法　采用捻停交替的方式运用指力把针捻进，当皮肤有酸麻胀感时停手，保证进针深度在皮肤浅层。所有穴位均采取直刺，进针深度为2~3mm，轻度刺激。诸穴皆施以平补平泻法，以得气为度。每次留针25~30分钟，每隔10分钟行针一次。肾阳虚型患者在出针后再嘱其取俯卧位，按照上述相同的操作手法进行背部腧穴的针刺，每次留针25~30分钟，每隔10分钟行针一次。针刺治疗每周3次，隔日1次，连续治疗4周。

临床疗效　本组共30例，痊愈2例，显效18例，有效9例，无效1例，总有效率96.67%。

资料来源　黄昕红. 广西中医药大学，2019.（硕士论文，知网收集）

> 按语　浅刺针法主要是将针具刺入腧穴皮下组织内比较浅显的部位，其主要是通过"治皮""刺卫"来激发经脉之气，以调节脏腑经络气血，使脏腑调、经络通、气血和、阴阳平，从而达到治病驱邪的作用。

六、慢性盆腔炎

慢性盆腔炎（Chronic Pelvic Inflammatory Disease，CPID）是指女性内生殖器及其周围结缔组织、盆腔腹膜的一种慢性炎症性疾病。主要临床表现为月经失调、白带增多、腰骶部疼痛、下腹部坠痛、不孕等，病情顽固，容易反复发作。

第一方

处方　双侧蠡沟穴。

刺灸方法　嘱患者取仰卧位，暴露穴位皮肤，常规消毒后用40mm毫针迅速进针，进针后缓慢将针尖沿着肝经循行方向平刺0.8~1.2寸，使有局部酸胀感并向盆骨方向放射，留针30分钟，期间行针2~3次以加强针感。每天1次，治疗10次为1个疗程，1个疗程结束后休息1天，治疗3个疗程后观察疗效。

临床疗效 本组共30例，治愈14例，显效8例，有效4例，无效4例，总有效率86.67%。

资料来源 陈雪玲，张卫东. 实用中医药杂志，2019，35（3）：346-347.

按语 慢性盆腔炎属中医"带下病""妇人癥瘕""妇人腹痛"等范畴，以脏腑功能失调，经脉不通，气血运行不畅为基本病机。蠡沟穴是足厥阴肝经之络穴，别走足少阳胆经，通调两经经气，具有清利肝胆湿热、疏肝理气、调经止痛、祛湿止痒的功效。循经刺法针刺蠡沟穴，使经气循经而至阴部，以达气至病所之功；且进针时针尖随着经脉循行方向刺入，为迎随补泻手法之补法，可起到调和气血、补益肝肾的作用。又有阴部是阴阳宗筋之会，故循经针刺蠡沟穴还可以调节各经筋，达到调节全身气机的作用。

第 二 方

处方 第一组穴：气海、关元、中极、子宫穴（双）、足三里（双）、三阴交（双）、太冲（双）。第二组穴：脾俞、肝俞、大肠俞、白环俞、次髎（均双）。

刺灸方法 第一组穴与第二组穴交替施针。针刺穴位按照由上至下、由里至外的顺序，垂直于皮肤进针，过皮后缓慢刺入至地部，即深刺。太冲、三阴交、足三里可刺入1.5cm，平补平泻法，关元、中极穴向下直刺进针，行捻转、提插手法，要求针感向少腹、前阴部放射，得气后施补法，注意在下肢、腹部穴位针刺可将患者体位调整为仰卧，在腰骶部位针刺可转至俯卧位，行中等强度刺激1分钟~2分钟，留针30分钟。在腰骶、腹部腧穴对毫针柄尾进行加热温针，在针灸针尾部附着清艾条2cm点燃，施灸，注意在操作中为减少患者烫伤风险，或患者自感强烈灼烧感，可在穴位区域进行适当垫纸缓解热度，待艾条完全燃尽之后退出针灸针。每一处穴位温灸2壮，间隔1日进行温针灸1次，一周持续温针灸3次为宜，待月经干净进行温针灸，至下一次月经来潮及停止温针灸，这一时间为1个疗程，患者持续治疗3个疗程。

临床疗效 本组共53例，治疗总有效率为92.45%，其中治愈1例，显效23例，有效25例，无效4例。

资料来源 路亮. 山东中医药大学，2018.（学位论文，知网收集）

按语 针灸穿刺对病灶区域形成直接的刺激来通络活血，而艾灸则发挥温补温通之效。慢性盆腔炎主因气血失调、冲任受损、带脉不固所致，盆腔位于下焦，中医认为冲、任、督脉皆起于少腹之内胞中，故治疗取背俞穴、任脉穴和脾胃经穴为主。局部取穴、前后配穴和远端取穴相互配合。诸穴合用，具有健脾渗湿、活血化瘀、通络止痛之效。

第三方

处方 关元、中极、子宫（双）、归来（双）、足三里（双）、三阴交（双），穴位注射局部阿是穴。

刺灸方法 上述穴位局部常规消毒，选用0.3mm×50mm针灸针，按常规进针，捻转得气后将中极、关元、子宫（双）、归来（双）连接电针仪，选择连续波，频率为2Hz，电流强度以患者耐受最大值为度，每次留针20分钟。无菌注射器抽取4~6mL黄芪注射液，局部常规消毒后，将注射针头刺入腹部阿是穴1.0~1.5cm，待产生酸麻胀感时，回抽无血随即缓慢推入药液，每穴2mL，余液弃。电针每日一次，7天为1个疗程，穴位注射每天1次，连续注射3次后改隔日一次，5次为1个疗程。经过1个疗程后无明显改善者，休息2天再行第2个疗程。

临床疗效 本组共68例，痊愈48例，显效12例，有效5例，无效3例，总有效率95.59%。

典型病例 林某，女，36岁，自由职业，2015年10月17日初诊。主诉：反复下腹胀痛半年余。近半年来出现下腹胀痛及腰酸腰胀症状反复，多在过度劳累、性交及月经来潮前后加重，伴白带量偏多，色黄，常有异味，无明显瘙痒不适，纳可，夜寐欠佳，二便调。舌暗苔黄腻脉弦细。妇科检查：外阴、阴道未见明显异常，阴道分泌物较多，质稠、色黄有异味，宫颈光，宫颈举摆痛（−），子宫后位，活动尚可，压痛（−），双侧附件区均可触及似条索样增粗，轻压痛。B超提示：双侧附件区积液（30mm×18mm，26mm×20mm）。HSG提示：双侧输卵管通而不畅伴积水，子宫未见明显异常。曾多次在外院妇科门诊进行消炎治疗，效果不佳。予上述治疗方法治疗，1个疗程后患者诉下腹胀痛较前明显缓解，要求行第2疗程。经过2个疗程治疗后，患者已无明显下腹胀痛及腰酸不适，妇科检查基本正常，B超结果提示双侧输卵管未见明显异常。遂未来诊。半年后随访，该患者诉未见下腹胀痛等症再发作。

资料来源 刘妍，来玉芹，郭钦源. 大众科技，2016，18（204）：82-83+101.

按语 本方主要选取任脉、足阳明胃经等穴位。任脉为"阴脉之海"，"总任诸阴"，主女子胞宫之病。足阳明胃经属多气多血之经脉，可调理一身气血。并用电针机加强刺激，进一步达到健脾渗湿、调理气血、滋阴扶正之作用。穴位注射所选药物为中药制剂黄芪注射液，具有益气养血、扶正祛邪、健脾利湿的作用，将其注入腹部阿是穴，使药物直达病所，黄芪注射液在局部充分发挥益气活血之功，促进盆腔内环境的血液循环，改善供血情况，加快炎症吸收速度，发挥消炎止痛之功效。

第四方

处方 中极、子宫、肾俞、命门、足三里（双）、三阴交（双）、归来（双）、太冲、气海。

刺灸方法 患者取仰卧位后，选定穴位，常规进行皮肤消毒，选用50mm一次性针灸针，使用捻转提插、平补平泻的手法，以患者感到酸胀为度，留针30分钟，每天1次，治疗10天为1个疗程，经期停止治疗，治疗3个疗程后进行疗效的评定。

临床疗效 本组共60例，痊愈26例，显效13例，有效18例，无效3例，总有效率95.0%。

资料来源 李海燕. 内蒙古中医药，2016，35（11）：121.

按语 本病在治疗时应重视清热祛湿，活血化瘀，调补冲任，温补脾肾。太冲穴具有清热祛湿的作用；气海可补中益气，调补冲任；中极可通经活络，祛瘀止痛。三阴交乃肝脾肾三阴之交会穴，用之调补三脏。肾俞系肾之背俞穴，用补法补益肾气，命门穴可增肾固本，温肾壮阳，固肾气，强腰膝关节，疏通督脉上的气滞点，加强与任脉的联系，促进真气在任、督二脉上的运行。诸穴合用，共奏调理冲任、清热利湿、疏通经络、活血化瘀止痛之效，使疾病速去而不再复发。

第五方

处方 热敏灸。穴位一般多位于腰阳关、次髎、关元、三阴交、子宫、阴陵泉等穴区。

刺灸方法 患者取仰卧位，在上述穴位逐一进行回旋、雀啄、往返、温和灸四步法。具体操作如下：首先，行回旋灸1~3分钟温通局部气血，继以雀啄灸1~2分钟加强施灸部位的热敏化程度，循经往返灸2~3分钟疏通经络，激发经气。之后，再施以温和灸发动灸性传感、开通经络。只要出现1种以上（含1种）灸感反应，则表明该腧穴已发生热敏化。灸感反应有：透热、扩热、传热、局部不热（或微热）远部热、表面不热（或微热）深部热，施灸部位或远离施灸部位产生酸、胀、压、重、痛、麻、冷等非热感觉。艾灸最佳剂量以个体化的热敏灸感消失为度的施灸时间。

临床疗效 本组共25例，总有效率100%。

资料来源 应荷萍，皮哲. 中国中医药现代远程教育，2017，15（12）：123-124.

按语 热敏态穴位在艾热刺激下极容易激发经气感传，气至病所，气至而有效。慢性盆腔炎的疾病状态下，以清热利湿、活血化瘀为基本治疗原则。根据肾主生殖，肝主疏泄，脾主运化水湿，冲任主月事，带脉主带下等理论，选择穴位辨敏施灸。

第六方

处方 腹部取穴：气海、关元、中极、气冲、子宫穴。腰部取穴：肾俞、命门、次髎。四肢取穴：三阴交、血海、太溪、阴陵泉。肝气郁结者加太冲，脾肾阴虚者加足三里。

刺灸方法 本方选取温针灸方法进行治疗。对患者穴位及周围部位进行常规消毒，选取合适规格毫针刺入穴位，得气后用补法行针，针柄处固定约2cm艾条，点燃艾条后施灸，每穴2~3壮，治疗过程约30分钟。患者在月经干净后开始接受治疗，每天1次，7天为1个疗程，连续治疗2个疗程后评定疗效。

临床疗效 本组共50例，痊愈17例，显效22例，有效8例，无效3例，总有效率94.0%。

资料来源 秦烨. 中国民族民间医药，2016，25（6）：129-131.

按语 中医认为慢性盆腔炎是因正气亏损，外来邪气乘虚而入，导致气血失和，脉络瘀阻。治疗上多采用益气养血、燥湿止带、温经散寒、活血化瘀等法。胞宫位于盆腔中，任、督、冲三脉"一源三歧"，同出于胞宫，与女性生殖系统密切相关，对妇女经带胎产发挥重要作用。本方取腹部气海、关元、中极等任脉经穴补益元气、温暖胞宫，子宫穴调经理气，升提下陷；取腰部肾俞、命门、次髎强腰固肾，加强扶正之力；取血海、太冲、阴陵泉、太溪等舒筋活络、祛寒除湿、行气散瘀。诸穴并用共同调节脏腑功能，使气血条畅，达到扶正祛邪的作用。

第七方

处方 ①腹针：取气海、关元、中脘、中极穴旁开2.5寸。②艾灸：关元穴、子宫、三阴交、归来、八髎，整个病变区域。

刺灸方法 本方采用腹针配合艾灸治疗。①腹针操作：以合适大小毫针刺入相应穴位，捻转得气，行针30分钟，每天1次，每次取3~4个不同穴位交替进针，10次为1个疗程，月经期间停止治疗，共治疗2个疗程。②艾灸操作：点燃艾条一端，燃端与病变区域皮肤距离1寸左右，以有温热感但无灼热感为准，至皮肤有红晕后移动，先灸关元穴、子宫、三阴交、归来、八髎，后艾灸整个病变区域，每次20~30分钟，每天1次，10次为1个疗程，休息3天后进行下1个疗程，共治疗2个疗程。

临床疗效 本组共50例，治愈10例，显效12例，有效22例，无效6例，总有效率88.00%。

资料来源 连清清，汤永龙，阙彬福. 实用中医药杂志，2016，32（9）：908-909.

按语 慢性盆腔炎可属中医"带下病"范畴，为气滞血瘀、湿热瘀结、脾虚湿瘀互结等所致，病机为湿、热、瘀互结，治疗以活血化瘀、清热祛湿、健运脾胃、调和气血阴阳。以神阙穴为中心的腹部穴位可维系全身气血运动，对腹部相关穴位进行针刺可发挥调经通络和疏通气血的作用。艾灸可借助热力作用、药物作用，通过经络传导，发挥温经通络、驱邪扶正、疏通气血和调和阴阳等功效，从而治疗疾病。艾灸少腹，可使热气内注，对盆腔组织产生刺激，促进组织血流量的增强和微循环的改善，降低毛细血管的通透性，促进炎症吸收，减少炎性渗出。

七、多囊卵巢综合征

多囊卵巢综合征（Polycystic Ovary Syndrome，PCOS）是妇科比较常见的内分泌紊乱性疾病，多发生于青春期和育龄期妇女，临床表现以肥胖、多毛、无排卵性月经、闭经、不孕等为特征，病理生理表现为少排卵或不排卵、胰岛素抵抗、多囊卵巢、高雄性激素等。PCOS可归属于中医学"不孕症""闭经""月经不调"等范畴。

第一方

处方　上脘、中脘、下脘、梁门、天枢、气海、关元、中极、子宫、三阴交、阴陵泉、丰隆、肾俞、次髎。

刺灸方法　本方采用子午捣臼针法治疗。中脘、天枢、关元、三阴交、肾俞进针直刺0.5~1.5寸，关元针感向双侧腹部传导，肾俞针感向腰骶部传导，三阴交针感向双下肢传导；次髎穴采用0.3mm×125mm针灸针直刺1~6寸，针感向会阴部传导，以酸麻胀痛为度。留针30分钟，每隔10分钟行子午捣臼针法1次。子午，指左右捻转；捣臼，指上下提插。子午捣臼针操作方法：按天、人、地三部进针，在三部进针时每部紧按慢提81次，退针二部时每部紧提慢按64次。同时，在紧按慢提时，结合左转针；在紧提慢按时，结合右转针。隔日针刺1次，每个疗程15次，共治疗3个疗程。

临床疗效　本组共80例，痊愈10例，显效25例，有效30例，无效15例，总有效率为81.25%

资料来源　兰思杨. 江苏中医药，2018，50（12）：58-60.

按语　本组患者均为肥胖型多囊卵巢综合征。任脉中脘和胃健脾配合胃经梁门、大肠之募天枢和络穴丰隆，可理气和胃化湿、化滞调肠，起到抑制食欲、加强排泄的作用；关元益气纳肾、培元固本；肝、脾、肾三经交会穴三阴交，补脾兼顾肝肾，可调理气血，阴阳双补；肾俞壮元阳、补腰肾、祛水湿，配合可以调经活血的次髎穴，主治月经不调诸症。子午捣臼针法能够引导阴阳之气，补泻兼施。子午捣臼针法自身频繁的左右上下捻转提插，能够提升神经传导刺激量，加大活血化瘀的作用，从而更有效地调节内分泌功能，起到减重和恢复卵巢功能的作用。

第二方

处方　①温针灸取穴：大椎、百会、肾俞（双）、至阳、身柱、命门、十七椎、腰阳关。②穴位贴敷取穴：肾俞、中极、足三里、膈俞、三阴交、带脉、卵巢、关元。

刺灸方法　①温针灸操作：用40mm无菌毫针按穴位从上到下顺序针刺，单手进针法快速刺入皮下，以患者有酸麻感为佳。有明显针感后给予艾灸，将艾条切成1.5cm长的艾炷，点燃后将施灸的底端套到针柄尾端，使艾灸的热量循针刺穴位进入肌肉组织，待艾绒燃烧至灰烬即可，每穴位2炷，时间约30分钟。隔日治疗1次，月经来潮时及经期停止针灸，共治疗3个月经周期。②穴位贴敷操作：用山药、熟地、泽泻、山茱萸、茯苓、炒神曲、陈皮、枳壳（麸炒）各15g，牡丹皮、苍术、滑石、香附、川芎各10g，半夏、南星各5g，研末后加凡士林制成药膏，将药膏贴敷于穴位，每次贴敷4~6小时，1日1次，经期停止治疗，共治疗3个月经周期。

临床疗效　本组共35例，痊愈12例，显效13例，有效5例，无效5例，总有效率85.7%。

资料来源　周倩羽. 实用中医药杂志，2018，34（11）：1296.

按语　多囊卵巢综合征属中医"月经不调""闭经""癥瘕""不孕"等范畴。肾虚则脾失温煦、脾失健运，导致痰湿壅盛，阻塞胞宫。针刺后取艾条点燃进行热灸具有温阳补气、消瘀散结、逐寒除湿等功效。研究指出，灸法可调节脏腑功能、促进机体新陈代谢并增强机体免疫功能，对调整神经-内分泌-免疫网络有重要功效。穴位贴敷可使药物通过皮肤进入机体，对穴位产生刺激，从而达到沟通表里、贯穿上下、改善经络气血运行的目的。

第三方

处方　三阴交、足三里、丰隆、天枢。

刺灸方法　三阴交直刺25~40mm，足三里稍偏向胫骨方向直刺25~50mm，丰隆直刺25~40mm，天枢直刺25~40mm，进针后用手法刺激1次（得气）。使用低频2Hz电针刺激，每次30分钟，强度以肌肉局部收缩但不感不适或无疼痛感为最适宜。

临床疗效　本组共50例，治疗后体重指数、腰臀比、妇科内分泌性激素指标均较前改善，具有统计学意义。

资料来源　彭艳，丛晶，胡妮娜，等. 针灸临床杂志，2017，33（2）：5-8.

按语　本病的病机为痰湿壅于胞宫。取穴以健脾和胃、祛痰化湿为治疗原则。天枢穴汇集了脏腑之气，是大肠经的募穴；三阴交是足厥阴肝经、足太阴脾经和足少阴肾经的三阴交会穴，因此能疏肝解郁、健脾补肾，治疗月经不调、失眠、痛经、高血脂等肝、脾、肾三经相关的疾病；足三里为足阳明胃经合穴，会聚胃气，因此能疗愈胃系疾患，具有健脾和胃、补益气血、消滞助运的功能；丰隆是足阳明胃经的络穴，主要功能是化痰降浊，进一步增强其蠲化痰浊的功效。足三里和丰隆均位于足阳明胃经，二穴合用能增强对脾胃、气血等疾患的治疗作用。4个穴位的联合运用，能起到健脾、祛痰、化湿的功效。

第四方

处方 子宫、气海、关元、三阴交、四关穴。

刺灸方法 快速进针，直刺，平补平泻，得气后留针30分钟。取得明显针感后开始温针灸，艾条切成长1.5cm艾炷，灸3炷。于月经周期第5天开始治疗，每天1次，连续治疗7天，无月经周期者以每月为单位推算，1个月经周期为1个疗程，治疗疗程设定为3个月经周期。

临床疗效 本组共34例，痊愈9例，显效11例，有效10例，无效4例，总有效率88.24%。

资料来源 林旭明，何可旺，吴清明，等. 湖南中医杂志，2017，33（11）：81-82+107.

按语 其病因病机主要归于脾肾两虚、冲任不调两个方面，治疗当以补肾健脾、调理冲任为主。本方中子宫穴乃调节子宫功能经验穴。气海、关元穴经属任脉，气海穴为肓之原穴，关元穴为人身元阴元阳交关之处。妇科病效穴及经验穴三阴交，属脾经输穴，是足三阴经的交会穴，一穴同调肝、脾、肾三经。足三里是治疗腹部疾患的经验效穴。合谷穴与太冲穴合称"四关穴"，二穴阴阳经相配，可气血同调。气海、关元、子宫穴加灸，灸法可温经散寒，助肾阳。诸穴相配，有调冲任、助肾阳、健脾胃之功。

第五方

处方 体穴：关元、中极、三阴交、子宫等。耳穴：子宫、卵巢、下丘脑、脑垂体、肾、内分泌等。

刺灸方法 采用电针治疗，30分钟/次，一周1次，电针治疗仪使用频率和强度调节为3~4Hz、2~3mA，采用间歇式脉冲波对患者关元、中极、三阴交及子宫等穴位行电针刺激，并根据患者耐受程度调整仪器频率和强度。耳郭消毒，取0.5cm×0.5cm胶布放置王不留行籽并贴压其子宫、卵巢、下丘脑、脑垂体、肾、内分泌等耳穴，直至患者机体出现酸痛、麻胀为止。对患者所贴耳穴部位进行按压，每次按压50下，每天3~5次，同时注意需以每3天更换1次的换贴频率更换其穴位贴，所有患者均持续治疗1个月。

临床疗效 本组共43例，显效26例，有效15例，无效2例，总有效率95.35%。

资料来源 马晶晶. 中国现代药物应用，2017，11（21）：65-66.

按语 中医认为治疗多囊卵巢综合征应当从调治肝、脾、肾功能为着手点，以改善其肾精过度亏竭病症。利用电针刺激患者关元、中极、三阴交、子宫等穴位，关元和中极作为电针主穴，起到培补根本的功效；三阴交能调和肝脾，有旺血、养肾之效；子宫穴对加强患者疗效起到辅助作用。加以耳穴贴压配合对应，有利于加强其电针刺激的良性循环，从而起到抑制患者病理性冲动恶性循环的持续性，促使其病情有所减轻及改善。耳穴贴压主选子宫、卵巢、下丘脑、脑垂体、肾、内分泌等穴位进行敷贴，下丘脑穴、脑垂体穴能平衡自主神经中枢；子宫穴、卵巢穴可改善女性患者生殖系统功能；肾、内分泌可促使脏腑功能得以调整平衡。

第六方

处方 主穴：关元及双侧足三里、三阴交、肾俞、次髎。配穴：肾阳虚配气海、中极、命门穴；肾阴虚配双侧太溪、照海；脾虚配中脘及双侧手三里、脾俞、天枢；挟湿配双侧丰隆、阴陵泉；肝郁配双侧阳陵泉、太冲、内关、合谷；血瘀配双侧上髎、血海、肝俞。并根据月经周期，卵泡期配双侧太溪、照海，补法为主；排卵期配双侧太冲、血海、内关，泻法为主；黄体期配气海及双侧血海。

刺灸方法 常规针刺，留针30分钟，针刺后手法刺激要求有酸麻胀痛感。于月经周期或黄体酮撤退性出血后第5天开始针刺治疗，每周2次，每次间隔2~4天，月经期停止治疗。

临床疗效 本组共24例，治疗后妇科激素指标及临床症状较前好转。

资料来源 王琳琳，杨洪伟，吴效科. 中医杂志，2016，57（8）：673-676.

按语 多囊卵巢综合征发病的核心是由于下丘脑-垂体-卵巢轴（HPO轴）调节功能紊乱。月经来潮及生殖功能有赖于肾（天癸）-冲任-胞宫生殖轴的调节，又与肾、肝、脾功能关系最为密切。强调辨证施治，取穴以补肾健脾疏肝、调理冲任为治疗原则。任脉起于胞中，主胞胎；关元穴为足三阴经与任脉之交会穴，可调一身元气，又有培肾固本、补益精血之功效；三阴交能疏通肝、脾、肾三经经气而调理气血；肾俞、次髎温肾助阳；足三里补气健脾，固后天之本；配穴中太溪为足少阴肾经的原穴，能补肾益气培元；太冲为足厥阴肝经的原穴，能疏肝理气，活血通经；丰隆是足阳明胃经之络穴，通调脾胃气机，使气行津布，中土得运，湿痰自化；血海、中极可补肾气，调冲任；归来、脾俞、中脘以调补脾胃，化生气血；气海、命门以培补冲任，温养气血。

第七方

处方 针刺取穴：中脘、下脘、气海、关元、卵巢（双）、三阴交（双）、内关（双），辨证配穴；电针取穴：卵巢（双）、三阴交（双）；穴位埋线取穴：中脘、下脘、气海、关元、三阴交（双）、肾俞（双），辨证配穴。

刺灸方法 常规针刺，得气后平补平泻，留针30分钟。并于卵巢（双）、三阴交（双）连接电针仪，刺激频率维持在3Hz，强度以患者能一般忍受，不过度为准。埋线穴位常规消毒后，取一段适当长度（1.0cm左右）的可吸收性外科缝线，放入一次性8号注射针头的前端，对准所选穴位快速破皮，缓慢进针，刺入达到所需的深度后，边推针芯边退针管，将线体埋植在穴位的肌层或皮下组织内。拔针后用无菌干棉签按压针孔止血。10~15天治疗一次，共治疗12周。若月经来潮则停止治疗，于经后第5天继续治疗。

临床疗效　本组共30例，治疗后妇科激素指标及月经症状较前好转，有统计学意义。

资料来源　陈嘉欣．广州中医药大学，2018.（学位论文，知网收集）

按语　三阴交、关元、子宫、中极、气海为PCOS最常用的主穴。穴位埋线是一种改良式针刺疗法，通过"以线代针"的作用对穴位产生长期的刺激来达到治疗疾病的目的。针刺与穴位埋线结合可弥补针刺作用时间短的不足，同时可能产生"1+1>2"的协同治疗作用。

八、不孕症

不孕症是指女子结婚后夫妇同居2年以上，配偶生殖功能正常，未避孕而不受孕者；或曾生育或流产后，无避孕而又2年以上不再受孕者。前者称"原发性不孕"，后者称"继发性不孕"。

第一方

处方　阿是穴、肝神穴。

刺灸方法　患者经腹诊后确定癥块大小部位后即为阿是穴针刺范围。针刺时视癥块面积大小匀布刺点，顺序是先内后外，选用65~90mm 28号不锈钢毫针，右手持针柄，左手拇指按压针刺点，针尖顺着左手拇指爪甲直刺进入，其深浅度以2~2.5寸为宜，初针者以1.5寸为度。针刺入后示指弹动针柄2~3下，捏住针柄做环形摇动2~3分钟，不捻转，即可起针，一般针刺点为3~5个，可视患者耐受情况逐渐增加。肝神穴从剑突右侧紧靠肋缘下3~4分取第1穴，每间隔1寸，分别取为第2、第3穴，在第2穴起往下稍向腹中线斜1.5寸处为第4穴，四穴总称为肝神穴。选取65~75mm的不锈钢毫针，按肝神穴的先后次序快速进针，再徐徐稍捻转，之后猛刺一下，不做捻转迅速起针，前3穴针刺2~3寸，第4穴针刺1.5~2寸。每次空腹时施针，每天1次，30~60天为1个疗程。

临床疗效　本组共97例，均治愈。

典型病例　刘某，女，38岁，工人，于1982年8月就诊。患者7年前曾先兆流产1次，至今未孕，痛经已10余年，月经先后不定期，量多，色黑有块，伴有腰痛，乳房胀痛。查体：少腹左右侧压痛明显，以左侧较甚，可触及片状和条索状癥块，舌质暗红，苔白，脉细数。给予针刺癥积疗法，1个疗程后症状消失，腹部癥块已化，半年后随访已受孕。

资料来源　李成贤，常淑荣，李灿珍，等．中国针灸，1991，（6）：13．

按语　针刺癥积疗法主要体现针刺具有活血化瘀的功效，针刺癥块后能活血软坚、化瘀消癥。其作用于机体局部后，可以引起血液循环、免疫机制的显著改变，特别对于癥块吸收、消散有促进作用。肝神穴为经外之穴，位于肝胃之间，能疏肝解郁、健脾疏土、承上启下、滋养肝肾、调理冲任，从而达到受孕之目的。西医学认为，不孕症是由于内分泌失调所致，针刺肝神穴正是直接刺激肝胃部位的自主神经末梢，以调节内分泌不平衡现象，产生体液及神经系统的内在变化，达到治疗目的。

第二方

处方　关元、中极、大赫、子宫、三阴交。

刺灸方法　腧穴常规消毒后，用毫针进针1~1.5寸，行捻转补法，让针感向少腹传导，留针20~40分钟，每隔5分钟行针1次。留针期间用艾条悬灸上述腧穴，至皮肤潮红为度。治疗从经期第10天开始，每天1次，10次为1个疗程。

临床疗效　本组共21例，治愈16例，无效5例。

典型病例　王某，女，30岁，工人，1989年12月13日就诊。自诉婚后4年未孕。月经18岁初期，周期为26~32天，每次行经5~7天，量少色暗，时伴有少腹疼痛，腰酸不适。查体：面色无华，舌质淡红，苔薄白，脉细。妇科检查：子宫后倾，双侧附件无异常，输卵管通畅。诊为不孕症，证属肾虚不足，胞宫失养。遂按上法治疗，2个疗程后症状明显缓解，4个疗程后受孕，足月分娩1女婴。

资料来源　吴绪平临证治验。

按语　不孕症以肾虚不足，冲任虚损，胞宫失养为主要病机，取任脉经穴关元、中极以调理冲任，补益精血。大赫为少阴肾经与冲脉之会穴，有培肾固冲之功。佐子宫穴调理胞宫，三阴交益三阴经之虚损。故诸穴同用，使气血调和，冲任通盛，故能成孕。

第三方

处方　关元、子宫、太溪、三阴交、太冲、印堂。

刺灸方法　穴位常规消毒后，用30号50mm毫针刺关元、子宫，针尖斜向下，进针1.5寸，使针感向外生殖器放射。用25mm毫针直刺或向脊椎斜刺肝俞，进针0.5~0.8寸，得气后小幅度捻转提插2~3分钟即出针。其他穴位用常规刺法，留针20~30分钟。诸穴均施平补平泻法，每周治疗3次，6次为1个疗程。

临床疗效　本组共12例，治愈9例，无效3例。

典型病例　某女，30岁。自诉婚后6年未孕，经期先后不定，经来腹痛，行而不畅，量少色黯，有血块，块下痛缓，经前乳房胀痛，烦躁易怒，胁肋胀痛，时有失眠，大小便正常。有子宫内膜异位症，曾接受6次试管受孕均未成功。查体：体瘦，舌质淡暗，苔薄白，脉弦细，激素水平检查正常，证属肝气郁结，气血失调，治以疏肝解郁，调理气血，按上法治疗6次后怀孕。

资料来源　钱淳宜.中国针灸，1994，（2）：15.

按语　关元属任脉，有益精血，补冲任的作用；太溪为足少阴肾经的原穴，太冲为足厥阴肝经的原穴，三阴交属足太阴脾经，且为足三阴经的交会穴，三穴相配，可补肝肾、调脾胃；佐以印堂镇静安神，又子宫为治不孕之经验穴。上穴同用，可使肾气旺盛，精血充沛，两精相搏，故能成孕。

第四方

处方　月经前期：中极、气海、水道、关元、石门、足三里、血海、三阴交、太溪、归来。月经中期：龈交、三阴交、太冲、合谷、血海、气海。

刺灸方法　患者月经干净后3天治疗，叮嘱患者排空小便，采用规格为0.35mm×50mm的毫针给予患者针刺治疗，待患者出现酸麻胀重感之后，使用脉冲电针治疗仪连接针灸针，设定输出脉冲波形为连续波形，输出幅度为15~30V，每次治疗30分钟，间隔一天进行治疗。月经前期实行补法，加灸太溪、足三里、关元、三阴交，电针连接足三里及水道；月经中期实行泻法，电针连接太冲及血海；月经后期实行补法，加灸百会。

临床疗效　本组共例30例，治愈18例，好转8例，无效4例，总有效率86.7%。

资料来源　吴新荣，曹翠玲.世界最新医学信息文摘，2018，18（A3）：191.

按语　本法使用针灸调经法治疗排卵障碍性不孕症。中医认为女性病理性的不孕主要是月经不调，因此在治疗上以调经为主要原则；同时中医认为肾藏精主生殖，女子不孕与肾有着较为密切的关联，因此调理月经以补肾、调理冲任为大法。西医学证明，针刺可良好调整下丘脑－垂体－卵巢轴的分泌功能，有利于促进黄体生成素、尿促卵泡素以及雌二醇等的分泌逐渐恢复正常，继而对患者的排卵功能进行改善。

九、胎位异常

胎位异常是指妊娠7个月后胎儿在子宫内的位置异常。分为胎头位置异常、臀位、横位及复合位，是分娩过程中引起难产的主要原因。

第一方

处方　至阴（双）。

刺灸方法 将两根艾条点燃，先在距穴位2~3cm处进行温和灸，使其局部有温热感而无灼痛为宜。2分钟后，再施行间旋灸或雀啄灸，至皮肤红晕为度。每天灸2次，连续2周。

临床疗效 本组共30例，治愈29例，无效1例。

资料来源 熊春华，杨清莲. 湖南中医杂志，1991，（3）：23.

按语 妇女以血为本，唯气顺则血和，胎安则产顺，气血阻滞，肾门真阳受损乃是导致胎位异常的主要原因。至阴是足太阳膀胱经的井穴，与肾相络，具有疏通经络、调整阴阳、纠正胎位之功。艾灸有温通经络、行气活血之效。故艾灸至阴穴能够达到纠正胎位的目的。妊娠7~8个月之间是治疗的最佳时机，此时孕妇羊水最多，最利于胎位转正。在产前3周内一般不宜针灸转胎，以免出现早破水、脐带扭曲、胎盘剥离等意外情况。

第二方

处方 至阴（双）。

刺灸方法 将新鲜生姜捣成泥状，分别贴敷于双侧穴上，然后用塑料薄膜包裹，使姜泥始终处于潮湿状态，如干燥可重新更换。自贴敷后2小时即行B超检查，观察转胎情况，如未转正，可继续贴敷2~3天，最长不超过7天。

临床疗效 本组共106倒，治愈82例，无效24例。

资料来源 王留宽，蔡汝慧，宋若渠. 中西医结合杂志，1989，（6）：357.

按语 本法根据阳动阴静之原理，采用大辛大温之生姜贴敷于至阴穴，以其温通气血之功使胎儿活动增加而助成胎位的回转。本疗法以孕33周前疗效最好。对于已转正，后又复转为异常位置的孕妇，可继续贴敷治疗，多数能转正，但对此类孕妇应注意用腹带固定。

第三方

处方 至阴（双）、会阴。

刺灸方法 孕妇排空小便，取卧位，解松腰带，用1G-10型激光针灸仪照射双侧至阴穴。每次20分钟，每天1次，一般以4次为限。对孕晚期胎动不活跃，照射2次仍不转动者，每天增加照射会阴穴5~10分钟。

临床疗效 本组共242例，治愈230例，无效12例。

资料来源 赵普中，李桂珍. 河南医科大学学报，1990，（3）：296.

按语 胎位异常是足少阴肾经和足太阳膀胱经的经气失去平衡所致，运用激光照射至阴穴可调整膀胱经络，使其表里经络趋于平衡，胎位得以纠正。会阴穴为任脉之始穴，又为任、督、冲脉之交会穴，具有统摄全身诸阴经，平衡阴阳的功能、激光照射该穴可产生热效应及压力效应作用于盆腔。引起盆腔血流的改变并刺激子宫节律性的轻度收缩，从而使子宫活动增加，胎儿活动增强达到预期目的。激光照射会阴穴还具有使胎位下降，减少肋骨阻碍头部转动的作用。本法照射次数以3次为宜，转正率并不随照射次数增加而上升，但可以靠增加穴位和适当延长照射时间提高转正率。对照射4次后仍不转正者，需进一步明确诊断再作处理。

第四方

处方 至阴（双）。

刺灸方法 嘱患者排空小便，松解裤带，正坐垂足或仰卧位屈膝，穴位常规消毒，用5号毫针，直刺1~2分深，手法用平补平泻，中等强度刺激，要求有酸麻胀痛针感，留针15分钟。针制后嘱患者自带艾条回家自灸，灸时放松裤带，将艾条对准至阴穴，距离1寸远，以温热感为度，勿伤皮肤，每次10~15分钟，睡前灸。针灸合用，每天1次，7次为1个疗程。

临床疗效 本组共246例，全部治愈。

资料来源 王全仁. 中国针灸，1986，（3）：56.

按语 至阴为足太阳膀胱经的井穴，膀胱与肾互为表里，取至阴以治肾，使肾气充旺，气血调和，通过针、灸的效应，达到经气通、气血和、安胎顺产的目的。

第五方

处方 足临泣（双）。

刺灸方法 患者屈膝仰卧，放松腰带，露出穴位皮肤，双足底垫一软物，以防足趾左右移动，在穴位处施以艾条灸，每次30分钟，每天1次。

临床疗效 本组共27例，治愈14例，无效13例。

资料来源 李观荣，等. 针灸学报，1990，（3）：11.

按语 足临泣是足少阳胆经之输穴，又为八脉交会穴之一，能疏通带脉，协调督脉、任脉、膀胱经、脾经、胃经、肾经、胆经等诸经，施灸后可促进经络温通，气血调和，不正胎位得以矫正。

第六方

处方 耳穴：子宫、交感、皮质下、肝、脾、肾、腹。

刺灸方法 将王不留行籽用胶布贴压在上述穴位。嘱孕妇每日在3餐饭前，依次在贴压的耳穴上揉压5分钟左右，贴压4天为1个疗程。

临床疗效 本组共413例，治愈344例，无效69例。

资料来源 秦广凤，唐宏瑾. 中医杂志，1989，（6）：30.

按语 胎位不正与肝气郁结、脾失健运、气血虚弱以及气滞血瘀有关，根据耳与脏腑经络相关原理，采用耳压法可促使肝气条达、脾气健旺、气血调和、胎动活跃，从而达到纠正胎位的目的。

第七章 儿科疾病

一、小儿疳积

疳积，又称积滞，是指小儿由于饮食不节或恣食甘、肥、不洁之物，内伤乳食，以致停聚中脘，积而不消，气滞不行所形成的一种胃肠疾患。临床以纳呆、厌食、腹满胀疼、嗳腐、吞酸、呕吐乳食、大便腥臭或便秘、舌苔厚腻、脉滑等为其特征；常多见于5岁以内小儿。

第一方

处方 针刺：四缝穴。耳穴：脾、胃、肝、大肠、三焦、神门及阳性反应点。

刺灸方法 ①针刺四缝穴。患儿双手展开，取双侧第2、3、4、5指掌面第1、2节横纹中央，常规消毒，医者握稳患儿一侧手掌后，使用25mm毫针依次迅速浅刺4个手指指掌面第1、2节横纹中央，再用双手从针孔部位挤出少许血液或淋巴液即可。最后用消毒棉球按压针孔1~2分钟。每周1次，4周为1个疗程。②耳穴贴压。选取脾、胃、肝、大肠、三焦、神门及阳性反应点作为耳穴贴压部位。耳郭常规消毒后，将王不留行籽均匀贴于面积约为0.6cm×0.8cm的胶布上，再用血管钳送至上述耳穴，贴紧后按压3~5分钟，让患儿感到局部有酸、麻、胀、痛感。每次只贴单侧耳穴，双侧交替贴压，每周2次，4周为1个疗程。

临床疗效 本组共34例，痊愈15例，显效11例，有效6例，无效2例；总有效率94.1%。

资料来源 袁凯，汤建桥，熊小丽，等.湖北中医药大学学报，2019，21（5）：90-92.

> **按语** 四缝穴为经外奇穴，亦是手三阴经所过之处，具有调理脾胃、消食导滞、祛痰化积之功；配合耳穴贴压发挥药物治疗及穴位刺激的协同作用，通过在脾、胃、肝、大肠、三焦、神门及阳性反应点，可起到通经活络、补益脾胃之功，对于小儿疳积具有很好的效果。

第二方

处方 中脘、下脘、商曲（双）、肓俞（双）。

刺灸方法 患者取仰卧位或家长抱患者呈半卧位，常规酒精消毒皮肤，选用直径0.40mm，长度50~75mm毫针，垂直捻转进针，深度1.5~2.5寸（视患者胖瘦），进针后捻转数次，然后顺时针方向旋转针体数圈，直到针体转不动为止，反方向轻轻松开针体，重复以上手法3次后出针。针刺穴位顺序为中脘、下脘、左商曲、右商曲、左肓俞、右肓俞。针刺完毕，用干棉球压住针孔，停留片刻即可。隔日治疗1次，5次为1个疗程，共治疗1个疗程。

临床疗效　本组共40例，治愈40例，占100%。

资料来源　崔荣明. 上海针灸杂志，2010，29（12）：792.

按语　通过针灸上述六穴并运用一定手法，可增强胃肠的蠕动功能以及小肠的吸收功能，有助于积食的消化吸收及加速体内积聚废物的排泄，对改善小儿疳积具有良好的效果。

第三方

处方　实证：四缝穴、足三里、大肠俞、天枢。虚证：四缝穴、足三里、脾俞、三阴交。若患儿伴发热则配以曲池穴；腹泻频繁配阴陵泉穴；呕吐配内关穴；腹胀则灸气海、三阴交、天枢等穴。

刺灸方法　四缝穴用速刺法，并在出针后挤尽关节腔内的黄白黏液，一般每隔2~3天针刺1次，双侧足三里穴用泻法，而大肠俞、天枢等其他穴位用平补平泻法，一般每隔1天针刺1次。当感觉针下肌肉与足趾跳动则说明获得针感，一般进针的深度为0.5~1cm，留针15~20分钟，并每隔5分钟轻捣、捻针20秒，出针后用梅花针轻轻叩刺大肠俞、天枢等穴。

临床疗效　本组共33例，治愈19例，好转11例，无效3例；总有效率为90.0%。

资料来源　庞利霞. 光明中医，2017，32（6）：893-894.

按语　中医认为小儿疳积多因饮食不节，乳食喂养不当，损伤脾胃，运化失职，营养不足，气血精微不能濡养脏腑所致；四缝穴为经外奇穴，亦是手三阴经所过之处，具有调理脾胃、消食导滞、祛痰化积之功，配合足三里、大肠俞、天枢等穴具有消食健脾、促进消化的作用。

第四方

处方　主穴：中脘、下脘、足三里、四缝。配穴：潮热加大椎；积滞加建里；便溏加天枢；四肢不温加气海；夜啼加间使；脘腹胀大加章门；呕吐加内关；盗汗加三阴交；便秘加支沟；虫积加百虫窝。

刺灸方法　针刺治疗时，主穴每次必取。配穴则根据患儿的临床表现，进行辨证施治。穴位常规消毒后，用直径0.25mm、长25mm的毫针浅刺，针中脘、下脘时针尖向下，提插行针1~2分钟，针足三里直刺捻转补法，留针1~2分钟，每天1次。针刺四缝穴时，用直径0.30mm、长20mm毫针或三棱针点刺后，挤出黄水或少量的血，每隔2天点刺1次，针刺穴位10次。点刺四缝4次为1个疗程，疗程间休息1周。

临床疗效　本组共100例，治愈80例，好转18例，未愈2例；总有效率为98%。

典型病例　患儿，男，1岁半。症见面黄肌瘦，精神萎靡，纳差，腹胀，大便稀薄。曾中西医调治近2个月效果不佳。粪检未发现有蛔虫。用上述方法，共治疗2个疗程，诸症消失。3个月后随访，患儿面色红润，其母告之患儿体重增加，食欲、睡眠均正常。

资料来源　刘芳琴. 中国民间疗法，2009，17（8）：10–11.

按语　疳积的治疗原则主要是消食化积、调理中焦、健脾和胃及扶正补虚。针刺下脘能消食化积，四缝穴是治疗疳积的经验穴，二穴合用能消食滞，理中焦，除积热，治标实。针刺中脘、足三里能改善胃肠运动功能，增强对食物的吸收功能；诸穴合用，标本同治，切中病机，使疳积的临床症状很快得到改善。

二、小儿腹泻

小儿腹泻是以大便次数增多，便下稀薄，或水样便为特征的小儿常见病。2岁以下的婴幼儿最为常见，年龄愈小，发病率愈高。本病四时均可发生，以夏秋季节多见。

第一方

处方　长强、天枢、足三里。

刺灸方法　针刺天枢、足三里时，患儿取仰卧位，直刺0.5~1寸，用捻转提插手法不留针。针刺长强穴，患儿俯卧位，小儿腹部用枕头垫高，患儿两腿叉开，针尖向上刺入1寸~1.5寸，运用捻转手法行针数次不留针。

临床疗效　本组共500例，治愈485例，好转13例，无效2例。

典型病例　王某，男，10个月，1980年6月15日就诊。其母代诉：患儿腹泻5天，每日7~10次，便有不消化物，便前啼哭，服药无效，前来针灸治疗。现症：患儿面色萎黄，精神不振，腹胀。遂按上法治疗。1次后便次减少，腹胀消除，便前不啼哭，又针1次大便正常，食欲增加，痊愈。

资料来源　刑忠信. 中国针灸，1989，（3）：10.

按语　天枢穴是大肠募穴，具有通大肠、调中和胃、理气健脾之功效，既能止泻，又可通便。足三里乃胃之下合穴，"合治内腑"，故能健脾和胃、化积导滞、理气消胀，和天枢相配，可调整脾胃功能。长强穴为督脉之络穴，督脉通于肾，脾的运化有赖于肾阳的温煦。对由饮食不节、受凉等引起脾胃运化功能失调而致的泄泻，针刺长强可起到振奋脾肾功能的作用。

第二方

处方 主穴：中脘、天枢、足三里。配穴：内关、中指指甲角两旁。

刺灸方法 中指指甲角两旁点刺不留针，余皆用平补平泻手法，留针15分钟。

临床疗效 本组共88例。治愈23例，好转6例，无效1例。

典型病例 马某，女，2岁，1981年6月13日来诊。其母代诉：小儿于6月3日晚吃了一个煮鸡蛋和一块油煎饼引起腹泻，大便每日10次以上，水样便带不消化食物，纳差。查体：发育一般，营养中等，面色微黄，腹胀，指纹淡红，舌苔白微腻，白色水样便。诊为食滞型腹泻。以上法配合捏脊治疗后，次日复诊，治疗后到今晨7点钟大便一次，已成形，今早又喝小半碗稀米汤，精神很好。再以上穴针刺1次，现固疗效。

资料来源 杨兆勤. 中原医刊，1983，（5）：26.

按语 小儿脏腑娇嫩，真气未充，不论暴泻久泻均可损伤正气，故在治疗上应以"补"为主，祛邪为辅，达到祛邪不伤正、扶正不留邪。针刺中脘、天枢、足三里可促进胃液分泌，增强胃肠蠕动，有助于消化和提高机体免疫功能。若配合捏脊疗效更佳。中指指甲角两旁为作者摸索出的行之有效的止泻刺激点。

第三方

处方 第一组：额旁二线（即头顶部第二侧线），在临泣穴以下至前发际向下1cm处，分上、中、下三点。第二组：水分、天枢、气海、足三里、公孙、太白。

刺灸方法 头穴组取第一组处方，针刺时患儿取半坐位，由家长双手捧住患儿两颞部，常规消毒皮肤后，术者左手拇指压穴旁，右手持25mm毫针刺上、中、下三点。体穴组取第二组处方，针刺时患儿取平卧位，暴露腹部及小腿，依次针刺水分、天枢、气海、足三里；虚寒型和脾虚型患儿加艾条灸太白、公孙穴15分钟。两组针刺手法均采用半刺法，浅刺而疾出针，针刺深度为患儿同身寸之1分，破皮即得气。每日针刺1次，均以3天为1个疗程。

临床疗效 头穴组共354例，治愈320例，好转12例，无效22例。体穴组共350例，治愈310例，好转15例，无效25例。

资料来源 林迎春，周振鹤，沈文跃，等. 中医杂志，1990，（5）：34-37.

按语 体针取穴水分，功能通三焦，渗湿利水；天枢是大肠经募穴，能疏调脐气，理气消滞；气海可调气机，补元气；足三里是足阳明胃经的合穴，为治疗脾胃疾病的要穴；公孙是足太阴脾经的络穴，又是冲脉交会穴，脾与胃相表里，取足三里和公孙，可通降胃腑之气，疏调脾胃经气，使脾气得运，水精四布，腹泻乃止。对虚寒、脾虚者温灸公孙、太白，可温脾散寒，促进中州脾胃元气回复，运化有权。头穴额旁二线为大脑皮质相应投射的胃区，在头皮属中焦，左脾右胃。张景岳指出，"泄泻之本无不由于脾胃"，调理脾胃有助于化滞利湿，促使传导运化功能的恢复。临床研究表明，半刺法能增强腹泻小儿机体的细胞免疫和体液免疫功能，通过其抗感染作用，促使肠道控制感染。动物实验发现，半刺法可能有加强小肠转运功能的作用，这与针刺脾胃经腧穴以调理脾胃，促使其转化功能恢复，水精输布趋于正常，从而减轻腹泻的论据是相吻合的。

第四方

处方 主穴：上脘、中脘、天枢、大横、足三里。配穴：不容、承满。

刺灸方法 常规穴位消毒后，用25mm 30号毫针，快速点刺腹部穴0.2~0.4寸，足三里0.2~0.5寸。针刺方向：腹部穴针刺时针体要垂直稍偏向下方，刺足三里针尖要斜向腹部。一般1日针1次，严重者1日内针2次。

临床疗效 本组共215例，全部治愈。

典型病例 张某，女，1岁。代诉：患儿近3个月来便稀，夹有不消化乳食，1日便8~15次。不索饮食，腹满伴呕吐。经服中西药治疗未见好转。查体：面色萎黄无华，舌苔白腻，肠鸣音亢进。血常规：血红蛋白90g/L。大便化验：白细胞（＋），脂肪细胞（＋）。诊断为脾虚泄泻。经上法治疗1次后，大便减少为1日5次，连针4次后，大便成形，1日1次。大便外观正常、化验正常。为了巩固续针2次。3月后随访，饮食、大便均正常，血红蛋白上升至130g/L。

资料来源 陈文. 中国针灸，1986，（3）：48.

按语 小儿消化不良性腹泻，大多为急性感染性腹泻转为慢性腹泻。针刺可较快改变神经系统的功能活动性。通过神经、体液的调节，不仅能抑制炎症渗出，同时还能提高机体免疫功能，从而起到促进消化、消炎、止泻的作用，恢复自身之修复功能，达到治愈的目的。

第五方

处方 第一组：中脘、天枢、气海、内关、足三里、三阴交、四缝。第二组：曲池、少商、水分、神阙、中极、阴陵泉、涌泉。第三组：脾俞、胃俞、大肠俞、长强、关元、足三里、三阴交。

刺灸方法 伤食型泄泻选第一组处方，暑热型泄泻选第二组处方，脾虚型泄泻选第三组处方。四缝穴快速点刺，挤出黄色黏液或血水。少商穴点刺放血，神阙、长强用灸法。其余穴位常规消毒后，医者以右手拇指和示指夹持针柄，中指固定针体，针尖稍露出中指尖，对准所选穴位以快速注射式进针至穴位内，用徐徐捻转提插之手法行针，视患儿病情（虚实）酌予补泻，留针或不留针。起针后选用主穴艾条悬灸之，直至穴位周围皮肤发红晕、触摸发热为止。

临床疗效 本组共234例，治愈108例，基本痊愈87例，好转35例，无效

100种病证针灸治疗验方精粹

4例。

典型病例 李某，男，1岁半。泄泻3月有余，时甚时减，大便稀溏，常杂有不消化之食物，食后泄泻，胃纳不佳，精神倦怠，面色苍白枯萎，舌淡苔薄，脉弱，指纹淡紫。此乃久病体虚，脾胃虚弱，运化失常所致，诊为脾虚型泄泻，治宜健脾益胃。针灸：脾俞（双）2分，胃俞（双）2分，长强（灸），建里3分，天枢（双）2.5分，神阙（灸），关元5分，足三里（双）5分，三阴交（双）3分，用补法不留针。起针后按针孔片刻（固气），用清艾条灸之。每日针灸1次，共治疗7次痊愈，随访无复发。

资料来源 聂汉云．河南中医，1984，（1）：29．

按语 临床上小儿腹泻辨证可分为三型。一般说来有泻下稀薄或黏稠，色黄而秽臭，腹痛身热，肛门灼热，小便短赤，苔黄腻，指纹紫等临床表现的，可辨证为湿热泻；与饮食因素有关，腹部胀痛，痛则欲泻，泻后痛减，大便腐臭可见不消化之物，矢气，口臭纳呆，苔黄腻，脉滑者，可辨证为伤食泻；腹泻久延，大便稀薄，挟以完谷不化，面色苍白，四肢不温或厥冷，舌淡苔薄，脉濡无力者，可辨为脾虚泻。湿热泻治以清热利湿，伤食泻治以消食导滞，脾虚泻治以补脾益气，在辨证选穴的基础上，还可选用经验穴，以增高疗效。

第六方

处方 神阙。

刺灸方法 用云南白药1g以70%酒精调成稠糊状填于脐窝处，外用4.0cm×6.0cm麝香伤湿膏在脐周封严，每天1次。

临床疗效 本组共52例，显效32例，有效15例，无效5例。

资料来源 孟玉蓉，温亚香，赵宝珍，等．中国医药学报，1990，（4）：44-45．

按语 云南白药穴位敷贴治疗婴幼儿腹泻，主要是利用该药的活血化瘀和解毒之功，增强机体非特异性免疫的功能。活血化瘀能促进肠循环和新生细胞的成熟，其解毒作用也有利于抑制婴幼儿秋冬季流行性腹泻的病原——轮状病毒的生长。任脉上的神阙穴是治疗小儿腹泻的常用穴位之一，有补益脾胃、理气和肠之功，药敷本穴一方面激发该穴，另一方面通过药物的渗透作用、局部压力作用，有效地调理肠胃功能。麝香伤湿膏不仅能起固定药物作用，还能以其香窜而增强云南白药的作用。对云南白药或麝香伤湿膏过敏者不宜用此法。

第七方

处方 主穴：神阙、止泻、足三里。配穴：天枢、三阴交。

刺灸方法 应用上JZ-1型多功能激光针疗仪，直斑面积直径为0.1~7mm，直接点在穴位上进行照射治疗。每次每穴照射3~5分钟，每天1次，5次为1个疗程。

临床疗效 本组共66例，痊愈47例，好转14例，无效5例。

资料来源 卜怀梯，等. 针灸学报，1990，（2）：16.

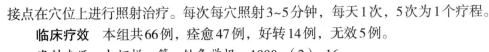 实验证明，"光针"具有一定穿透力，与传统针刺治疗相比较有相近似的生理效应，不仅保持了传统针刺治病的一些特点，而且避免了小儿针刺不易接受和"留针候气"的困难，运用于小儿腹泻尤为适宜。

第八方

处方 主穴：脐周4穴（即以神阙为中心，旁开1.5寸，上下左右各取一点，共四穴。）配穴：伴呕吐者加中脘、足三里穴。

刺灸方法 本方采用发泡灸疗法。先将斑蝥粉、雄黄粉等药物加蜜调匀，取出搓成王不留行大小，用医用胶布贴敷于脐周四穴，即以脐中央（神阙）为中心，旁开1.5寸，上下左右各取一点，共四穴。伴有呕吐者加贴中脘、足三里穴。保留6~7小时，以局部皮肤发出小水泡为宜，水泡无须特殊处理，自行吸收。一天一次，治疗3天。

临床疗效 本组共58例，痊愈50例，显效4例，有效2例，无效2例，总有效率95.80%。

资料来源 龙海翔，徐雪莲. 中国医药指南，2012，10（31）：594-595.

按语 在治疗小儿腹泻的穴位选择上，笔者经过临床研究，选择了以脐周四穴为主的天灸穴位，主治急慢性胃肠病变。四穴合用，功在涩肠止泻、行气止痛，主要调节了紊乱的肠功能。经研究证实，刺激此四穴具有促使肠运动功能正常化的作用，既可促使肠运动功能低下者运动增强，还可促使肠运动功能亢进者运动减缓。

第九方

处方 针刺主穴：四缝穴、天枢（双）、足三里（双）、中脘穴。配穴：呕吐加内关；发热加大椎、合谷；急性期加长强。灸法取穴：神阙穴。

刺灸方法 本方采用针刺加隔姜灸疗法。患者取坐位或仰卧位，穴位常规消毒后，四缝穴用三棱针点刺，挤出少许黄白色透明黏液或出血，点刺时不可过深，以免伤及指关节，其余穴位均采用常规针刺。然后将生姜切成3~4mm厚，针刺3~5个孔，先用75%的酒精棉球将患者脐孔消毒，然后将姜片覆盖于神阙穴上，艾灸，一般灸3~8壮，以穴周潮红为度。

临床疗效 本组共78例，显效70例，有效4例，无效4例，总有效率94.87%。

资料来源 张晓刚，张晓君，贾景香. 中国民间疗法，2015，23（12）：13-14.

按语　小儿腹泻在中医学中属于"泄泻"范畴。而本病的病理变化主要在于脾胃失调，由于小儿机体处在不断生长发育的过程，生机蓬勃，营养物质的需要量大，而脾胃的运化功能尚未健旺，即"脾常不足"，所以调理脾胃是治疗小儿腹泻的关键所在。足三里为足阳明胃经的合穴，是保健要穴，本穴有强壮作用，针刺足三里可提高胃蛋白酶和胃脂肪酶的活性。天枢为大肠的募穴，为脏腑之气汇聚之处，具有调整胃肠运化与传导功能。四缝穴为经外奇穴，针刺四缝穴可健脾、益胃、调理小肠气机，分清泌浊，达到止泻效果。募穴是脏腑之气汇聚之处，胃募穴中脘能调理胃肠的运化与传导功能。从经络理论来看，脐（神阙穴）位于任脉，脐与脾相通，西医学已经证明，肚脐具有皮肤较薄、敏感度高、含有大量微血管、渗透力强、吸收力快等特点。艾灸具有温通经络、温中健脾止泻等作用；生姜，性味辛温，偏于发散，既能温通经络，又能直达病所。故神阙穴隔姜灸具有温中健脾止泄、疏肝健脾止泄、温肾壮阳止泄等功效。

三、小儿遗尿

遗尿俗称尿床，因其多发于夜间，又称夜尿症。本病是指年龄在3周岁以上的儿童，在夜间睡眠时不自觉的排尿。轻者数夜1次，重者可一夜数次。

第一方

处方　遗尿穴（位于双侧手部小指指骨第二指缝正中点）。

刺灸方法　患者端坐，两手平放于膝盖上或桌面上。局部常规消毒后，术者用左手握住患者指间，使小指充分伸展，右手持耳针刺入穴位0.2~0.4cm，中速捻转0.5~1分钟，留针10分钟，中间行针1次，拔针时再捻转1次。每天1次，7天为1个疗程。

临床疗效　本组共200例，治愈195例，无效5例。

资料来源　李安民. 中国针灸，1994，（3）：32.

按语　中医学认为，心和人的精神意识思维活动关系密切，这相当于西医学大脑皮层的部分功能。西医学认为，遗尿是幼儿或儿童及青少年大脑皮层发育不全所致。就此而言，西医学和中医学对遗尿症的观点近乎是一致的。故取位于手少阴心经循行路线上的遗尿穴治疗遗尿症，可收到显著疗效，也说明了遗尿症和心经存在一定关系。

第二方

处方　主穴：气海、关元、中极。配穴：足三里、三阴交。

刺灸方法　穴位常规消毒后，针气海透至关元、中极，其针感要求放射至阴部，同时取一配穴。针刺后，用"6805"治疗机以快频率、连续波进行通电，留针30分钟，留针期间可据患者体质及耐受力强弱，适当逐步加大电流强度，以持续加强针感，每天1次，10~15次为1个疗程，休息3~5天后继续治疗。

临床疗效 本组共150例，痊愈79例，好转58例，无效13例。

典型病例 某男，18岁，自述从小遗尿，平均每夜1次左右，曾服用西药无效，于1983年8月来我科求治，经电针治疗15次后，7个月来未发生遗尿。

资料来源 方少华. 湖北中医杂志，1985，（6）：37.

按语 遗尿之成因或由先天禀赋不足，或因后天调摄失养，导致肾之气化失约，脾之转输失能，肺之通调失职，还有膀胱约束无力而致遗尿频作。在治疗过程中，取气海以补气强肾，关元以培补肾气以固脬，中极以调节膀胱之约束，足三里以健旺脾胃，补其肺气，标本兼施，故收效满意。所治患者中，也有疗效欠佳或无效者，其原因多因患者精神紧张而使针感较差，或因不能坚持治疗。

第三方

处方 四神聪、环中上穴（在环中穴上2寸外上0.5寸）、遗道穴（在中极穴左右旁开5寸）。

刺灸方法 用麦粒型揿针4枚埋入四神聪穴3天。针尖皆向百会穴；刺环中上穴时，取75~100mm毫针，针尖向前阴部刺入，并使针感向前阴传导，不留针；取遗道穴时，针尖向前阴部斜刺1.5寸，若患儿能合作可留针20分钟，不合作者，针下产生针感后即可出针。每天1次，10次为1个疗程。

临床疗效 本组共58例，痊愈54例，显效3例，有效1例。

典型病例 姬某，男，8岁，1988年8月19日就诊。代诉：患尿床病已4年余，每夜少则1次，多则2次，睡眠很沉，不易喊醒，饮食减少，身感无力，大便溏，记忆力差。诊见：形体消瘦，面色萎黄，舌苔薄白，舌质淡，脉沉细。取上述穴位，共治5次而愈。

资料来源 刘慧生，刘媛. 河南中医，1990，10（4）：31.

按语 四神聪、环中上穴、遗道穴均为经外奇穴。据临床观察，取四神聪埋针，长时间刺激可起调神易醒作用，使患者一有尿意即可觉醒；刺环中上穴，针感较强，并向少腹及前阴部放射，可振奋膀胱功能而约束于脬；遗道穴为古人治遗尿的有效经验穴，针之其效颇佳。除以上穴位外，可随证加用其他穴位，如由脾肺气虚所致遗尿者，加气海、三阴交可调补脾肺、益气约脬，从而提高疗效。

第四方

处方 耳穴：膀胱、尿道、兴奋点、缘中、支点、肝、肾、腰骶椎。

刺灸方法 常规消毒耳郭，将准备好的粘有王不留行籽的胶布准确地贴压在穴位上，然后轻轻对压耳郭，以患儿眨眼、躲闪为度，并嘱家长每日为患儿轻轻按压耳穴数次。每隔3~5天换1次，6次为1个疗程。

临床疗效 本组共8例，显效4例，有效4例。

资料来源 周鹏临证治验。

按语 3岁以下小儿在睡眠时不自觉的排尿，多因发育未完善或未形成定时排尿所致。取膀胱、尿道及相应部位，以调节膀胱制约功能，增强贮尿作用；取缘中、兴奋点、支点，以增强大脑皮层对来自膀胱信息的兴奋性，易唤醒患儿；肾、腰骶椎，以补肾气促发育；肝，以清肝泻火。在治疗过程中，要求家长密切配合，每晚定时唤醒患儿排尿1~2次，以形成自行排尿的习惯。

第五方

处方 会阴。

刺灸方法 患者取仰卧位，两腿屈曲外展。常规消毒后，先用针直刺1~1.5寸，并艾灸5分钟，使患者有热流上贯头面之感；再将针退至皮下，以15°角向内上斜刺1~1.5寸，艾灸5分钟，使患者少腹部有热流窜动感；再以15°角向内下斜刺1~1.5寸，艾灸5分钟，使患者腰背及双下肢有温热感。每日刺灸1次，每次20分钟。每3天为1个疗程。

临床疗效 本组共38例，全部治愈。

资料来源 徐以经，鞠琰莉，任振芳. 四川中医，1988（5）：48.

按语 任为"阴脉之海"，督为"阳脉之海"，冲为"血海"，三脉皆起于胞中，同出于会阴，故刺灸会阴穴能调阴阳，和气血，并有调节大脑皮层功能活动、增强脏腑器官自控能力的作用。

第六方

处方 主穴：肾俞、膀胱俞、三阴交。配穴：合谷、足三里。

刺灸方法 以上穴位均取双侧。治疗时在第2腰椎旁拔两只火罐，15分钟后取下，然后在肾俞、膀胱俞、三阴交等穴位上温和灸，至皮肤潮红为度。每天1次。10次为1个疗程。

临床疗效 本组共220例，治愈90例，显效121例，无效9例。

典型病例 冯某，女，13岁，1988年8月7日初诊。患者自幼至今每晚尿床3~4次，量多而清。夜寐特深，不易唤醒，即使拖唤起床，促其排尿，亦迷迷糊糊。面色㿠白，手足欠温，腰膝软弱无力。舌质淡，苔薄，脉细弱。屡经中西药治疗无效。用上法治疗2次，即不尿床，再治8次以巩固疗效。1年后追访无复发。

资料来源 王正礼. 浙江中医杂志，1990，（5）：205.

按语 肾俞系肾之背俞穴，膀胱俞系膀胱之背俞穴，三阴交是足三阴经之交会穴，三者合用，采用温和灸，使肾气充盈，肾阳得温，摄纳功能得以恢复，则遗尿自愈。配穴合谷、足三里有补脾益肺之效，温和灸之，脾肺得以滋养，达到清肃下行以助肾水，使肾之蒸腾气化作用正常，则遗尿自愈。在治疗期间，嘱患儿多食用温肾食品，白天不宜过度游玩；睡前控制饮水量；大人要提醒患儿起床排尿，养成自行排尿的习惯。

第七方

处方 第一组穴：列缺、关元、三阴交。第二组穴：太溪、足三里、阳陵泉。

刺灸方法 先以毫针针刺关元、三阴交，中弱刺激，补法，留针20分钟。取针后再用圆形揿针垂直刺入2穴皮下肌层行埋针法。以30号15~25mm毫针由列缺向肘关节方向平刺入桡骨茎突小沟中，行埋针法，一般埋针3天（夏天汗多，易发感染，时间稍短，冬季可适当延长）。埋针期间，嘱患孩经常用手按揉埋针之处，以保持和加强刺激作用。埋针均不影响肢体正常功能活动。取针后间隔2~3天，再行第2次埋针。间隔期改用第二组穴位针刺，不埋针。

临床疗效 本组共50例，痊愈45例，有效3例，无效2例。

典型病例 某男，11岁。自幼患夜尿症，每晚尿床1次，于1980年2月2日治疗，仅埋针1次即告痊愈，数天后要求再埋1次，以巩固疗效。

资料来源 王启才. 湖北中医杂志, 1982,（2）: 57+56.

按语 遗尿之由，多属气虚。治宜温养肝肾以振奋膀胱、宣肺理气以增强气化。列缺为肺经之络穴，联络肺和大肠二经，又与任脉相通。肺为水之上源，大肠为津液之腑，任脉统一身之阴，均和排尿功能有关。《灵枢·经脉》关于肺的主病中有"小便数而欠"。而在十五络的主病中也有"手太阴之别，名曰列缺，其病实者，手锐掌热，虚则欠㰦，小便遗数"的记载；关元系任脉之穴，位于丹田，与足三阴经脉交会，为机体阳气之根、阴气之守，即"元阴元阳交关之所"（《医经精义》）；三阴交属脾经之穴，也为肝、脾、肾三阴经脉之交会穴，三穴相配，行补法埋针，可使肺、脾、肝、肾诸脏的气化得以恢复。太溪为肾经原穴，针之可助补肾培元之力，遗尿患者多伴有中气不足、脾胃虚弱之象。取土中之土穴足三里，对补中益气最为相宜；阳陵泉为筋之会穴，针之可使肝之经筋健壮，膀胱之经筋振奋，而增强对尿液的约束能力，使小便得以控制。

第八方

处方 关元、气海、中极、肾俞、膀胱俞、三阴交、命门、百会。

刺灸方法 本方采用温针灸疗法。穴位常规消毒后，使用毫针。关元、气海、中极针刺方向斜向下刺0.5~1.0寸；肾俞、膀胱俞、命门直刺0.8~1.0寸；三阴交针刺时针尖略朝上进针；百会斜刺0.5寸，得气后行补法并留针。然后将长约2cm

的艾条插在针柄上，点燃施灸，待艾条烧完后，易炷再灸，每次灸约5分钟，以皮肤微红为度。灸时为避免烫伤皮肤，在其四周放硬纸板，待艾条烧完后，除去灰烬，留针20分钟，前3日每日治疗1次，3日后隔日治疗1次，10次为1个疗程。疗程间隔3天，共治疗2个疗程。

临床疗效　本组共30例，治愈22例，显效6例，无效2例，总有效率为93.30%。

资料来源　郑伟娜，陈雅琼. 中华针灸电子杂志，2019，8（3）：101-102.

按语　关元、中极为任脉穴，并且是任脉与足三阴经交会穴，关元为保健要穴，有强壮作用，中极为膀胱经募穴，艾灸两穴有温补肾气、调摄下焦、固肾止遗之功；百会为督脉与足太阳膀胱经之交会穴，灸之可调理足三阳经之经气，加强膀胱之制约功能；三阴交穴属于脾经，又是足三阴经之交会穴，灸之具有调补足三阴经经气，以加强膀胱的制约功能；肾俞穴为足太阳膀胱经穴，是肾脏精气输注于腰背部的穴位，对肾俞穴拔罐治疗可补肾缩尿，增强膀胱气化之功能。两法同属中医学外治法范围，将其有效结合不仅可取得较满意的临床疗效，而且简便易行，患儿无痛苦，易于接受，适合临床应用。在治疗同时，应鼓励患儿培养自信心，睡前尽量控制饮水，定时叫醒患儿小便。

第九方

处方　神阙穴。

刺灸方法　本方采用隔药灸脐疗法。

（1）治疗前：①药品准备：五味子，将药物超微粉碎混合，密封备用。②制作面圈：以温开水调和面粉，并将之揉捏成圈状，其内径与患者脐直径相同，高约1.5cm；③制作艾炷：将艾绒搓成3个圆锥形艾炷，艾炷直径约1.5cm，高约1.5cm，根据患儿的肚脐大小可有所不同；④其他：75%酒精棉、火机、敷贴等。

（2）具体操作：①患儿取仰卧位，暴露脐部，嘱患儿者精神放松；②用75%的酒精常规消毒脐部；③将面圈置于患儿脐部，面圈中央对准脐中央；④将备好的药末均匀地撒于面圈内，填满脐部；⑤将艾炷置于药末上；⑥点燃艾炷尖端，连续施灸3壮，约1小时；⑦灸后保留脐内药末，用敷贴固封脐部，1天后自行揭下，用温开水洗净脐部。

（3）治疗时间及疗程：每周2次，隔2~3天1次，每次约1小时，2次为1个疗程。共治疗4个疗程。

临床疗效　本组共20例，治愈13例，显效6例，无效1例，总有效率为95.00%。

资料来源　仲彤. 第二届医师进修峰会暨中医药产业发展论坛学术会议论文汇编，2018：142.

按语　隔药灸脐法，古称熏脐法、蒸脐法，是将药物研成极细的药末填满脐部，上置艾炷灸之的一种方法。神阙通过任、督、冲、带四脉统属全身经络，艾灸神阙可直接补益肝肾，固本培元，扶正祛邪。本法选取中药五味子收涩而止遗尿，单用一药，渗透力更强。肾与脐同属先天之本，故艾灸神阙可从根本上解决问题。另外，脐在胚胎发育过程中为腹壁最后闭合处，表皮角质层最薄，脐下无脂肪组织，含有丰富的血管，是人体最敏感、最有利于药物吸收的部位。西医学也证实，胎儿时期脐静脉直达肝脏。所以用隔药灸神阙穴具有穿透力强，弥散快的特点，能迅速发挥治疗作用。

第八章 五官科疾病

一、青少年近视

青少年处于生长发育阶段，眼的睫状肌肌力充沛，若用眼习惯不合理，初期睫状肌收缩可以调节，但长期如此，则可导致睫状肌痉挛，因而晶状体凸度增加，平行光线的焦点便移到视网膜之前，这便是假性近视。如不及时防治，则睫状肌痉挛可发展到眼球轴距变长，即为真性近视。该病主要症状表现为：视力减退，看近物无障碍，看远物模糊不清，并易引起眼球疲劳、眼睛痛痒以及头昏头痛。

第一方

处方 承泣、翳明、风池。

刺灸方法 局部常规消毒后，用30号40mm毫针，在承泣穴进针，以30°角向睛明方向斜刺。当针刺入1寸左右，眼区周围有酸胀感或流泪时，轻轻捣刺3~5次，然后留针10分钟。针刺时手法要轻，不宜大幅度捻转提插，出针后用棉球压迫局部1~2分钟，避免出血。翳明、风池穴，用28号40mm毫针刺入0.8寸（不可深刺），取得针感后留针10分钟。每日针刺1次，10次为1个疗程。两疗程中间间歇3天，一般治疗2~4疗程。每次治疗前后，检查视力以观察疗效。

临床疗效 本组共1100例患者1894只患眼，治愈374只，显效580只，好转767只，无效173只。总有效率为90.9%。

典型病例 李某，女，15岁，学生。视力减退半年，未佩戴过眼镜，无遗传因素。于1978年8月8日来我院要求针刺治疗。查体：视力：左0.7，右0.6；屈光度数：左-0.5D，右-0.5D。双眼底检查正常。诊断：假性近视。针双承泣、翳明。针第2次后，视力双0.7。针第5次后，视力左0.9，右0.8。针第10次后，视力左0.9，右0.9。针第16次后，视力左1.2，右1.0。针第20次后，视力左1.5，右1.2。针后1年随访，视力双1.0。

资料来源 葛书翰，徐笨人. 中国针灸，1986，（1）：12.

> 按语 承泣为足阳明胃经穴位，可激发胃经与眼区气血充实。翳明为经外奇穴，风池为足少阳胆经穴位，两穴均有明目健脑作用。本方通过眼区穴位局部刺激和经络的作用，使眼睫状肌痉挛得以缓解，从而使视力得以增进。

第二方

处方 承泣、攒竹、风池、合谷、睛明、翳明、光明。

刺灸方法 针睛明和承泣2穴，以手指固定眼球，针尖沿眼眶缘慢慢刺入，不捻转不提插，出针后以干棉球稍压穴位片刻，以防出血。针风池、翳明两穴，针感须扩散至颊及前额或眼区。远端穴位，施平补平泻法，留针15~20分钟，其间行针1次。另随证加穴：脾胃虚弱加三阴交、足三里；肝肾亏虚加肝俞、肾俞。四穴均用补法，留针15~20分钟。每日或间日治疗1次，10次为1个疗程。

临床疗效　本组48人共96只患眼，治愈或显效18只，有效69只，无效9只，总有效率为90.6%。

典型病例　曾某，男，15岁。学生，于1990年7月1日初诊。因不良用眼习惯，近4年来视远物模糊，加重半年，伴头昏，记忆力减退，有时腰膝酸软。查体：视力左0.6，右0.4。舌淡红，苔薄白，脉数。诊断为近视。按上法治疗。第1个疗程结束后，视力左1.0，右0.8，自觉症状明显减轻。第2疗程结束后，视力左1.2，右1.0。随访1年半，视力左1.0，右1.0。

资料来源　来心平. 中国针灸，1993，（2）：19.

按语　承泣、晴明、攒竹与翳明为眼疾常用之穴，可疏通局部经气，有清肝明目之效；风池为足少阳胆经与阳维脉之会，与手阳明大肠之原穴合谷同用，具通经活络明目之功；肝俞、肾俞配光明有调补肝肾、益气明目的作用。以上诸穴配用，相得益彰，共奏良效。针刺获效还需正确补泻手法及针感强度，针风池、翳明、针感扩散至颊及前额或眼区，疗效更佳。

第三方

处方　光明配外关、太冲配合谷。

刺灸方法　两组穴位交替针刺，治疗时均以手法运针，平补平泻。进针得气后，以小幅度捻转、震颤来激发并保持循经感传，按感传度分五级：Ⅰ级，感传上达面部；Ⅱ级，感传超过相应经脉全程的一半，但未达面部；Ⅲ级，感传不及相应经脉全程的一半；Ⅳ级，无感传；Ⅴ级，针感而离心方向传导，15天为1个疗程。共治疗2个疗程，2疗程中间休息1周。

临床疗效　本组共182只患眼，其中42只视力恢复正常，115只视力有不同程度提高。总有效率为86.3%。

资料来源　杨碧英. 中国针灸，1986，（1）：14.

按语　本法根据足厥阴肝经"上入颃颡，连目系"，足少阳胆经起于目锐眦，又肝胆互为表里的脏腑经络学说，取足厥阴肝经原穴太冲和足少阳胆经光明为主穴，分别配以合谷、外关，采用激发经气感传，使气至病"眼"，从而引起眼的功能活动变化，促进视力提高。气至病"眼"，是本法获得良效之关键。

第四方

处方　耳穴眼区、目1、目2。

刺灸方法 每次双耳取同一穴位，三穴交替使用。先在所选穴区常规消毒，将消毒耳针贴于0.5cm圆形或菱形胶布上，对准穴位迅速按入皮内，固定好胶布。3~5天按上法更换穴位。7次为1个疗程，一般治疗1~3个疗程。

临床疗效 本组共300例患者590只患眼，痊愈50只，显效63只，好转255只，总有效率为62.37%。

典型病例 何某，女，20岁。自诉视力下降2年，1984年11月1日来我院就诊，测视力远视力左右均0.7，近视力左右均1.0，诊断：真性近视。11月17日于我科耳穴埋针治疗，针3次查远视力：左1.2，右1.5；针5次：左1.5，右1.5，视远物清晰、治愈。3月后复查左1.5，右1.5。

资料来源 王学良，何周智.云南中医杂志，1985，（6）：42.

按语 从现代解剖角度看，耳郭神经特别丰富，感受器众多。既有与脊髓颈2、3、4节段相联系的耳大神经和枕小神经，又有与脑干相联系的5、7、9、10对脑神经。从西医学角度分析：耳针治疗近视效果与第5、7、9、10对脑神经的功能协调及内分泌、心血管系统功能状态等因素有关。神经等系统功能受到调整，改善了眼部的血循环，使睫状肌、晶状体等组织弹性改变，促进近视好转。

第五方

处方 耳穴心、肝、肾、眼、目1、目2、上增明、下增明（均为单侧）。

刺灸方法 每次取一侧耳。先用电针，取2穴针刺得气后连接G6805治疗仪，用连续波型通电15分钟出针。然后在同侧耳另选4穴，用小方块胶布将草决明贴在耳穴上，保留2天。嘱患者每隔2小时逐穴按压刺激1分钟。两耳交替取穴治疗，隔日针1次，10次为1个疗程。

临床疗效 本组治疗506只眼，治愈62只，显效150只，有效238只，无效56只，总有效率为88.9%。

资料来源 雷振萍，林婉玲.广西中医药，1988，11（6）33.

按语 近视，多为心阴虚弱、肝肾不足所致。本法取心、肝、肾能补益三脏而收明目之功。目1、目2、眼对应取穴，上、下增明为治疗近视经验穴位。用电针与耳贴相配，既收近期刺激疗效，又达到维持刺激的目的。本方选穴配伍、刺激方式得当，共奏良效。

第六方

处方 第一组耳穴：眼、目1、目2、肝、肾。第二组耳穴：太阳、肝、神门及其耳背相对处。

刺灸方法 耳郭常规消毒后，选颗粒饱满之白芥子，贴于面积约0.7cm²的胶布上，用弯钳将粘有白芥子的小胶布送至所选穴位上，贴紧并略施压力，使患感到酸胀或热痛感为止，贴好后嘱患者每日自按3~5次，每次3分钟。两耳交替贴压，1~2日换1次，5次1个疗程。第一组耳穴效不佳时，可用第二组耳穴位。

临床疗效 本组共409例患者818只患眼，痊愈47只，显效355只，有效284只，无效132只，总有效率为83.9%。

典型病例 刘某，女，19岁，双眼近视11年，1986年10月22日初诊，视力左0.4，右0.5。经4次白芥子耳穴贴压，复查视力左1.0，右1.2。

资料来源 钱崇发. 云南中医杂志. 1987，（3）：33.

按语 中医学认为，"肝开窍于目"，"肝肾同源"。故选第1组配方的眼、目1、目2、肝、肾5穴，第2组方耳面耳背对贴可增加刺激效果。贴压目1、目2、眼、太阳、神门等耳穴，可通过经络传导而引起反射性的睫状肌痉挛缓解，贴压耳穴肝、肾，达到调补肝肾，疏通气血，使"目得血则能视"，从而提高视力，达到治疗效果。

第七方

处方 眼角双内侧上下共4个泪点。

刺灸方法 按患者泪点大小选取粗细不同的猪鬃，然后用剪刀把猪鬃两端剪掉，用手指把两端头整圆，然后用洗衣粉和开水洗净，高温消毒后用75%酒精浸泡3小时取用。先直刺，把鬃针扎到泪点内，再以45°角慢慢进针，扎到泪小管后（深0.8~1.5cm），轻轻左右捻转鬃针，眼内自觉酸、麻、胀感。行针2分钟。扎针完后让患者闭眼休息10~15分钟。每日针刺1次，10次为1个疗程。

临床疗效 本组共治疗200只眼，治愈96只，显效84只，有效20只，有效率达100%。

典型病例 刘某，女，22岁。因视力不合格，2次招工未取。于1990年10月19日来我科治疗。查视力：左0.2，右0.1。经鬃针治疗10次，于10月29日复查视力：左0.7，右0.6。休息4天后，又续针10次，复查视力：左1.0，右0.9。于12月3日报名招工体检，左右均达1.0。

资料来源 朱跃平. 山西中医，1991，（3）：35.

按语 本法是针灸治疗的一种外延，猪鬃是由蛋白质和胶质组成，用酒精浸泡后，形成凝固蛋白质和胶质，能达到一定刺激强度，而又不像针灸针那样坚硬，可以避免一些损坏作用，为对泪点刺激最佳材料。而上泪点靠近睛明，由滑车下神经支配，下泪点由三叉神经支配，深部为眼神经分支。本法通过猪鬃这种特殊针具刺激神经，使支配眼部的神经系统协调，功能恢复而使眼内部环境得以改善，从而达到治疗的目的。本法操作简便，安全而无痛苦，疗效十分稳定可靠，值得在临床上大力推广。

第八方

处方　丝竹空、晴明、攒竹、瞳子髎、四白、太阳穴。

刺灸方法　首先对患者施针部位进行常规消毒，选用规格为0.25mm的针具，以平补平泻法施针，留针30分钟，隔天进行针灸治疗1次，共治疗2个月。②中药熏眼热疗：熏眼液方组：蔓荆子10g、草决明10g、当归10g、川芎10g、青葙子10g、冰片10g。用法：上述药物配伍后加水制成药液，嘱咐家长治疗前加入清水500mL加热，保持药液处于加热状态，指导患者俯下身将面部正对药液蒸汽范围，进行5分钟的蒸汽熏眼治疗。每天进行中药熏眼热疗1次，治疗14天休息1天后继续治疗，共治疗2个月。

临床疗效　本组共治疗46例，治愈21例，有效20例，无效5例，有效率达89.13%。

资料来源　姚喆. 中国现代药物应用，2019，13（4）：148-149.

按语　本文针灸过程选取的穴位，其中丝竹空、攒竹、四白可疏通少阳、太阳、阳明之经气，配合晴明、瞳子髎等穴位，起到通畅局部气血的效果。同时配合能够清肝明目的中药进行熏眼热疗，其中草决明可明目清肝；冰片能清热、醒神、开窍；川芎能行气活血、消肿化瘀；当归能补血、活血；蔓荆子能疏风散热、清利头目。两组治疗方法有效配合，能本标兼顾，改善眼部血供，滋养眼部血脉。

第九方

处方　太阳、风池、攒竹、合谷、光明。

刺灸方法　针刺风池穴时，患者取正坐位，穴位皮肤常规消毒，选用0.22mm×25mm一次性针灸针，采用郑氏"过眼热"针法针刺风池穴，即向对侧太阳穴方向斜刺进针10~20mm，得气后押手拇指向同侧目内眦方向推弩，使针感传导到眼区，守气1分钟后缓慢出针，用消毒干棉签按压针孔片刻。再嘱患者取仰卧位，穴位皮肤常规消毒后，选用0.22mm×25mm一次性针灸针，采用郑氏"二龙戏珠"针法针刺太阳穴，即左手紧按针穴，右手持针速刺或捻转直刺进针5~8mm，得气后，右手持针的针尖和左侧押手同时向上眼睑方向推按、捻转，使针感传导到上眼睑和眼球；右手持针的针尖和左侧押手同时再向下眼睑方向推按、捻转，使针感传导到下眼睑和眼球，使两条针感包围眼球，反复操作1分钟。采用郑氏"喜鹊登梅"针法针刺攒竹穴，左手示指点按针穴，右手持针向下斜刺进针5~8mm，得气后，右手拇示二指持针柄，中指推垫针体，使针柄、针体、针尖上下摆动，针感持续不断地传导到眼内，留针。合谷、光明穴直刺20mm，用捻转平补平泻针法。每天1次，每次留针30分钟，每15分钟行针1次。

临床疗效　本组共治疗83例，患眼166只，显效26例，有效104例，无效36例，总有效率78.3%。

资料来源　李兴兰，张花治，张婷卓，等．中国针灸，2018，38（2）：147-150.

按语　风池为祛风清热、疏通脑络和目系之要穴，治疗眼疾时，运用"过眼热"针法，使热感传导到眼区，疏导头面气血，促进眼部的经络气血疏通。太阳穴运用"二龙戏珠"针法，该针法是郑魁山父亲郑毓琳先生依据"气至病所"创立的针刺手法，主要治疗眼部疾病。因为操作时两条针感包围眼球，有似两条龙戏眼珠而得名。即待针下气至后刺手和押手同时向上、下眼睑方向推按、捻转，使针感加强，扩大感传范围，气至病所，针感持续传导到上下眼睑和眼球。"二龙戏珠"手法使"气至病所"，调和眼部气血，加速新陈代谢，使眼部经脉得以温煦濡养。"喜鹊登梅"针法因操作时针体、针尖上下摆动，有似喜鹊在梅枝上登着上下颤动而得名，攒竹穴位于眼轮匝肌，通过针柄、针体、针尖的上下摆动，针感连续不断地传导到眼内，易"气至病所"。合谷属于手阳明经脉的主穴，治疗头面、五官科疾病疗效肯定。光明为治疗眼科疾病的经验效穴，有效提高近视患者视力。

第十方

处方　①耳穴：眼、目1、目2、肝、肾、心、脾、胃、神门、内分泌、皮质下。②体穴：双侧承泣、睛明、风池、翳明、合谷、足三里。

刺灸方法　①耳穴治疗：患者端坐，医者用探棒在选定的耳穴区域逐一进行探压，分别寻找敏感点深压以做记号，常规消毒耳郭皮肤，左手固定耳郭，右手持蚊式钳夹取粘有王不留行籽的胶布（规格为0.5cm×0.5cm）准确贴于所选耳穴的敏感点上，嘱患者自行每穴按压30下，手法由轻到重，再由重到轻，自觉耳部有酸麻胀痛且能忍受为度。每日按压3次~5次，每天更换，两耳交替。2个月为1个疗程。②针刺治疗：患者仰卧闭目，深呼吸以放松紧张情绪，减轻心理压力。常规消毒施针部位皮肤及医者手指，待干，选用0.25mm×40mm一次性无菌针灸针，针睛明时注意将眼球轻推向外，针尖沿目眶鼻骨边缘缓慢刺入0.3寸，针承泣时注意紧靠眶下缘直刺0.3寸，两穴均不提插捻转，以防刺破血管引起眶内出血。针翳明直刺0.5寸，针风池时注意针尖向同侧目内眦方向进针0.5寸，针合谷直刺0.5寸，针足三里直刺0.8寸，四穴均得气后留针，每隔10分钟行针1次，每次治疗时间为40分钟，隔日1次，2个月为1个疗程。

临床疗效　本组共治疗40例，治愈25例，好转13例，未愈2例，总有效率95.00%。

资料来源　何明，张禹，邹学敏，等．中医外治杂志，2018，27（2）：37-38.

按语　根据相应部位选眼、目1、目2以疏经通络，调节眼部经气；根据西医理论选皮质下、内分泌、神门以调节大脑皮质，舒张血管，缓解平滑肌痉挛；根据中医辨证选心、肝、脾、肾、胃以调补脏腑，养血益精，使精血充足，目得所养，视远清晰。再联合针刺选承泣、睛明以疏通眼周经络气血，解除睫状肌痉挛；针刺风池、翳明对椎-基底动脉系统血液循环有促进作用，能改善脑血液循环，进而间接起到改善视力的作用。针刺合谷、足三里则可疏通全身经络，调补脏腑气血。诸穴协同作用，促使视力恢复正常。

二、干眼症

干眼亦称角结膜干燥症，指多种因素导致的泪液质或量的异常改变，或动力学异常所引起的泪膜稳定性下降，伴眼部不适与眼表组织损害为特征的多种疾病的总称。临床表现：眼部烧灼感、干涩感、畏光、异物感、视物模糊和视疲劳。有的患者难以形容其感觉，仅形容为"眼不适"。

第一方

处方　面项部取睛明、攒竹、太阳、四白、风池；头部取神庭、百会；腹部取关元、气海；四肢远端取合谷、外关、曲池、足三里、三阴交、太冲。

刺灸方法　患者取仰卧位，局部皮肤常规消毒。睛明，采用0.25mm×25mm毫针，嘱患者闭目，将眼球轻轻推向外侧，沿目眶边缘刺入15~18mm，使局部酸胀，不做任何手法；神庭、百会，采用0.30mm×25mm毫针与头皮呈15°~30°角沿督脉向后刺入18~20mm，行小幅度高频率捻转（捻转幅度<2转/次，频率200次/分）；风池，采用0.30mm×40mm毫针，针尖向对侧眼睛方向斜刺30~32mm，行匀速捻转提插（速度60~100次/分，捻转<2转/次，提插<3mm），致局部有酸胀感；攒竹，采用0.25mm×25mm毫针，向睛明方向透刺18~20mm，稍捻转（<2转/次）致局部有酸胀感为度；太阳、四白，采用0.25mm×25mm毫针，直刺18~20mm，小幅度捻转（<2转/次）致局部有酸胀感；合谷、曲池、外关、气海、足三里、三阴交、关元，均采用0.30mm×40mm毫针直刺30~32mm，行匀速捻转提插（速度60~100次/分，捻转<2转/次，提插3~5mm），致局部出现酸胀感为度；太冲，采用0.30mm×25mm毫针致局部出现酸胀感为度；太冲，采用0.30mm×25mm毫针直刺15~18mm，行匀速捻转提插（速度60~100次/分，捻转幅度<2转/次，提插<3mm），致局部出现酸胀感。留针30分钟，隔日治疗1次，治疗1个月，共15次。

临床疗效　本组共30例，患眼60只，显效13例，有效28例，无效19例，总有效率68.3%。

资料来源　朱丹，高岑，仲远明．中国针灸，2019，39（8）：837-840.

按语　干眼症属于中医"白涩症""神水将枯""燥症""干涩昏花"等范畴，治疗以益气滋阴、清热生津为主。在穴位的选择方面，睛明、攒竹属足太阳膀胱经，具有疏风清热之效，配合太阳、四白等眼周穴位可疏通局部气血；风池、外关、曲池3穴具有祛风清热之效，合谷、太冲合用可促进全身气血运行；气海、关元、足三里、三阴交，四穴合用共奏益气滋阴之功。有研究表明，重点刺激眼周穴位可以加快局部的血液循环，改善副交感神经的传导功能。

第二方

处方 上睛明（睛明穴上0.2寸）、下睛明（睛明穴下0.2寸）、瞳子髎、攒竹、风池、合谷、三阴交、太溪、太冲。

刺灸方法 风池穴用0.25mm×40mm毫针，针尖向同侧目内眦方向进针15~20mm，得气后行导气法至有针感向前额或眼区放射。导气法，提插、捻转频率60~100次/分，捻转幅度2~2.5转/次，提插幅度不超过3mm，连续、均匀、和缓地边提插边捻转。余穴均用0.25mm×25mm毫针。上睛明、下睛明穴垂直缓慢进针至眼球出现明显酸胀感为度，不捻转，握住针柄守气30秒；瞳子髎穴先直刺15mm，略做捻转提插，至有明显酸胀感后，运针30秒，再向耳尖方向平刺入8~10mm，行导气法得气后留针。其余穴位常规针刺。针刺后分别将两侧瞳子髎、攒竹连接电针仪，选用疏密波，强度以患者可耐受为度，留针30分钟。1周治疗3次，每周一、三、五各1次，治疗1个月，共12次。

临床疗效 本组患眼60只，显效11例，有效41例，无效8例，总有效率86.7%。

资料来源 谢汶璋，曾亮，陶颖，等. 中国针灸，2018，38（2）：153-157.

按语 上睛明穴接近上泪小管，下睛明穴接近下泪小管及泪囊；瞳子髎为胆经穴，也是手太阳、手足少阳三脉之会，有清热明目之功效；攒竹穴向上睛明透刺且邻近泪腺、四穴合用可改善泪腺、泪管、泪囊的分泌和代谢功能。风池穴是足少阳和阳维之会，又源出眼区，且阳经均汇集于头部，"其精阳气上走于目而为睛"，具有较好的通窍明目、疏导眼部气血之效。针刺风池穴时，针尖向同侧目内眦方向进针，经反复提插捻转至有针感向前额或眼区放射。由于干眼症与肝肾二脏关系密切，故根据干眼症多因肝肾阴亏而津少的病机特点选取远端配穴。上肢部选取手阳明大肠经之原穴合谷，针刺合谷穴可加强面部气机的疏通，有助于津液上达于目；下肢部选取足太阴脾经之三阴交、足少阴肾经之原穴太溪、足厥阴肝经之原穴太冲以补肝肾之阴。

第三方

处方 风池、睛明、承泣、攒竹、太阳、合谷、三阴交。

刺灸方法 患者取坐位，充分暴露颈部，嘱放松，针刺穴位处75%酒精常规消毒，使用0.25mm×40mm毫针，术者右手持针，左手揣穴，指切进针法进针。风池穴位处沿鼻尖方向带力进针，得气后，用左手拇指闭其风池穴下方，运用循法及青龙摆尾手法来诱导针感沿着足少阳胆经向眼球方向传导直至眼睛湿润，使气达至病所，留针40分钟。每日1次，7次为1个疗程，共3个疗程。

临床疗效 本组共45例，临床治愈18例，显效10例，有效14例，无效3例，总有效率93.3%。

资料来源 刘永秀，梅成. 黑龙江中医药，2018，47（6）：214-215.

按语 本方主要强调在风池穴做循经感传，循经感传是指在针刺治疗过程中，针刺"得气"之后，其"气"可以向远位传导，且传导路线与传统之十二经脉循行路线基本一致的现象，为本方作者单位四十多年的临床经验总结，具有八大特性，即普遍性和潜在性，可激性和可控性，趋病性和效应性，循经性和变异性；本方可以推动经气运行，调和经络气血，促进全身血液循环，加速代谢分泌，使得眼部经脉得以濡养，泪液分泌量增加，眼部不适症状得以缓解。眼神经得以濡养，祛除了泪液动力学异常的致病因素，减轻了眼睛的炎症和组织病变。缓解了眼睛干涩的症状，又治疗了病因防止其复发。

第四方

处方 ①局部取穴：睛明、攒竹、阳白、承泣、四白、太阳、丝竹空、风池、百会；②远端取穴：合谷、曲池、足三里、三阴交、太冲、太溪。

刺灸方法 患者仰卧位，采用0.3mm×25mm毫针，眼周穴位针刺得气后不过多提插捻转；足三里、三阴交和太溪用补法的同时采用特制细艾条温灸；合谷、太冲和曲池捻转泻法；其余穴位平补平泻，上述针灸操作治疗隔日1次，每次20分钟，连续治疗1个月。

临床疗效 本组共28例，显效12例，好转12例，无效4例，总有效率85.71%。

资料来源 朱丹. 河南中医，2018，38（6）：949-951.

按语 《黄帝内经》云："目得血而能视"。眼之所以能视万物，辨颜色，全靠五脏六腑精气的濡养。如经络涩滞，气血不能上荣于目，则双目干涩，视物模糊，甚则眼酸胀不舒。采用温针灸治疗干眼症，能较好地扩张眼部周围皮肤毛细血管，加速眼周血液循环，提高整体新陈代谢，促进分泌功能，从而缓解眼部症状。

第五方

处方 双侧睛明、攒竹、丝竹空、四白、承泣、瞳子髎、鱼腰。

刺灸方法 患者取坐位或卧位，术者用75%乙醇对穴位皮肤、针具进行常规消毒。睛明穴直刺0.5寸，攒竹、丝竹空平刺0.5寸，四白斜刺0.3寸，承泣紧靠眼眶下缘直刺0.5寸，瞳子髎平刺0.5寸，鱼腰穴平刺0.3寸。行针中使用平补平泻法，候气得气后留针15~20分钟。治疗结束后将针缓慢取出，用干棉球压迫针孔数分钟。1周针刺4次，连续治疗4周。注意事项：针刺前严格消毒，针刺定位需准确，给予中弱强度刺激。由同一位术者施行针刺，双眼均治疗。若针刺剧痛难耐，可退针至皮下轻微改变针刺方向重新刺入穴位。治疗过程中密切关注患者的情况，如出现晕针、断针等不良情况应及时对症处理。

临床疗效 本组共80例，痊愈24例，有效50例，无效6例，总有效率92.5%。

资料来源 娄尚，江弋，李阿玲，等. 中国中医药现代远程教育，2018，16（21）：136-138.

按语 本次研究针刺选用下列眼周穴位：睛明位于五脉交会处，是眼病治疗要穴；攒竹、承泣滋阴清热、调畅眼部气血；瞳子髎、鱼腰有疏泄郁热之效；四白和丝竹空主治目疾。

第六方

处方 主穴：睛明、攒竹、太阳、四白、承泣、百会、四神聪、风池、球后、上明、阳白。配穴：四神聪、光明、曲池、合谷、三阴交、足三里、太溪、太冲。

刺灸方法 患者取仰卧位，常规局部皮肤消毒后，针具选择一次性（0.25mm×0.25mm）无菌毫针针刺上述穴位，平补平泻。睛明穴采用无菌毫针浅刺，不行任何手法，以患者眼部出现酸胀感为度，睛明穴隔日一次。留针20分钟。5天为1个疗程，共4个疗程。

临床疗效 本组共33例，有效31例，无效2例，总有效率93.9%。

资料来源 刘晓童，李若溪. 中医药临床杂志，2018，30（3）：527-529.

按语 本方采用针刺治疗眼周腧穴及全身配穴，调节经络和脏腑功能。针对气虚津亏、精血不足、郁火蒸灼的病机相应选取眼周太阳、睛明、攒竹、光明、阳白、四白、承泣等穴。因太阳为奇穴，位于颞部，足太阳膀胱经起于目内眦而睛明穴即在此，是五脉之会；攒竹位于眉头凹陷中，亦属于足膀胱经，取之具有调节眼部气血、滋阴清热的作用；光明穴是足少阳胆经的络穴，具有清热明目功效；阳白位于瞳孔直上，四白、承泣均为足阳明胃经，多气多血，承泣位在眼球与眶下缘之间，有调节局部气血之功，三穴同取可以改善眼局部的血液循环，疏通眼部经络，恢复津液的输布，并能刺激泪腺分泌泪液，改善泪液分泌不足；球后具有清热明目的作用；上明穴为经外奇穴具有明目利窍的作用，经常与睛明、攒竹、承泣同用治疗效明显。

远端取穴为合谷、风池、三阴交、足三里、太溪、太冲等。合谷为手阳明大肠经原穴，能治疗头面五官诸疾，宣通气血；风池可增强清肝明目功效；三阴交为太阴、厥阴、少阴三经交会穴，具有健脾益血、调补肝肾的功效，可调节脏腑，对于全身的津液分布有调节作用；足三里为保健要穴，具有调节全身气血的作用，太溪为足少阴肾经原穴，具有调节气血，滋阴润燥的功效，太冲为肝经原穴，具有清肝明目作用，主治目病，三穴同取可增加全身气血阴阳的调节。

第七方

处方 主穴：睛明、承泣。配穴：攒竹、丝竹空、合谷、曲池、太溪、三阴交、光明、血海等。若干涩感明显者，可加用支沟、照海等穴位；疼痛感明显者，可加用曲池、神门等穴位。

刺灸方法 睛明、承泣进针时需以押手（又称压手）将眼球固定，采用指切法沿眼眶边缘进针，操作过程需缓慢进行（避免刺伤眼球），直至得气（即获得针感），切忌进行任何行针操作手法；攒竹、丝竹空采用透刺法进针，进针0.5~0.8寸，亦无须进行行针操作；其余穴位均直刺进针，并采用提插、捻转等手法进行行针操作，直至患者得气。每次留针约30分钟，每日操作1次（周日除外），每周治疗6次，连续治疗3周。

临床疗效 共治疗30例，60只眼，显效14只眼，有效38只眼，无效8只眼，总有效率为86.67%。

资料来源 李金全，吕璐. 山东中医杂志，2018，37（6）：491-493.

按语 本方的配穴中，攒竹、丝竹空分别位于眉头及眉梢，采取透刺方法，使两穴针尖相对，可以加强对泪腺的刺激，改善睑板腺分泌功能，从而保证泪液分泌的质与量；合谷、曲池、血海三穴配合，加强全身之气血生成，又因"津血同源""气能生津行津"，故而可以增加泪液的生成、分泌；太溪为足少阴肾经的输穴、原穴，三阴交为足三阴经交会之处，两穴共用可以增强滋肾补阴之功效。以上诸配穴联合睛明、承泣可以缓解干眼症患者眼部干涩灼热等眼部症状，同时配合光明穴，可以明目开窍，改善干眼症引起的视物模糊等症状。

三、睑腺炎

睑腺炎俗称"偷针眼"，多在上下眼睑内外发生麦粒状的小疖肿而因此得名。睑腺炎有内外之分。外睑腺炎也称眼睑腺炎，为皮脂腺的脓性炎症；内睑腺炎也称睑板腺炎，为睑板腺脓性炎症。本病多为金黄色葡萄球菌感染所致，主要表现为上下眼睑内外发生小疖肿、形如麦粒，红肿疼痛，甚则结膜充血、破溃流脓等症状。

第一方

处方 耳穴：眼（患侧）。

刺灸方法 用1mL注射器和5号注射针头抽取维生素B_{12} 250μg（0.5mL），将患侧耳垂局部严格消毒后，对准耳穴眼进针0.3~0.5寸，待患者有酸胀感时推药。后用消毒干棉球按压针孔片刻，防止出血。每天1次，一般只需注射2~3次。

临床疗效 本组共25例，均在1~3次内全部治愈。

典型病例 张某，男，40岁，工人，1992年4月8日就诊。前天下午左眼外侧有不适感，随即红肿疼痛。查左上眼睑处1/3处有一小疖，色红，压痛明显，诊为左眼睑腺炎，立取维生素B$_{12}$0.5mL（250μg），注射左侧耳穴眼，1次而愈。

资料来源 吴绪平临证治验。

按语 耳穴眼是治眼病之要穴，用维生素B$_{12}$注射眼穴，通过经络传至眼部，达到调整眼部经气、消肿止痛之目的。本法用于睑腺炎早期效佳。

第二方

处方 第1胸椎和第5胸椎棘突上缘的两个刺激点（患侧）。

刺灸方法 患者取端坐位，屈肘交叉，放在两臂上，肩下垂，头部向下低，使背部皮肤拉紧而暴露椎体和棘突。刺激点取准后，用28号50mm长针，与皮肤呈15°夹角顺椎体刺入皮下和棘突间。切勿左偏右离，以免刺伤脏器。具体操作，针尖稍上移0.3~0.5寸再向下刺，使针体正中穴位。每10分钟行针1次，用强刺激泻法行针20~25分钟后出针。

临床疗效 本组共90例，治愈80例，显效5例，无效5例，总有效率94.4%。

典型病例 李某，男，35岁，工人，1982年6月11日就诊。昨日上午右眼内侧有不适感，夜间红肿疼痛，睁闭眼均困难。察其右眼内侧1/3处有豆大肿物，眼结膜充血。诊断为睑腺炎。针刺20分钟后，即感局部轻松，疼痛基本消失，翌日肿消病愈。

资料来源 牛阳中，马占松. 陕西中医，1987，（12）：536.

按语 中医学认为，睑腺炎多因外感风热毒邪，蕴积脾胃，上攻头目所致。《素问·五脏生成篇》说："诸脉者皆属于目"。各经脉都直接或间接地与眼有一定联系。督脉乃"阳脉之海"，泻督则泻诸阳，可起清热泻火、解毒消肿之功，故可治疗睑腺炎。西医学研究表明：脊髓1~2胸节侧角有睫状肌中枢，第一刺激点恰好在第1胸椎上。故应用本法治疗睑腺炎，不仅方便简单，而且疗效可靠，值得推广使用。

第三方

处方 肝俞。

刺灸方法 主要取患侧肝俞穴，若双目同时发病者，取双侧肝俞穴。患者取俯伏式或伏卧式，局部常规消毒后，医者用26号或28号25mm毫针，斜向下刺入肝俞穴，进针0.4~0.6寸，得气后，行强刺激泻法，捻转数次后，不留针，缓缓出针，渐退渐摇，开大针孔。出针后勿按孔穴，以手挤压穴位周围，使针孔中流出小滴血液即可。若开始挤出血滴呈紫黑色，则应掌握使其挤至鲜红为度。一般1

周1次治疗即可。

临床疗效 本组12例均在3次内痊愈。

典型病例 朱某，女，27岁，工人。两眼患复发性麦粒达6年之久，一目肿核刚消，另一目又起，久久不愈。服中药多剂无效。于1978年5月来我院求治，见其左目上睑肿核未消，右目上睑又红肿疼痛。遂按上法于双侧肝俞穴各放血7滴，针后自觉双目轻松凉爽。次日肿痛消退。1星期后再治疗1次而愈。随访至今未再复发。

资料来源 吴速新，李宽厚. 中国针灸，1985，（3）：27.

按语 睑腺炎多为风热相搏或热毒上攻头目所致，属实热证，故用放血法泻热毒而收效。《灵枢·脉度》说："肝气通于目，肝和则目能辨五色矣。"肝俞穴为肝之背俞穴，隶属于足太阳膀胱经，而膀胱经起于目内眦，故肝俞穴放血能治睑腺炎于顷刻。

第四方

处方 耳尖穴（患侧）。

刺灸方法 患者取端坐位，将患侧耳郭消毒，用三棱针在耳尖穴直刺1.5mm深，挤出2~4滴血，边放血边用酒精棉球将血擦拭干净。

临床疗效 本组28例均在3次内痊愈。

典型病例 陆某，女，28岁，职工，1990年10月10日就诊。屡患睑腺炎，平均每年2~3次，以往内服外用抗生素及背部反应点挑刺，均未能控制其复发。现左眼又患睑腺炎2天，局部呈粟粒样红肿，行耳尖点刺放血疗法1次，1天即愈，至今未见复发。

资料来源 何琦. 贵阳中医学院学报，1992，（3）：40.

按语 "耳为宗脉之所聚"，全身各部位在耳部均有相应穴位。头面部相应穴位在耳垂，选用耳尖穴，相当于针灸取穴之"远取"；由于耳尖穴与眼部络脉等相连，且较邻近，故又可谓局部取穴——"近取"。通过点刺耳尖刺激经络传导到眼部，达到调节眼部经气的作用，起到治疗效果，又其点刺出血有退热消炎之功效，因此该法符合睑腺炎病因病机以及本病传统的治疗原理。

第五方

处方 耳穴：眼、神门、肝、肺。

刺灸方法 用消毒毫针尾在患侧或健侧耳部眼、神门、肝、肺穴上均匀按压找敏感点，常规消毒后针刺，以耳充血微红有发热感为度，留针30分钟。轻者每天1次，重者每天2次。两耳交替针刺。

临床疗效 本组共100例，均获显效。

典型病例 刘某，女，28岁。主诉右眼外侧痒痛1天。查右上眼睑外1/3处有一小结，色微红，有压痛，诊为右眼睑腺炎。针刺双耳眼穴，强刺激。留针30分钟，次日复诊痒痛消失。

资料来源 苗玉英，余勇. 中国针灸，1988，（4）：22.

按语 每个脏腑和器官在耳部均有相应对应点，它们能治疗相应脏腑器官的疾病。睑腺炎乃眼病，肝开窍于目，且睑腺炎为因热毒上壅所致。故取耳穴眼以治目疾，肝以明目，肺以泻热。从西医学角度来看，耳郭神经分布极为丰富，有来自脊神经的3对神经和来自脑神经的3对神经。它们相互重叠，形成神经丛。耳穴针刺，改善了耳部血循环，通过耳颞神经和眼神经反馈到眼部，加速眼部的血液循环，促进了炎症消退。

四、过敏性鼻炎

过敏性鼻炎又称变态反应性鼻炎，为机体对某些变应原（过敏原）敏感性增高而呈现以鼻黏膜病变为主的Ⅰ型超敏反应，常伴有过敏性鼻窦炎。本病好发于青少年，以发作快、消退快为其特点。主要症状为阵发性鼻内奇痒，痉挛性喷嚏，鼻塞及大量清水涕，嗅觉障碍。常在早晨起床时发作。

第一方

处方 主穴：鼻通穴。配穴：无痛穴（通星穴上1寸）。

刺灸方法 患者取正坐位，术者在患者右侧后方。穴位常规消毒，准备好卫生纸备用，先将25mm毫针沿皮向心刺入无痛穴中，以防止晕针。然后迅速将针向鼻通穴内上斜刺入0.5~0.8寸后两针呈"八"字形，双手同时捻针1~2分钟，针感为局部酸胀，有时向鼻颊部扩散。此时患者出现双眼流泪，鼻腔内滴出少量血，有的患者打喷嚏等。急出针，让患者用准备好的卫生纸，反复将鼻腔内的血和分泌物去净。每日或隔日1次，每次3~5分钟，3次为1个疗程。

临床疗效 本组共84例，治愈55例，好转21例（均在1~3疗程中获愈或获效），无效8例，总有效率为90.5%。

资料来源 孙德福，张春生，范培珍，等. 针灸临床杂志，1994，10（2）：50.

按语 本病属中医"鼻鼽"范围，是由于风邪袭肺导致肺气不宣而发病，鼻通穴位于鼻骨下凹陷中，鼻唇沟尽处，为治疗肺系疾病要穴。针刺鼻通穴放出小量的血，可宣通肺气、疏通经络、调和气血、活血化瘀，达到通则不痛、消炎止痛的目的。由于该穴针感强、刺激量大，故配无痛穴以防晕针。

第二方

处方 耳穴：肺、内鼻、外鼻、脾、肾、神门、肾上腺、内分泌、过敏区。

刺灸方法 将麝香伤湿膏剪成0.8cm×0.8cm大小的方块，将王不留行籽贴于所选耳穴上，轻者3天贴压1次，重者隔日贴压1次，双耳轮换，8次为1个疗程。若伴眼红肿痒者耳尖放血；鼻塞不通者加贴内、外耳；诸症较重者加贴耳迷根。

临床疗效 本组共100例，治愈44例，显效38例，好转14例，无效4例，总有效率96%。

典型病例 张某，女，42岁，干部。过敏性鼻炎史3年。每年自4月起，喷嚏不断，清涕不止，对冷热刺激及油烟味异常敏感。病情加重时，两眼充血，眼泪汪汪，鼻红流涕，甚为痛苦，用药亦无效，用上法治疗3次症状完全控制。

资料来源 文瑞华.陕西中医，1992，13（3）：127.

按语 本病以气虚为本，风邪为标，临床上以肺、脾、肾皆虚多见。气之根在于肾，生于脾，肺主气，故选耳穴肺、脾、肾；肾上腺、内分泌、过敏区有抗过敏作用；耳迷根、神门强镇静、抗过敏，穴症相符。又以麝香伤湿膏代胶布，取温性以驱肺寒、通诸窍之不利、开经络之壅遏。故此疗法较常规耳穴贴压犹胜一筹，长时间坚持治疗则效果尤为显著。

第三方

处方 神阙。

刺灸方法 神阙穴拔火罐，每天治疗1次，治疗时每隔5分钟拔罐1次，共拔3次。10天为1个疗程。

临床疗效 本组共50例，痊愈25例，好转17例，无效8例，总有效率为84%。

资料来源 许荣正.上海针灸杂志，1992，（2）：22.

按语 本病系因机体对某些变应原敏感性增高而呈现的以鼻黏膜病变为主的超敏反应。神阙穴即脐窝，其表皮角质层最薄，且其下无脂肪组织而使皮肤与筋膜直接相连，故渗透性强，敏感度高。脐部拔火罐能加速脐周的血循环，使局部充血瘀血，毛细血管破裂，通透性增加，出现罐斑造成局部充血瘀血现象，在机体内产生组织胺样物质，随血循环作用于全身，使机体免疫能力加强。临床实践证明，神阙穴拔火罐最能降低非特异性刺激引起的超敏反应，确实有助于治疗过敏性鼻炎。

第四方

处方 肺俞、大杼、风门、膏肓、脾俞、肾俞。

刺灸方法 按白芥子50%、细辛30%、甘遂20%比例取药共研为末，以姜汁调和，做成直径1cm大小的药饼，药面放入麝香少许，用4cm²大小胶布，将药物固定于穴位上。在每年初伏、二伏、三伏预约患者于该日治疗，每次贴药选取3个俞穴，均取双侧，穴位交替使用，每次贴药1~3小时，小儿贴30分钟即可。

临床疗效　本组共556例，治愈58例，有效405例，无效93例，总有效率为83.2%。

典型病例　曾某，女，45岁，工人，于1985年7月20日（初伏）来诊。诉反复发作鼻痒、流涕、喷嚏2年，以早晨及异味刺激时更甚，服中西药疗效欠佳，诊为过敏性鼻炎，遂取双侧肺俞、风门、大杼贴药。7月30日（中伏）复诊诉贴药45分钟后局部皮肤潮红，1周后症状减轻。再贴双侧肺俞、风门、肾俞，嘱其做鼻部按摩，8月9日三诊诉症状基本消失，再贴双侧肺俞、脾俞、肾俞。次年7月14日（初伏）再次来诊，诉1年来前症未发，要求贴药以巩固疗效。

资料来源　刘柄权，刘长波. 中国针灸，1989，（3）：1.

按语　白芥子为逐痰要药，细辛性味辛温，善通阳利气，麝香芳香走窜，甘遂攻伐痰浊。本法在三伏天穴位敷贴是在中医"天人相应""冬病夏治"思想指导下，运气学说和敷灸疗法结合而成，利用白芥子、细辛、甘遂、麝香的辛温逐痰作用和三伏天的炎热天气，达到温阳利气、驱除伏肺寒邪、补益人体阳气之目的。过敏性鼻炎以肺气不足、风寒内伏、脾肾虚损为主要病机，本法针对病机而治，故疗效显著。

第五方

处方　迎香、肺俞、足三里。

刺灸方法　用鱼腥草注射液注射肺俞，隔日1次，量由小渐大，每侧1mL；维丁胶性钙1mL、维生素B₁₂ 1mL注射迎香、足三里，均取双侧，每穴注入1mL，隔日1次，两穴交替。常规消毒后，进针得气，略提插，不捻转，缓慢注射。迎香穴先直刺得气，后退至皮下，针尖向颊部透刺得气注药。12天为1个疗程。

临床疗效　本组共56例，痊愈30例，好转18例，无效8例，总有效率86%。

典型病例　焦某，女，16岁，学生。2年前因游泳致感冒，继而引起鼻炎，以后经常鼻塞流涕，打喷嚏，遇冷空气更甚，五官科诊为过敏性鼻炎，多方治疗效不佳，用上法治疗1个疗程，诸症消失，随访3个月未发。

资料来源　张文龙. 上海针灸杂志，1994，13（2）：82.

按语　本法取肺俞宣通肺气，使其所主功能恢复；迎香为治鼻炎要穴，以疏导局部滞阻之气，使鼻道通畅；取足三里补土生金，三穴均通于鼻，配以药物，互相协同，相得益彰，发挥了消炎、抗过敏作用，达到增强体质、提高免疫力的效应。使症消病却，达到治疗目的。

第六方

处方 主穴：耳穴内鼻、外鼻、肺、肾上腺。配穴：脾、肾、内分泌、对屏间、交感、神门、咽喉、口、眼。

刺灸方法 耳郭用75%酒精棉球擦洗以去脂、消毒。用消炎止痛膏或活血镇痛膏代替胶布，剪成0.8cm×0.8cm见方，将磁珠或王不留行籽放在胶布中央。找到所贴敏感穴位后，将磁珠贴压在敏感点上，用对压或直压法强刺激按压。同时嘱患者意念鼻窍通畅，每日按压4~5次至发热、发麻、发胀为止，若感鼻痒、喷嚏，可随时按压。每次贴一耳，两耳交替，隔日换1侧。10次为1个疗程。疗程间休息7~10天。

临床疗效 本组共治疗68例，痊愈11例，显效42例，进步9例，无效6例。

资料来源 管遵信. 针灸临床杂志，1995，11（7）：38.

按语 主穴取内鼻、外鼻，是相应部位取穴，意在直接调理鼻窍。"肺开窍于鼻"，本病与肺气盛衰有直接关系，取肺穴以补肺气；肾上腺有脱敏作用，并可提高人体免疫力；内分泌穴是鼻炎止痒脱敏经验穴；神门可解毒、消炎、镇静、止痛、止痒。诸穴配伍，可达治疗目的。

第七方

处方 仰卧位取穴：迎香、印堂、百会、合谷、关元、足三里、太冲；俯卧位取穴：大椎、风池、胸三夹脊、肝俞、胸十一夹脊、肾俞。

刺灸方法 双侧取穴，仰卧位与俯卧位交替。取0.35mm×50mm针灸针，针刺得气并行捻转补法后，插入艾段，选用18mm×20cm艾条，截4cm长度艾段，插入针柄2cm。余穴使用0.30mm×40mm针具。使用大艾段温针灸的腧穴：足三里、百会、关元、胸三夹脊、胸十一夹脊、肾俞。迎香、印堂针尖朝向鼻根部，风池针尖朝向鼻根部，使针感传向鼻部。大椎捻转补法，合谷、太冲、肝俞平补平泻手法。留针期间，每10分钟行针1次。每天1次，每次30分钟。每周治疗4次，4周为1个疗程。

临床疗效 本组共100例，显效16例，有效72例，无效12例，总有效率88%。

资料来源 孙敦坡，马小闵，姜明孝，等. 南京中医药大学学报，2020，36（1）：19-23.

按语 《灵枢·本神》曰："肺气虚则鼻塞不利"。隋代《诸病源候论》载："风冷伤于脏腑，邪气乘于太阴之经，其气蕴积于鼻，则津液壅塞，鼻气不宣调。"中医多认为风寒侵袭是鼻部疾患发生的主因，本方以大艾段温针灸法治疗肺气虚寒型变应性鼻炎，艾叶性温，热力柔和深透，温针灸法的热力可通过针灸针及红外辐射，穿透皮肤抵达深部，正切中病因。

第八方

处方 ①温针灸：大椎、颈4~7夹脊穴。②穴位贴敷：大椎、风门、脾俞、肺俞、肾俞、天突穴。若合并慢性咽炎加取百劳穴，合并哮喘加取膻中穴。

刺灸方法 温针灸后予穴位贴敷。①温针灸：对穴位处进行消毒后使用规格为0.3mm×50mm的一次性针灸针进行针刺操作，针刺深度以患者鼻部出现酸胀感为宜，针柄处放置燃烧艾条，艾条长度以2cm为宜，艾条燃烧殆尽后出针。②穴位贴敷：将药膏制作成药块后放置于胶布中间，贴敷于选取穴位处30分钟~2小时作用。成人每天1次，儿童每2日1次，5次为1个疗程，治疗1个疗程。药膏制作：将4g白芥子、3g细辛、2g生麻黄与延胡索、1g甘遂研磨成粉末状，而后加入4g老姜汁及1g蜂蜜。

临床疗效 本组共26例，显效10例，有效15例，无效1例，总有效率96.15%。

资料来源　陆丁荣. 临床医药文献电子杂志，2019，6（98）：93.

 过敏性鼻炎与机体脾、肺、肾亏虚联系密切，温针灸颈夹脊穴联合穴位敷贴治疗方案的实施可实现对因治疗，有效改善患者脾、肺、肾亏虚症状，可调节气机、宣通鼻窍、标本兼治。

五、慢性鼻炎

慢性鼻炎是一种常见的鼻腔黏膜下层的慢性炎症，通常包括慢性单纯性鼻炎和慢性肥厚性鼻炎。主要症状为鼻塞流涕，两侧同发或左右交替发作。伴嗅觉减退、头晕、头胀、头昏、咽喉干痛等症状。由于其分泌物多流向鼻咽部，因此，患者常觉鼻咽部不适。

第一方

处方 上迎香。

刺灸方法 首先将两块似1分硬币大小的金属电极分别置于两侧上迎香穴，下置7层纱布湿垫，接在810型经络磁电治疗仪输出极上。拨动输出旋钮，至患者感觉有电流刺激，有抽动、压重、蚁走感，以患者感觉能耐受为宜。治疗时间20~30分钟，每天1次。外地门诊患者1天治疗2次，10~15次为1个疗程。

临床疗效 本组共1046例，痊愈72例，显效412例，好转465例，无效97例，总有效率为91%。

典型病例 温某，女，39岁，农民。鼻痒、鼻塞、喷嚏、流涕、头痛、嗅觉减退6年余，多方治疗效均不佳。于1987年5月6日来治，以上法治疗20分钟，以后日递增2分钟至30分钟。3次治疗后，诸症均有不同程度减轻。7次治疗后，嗅觉提高，头痛消失。10次治疗后，上述自觉症状完全消失，半年后随访未见复发。

资料来源　龙安民，许翠荣，张秀云. 中国针灸，1989（2）：5.

按语　上迎香为治疗鼻病要穴，该穴通上脉冲电流，不仅有疏通经络、宣通鼻窍的作用，而且由于脉冲电流的颤动刺激，对鼻部两侧肌肉内进行连续、均匀的按摩，使鼻组织毛细血管扩张、血液循环改善，使局部组织通透性增高、代谢加强，不仅有利于鼻分泌物的排出，而且可以消除水肿和炎症，从而达到治疗的目的。

第二方

处方　迎香、印堂、曲池、合谷。

刺灸方法　将0号2.5~3.5mm长的羊肠线，新洁尔灭液消毒后用枪状镊夹住从9号针头内装进，再把摘除扁桃体用的钢丝（10cm长）放进针管内，当针头垂直或略斜刺进选定穴位后约5mm有"得气"时，把钢丝前推，针头再沿进针方向转动退出，最后针头和钢丝一起拔出，让羊肠线留置穴位内，不外露于皮肤，用棉签压住针眼片刻以防出血，同时交代患者自埋线次日起经常在穴位上按摩数次，埋线患者立即感到鼻腔舒服通气。1周埋线1次。

临床疗效　本组共110例，痊愈30例，显效42例，有效38例。

典型病例　王某，男，27岁，农民。反复鼻阻塞3年余。查体：鼻腔黏膜充血，双侧下鼻甲肿大，双侧下鼻道少许黏性分泌物。诊为慢性鼻炎。常规滴鼻剂、口服消炎药半年未效。经穴位埋线2次病情明显好转，再埋线2次，1年内未再复发。

资料来源　庄将贤，黄继峰，阙镇如. 上海针灸杂志，1992，（2）：23.

按语　迎香穴手阳明大肠经止点与本经曲池、合谷配用，可疏调该经，使之气血畅行。大肠与肺相表里，故该法能宣通肺热祛风寒，印堂为经外奇穴，该穴居督脉且与鼻相邻，故能通调局部气血而助全功。

第三方

处方　耳门、肺俞。

刺灸方法　术前做普鲁卡因皮试，常规消毒后，注射1%普鲁卡因在选定穴位处作浸润麻醉，造成局部约1cm直径的皮丘，将0号1cm长消毒羊肠线装入经消毒的9号腰椎穿刺针前端内，由局部下方往上方刺入穴位，然后边推针芯边抽针管，使肠线埋入穴位，线头不外露，消毒针眼，外敷无菌敷料，胶布固定24小时。埋线间隔时间：无症状复发者3~6月1次，具体视局部吸收情况因人而定。

临床疗效　本组共150例，总有效率为90.7%。

典型病例 廖某，女，42岁。发作性鼻痒不适，打喷嚏，水样鼻涕，鼻塞。症状突出，消退也快，反复发作，常伴流泪、头痛等症。病史20余年，中西药治疗效果欠佳，于1986年4月就诊。查体：中、下鼻甲高度水肿，嗅区窥不见，鼻黏膜苍白，水样分泌物较多，经1次埋线后，临床症状消失，鼻黏膜水肿消退，色泽正常，嗅区可见。随访2年，未见复发。

资料来源 李海鸥，李春辉，胡正霞，等.福建中医药，1990，21（3）：7.

按语 穴位羊肠线埋藏，既能起到持续刺激穴位的作用，又有一种异体生物组织在机体逐渐吸收分解，起到组织疗法作用，并能促进细胞代谢的生物原刺激，从而提高细胞再生能力和机体免疫力，使身体功能失调得以恢复。耳门属于少阳三焦经，穴位皮下有颞浅神经和皮神经通过，耳门皮下埋线，通过刺激面神经，达到治疗鼻炎目的，又鼻炎发病主要与肺脏受邪有关，肺俞穴埋线可以宣肺疏风、调理肺气，故使鼻炎迎刃而治。

第四方

处方 印堂。

刺灸方法 斑蝥粉适量，以水、醋或蜂蜜调成糊状。印堂穴擦洗干净，患者取仰坐位或仰卧位。胶布一小块，中间一黄豆粒大小的孔，先贴于印堂穴处，然后将药直接涂于小孔之内，外以胶布贴盖，24小时后去掉。1次不愈者，1周后重复使用。

临床疗效 本组共108例，痊愈63例，显效28例，无效17例，有效率84.3%。

资料来源 叶长青，耿文灿.上海中医药杂志，1990，（2）：18.

按语 斑蝥辛寒有毒，功可攻毒逐瘀，对皮肤、黏膜明显的发赤、发泡作用。印堂为经外奇穴，居于督脉循行线上而邻近鼻旁。鼻炎属中医"鼻鼽""鼻渊"范畴。中医学认为，该病多由肺卫不固，或有伏热，外感风邪，肺气不宣而致，印堂贴敷斑蝥，借其辛散方性宣通肺气，有较强的冷灸作用，故奏良效。

第五方

处方 耳穴：肺、内鼻、外鼻、脾、肾、皮质下、内分泌、神门、风溪（过敏区）。

刺灸方法 用探棒在上述穴区探寻敏感反应点，用75%酒精擦去耳朵油污。用王不留行籽贴在0.7cm×0.7cm的胶布上，贴到敏感点上。嘱患者每日按压3~5次，每次压5分钟。隔1天换另一侧耳。10次为1个疗程，疗程间休息1周。

临床疗效 本组共45例，良好21例，有效18例，无效6例，总有效率为86.7%。

典型病例 谭某，女，58岁，1986年3月7日初诊。鼻塞、流脓涕半年。五官科诊为前庭副鼻窦炎及慢性萎缩性鼻炎，常滴氯霉素等，疗效不明显。经上法治疗3次后，脓涕明显减少，鼻塞减轻，治疗1个疗程后诸症消失。

资料来源 赵丰宇. 广西中医药，1990，113（1）：30.

按语 耳穴按压法简便易行，近期疗效明显。治疗中取内鼻、外鼻，属相应部位取穴，配合其他穴位可通鼻窍，抑制鼻黏膜分泌，消除局部炎症水肿；肾上腺、内分泌、风溪穴有抗过敏、提高机体抗病力，抑制鼻黏膜分泌的作用；神门、皮质下镇静消炎；肺开窍于鼻，取该穴宣肺益气固表；脾穴能健脾渗湿，且有培土生金之效；肾穴补肾固本。肺、脾、肾三穴共奏补元利肺通鼻之功。该法长期坚持治疗，更能巩固疗效，避免复发。

第六方

处方 颧髎。

刺灸方法 患者仰卧，双侧穴位常规消毒，用28号或30号不锈钢75mm（7.5cm）毫针迅速垂直刺入皮下至颧骨下缘，然后针尖沿约偏上、偏内15°角度，针身与皮肤75°方向慢慢进针，深度成人约7.3cm，儿童约6.3cm，患者有酸、麻、胀、痛等感觉，传至耳根或咽喉部时用电疗仪通电，频率以患者能耐受为度，每次20分钟。每周1次，3次为1个疗程。疗效较差，则每周针2次。

临床疗效 本组共153例，痊愈111例，显效31例，好转3例，无效8例，总有效率为94.8%。

资料来源 刘松江，刘加池. 中国针灸，1991，（2）：21.

按语 本法主要是通过自主神经对鼻腔所起的生理调节作用，直接刺激颧髎穴深层的蝶腭神经节，使支配鼻腔黏膜及黏膜下层血管和腺体的交感、副交感神经重新发挥正常调节作用，达到治病目的。本法操作关键在于熟悉局部解剖，掌握正确的进针方向及深度，预料可能发生的意外，以便及时处理。

六、慢性咽炎

慢性咽炎是咽喉部黏膜的慢性炎症。其主要表现为咽部红肿不适及异物感，或稍觉干痛或声音嘶哑。此外，慢性咽炎可有咽后壁淋巴滤泡的肿大增生。

第一方

处方 列缺、照海、三阴交、太溪。

刺灸方法 毫针针刺，均用补法，留针20分钟后出针。每天1次，5次为1个疗程。

临床疗效 本组共14例，痊愈8例，好转6例。

典型病例 李某，女，20岁，农民，2018年5月18日初诊。自述咽喉疼痛2年，伴咽干，喉中有异物感，近1周来上症加重。查体：咽黏膜充血肥厚，扁桃体轻度充血，舌红苔黄，脉数。诊断为慢性咽炎（发作期），用上法治疗3次后，咽喉干痛及异物感均明显减轻，经1个疗程治疗后，诸症悉除，随访半年未复发。

资料来源 周鹏临证治验。

按语 足少阴肾经经脉上循环于咽喉部，慢性咽炎多由肾阴亏耗，虚火上炎，阴液不能上润咽喉致咽喉干痛，咽部不适或声音嘶哑。本方采用列缺配照海，乃是八脉交会配穴法，前人有"列缺照海膈喉咙"之经验总结。太溪是足少阴肾经之原穴，照海通于阴跷，两穴滋阴降火，导虚火下行。三阴交是足三阴经的交会穴，调理三阴经经气。诸穴相伍，具有滋阴清热、利咽止痛之功。

第二方

处方 照海（双）。

刺灸方法 患者脱袜至足心，双腿屈曲，两足掌面相对坐于针灸床上。局部常规消毒后，用26~28号毫针快速直刺入皮下，捻转进针，当局部有酸困、麻木等针感后，根据虚实进行补泻。当咽喉部有蚁行感或疼痛减轻时停针，实证留针40分钟，虚证留针30分钟，每10分钟行针1次。

临床疗效 本组共55例，治愈38例，显效14例，无效3例，有效率94.6%。

资料来源 杜宗华. 陕西中医，1988，9（3）：131.

按语 肺、胃、肝、肾经经脉上循咽喉。若肺、胃、肝、肾功能失调，经气不利，则可致咽喉受累而发病。阴跷脉上循咽喉，主治咽喉病证。照海穴为阴跷脉与足少阴肾经的交会穴，针刺照海穴，调节十二经脉在咽喉部的经气，可达到清热利咽、养阴润喉、通经和营、通利咽喉的作用。

第三方

处方 耳穴：咽喉、肺、心、肾。

刺灸方法 用探测棒或探测仪在所选穴区找出敏感点后，用碘酒、酒精常规消毒耳郭，将麝香膏剪成0.6cm×0.6cm小块，内贴六神丸1粒，贴在敏感点上，适度力量按压，使患者感觉耳郭发热、发胀。嘱患者每日自行按压4~5次，每次以耳郭发热为度。隔日贴压1次，两耳交替贴换，10~15次为1个疗程。

临床疗效 本组105例全部治愈。

典型病例 田某，女，44岁，职工，1986年5月3日初诊。主诉咽干，痒痛，咽部异物感半年余，诊为慢性咽炎，中西药治疗效不显。近因劳累过甚，上症加重。查体：黏膜充血肥厚、侧索增厚、淋巴滤泡肿大成簇。扁桃体Ⅰ度肿大。依上法治疗1个疗程后，咽干、痒痛、咽部异物感明显减轻，继用1个疗程，自觉症状消失，查咽部红肿及肿大的淋巴滤泡消退，随访半年未见复发。

资料来源　钟亚. 河北中医，1992，（5）：49.

按语　咽接食道通于胃，喉连气管通于肺。外感邪热，或肺胃郁热上壅，而致咽痒、咽干、咽部不适等症；肾经经脉循行于咽喉部，若肾阴亏耗不能上润咽喉，亦可导致上症。六神丸为治咽喉病之良药，取耳穴咽喉、肺、心、肾等穴贴压，既有药物对穴位局部刺激作用，又有药物本身的效用，药效可以通过经络系统到达病所，从而引起治疗作用。本法疗效较好，但应注意坚持治疗，同时减少烟酒对局部刺激。

第四方

处方　耳背上方血管。

刺灸方法　人耳背上方有并列的三条血管。本法依次对之进行施术，用左手示指在耳前方，拇指耳背上方将耳朵接压固定，常规消毒后，用手术刀片割断施术血管，放出0.5~2mL血液。血流不畅者，可从耳根部挤压血管。等到血液不自然流出时，压上酒精棉球，用胶布固定。3~5天取掉，半月割治1次，共治3次。按顺序割断1条血管。

临床疗效　本组共170例，治愈89例，显效64例，有效11例，无效6例，总有效率为96.45%

典型病例　某男，52岁。患慢性咽炎20余年。中西医多种治疗效果不佳。诊见咽腔满布颗粒性滤泡，扁桃体轻度肿大。上法治疗1次后，咽干、恶心、早晨呕吐等症状均消失，唯咽部尚有异物感。经过第2次治疗后即获痊愈。追访至今未再复发。

资料来源　孙祖华. 国医论坛，1988，（1）：42.

按语　慢性咽炎属中医"喉痹"范畴。咽部疾病的形成，均具不同程度的气滞血瘀、经脉痹阻的病理变化，故治疗本病以化瘀清热为治则。针刺放血具有此功，针刺耳背放血治疗此病虽然对症而治，而效稍嫌不佳，改用手术刀割治，较针刺放血为优，获得满意疗效。通过割治，可以起到祛瘀清热的作用，故以其治疗慢性咽炎可获卓效。

第五方

处方　廉泉、天突、人迎。

刺灸方法　用波长6328A输出功率3mW的He-Ne激光针灸仪，让其光斑对准穴位照射，每穴照射3分钟，照射方向与针刺取穴方向一致。实热型加双侧尺泽、合谷治疗。阴虚型加双侧鱼际、太溪治疗。

临床疗效 本组共40例，治愈27例，好转12例，无效1例。总有效率97.5%。

资料来源 张淑敏．北京中医杂志，1989，（1）：27．

按语 He-Ne激光针灸仪是现代高科技产品与古老针灸疗法相结合的产物，它通过高频光索、光子、光压以及电磁场对机体和穴位作用，具有提高人体免疫能力、促进创伤复合、缩短炎症吸收过程等功效。天突、廉泉、人迎均位于颈部，与咽喉部位相邻。此三穴激光针疗，可直接影响咽部功能代谢，促进咽炎恢复。

第六方

处方 主穴："喉部两穴"、廉泉。配穴：合谷、内关、太冲、太溪、丰隆、三阴交、足三里。

刺灸方法 患者取半仰卧位，固定体位。选0.30mm×25mm和0.30mm×50mm一次性无菌针灸针；皮肤局部常规消毒后，采用夹持进针法针刺入所选穴位。操作方法：采用"喉部对刺针"法，取"喉部两穴"，即平喉结高点左右各1穴，正中线旁开2寸凹陷中，沿甲状软骨边缘，针尖朝向喉结方向15°进针；进针后局部有酸胀沉痛，有鱼刺在喉感时为得气，即可停止，留针25分钟，禁用电针强刺激。配穴：内关、合谷、太冲、丰隆用提插捻转泻法；太溪、三阴交、足三里用提插捻转补法。廉泉、下廉泉交替隔日选穴。治疗6次为1个疗程，休息3天后进行第2个疗程。最长治疗3个疗程。

临床疗效 本组共120例，治愈60例，显效40例，有效20例，无效0例；总有效率100%。

资料来源 朱青霞，郜旭娜．中医临床研究，2015，7（4）：39-40．

按语 本病以对症、局部选穴为主，结合循经远端选穴，故以"喉部两穴"为主穴治疗。"经脉所过，主治所及"，"喉部两穴"深层有甲状舌骨肌、胸骨舌骨肌，颈1~3神经。廉泉是任脉与阴维脉交会穴，任脉行咽喉，阴维脉上达咽喉与舌根，故有通调舌络作用。

第七方

处方 利咽穴。

刺灸方法 患者取仰卧位，选取利咽穴（定位：位于足阳明胃经上，大迎直下和廉泉穴相平）。穴位皮肤常规消毒，左手示指或拇指紧按针穴，右手持30号毫针刺入穴内2cm深，候气至，左手加重力量，行平补平泻法，此时押手可明显感觉到经气冲动，然后慢慢拔针，按压针孔。每天1次。

临床疗效 本组共30例，治愈21例，好转8例，未愈1例；总有效率96.67%。

按语 "利咽穴"是笔者在长期诊疗过程中发现的新穴，临床疗效非常显著。其机制从经络看，利咽穴为局部取穴，该穴位于足阳明胃经循行线上，《灵枢·经脉》篇曰："胃足阳明之脉……其支者，从大迎前下人迎，循喉咙，入缺盆……"足阳明胃经经脉循行本身经过咽喉部，而胃经为多血多气之经，故而针刺足阳明胃经循行线路上的利咽穴，具有调理本经脉循行线路及咽喉局部的气血而达利咽止痛的作用。

七、急性扁桃体炎

急性扁桃体炎为腭扁桃体的急性非特异性炎症，多由溶血性链球菌感染引起，往往伴不同程度、范围不一的急性咽炎，是一种常见的咽喉疾病，多发于春秋两季。主要表现为咽喉疼痛，扁桃体肿大充血，且表面有黄白色脓点，颌下淋巴结可肿大，并兼见发热、恶寒、头痛等全身症状。

第一方

处方 少商、尺泽、合谷、陷谷。

刺灸方法 少商穴用三棱针点刺出血2~3滴；尺泽、合谷、陷谷用毫针针刺，捻转补泻之泻法，留针30分钟。每天1次，6次为1个疗程，疗程间休息1天。

临床疗效 本组共治疗64例，痊愈44例，显效11例，有效6例，无效3例。

典型病例 关某，男，学生，2017年7月6日初诊。主诉：咽喉肿痛，发烧2天。患者2天前，自觉头痛，咽喉肿痛，吞咽不利，继而发热恶寒，关节疼痛，次日咽喉疼痛加重。查体：咽壁充血红肿，右扁桃体Ⅲ度肿大，左扁桃体Ⅱ度肿大。诊为风热乳蛾。上法治疗6次后诸症悉除而获痊愈。

资料来源 周鹏临证治验。

按语 本病发生多由肺胃二经郁热上壅而致。少商为手太阴肺经井穴，点刺出血可清泻肺热；尺泽为肺经合穴，可泻肺经实热；合谷、陷谷可疏泻阳明之郁热。四穴合用，可达清咽消肿之功效。

第二方

处方 退热穴。

刺灸方法 退热穴位于耳尖下0.5寸，取穴时左手示指压上耳根，拇指按压中耳背，耳部折叠后耳轮最尖端处为该穴。刺前以左手拇、示指在该穴推揉半分钟，使血液汇聚于该处，继之常规消毒。点刺时左手拇、食、中三指夹紧被点刺的穴位，右手持针，用拇、示指捏住针柄，中指指腹紧靠针体端，针尖露出0.1~0.2寸，对准已消毒穴位刺入0.1~0.2寸，随即将针迅速退出，轻轻挤压针孔周围，使出血少许，然后用消毒干棉球按压针孔1~2分钟止血。

临床疗效 本组共90例，均经1~3次治疗而愈。

典型病例 张某，女，3岁，1987年4月20日初诊。主诉：咽痛、恶寒发热4天。服西药抗生素症状无缓解。咳嗽日剧，扁桃体Ⅲ度肿大，压痛，头痛，恶心，体倦懒言，口渴喜冷饮，体温39℃，舌红苔黄腻，脉滑数。点刺"退热穴"次日体温降至37.2℃，诸症均减轻，唯扁桃体仍红肿，仍有乏力，食欲不振。乃按上法继续治疗，共点刺3次，诸症悉除，随访1周未复发。

资料来源 汪俊着. 辽宁中医杂志，1990，（3）：31.

按语 "退热穴"位于耳尖部，"耳者宗脉之所聚"，耳在头部属"清窍"之一，为清阳之气上通之处，全身各大脉络均会聚于耳。耳与全身各脏腑器官联系密切。点刺"退热穴"治疗本病，可达经脉通，邪毒消，故效果佳。

第三方

处方 少商、合谷、翳风、风池、阿是穴。

刺灸方法 少商与肿大扁桃体点刺出血。余穴毫针重泻，留针20分钟，每天1次。

临床疗效 本组共治疗53例，痊愈38例，显效5例，有效10例，全部获效。

典型病例 张某，女，25岁，农民，1987年7月4日初诊。主诉：咽喉疼痛1周。患者1周前因感冒而导致咽喉肿痛，头昏，身倦，吞咽困难，言语不利，西药治疗无效。查体：两侧扁桃体Ⅲ度肿大，体温38.4℃，舌苔黄厚，脉浮数。诊为风热乳蛾（急性扁桃体炎），依上法治疗1次后疼痛大减，吞咽好转，余均如常。再治1次而愈。

资料来源 吴绪平临证治验。

按语 本法直接点刺肿大乳蛾和少商出血，针对病因病所，见效速捷，配合谷泻阳明风热而利咽喉；配翳风、风池可泻足少阳经之火。诸穴相伍，方简效宏，值得临床上借鉴推广。

第四方

处方 扁桃体穴（翳风穴下1寸）、少商。

刺灸方法 患者头仰靠坐位，暴露颈部，针刺部位常规消毒后，避开颈动、静脉，找准穴位，垂直进针，使针刺向扁桃体，采用提插手法强刺激行针，使咽部有清凉、酸胀的感觉，留针20分钟，其间每5分钟行针1次。起针后在双侧少商穴用三棱针放血1~1.5mL，每日治疗2~3次。发热甚者，加合谷、内庭泻法治疗。

临床疗效 本组42例全部临床治愈。

典型病例 钟某，女，7岁，1981年10月10日就诊。前两天因外感发热恶寒，体温40℃，咽喉肿痛，吞咽困难，声音嘶哑，咽喉充血明显，双侧扁桃体Ⅲ度肿大，少许白色分泌物渗出，双侧颌下淋巴结肿大。诊断为急性扁桃体炎。施用上法，加合谷、大椎，用提插针泻之泻法，出针后咽痛减轻，吞咽方便，咽部有清凉感。翌日体温38.2℃，双侧扁桃体肿大及充血减轻，咽痛减轻。再刺时少商改为针刺，至第5日痊愈。随访3年未复发。

资料来源 陈宗良. 江西中医药，1988，（1）：25.

按语 扁桃体穴为专治扁桃体炎及其他咽喉疾患的经外奇穴；少商为手太阴肺经之井穴，点刺放血有明显的泻热作用，两穴相配，故能疏通经络、清热解毒。两穴的配伍，充分体现了针灸处方中，将循经取穴和特效穴相配合，对提高疗效是相当重要的。

第五方

处方 太冲。

刺灸方法 生理盐水封闭双侧太冲穴，每穴5mL，直刺进针1~1.5cm，斜刺进针达2cm，每天1次。

临床疗效 本组共120例，重者连续封闭3~4天，中度者2~3天，轻者1~2天。平均疗程2天半，治愈率为99%。

典型病例 刘某，男，9岁，1991年7月21日晚急诊。咽痛1天，晚上加重，体温40℃，双侧扁桃体化脓。用生理盐水封闭双侧太冲穴，当晚体温降至38℃，咽痛减轻，第2日上午又封闭治疗1次，下午体温降至正常，扁桃体脓栓消失。共封闭3次而愈。

资料来源 张宏刚. 中医药研究，1992，（3）：31.

按语 太冲为足厥阴肝经之原穴，具有通络活血、疏肝理气之功。本穴穴位注射可以清泄肺胃之实热，具有解毒止痛之效，故对于急性扁桃体发炎、化脓、充血等症疗效确凿。西医学表明，太冲封闭可增强人体免疫力，故该法可以防止急性扁桃体炎的复发。

第六方

处方 耳和髎。

刺灸方法 患者端坐，双侧耳和髎穴常规消毒后，用灯心草1根蘸以麻油，点燃后迅速在穴位皮肤上灸之，一点即起，火灸部位即起微红小泡。不愈者隔日再行上法治疗。

临床疗效 本组共34例，痊愈28例，好转5例，无效1例。

典型病例 王某，男，43岁，工人，于1990年8月25日初诊。主诉：恶寒发热伴咽喉肿痛3天。头痛，咳嗽，鼻塞，咽痒，吞咽困难。曾抗感染治疗2天，效欠佳。今恶寒发热更甚，咽痛，神疲，纳呆，舌红苔黄，脉弦数。体温39.5℃，双侧扁桃体Ⅲ度肿大，附脓性分泌物，双下颌淋巴结可触及。上法治疗30分钟后分钟，精神转佳，咽痛减轻，体温37.6℃，次日下午复诊已愈。

资料来源　戴文涛. 中国针灸，1994，（2）：34.

按语　耳和髎穴属手少阳三焦经经穴，为手、足少阳，手太阳之会，具有主治热病、咽痛、颌肿之功。该穴施灯火灸有疏风解表退热、消肿止痛之功。本法对于急性单纯性扁桃体炎，尤以化脓性扁桃体炎疗效为佳。

第七方

处方　采用毫火针点刺：扁桃体脓点局部、天枢、水道、归来、曲池、尺泽、合谷、足三里。刺络拔罐：背部大椎、肺俞。发热患者毫针点刺耳尖、少商、商阳穴。

刺灸方法　①患者取坐位、微抬头、张口，以显露肿大的扁桃体，医者左手用一次性纱布夹持患者舌头，以开阔视野，便于针刺；右手将0.30mm×75mm一次性毫针置于酒精灯上烧红针尖的1~3mm，嘱患者发"啊"音，迅速点刺一侧扁桃体脓点，深度1~3mm，再重复上述动作，至两侧脓点基本消失。点刺后的扁桃体表面有少量血液渗出。②患者取仰卧位，医者左手持酒精灯，右手持0.30mm×25mm一次性毫针，置于酒精灯上烧红针尖的2~3mm，立即针刺天枢、水道、归来、曲池、尺泽、合谷、足三里，进针深度2~3mm。③患者取俯卧位，局部消毒后，用0.30mm×25mm毫针在大椎、双侧肺俞穴快速点刺四五下，立即拔罐，3分钟后取罐，出血3~5mL。④发热患者除以上治疗外，用0.30mm×25mm毫针点刺耳尖、少商、商阳穴，每穴放血3~5滴。每2天治疗1次，共治疗3~5次。注意事项：点刺扁桃体脓点时需至少一名助手从旁辅助（光线、酒精灯等）；毫火针使用次数不宜过多。

临床疗效　本组共24例，痊愈20例，有效4例，总有效率100%。

典型病例　患者，女，23岁，于2016年1月28日就诊。主诉：咽痛、发热2天。患者儿童时期反复感冒、扁桃体炎，频繁使用抗生素治愈后，遗留扁桃体长期Ⅱ度肿大。2天前因夜班劳累后出现咽干、咽痛，诊断为急性化脓性扁桃体炎，口服阿莫西林胶囊0.5g，一天3次，休息后未见缓解反而出现吞咽困难。查体：双侧扁桃体Ⅲ度肿大，右侧可见明显脓点，左侧可见散在脓性分泌物，局部充血，下颌淋巴结肿痛，纳食尚可，寐欠安，小便黄，大便干；舌紫暗、苔黄腻，脉数。体温38.7℃，白细胞$11.42×10^9$/L，中性粒细胞81%，心肺（-）。中医诊断：乳蛾。治则：清泻肺胃火邪，解热消肿利咽。治疗：0.30mm×75mm毫火针点刺扁桃体脓点局部，0.30mm×25mm毫火针点刺天枢、水道、归来、曲池、尺泽、合谷、足三里穴；背部大椎、肺俞穴刺络拔罐；点刺耳尖、少商、商阳穴放血，具体操作同前。3天治疗1次。第1次治疗结束后，脓点基本消失，吞咽困难当即明显改善，当晚身热即退，大便通畅；第2次治疗后扁桃体脓点已消失，充血明显好转，舌淡、苔微黄，纳可寐安；第3次治疗后已基本痊愈，嘱患者适寒温、节饮食。2016年2月27日电话随访，患者已痊愈，未见复发。

资料来源　戴琛，张春红. 中国针灸，2017，37（2）：207-208.

按语　本病中医病名为"乳蛾"，《医学心悟》是最早提出该病外治法的古籍，"乳蛾生喉间，状如乳头，一边生者，名单乳蛾。两边生者，名双乳蛾。以小刀点乳头出血，立瘥……凡用刀针，血不已者，用广三七末，嚼敷刀口上即止。"笔者受此启发，用毫火针局部点刺，以热引热，生肌敛疮，通过扩张局部小血管、加速血液循环，改善新陈代谢，修复受损组织、神经，促进局部康复，相比传统小刀，火针创面更小，可立即改善患者咽痛、吞咽困难症状，亦无须担心二次感染。

第八方

处方　少商、商阳穴。

刺灸方法　用消毒过的中号三棱针1枚，取患者的少商、商阳穴，行常规消毒后，医者以左手握住患者被刺大拇指或次指，右手持三棱针点刺放血数滴，每天1次，一般1~3次即愈。

临床疗效　本组共100例，1次治愈36例，2次治愈44例，3次治18例，显效2例，平均治愈率98%，总有效率100%。

典型病例　王某，男，4岁。1994年8月7日就诊，母代诉，患儿3天前不思饮食，咽喉肿痛，体温39℃，扁桃体Ⅲ度肿大，双侧下颌淋巴肿大，左侧明显压痛，连续3日静脉滴注青霉素400万μ，地塞米松3mg未见好转，仍高热不退。即点刺放血少商、商阳穴治疗，1小时后患儿咽喉疼痛减轻，体温降至37.2℃，第2天体温36.5℃恢复正常，观察3天无反复。

资料来源　张连良，李胜，刘辉. 针灸临床杂志，2000（9）：33-34.

按语　急性扁桃体炎是耳鼻喉科的常见病，多发病，针刺治疗此病，在各经典医著中都有记载。近几年来，通过临床观察，确有奇效。中医认为该病咽喉肿痛发热等，属阳明经和太阴经的实热证。治疗原则应解表清热、通利咽喉为主。少商穴是手太阴肺经之井穴，如点刺出血，可使热随血而泻，经络通畅。故本穴是治疗咽喉肿痛的特效穴。商阳穴是手阳明大肠经的井穴，与肺经关系密切，可用风热袭肺所致的各种病症，如咳嗽、咽喉肿痛、热病汗不出等，尤其对胃热炽盛所致的咽喉肿痛有显著疗效。以上根据两经的密切联络关系和二穴的穴性特点及配伍作用，采用点刺放血起到解表清热、通利咽喉、开郁散结之效。因此，"刺血疗法"治疗急性扁桃体炎，见效迅速，效果可靠，值得推广。

八、颞下颌关节紊乱综合征

本病是口腔科常见病症，多发于青壮年，并以女性为常见。其主要症状有：

下颌关节运动障碍（开口过小，开口偏重，开闭口绞锁），活动时关节区及其周围肌群疼痛、关节运动时发出杂音或弹响。病程进展可分为三个阶段，初期为功能失调阶段，继之出现关节结构紊乱，最后导致软骨、关节骨面破坏。

第一方

处方 主穴：下关、听宫、合谷。配穴：颊车、安眠。

刺灸方法 患者取坐位或仰卧位。针刺用泻法（病程较长者用平补平泻法），留针30分钟，留针期间每5~10分钟捻针1次；也可在得气基础上接G6805治疗仪，用疏密波通电20分钟，刺激强度以患者能忍受为度。每天1次，7次为1个疗程，疗程中间休息1周。

临床疗效 本组35例，痊愈30例，显效2例，进步3例，总有效率为100%。

典型病例 刘某，女，25岁，工人。患病2年余，时好时坏，和睡眠有关。近半年失眠加重，张口度变小（仅容一指），张口和咀嚼时耳前疼痛，伴有弹响，封闭治疗无效。以上法针刺3次，失眠好转，疼痛、弹响消失，张口度恢复正常。

资料来源 丁金榜. 陕西中医，1988，（1）：38.

按语 西医学认为，本病发病机制主要在于翼升肌、咀嚼肌等功能紊乱。从解剖学角度看，下关穴深部是翼升肌所在，听宫穴、颊车穴深处是咬肌之处，针刺或电针上述穴位可调整神经肌肉兴奋和抑制的平衡，使功能恢复正常状态，疼痛、弹响消失，张口度恢复正常。又根据中医学经络与疾病部位关系，采用远刺与近刺结合的方法，疏通局部经气，达到活血止痛的目的，效果卓然。

第二方

处方 下关、颊车、天应。

刺灸方法 采用光灸疗法，每穴治疗20分钟，每天1次，10次为1个疗程。

临床疗效 本组共50例，痊愈13例，显效21例，有效13例，无效3例。

资料来源 黄慧芬. 上海针灸杂志，1991，（3）：20.

按语 光灸疗法是一种既有温经通络、活血消肿、祛湿止痛功效，又为患者易于接受的无痛治疗方法。本组在下关、颊车、天应穴采用光灸疗法，直接刺激病所，促进病变局部血液循环，达到通则不痛的止痛之功；同时通过影响病变局部神经活动，达到改善局部肌肉、关节功能活动目的，促进了病变好转。

第三方

处方 翳风、颊车、合谷。

刺灸方法 取翳风、颊车，以40mm毫针针刺，得气后，于针柄上燃点艾绒

7~9壮，艾绒下隔以金属箔纸以防烫伤皮肤。合谷穴针刺用平补平泻，诱导感传向上传导。每日1次，5次为1个疗程。

临床疗效　本组治疗18例，治愈15例，显效2例，好转1例。

典型病例　李某，男，24岁，工人。左下颌关节处疼痛，张口受限，伴弹响3个月。曾作局部封闭及理疗，效果欠佳。查体：张口受限，开口度1.5cm，翳风穴压痛明显，开闭口和咀嚼时有弹响声。依上法治疗3次后，诸症悉除，功能恢复正常。

资料来源　吴绪平临证治验。

按语　温针灸是针刺与艾灸并用的治疗方法，功擅疏经络，和营卫，调气机，温血脉。颊车穴能治牙关不开，牙床疼痛；翳风穴能通调经气、开关启闭，此处又是阳性压痛点，刺之效果更佳；两穴位于颞颌局部，施以温针灸，可收直达病所，温通经络，祛风除湿，解痉止痛之功效。更配远取合谷，诱发针感上传，收"气至病所"之远取效应，助局部穴位通关开窍，故治疗颞下颌关节紊乱综合征疗效满意。

第四方

处方　主穴：合谷、阿是穴。配穴：风寒外袭取风池，瘀血阻络取血海，肝郁气滞取太冲，气血不足取足三里。

刺灸方法　患者取仰卧位，局部常规消毒，先采用0.30mm×40mm毫针直刺患者健侧合谷穴，得气后令患者先缓慢、连续地做小幅度张口和闭口动作，等适应后加大张口幅度，以患者能耐受为度。然后取阿是穴（关节附近压痛点），如果压痛不明显时，令患者做张口、闭口动作，寻找压痛点或者不适点。采用0.30mm×40mm毫针于阿是穴旁进针，针身与皮肤呈15°~20°角刺入，嘱患者做张口、闭口动作，症状改善后寻找其他阿是穴。针刺后接通脉冲电流，波形用连续波，同时用TDP局部照射，留针30分钟。每天1次，10次为1个疗程，共治疗2个疗程。

临床疗效　本组治疗30例，脱落1例；第1个疗程后，治愈14例，显效8例，有效4例，无效3例。第二个疗程后，治愈20例，显效7例，有效1例，无效1例。治疗1个疗程后总有效率为89.7%，治疗2个疗程后总有效率为96.6%。

资料来源　王健，相永梅，郝长宏，等．上海针灸杂志，2015，34（3）：246-248.

按语　浮刺法又称皮刺、平刺、横刺，为《内经》中提到的"十二节刺"之一。浮刺者，旁入而浮之，适宜于肌肉拘急的疾患。《素问·刺要论》："刺有浅深，各至其理，无失其道，过久则内伤，不及则生外壅，壅则邪从之，浅深不得，反为大贼，内动五脏，后生大病……刺皮无伤肉，肉伤则内动脾。"《素问·刺齐论》："所谓刺皮无伤肉者，病在皮中，针入皮下，无伤肉也。"浮刺将针尖针感传递至肌腱韧带，直接作用于筋膜上，改变经筋的张力，使柔韧性得到提高，加快局部无菌性炎症的吸收；而且对针刺有恐惧感的患者，浮刺针刺部位比较表浅，易于接受，且见效快，患者易于建立信心。

第五方

处方 患侧耳穴：对屏尖（位于对耳屏的尖端，即平喘与腮腺穴之间）、神门、肾上腺、下颌、神门。

刺灸方法 首先予75%的酒精对患者耳部进行常规消毒，然后示指抵住耳针夹弹簧圈，拇指与中指压紧夹柄，使夹口张开2cm左右，伸入耳壳上的选定穴位，最后慢慢放松拇指与中指，使耳针夹准确地夹在穴位上，留夹30分钟。每日治疗1次，治疗10天。

临床疗效 本组治疗30例，治愈10例，显效10例，有效8例，无效2例；总有效率为93.33%。

资料来源 邱硕. 中华针灸电子杂志，2019，8（1）：9-13.

按语 本病通过刺激与人体病位相对应的耳穴，"下颌"配合"神门"、"对屏尖""肾上腺"共同作用，以达到疏通经络、行气止痛的目的；"神门"有镇痛镇静作用。本病使用传统耳针以短毫针针刺以上耳穴亦有较好的疗效，但存在易感染、晕针等风险。"邱氏"耳针是经过家族三代人的临床实践，近百万人次的治疗，取得较好的临床成果。而且"邱氏"耳针夹治疗颞下颌关节紊乱综合征具有疗效显著、无创伤、安全性高、临床应用范围广、能防能治、不良反应少、可补体针不足、简便易行及非侵入性等特点，从而更易被患者接受，值得临床推广。

第六方

处方 颈椎、肩背部压痛点。

刺灸方法 予粗针点刺穴位治疗。粗针定义：直径0.5mm的针灸针。穴位取颈椎、肩背部压痛点点刺为主，点刺后，用医者双手挤压针孔，出血2~4滴即可，3次为1个疗程，治疗2个疗程。

临床疗效 本组治疗62例，治愈40例，显效10例，有效9例，无效3例；总有效率为95.16%。

资料来源 王焱，黄杨华，卢庆芳，等. 中外医疗，2018，37（22）：168-170.

按语 通过粗针针刺颈部、肩背部阿是穴，点刺挤压出血，达到疏通颈肩背部经络，改善足太阳膀胱经、督脉气血运行，从而消除咀嚼困难、张口变小。粗针针刺颈肩背部阿是穴治疗颞下颌关节紊乱综合征疗效显著，患者无痛苦，操作简单，能显著改善患者的临床症状，减轻咀嚼困难、张口变小，使群众在日常生活中能正常工作，安心生活。

第九章 皮肤科疾病

一、白癜风

白癜风是一种局限性色素代谢失调的皮肤病，多发于青壮年。主要表现为：皮肤出现大小不等的圆形或不整形白斑，呈乳白色，表面光滑，边缘清楚，周围色素较深，斑内毛发亦变白，皮损处不痛不痒，病程缓慢。

第一方

处方 病灶局部。

刺灸方法 先用75%酒精棉球将病灶区清擦后涂抹薄薄一层金银膏，再用艾条黑灸或TDP热疗30分钟，灸后用手纸擦净局部。对冷发者分区施治。每天1次，12次为1个疗程。另按年龄15岁以下日服9g还原丹蜜丸2丸，15岁以上日服3丸。

临床疗效 本组共147例，治愈2例，显效40例，进步84例，无效21例。总有效率为85.70%。

典型病例 刘某，男，26，干部，于1988年4月25日初诊。患者于1987年9月发现面颊有5块白斑，发展较快，经内服和外擦药物，白斑仅变为粉红色。经隔药灸3次后出现针尖大点状色素沉着，继续灸治并加服还原丹19次时鼻部痊愈1块。21次时鼻部又痊愈2块。50次时带药回家自治，又经3个月白斑基本消退，较正常肤色稍浅。

资料来源 魏明丰，何俊敏，王松华，等.中国针灸，1990（6）：9.

按语 中医学认为，本病由于风邪客于腠理，搏于皮肤，以致气滞血瘀而成。隔药灸疗法具活血化瘀祛风的疗效，通过艾条悬灸，使患处皮肤温热红润，血行加快，促进皮肤对药物吸收。依"治风先治血，血行风自灭"原则，外用药主要成分中防风、白矾以祛风，配合由补阴养血、活血祛风通络的女贞子、丹参、木瓜之类所组成还原丹内服，故效果不凡。本法治疗，贵在坚持，才能提高和巩固疗效，治疗期间，忌过食辛辣、海鲜食物。

第二方

处方 耳穴主穴：交感、内分泌、神门、肺。耳穴配穴：肾上腺、腮腺、枕、膈、相应部位。（均为双侧）

刺灸方法 每次选2~3穴，主穴与配穴配合交替使用。在所选耳穴区探求敏感点后，皮肤消毒，用镊子夹住消毒好的特制针，在敏感点刺入，用胶布固定。

嘱患者每天按压3次，每次5分钟。夏天埋针5~6天，冬天埋针10~15天后，休息2~3天，进行第2次埋针。

临床疗效 本组共134例，痊愈16例，显效68例，好转46例，无效4例。

典型病例 赵某，女，50岁。发病半年多，手背、前额、发际处、耳后及颈部均有白色斑块，大小不等。皮肤科诊为白癜风，曾内服、外擦及注射各种药物均不见效。来我院耳针治疗2次，即生效。面部白斑变深，稍有缩小，经治10次后，额部、面部及手背部白斑明显缩小，部分较小白色斑块消失，坚持治疗50次后，白色斑块全部消失。

资料来源 郭放清. 中国针灸，1989，（5）：62.

按语 白癜风是色素代谢失调的皮肤病，肺主皮毛，故取耳穴肺；耳穴交感、内分泌、肾上腺等穴，均能促进人体内分泌及代谢。配以相应部位来刺激病灶区域，促进新陈代谢，使病情趋向好转。

第三方

处方 耳穴心、肝、内分泌。

刺灸方法 以王不留行籽贴于上述穴区敏感点，每日按压5次，每次5分钟，使之有酸麻热胀等感觉。3日换1次，左右交替贴压，15次为1个疗程。

临床疗效 本组共8例，显效4例，有效3例，无效1例。

资料来源 霍永芳. 上海针灸杂志，1988，（3）：48.

按语 白癜风发病主要由于气血瘀滞，按压耳穴心、肝可起活血行气、祛风通络之效；按压耳穴内分泌，能促进病灶区的新陈代谢，便于迅速恢复。"治风先治血，血行风自灭"，故本方以治血入手，方法简单，疗效可靠，值得临床上推广使用。

第四方

处方 皮损局部。

刺灸方法 用75%酒精消毒局部皮肤，采用25mm毫针围刺白癜风皮损边缘，针间距为1cm，45°角斜刺5~10mm，留针20分钟，10分钟行针1次，采用捻转法，指力均匀，角度适当，时间为30秒。隔日治疗1次，4周为1个疗程，共治疗2个疗程。

临床疗效 本组共30例，痊愈11例，显效14例，有效4例，无效1例，总有效率为96.67%。

资料来源 何静岩. 中国中医药信息杂志，2013，20（7）：72+74.

按语 本观察结果显示，围刺患处治疗白癜风效果优于传统辨证取穴治疗者，提示直接刺激病变局部皮肤细胞，可促进黑素细胞分裂增长，产生较多的黑色素，达到促使白斑复色的目的。此外，此方法简单易操作，且无明显不良反应。

二、神经性皮炎

神经性皮炎即慢性单纯性苔藓，由于发病与精神神经因素密切相关，故俗称神经性皮炎，是指由多种因素导致的一种慢性炎症性皮肤病。本病多见于中青年，临床表现为阵发性剧烈瘙痒，好发部位为颈部、双肘伸侧、股内侧、女阴、阴囊、肛周区和腰骶部等，常局限一处或两侧对称性分布。瘙痒可影响睡眠和生活质量。因反复抓挠，皮肤会变得肥厚、粗糙，呈苔藓样变。

第一方

处方 风池、曲池、血海、足三里、病灶局部。

刺灸方法 风池穴针尖微向下向鼻尖斜刺0.8~1.2寸，或沿水平方向透刺对侧风池穴，有触电感向颈项耳尖和上肢远端扩散；曲池穴直刺1~2.5寸，针感向上至肩部或下传手指端；血海穴直刺1~2寸，针感至髋部；足三里直刺2~3寸，针感向足背或膝上扩散。另用维生素B_{12}注射液0.5mg与醋酸泼尼松龙注射液1~2.5mL的混合液，注入病灶区，每隔3日1次，5次为1个疗程。针刺每天1次。

临床疗效 本组共184例，除5例复发外，其余179例经2年随访均痊愈。

典型病例 付某，女，32岁，教师。自1966年以来，颈项部两侧呈圆饼状两块奇痒，久因抓搔而起苔藓样变，每因休息不好或情绪急躁时瘙痒加剧，曾服中西药和外用药物无效。于1985年8月求治，依前法予针刺风池、曲池，泻法强刺激不留针，每天1次。局部封闭维生素B_{12} 0.5mg、泼尼松龙2.5mL，隔3日1次。共针刺10次，封闭5次痊愈，3年后随访未复发。

资料来源 聂汉云，何俊敏，王松华，等. 针灸学报，1989，（1）：28.

按语 本病由风湿热毒浸淫，客于肌腠，蕴阻肌肤所致。久则耗伤阴血，血虚生风生燥，皮肤失去濡养而出现瘙痒、皲裂诸症。本方取风池、曲池以散风清热；血海养血凉血；足三里健脾化湿。维生素B_{12}多作抗贫血和各种神经炎的辅助治疗，泼尼松龙为皮质激素，主治过敏疾患及胶原性疾患，两药共用，针对病症，直接于病灶外局部封闭，能加快皮损修复。针药配合，故效果不凡。

第二方

处方 病灶区。

刺灸方法 用28号50~75mm长的毫针在患部四周向中心横刺4针，针尖集中在中心点。针上接通G6805型电疗仪，用连续波500~600次/分的强度，以患者能耐受为度。留针5~20分钟，每日或隔日1次，10次为1个疗程，休息3天再行第2疗程。

临床疗效　本组共71例，治愈59例，好转10例，无效2例。

典型病例　李某，男，34岁，干部。患者颈后部偏左侧8cm×10cm的神经性皮炎，病程15年，经多方治疗，愈而复发，患者已失去治疗信心。经用电围针治疗21次而愈。16个月后随访未复发。

资料来源　刘继先.中国针灸，1987，（5）：19.

按语　西医学认为，神经性皮炎为人体自主神经功能紊乱所致的慢性瘙痒性皮肤神经症。本法在病灶局部向中心围刺，可调整人体的交感、副交感神经功能状态，通电刺激可以加强对神经末梢的刺激作用，故本法能加强对自主神经功能的调整和促进病灶区皮肤的新陈代谢，促进病灶恢复，故疗效甚好。

第三方

处方　第一颈部至第四骶椎之间督脉及膀胱经两侧线。

刺灸方法　用丛针点刺法，取28号25mm或50mm毫针5~7根撮合在一起，手持针柄，沿第一颈部至第四骶椎之间督脉及膀胱经两侧线点刺，至有轻微出血点为宜，每次从上至下点刺3遍，10次为1个疗程，疗程间休息1周。

临床疗效　本组共治疗100例，治愈92例，显效3例。好转4例，无效1例。

典型病例　李某，女，36岁，医生，于1972年7月28日就诊。主诉患阵发性神经性皮炎已6年余，由颈后部开始发展到全身。查体：全身丘疹，融合成片，表面鳞屑增厚，皮纹深，皮色暗红，奇痒，昼夜不眠，经各种治疗愈而复发。上法治疗5次后，瘙痒减轻，又治7次后痊愈，1年后随访未见再发。

资料来源　刘继先.上海针灸杂志，1989（1）：21.

按语　本病为难治性皮肤病。本法在背部督脉及两侧膀胱经用丛针点刺，刺激脊柱两旁脊神经根，调节了全身自主神经的功能，从而促进本病恢复。本法操作简便，效果不凡，值得临床借鉴。

第四方

处方　病灶区、曲池、血海。

刺灸方法　局部先用碘酊棉球，后用75%酒精棉球消毒。用9号腰穿针作套管，把针芯尖磨平，将0号羊肠线剪成1.5~2cm长，先向外拔出针芯约2cm，把羊肠线从针管口置入，在穴位或距病灶边缘0.5cm处，与皮肤约呈45°角刺入，针尖至皮损根部上下提插，得气后，将针芯向内按，针管向外提，将羊肠线置于皮下。根据病灶大小，每次选择4~6点埋线；散发在上半身者加曲池穴，散发在下半身者加血海穴。拔出针管后，针孔用无菌纱布按压，检查羊肠线断端无外露、无出血再用纱布和胶布固定。5天内不着水。每周1次，3次为1个疗程，疗程间休息2周。

临床疗效　本组共74例，痊愈25例，显效23例，好转17例，无效9例。

典型病例　李某，男，48岁，工人。左小腿外侧约4cm×5cm神经性皮炎15年，瘙痒，经各种药物治疗未愈。在阳陵泉及皮损周围埋羊肠线1次，症状稍轻；2次后，症状明显减轻；3次后，无痒，皮损与正常皮肤分不清；4次后痊愈。5年后随访，未见复发。

资料来源　黄魏. 中国针灸，1991，（2）：10.

按语　本疗法是利用羊肠线（异性蛋白）埋在皮下浅层内持久刺激产生治疗作用。本法具有直接调整皮损区自主神经功能的作用，配以曲池、血海具有促进人体血液循环，加强新陈代谢作用，故效率高，疗程短。但本法需注意避免损伤大血管及神经干，羊肠线断端不外露，以免影响疗效或导致感染。

第五方

处方　神门、血海、风市、心俞、阳陵泉、足三里、病灶区。

刺灸方法　常规消毒后，用毫针按常规深度针刺，施用平补平泻手法。病处区用4~5根毫针由边缘向中心进行围刺。留针30分钟，每5分钟行针1次。病灶区起针后加拔罐至局部发红、发紫、流血水为佳。每天1次，15目为1个疗程，疗程间休息1周。

临床疗效　本组共32例，治愈19例，有效10例，无效3例。

典型病例　张某，男，25岁，工人。双小腿膝关节稍下对称出现约3.5cm×4.5cm神经性皮炎2年，瘙痒，经各种治疗未愈。上法治疗10次后瘙痒消失，治疗2个疗程后皮肤正常。随访1年半未见复发。

资料来源　吴绪平临证治验。

按语　本方取神门、心俞宁心止痒；取风市、血海、阳陵泉以祛风活血；加足三里补益气血，以增强抵抗力。病灶区围刺后拔罐，对于破坏病灶，促进皮肤新生效果较好。

第六方

处方　风池、大椎、曲池、合谷、足三里、血海、承扶、委中、病灶区。

刺灸方法　①针刺：上述穴位，每次选2~3穴，中强刺激，留针20~30分钟。②皮下针：沿患部四周皮下横刺，不断捻针，使其胀感向四周放散，留针30分钟，每天1次。③皮肤针：病灶区常规消毒后，用皮肤针重叩后拔罐，每日或隔日1次。④艾条灸：针刺后加灸，1日2次，每次30分钟。

临床疗效　本组共37例，治愈27例，好转8例，无效2例。

典型病例　赵某，70岁，工人。发病20年，肘部有掌心大小，成圆形苔藓，局部皮肤干燥，增厚破裂，奇痒，经多方医治无效。今年8月经皮肤科转入我科治疗，采用局部针刺，皮肤针重叩加拔火罐及艾条灸，1月后奇痒消失，皮肤丘疹见平，45天后皮肤恢复正常而愈。

资料来源　杨庆林，上海针灸杂志. 1987，（2）：23.

按语　本法是以针刺、皮肤针、火罐、艾灸四种疗法综合而成。其中针刺侧重于从整体上调节人体脏腑经络气血的平衡，而其他疗法则立足于病变局部经血的疏通和调节。两相结合，整体与局部同时兼顾，标本同治，故能收到较好的效果。

第七方

处方　病灶区。

刺灸方法　发生病变的皮肤处用碘酒进行消毒，并清洁干净，之后用已经消毒了的梅花针叩刺，等到病变处出现局部的潮红后，再进行拔火罐，一般需要连续进行3次，等到有黏液或者清水在病变处出现则可停止拔火罐。接下来用已经消毒了的脱脂棉，将其分成蝉翼状的薄棉，贴在梅花针叩刺过的皮肤病变处，尽量使脱脂棉的大小与病变处的面积一致，用火柴点燃脱脂棉，以火焰在病变处闪过为标准，一般每个病变处需要进行3~5次，1次/3天，1个疗程则需要进行5次。

临床疗效　本组共23例，显效11例，有效10例，无效2例。总有效率91.30%。

资料来源　王海彬，张小燕. 世界最新医学信息文摘，2019，19（77）：192-193.

按语　中医认为，皮肤作为人体的一部分，也需要气和血的滋养，神经性皮炎一旦发生，则会持续较长时间，这样持续下去，就会使病变处血液瘀滞，这时候选用梅花针叩刺拔火罐，就会有利于气血的顺畅；贴棉灸通过燃烧提高温度，能够促进皮肤病变处的血液循环，同时可以将皮肤表面的排泄物清除干净，达到好的作用。

第八方

处方　皮损局部。

刺灸方法　选用大号三棱针2.6mm×65mm，皮损局部刺血后拔罐；先将三棱针、皮损部位局部及周围予常规消毒后，然后根据皮损的部位、形态、大小范围选择合适的刺血部位和面积，出血量为5~10mL，皮损局部经刺血后立即选用合适的火罐进行拔罐治疗，治疗完毕在三棱针施术部位贴以创可贴进行保护，嘱患者要保持治疗局部的皮肤清洁和干燥，避免感染。每周治疗一次，连续治疗8周。

临床疗效 本组共30例，临床痊愈3例，显效19例，有效6例，无效2例，总有效率93.3%。

资料来源 张书鹏.北京中医药大学，2019.（学位论文，知网收集）

按语 中医认为神经性皮炎的发病主要是因为湿热瘀毒留于皮肤表面，通过刺血可以使湿热虫瘀毒随血液排除，从而达到治疗作用。部分神经性皮炎患者表现为血虚风燥，肌肤失养，刺络泻血通过放出瘀血，生出新血，有滋阴养血止痒的作用。神经性皮炎患者可表现为血虚风燥、血热风燥等，基于风盛则燥，燥则生痒的理论，通过祛除风邪可达到止痒的作用。神经性皮炎多发生于身体某些特定部位，相对于传统意义的发汗，刺血治疗可以在病变局部直接发挥其治疗作用，取效快捷，往往有立竿见影的疗效。

第九方

处方 主穴：皮损处。配穴：血虚风燥取脾俞、血海；肝郁化火取行间、侠溪；风湿蕴肤取合谷、外关。

刺灸方法 皮肤局部常规消毒后，根据皮损范围及形态，在主穴局部，持梅花针由外向内进行螺旋式叩刺，叩刺出血后，用消毒棉球擦干，再用碘伏消毒，交代患者保持皮损干燥清洁，以防感染。配穴叩刺时以穴位局部出现红晕为度。1周2次，4周为1个疗程。

临床疗效 本组共30例，治愈10例，显效15例，有效4例，无效1例，总有效率96.67%。

资料来源 韦文婕，陈红源，戚秋明.中国医疗设备，2018，33（S2）：25-26.

按语 梅花针叩刺局部皮肤，可刺激经络，疏通病灶皮肤组织气血，使得气血濡养皮肤，则皮损可恢复至正常。

三、荨麻疹

荨麻疹俗称"风疹"，是一种过敏性皮肤疾患。多突然发病，疹块大小不等，全身任何部位都可出现高出皮肤的红色或白色皮疹块，界限清楚。轻者以瘙痒为主，疹块散在出现，此起彼伏；重者疹块大片融合，遍及全身，奇痒难忍，不得睡眠。

第一方

处方 内关。

刺灸方法 采用直刺，进针0.5~1寸，用平补平泻手法，给予中强刺激，每隔2分钟行针1次，留针20分钟，每日针1次。

临床疗效 本组共72例，痊愈62例，好转10例。

资料来源 东兴明，孙升云. 中国针灸，1992，（3）：24.

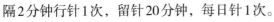 中医学认为，荨麻疹发病多与邪郁腠理有关。三焦为水谷之精微输布全身的通道，手厥阴心包经与手少阳三焦经互为表里，故针刺手厥阴心包经之络穴内关，可调节三焦经经气，进而调理腠理，使邪从腠理而出，而荨麻疹得以治愈。

第二方

处方 主穴：中脘。辅穴：曲池、合谷、血海、三阴交。外风加风池，瘙痒显著加委中放血，胃肠积热加足三里、内庭。

刺灸方法 中脘穴采用平补平泻手法，余穴均用泻法。在患者能耐受情况下，施以较强刺激，留针30分钟，每5~10分钟运针1次。急性者每天1次，慢性者隔日1次。

临床疗效 本组共60例，痊愈40例，明显好转11例，好转6例，无效3例，总有效率为95%。

典型病例 陈某，女，20岁。患者皮肤奇痒，搔之疹块突起，时隐时现，历时3年，近月来发作频繁，乃前来就诊。就诊时症见皮肤瘙痒难忍，以四肢、腹部多见，伴神疲纳少，大便秘结，夜寐欠佳，舌淡红，苔薄白，脉沉细。以上法治疗，隔日1次。3次后，症状明显减轻，第8次疹块消失。为巩固疗效续治5次，随访2年，未见复发。

资料来源 林宏，吴炜伟. 福建中医药，1990，（4）：66.

按语 中医学认为，本病多因内有血热，外感风邪，遏于肌表，阻于血分；或胃肠积热，郁于肌表所致。中脘为胃之募穴，六腑会穴，具有调理中焦、健脾和胃作用，针刺中脘可通调脏腑经络气血，使气血和利，风邪得散，郁热得泻，配以曲池、合谷泻风热以消疹止痒，血海、三阴交泻血中之热，调和营卫。诸穴相配，奏疏风泻热、调和营卫之功。

第三方

处方 曲池、血海、膈俞。

刺灸方法 常规消毒后，以毫针刺入血海穴0.8寸，曲池穴1.5寸，膈俞穴向脊柱方向斜刺1.2寸，均用泻法，留针20分钟。留针期间每5分钟行针1次。每日针刺1次，6日为1个疗程。

临床疗效 本组共59例，痊愈49例，好转9例，无效1例，总有效率为98.31%。

典型病例 张某，女，22岁，自诉1天来，四肢突然起数个小疙瘩，伴奇痒，手抓后痒甚，疙瘩变大、增多，痒的范围也迅速扩大，影响工作。查体：四肢及背部、胸部有散在大小不等、形状不一的疹块，高于皮肤，表面发红，有的融合成片。诊断为荨麻疹。依上法针刺，进针后患者即觉奇痒减轻，15分钟后，疹块开始褪色，变白变平，30分钟后，症状完全消失。出针12小时后复发，复按上法治疗后症状消失。1月后随访，未见复发。

资料来源 周鹏临证治验。

按语 肺主皮毛，大肠与肺相表里，故本法取手阳明大肠经合穴曲池；脾统血，取血海和膈俞为理血之要穴，遵"治风先治血，血行风自灭"之说。三穴相配，共奏疏风邪、散瘀血之功效，故治疗荨麻疹疗效甚捷。

第四方

处方 耳穴：神门、心、肺、抗过敏区、皮质腺、脾、胃、耳尖。

刺灸方法 每次选一耳，将王不留行籽贴于0.8cm×0.8cm胶布上固定于相应耳穴区，并适当用力按压以加强刺激。另嘱患者每日自行按压3~4次至耳发红、充血。3日1换，两耳交替治疗。

临床疗效 本组共121例，痊愈35例，显效41例，好转34例，无效11例，总有效率90.91%。

典型病例 郭某，女，65岁。主诉：全身瘙痒，出现风疹块1月。曾经中、西药治疗多次无效。查体：皮疹分布于面部、四肢和胸背部。依上法治疗，治疗1次后未见新皮疹发生，且瘙痒感明显减轻。治疗2次后皮疹与瘙痒感均消失而愈。

资料来源 赵泳洲，李兰敏. 中国针灸，1993，（3）：27.

按语 耳穴按压是一种简便有效的治疗方法。"肺合皮毛"，"诸痛痒疮，皆属于心"，本病发病可由胃肠郁热郁于肌所致，故本方选耳穴心、肺、脾胃贴压，通过耳穴刺激达到通调脏腑气血目的，脏腑经络气血和利，风邪得散，郁热得止，本病得治。另配耳尖清热，抗过敏区、皮质腺增强人体抗过敏力，避免再感邪而发，以收全功。

第五方

处方 神阙。

刺灸方法 常规消毒后，用快速闪火法，迅速将火罐扣在神阙穴上，5~10分钟拔1次，连拔3次。拔罐局部瘀血越显著，或起水泡者，效果越佳；若起水泡，用消毒针头挑破，涂以甲紫药水，用消毒纱布固定，防止感染。每日或间日治疗1次。

临床疗效 本组共30例，痊愈21例，显效8例，无效1例。

典型病例 耿某，女，36岁，工人，于1988年8月3日来诊。急性荨麻疹，病程7天。全身呈花斑样散在风疹块，瘙痒难忍，7天前曾吃鱼虾，加雨淋、受凉，曾用抗组织胺类、激素药物治疗无效。依上法治疗1次后，当晚瘙痒减轻，经2次治疗疹块及瘙痒消失，3次治疗后痊愈。8月24日随访未再复发。

资料来源　刘光荣. 上海针灸杂志，1991，（3）：21.

按语　荨麻疹是一种常见的变态反应性疾病，常因食物、药物、生物制品及外界冷热刺激诱发。神阙穴有"脐中""气舍""下丹田"之称，有温阳固脱、健运脾胃之功。西医学研究表明，灸脐中或神阙拔罐可调节机体免疫功能，增强免疫力，使之对致敏物质反应性降低，从而达到治疗目的。

第六方

处方　自血注射穴位：曲池、足三里。耳穴贴压穴位：耳尖、耳中、风溪（荨麻疹区）、内分泌、肺、脾、肾上腺。

刺灸方法　①采集4mL自身静脉血，于双侧曲池穴、足三里穴刺入，患者局部出现酸、胀、麻等得气感后，抽吸没有回血，1个穴位注入1mL血液，1周1次，10周为1个疗程。②消毒耳郭，将王不留行籽用橡皮膏固定于耳穴，予以适宜按压，以穴位胀痛且耳郭灼热感为度，1周2次，10周为1个疗程。

临床疗效　本组共45例，治疗后瘙痒程度明显改善，差异明显，具有统计学意义（P<0.05）。

资料来源　王鸿健，梁渝珩，高鹍，等. 皮肤病与性病，2019，41（6）：836–837.

按语　耳朵和经络、脏器，以及四肢百骸都有很密切的联系。耳穴贴压能疏通经络，促进气血，活血祛风。本方通过提高患者体内肾上腺皮质激素的含量，起到消炎的作用，能有效缓解病情。耳穴贴压与自血穴位注射联合治疗慢性荨麻疹，能达到疏经通络、祛风止痒的效果。

第七方

处方　《神应经》三穴，即曲池、肩髃、手三里穴。

刺灸方法　穴位常规消毒，选用0.30mm×40mm一次性针灸针，进针后先针入1寸，采用阳中隐阴法，慢按紧提，行六数，得气为度；再退至0.5寸，紧按慢提，行九数，得气为度。留针20分钟，其间每10分钟行针1次。每周治疗5次，共治疗6周。

临床疗效　本组共60例，治愈22例，显效25例，有效9例，无效4例，总有效率93.3%。

资料来源　谷力彬，武文印，杨丽丽，等. 上海针灸杂志，2019，38（10）：1136–1139.

按语 本病基本病机为营卫失调，邪毒内陷。故治疗以调节营卫、透邪解毒为主。《神应经》出自明代，书中记载："两手拘挛，偏风瘾疹，喉痹，胸胁腹满及筋缓，手臂无力，皮肤枯燥，曲池先泻后补，肩髃手三里为宜。"此三穴联合应用，针刺采用阳中隐阴法，具有调卫和营解毒的功效，符合慢性荨麻疹的基本病机。肩髃穴为手阳明大肠经与阳跷脉交会穴，具有祛风通络、清热止痒的作用，尤其适宜风与血分之热相搏于肌肤之间所致的瘾疹。"肩髃阳溪消瘾风之热极"。现代研究显示针刺肩髃穴可以明显改善慢性荨麻疹的瘙痒及风团症状，临床疗效显著。曲池属于手阳明大肠经之合穴，具有清热解表、散风止痒、调和气血、疏经通络的作用。

第八方

处方 风池、风门、风府、秉风、翳风、风市。

刺灸方法 本方为"治风六穴"阳中隐阴法针刺。穴位常规消毒，令患者自然地鼻吸口呼，随其呼气用单指押手法，将针进至天部，候其气至，即将针急插至人部，右手拇指向前连续捻9次，待患者有酸胀等感觉时，用针尖拉着有感应的部位急插慢提3次，患者如有热感，即将针稍停片刻，候热感消失；然后令患者改为口吸鼻呼，医生改用舒张押手法，将针缓慢地插至地部，拇指向后连续捻6次，待患者有酸麻等感觉时，即将针急提至人部，再由人部向地部有感应的部位慢插急提3次；若凉感产生则稍停片刻，再将针提至天部，稍停片刻，将针拔出，缓慢揉按针穴。依次按照风池、风门、风府、秉风、翳风、风市顺序进行。每天1次，每周5次。

临床疗效 本组共44例，治愈17例，显效18例，有效6例，无效3例，总有效率93.18%。

资料来源 张梁楠，谷力彬，杨丽丽. 针灸临床杂志，2019，35（11）：29-32.

按语 本病基本病机为风邪外袭、营卫失调，故治疗以祛风散邪、调和营卫为主。风门属足太阳膀胱经的经穴，为督脉、足太阳经交会穴，为风邪出入之门户，主治风疾。风池出自《灵枢·热病》，属足少阳胆经，足少阳、阳维之会，具有温阳气、祛风邪的功效。秉风隶属手太阳小肠经，手三阳与足少阳经交会穴，可吸附水湿、冷降小肠经阴浊，本穴物质为天宗穴传来的天部之气，上行至此后，因吸热胀散而化为风气，风气循小肠经运行，如被执掌指使一般，故名。风府出自《素问·气府论》，别名本穴、鬼穴，属督脉，具有祛风通络的功效，可以治疗由风邪导致的一系列疾病。风市为足少阳胆经的腧穴，具有运化水湿的功效。荨麻疹虽然主要病机为风邪外袭、营卫失调，但是日久可以夹湿，针刺此穴可以预防挟湿，可以缩短荨麻疹病程。翳风出自《针灸甲乙经》，为手少阳三焦经的常用腧穴之一，具有温阳益气祛风之功效。针刺"治风六穴"可以使风邪外出，营卫失调自复，所谓"邪去则正安"。阳中隐阴、阴中隐阳法源自《金针赋》的"治病八法""飞经走气"四法，杨继洲在《针灸大成·针有深浅策》设专篇讲述阳中隐阴、阴中隐阳法，采用阳中隐阴法针刺可以发挥六穴的协调作用，使风邪无处所居，调节营卫功能。

第九方

处方 ①热敏灸：天枢、神阙、气海、关元；②自血疗法：足三里。

刺灸方法 热敏灸：室内温度控制在24~30℃，选择舒适体位、充分暴露腹部；点燃2根热敏灸艾条，在天枢穴、神阙穴、气海穴、关元穴探查，距离皮肤30~50mm施灸，嘱患者和缓呼吸、放松心情、意守施灸点，采用温和灸、回旋灸、循经往返、雀啄灸等手法，激发热敏腧穴经气感传，至患者感受到热敏腧穴发生透热感或传热。整个过程医生把控患者皮肤温度（以被施灸者感温热但没有灼烧感为度），并及时除去艾灰，以防烫伤。每次施灸45分钟，每天1次。以15天为1个疗程，共2个疗程。自血穴位注射：首先消毒所选中的穴位，然后用5mL注射器抽取患者的肘静脉血4mL，每穴注射2mL，出针后用无菌棉签稍用力按压，直至无血液渗出。自血穴注射每3天治疗1次，5次为1个疗程，共2个疗程。

临床疗效 本组共40例，治愈6例，显效24例，有效10例，无效0例，总有效率100%。

资料来源 陈平，颜纯钏，王万春，等.中华中医药杂志，2017，32（5）：2075-2078.

> 按语 本病治疗当以益气健脾、养血活血、祛风止痒为治则。胃经为多气多血之经，足三里为足阳明胃经的合穴，天枢为大肠募穴，均具有健脾和胃、疏风通络、调和气血之功，从而提高免疫力。神阙、气海、关元穴均属于任脉穴，任脉与冲脉交会于脐，冲脉为十二经脉之海、气血之海，任脉为阴脉之海，因此五脏六腑都受二者的气血濡养。《难经》有云："脐下肾间动气为五脏六腑之本，十二经脉之根，呼吸之门，三焦之源"。神阙、气海、关元穴具有调理脏腑、扶正祛邪、疏风通络、益气固表的作用。因此在其上施以热敏灸疗法，既补后天之本，又调先天之根。热敏灸疗法激发经络感传，促进经气运行，从而达到气至病所，进而调理脏腑、经络气血，以提高临床疗效。自血疗法为一种脱敏疗法，可刺激机体的非特异性免疫反应，促进白细胞吞噬作用，达到降低人体敏感性、调理机体内环境、增强人体免疫力，从而治疗过敏性疾病的一种方法。

第十方

处方 风池、大椎、肺俞、膈俞、脾俞、中脘、曲池、血海、足三里。

刺灸方法 快速进针得气后，曲池和血海施以泻法，余穴施以平补平泻手法，每隔10分钟行针1次，留针30分钟，每周治疗3次，共治疗6周（女性经期暂停治疗）。针刺结束后，再对大椎、肺俞与曲池、血海两组穴位交替进行刺络拔罐，于皮肤常规消毒后，先以三棱针散刺，刺后快速以玻璃火罐吸拔在穴位处，留罐5~10分钟，放出适量血液，然后起罐并用消毒棉球擦净皮肤上的血迹，每周治疗2次，共治疗6周。

临床疗效　本组共18例，治愈13例，好转4例，无效1例，总有效率94.4%。

资料来源　王芸，肖佳欢，李达，等. 针灸临床杂志，2017，33（8）：12-14.

> 按语　慢性荨麻疹的治疗以调理气血、疏风清热止痒、扶正祛邪为主。其所选穴位，风池为足少阳经、阳维脉之交会穴，具有疏风清热之效；大椎为手三阳经、足三阳经与督脉的交会穴，可开郁解表；肺主一身之皮毛，取肺之背俞穴肺俞，可宣肺散邪；膈俞为背俞穴，又为八会穴之血会，针刺可活血补血；脾俞为脾之背俞穴，配以胃之募穴中脘、胃之合穴足三里可补益脾胃气血而增强机体免疫力；曲池为大肠经的合穴，可调理肠胃、清泻湿热，手阳明大肠经与手太阴肺经相表里，曲池又可疏风透表、清热止痒；血海为脾经穴位，能活血化瘀、养血祛风，治诸血证。张子和认为："针刺放血、攻邪最速"，刺络放血可祛除邪气，拔罐可疏通经络、调和脏腑，在大椎、肺俞和曲池、血海施以刺络拔罐可改善局部血液循环、促进人体新陈代谢，共奏泻热解表、祛瘀通络、祛风止痒、补虚之效。

四、银屑病

银屑病又名牛皮癣，是一种原因不明而常见的无传染性的红斑鳞屑性皮肤病。本病可累及身体任何部位，但好发于头皮、躯干和四肢伸侧，常伴有不同程度瘙痒。

第一方

处方　①大椎、陶道、肝俞。②肺俞、脾俞、肾俞、曲池、四渎、足三里、三阴交。

刺灸方法　第1组穴用三棱针点刺后拔火罐5~10分钟，每穴出血0.3~0.5mL。第2组穴用毫针针刺，针刺得气后接通电针治疗仪，电极分别接在肺俞及肾俞上，用疏密波，电流强度以患者能耐受为度。余穴留针20~30分钟。隔日1次，15次为1个疗程。

临床疗效　本组共158例，痊愈80例，显效36例，好转27例，无效15例。

典型病例　周某，男，19岁，工人，1988年3月16日初诊。主诉：患银屑病1年2个月。1987年元旦后，四肢部位出现点状红色丘疹，瘙痒，抓后脱屑，面积逐渐扩大，2个月后扩展到全身，用多种药物治疗，未见好转，无家族发病史。查体：全身满布点状红色丘疹，约占体表面积15%，头皮及四肢伸侧部分融合成片，表面覆盖较厚鳞屑，剥后可见点状出血点，可见多次抓痕血痂及皲裂出血。舌质红，苔黄，脉滑。诊断：银屑病。中医辨证为血热风盛型。治疗：刺血，电针法治疗10~15次，瘙痒加重，皮疹面积较原来扩大，大部分融合成片，鳞屑增厚。继续治疗共3疗程后，皮疹全部消退而愈。随访1年未见复发。

资料来源　梁华梓．中国针灸，1994，（2）：23．

按语　银屑病的病因迄今仍未充分阐明，西医认为本病与遗传、免疫、感染、微循环障碍诸多因素有关，中医认为此病是由于素体血热，复受风寒、湿热、燥毒侵袭肌腠所致。针对导致本病的复杂原因，采用刺血加电针法清热解毒、活血化瘀，结合祛风止痒、养血润燥、清斑诸法。刺血大椎、陶道、肝俞，加拔火罐具有泻热解毒、祛风止痒作用；电针又能疏通经脉，化瘀消斑，调理脏腑阴阳气血，促进人体免疫功能，提高机体抗病能力。刺血、电针相互协调，使病变部位血流通畅，皮肤营养充足，从而抑制表皮细胞增生角化过程，加快皮疹消退，故疗效显著。

第二方

处方　①风池、血海、曲池、三阴交、足三里。②督脉全线，膀胱经背部1、2侧线，手足三阴、三阳经循行路线。

刺灸方法　①风池、血海、曲池针刺得气后用捻转泻法，足三里、三阴交用捻转补法，留针0.5~1小时，每间隔5~10分钟捻转1次。隔日针刺1次，10次为1个疗程。②经络循行部位，用自制的电梅花针叩刺，叩至皮肤微出血（阴经不出血），皮疹消退后改为叩至皮肤潮红为度。

临床疗效　本组共26例，显效16例，有效10例。

典型病例　林某，女，30岁，未婚，工人，1989年4月6日初诊，主诉：全身不明原因地起红斑6年。皮损处微痒，胃纳、睡眠、二便均正常，无家族遗传史。查体：患者颜面潮红，头项、四肢伸面、躯干、胸、背、腹等全身布满斑疹，色鲜红，大如"银圆"，小如钱币、粟粒，大小不等，融合成片，边缘清楚，表面覆盖银白色鳞屑，皮薄，轻轻刮去，基底部有点状出血，以四肢伸面、背腰及胸腹部更为密集，皮损对称，有"同形反应"。舌尖红，无苔，脉弦数。诊断：银屑病。证属血瘀风燥型，按上述针刺、电梅花针方法治疗10次，5月4日复诊，全身红斑基本消退。经连续治疗50余次后，病情稳定。停诊后随访未见大的复发，有时因食物而引起少量散在性小疹点出现，再经针治又消退。

资料来源　陆明珍．中国针灸，1993（4）：7．

按语　在治疗期间忌食辛辣及酸性食物，忌用碱性强的肥皂洗浴。本病治疗至少要在30次以上方可判定疗效，不要轻易放弃治疗。治愈后要防止复发。

第三方

处方　第一组穴：足三里、三阴交、曲池、血海、合谷、太冲。第二组穴：

从督脉的大椎至长强穴分为6等份，脊椎两旁膀胱经离脊椎1.5寸（同身寸）共12点。

刺灸方法　第一组穴：针刺得气后施平补平泻法，留针40分钟，中间捻转3次，每次2分钟，较强刺激，每天1次。第二组穴：常规消毒后，皮下注射5%普鲁卡因1mL，以1号缝合针，3号羊肠线从注射点进针至埋线穴位上1cm处出针，用消毒手术剪把暴露在皮肤外羊肠线剪断，皮肤表面不留线头，线深约0.5cm，羊肠线埋2cm。

临床疗效　本组共348例，痊愈291例，显效45例，有效12例。

典型病例　王某，女，19岁，农民，未婚，于1989年10月12日就诊。主诉：全身瘙痒5年，先后医治多次未见效。查体：面色㿠白，营养中等，头部结厚痂已剃光头，圆形、椭圆形癣块几乎布满全身，在下肢膝下融合成大片状，患者日夜瘙痒不休，十分痛苦。脉洪大，舌质淡红。诊断：银屑病。按上法施治，30次后体癣、头癣退去约70%。3个月后全身癣已消失，皮肤颜色恢复正常，告愈。随访半年无复发。

资料来源　廖继发. 中国针灸，1993，（6）：15.

按语　足三里为足阳明胃经之合穴、三阴交为足三阴经之交会穴，二穴同用，具有调理脾胃，资助生化之源，气血之本之功效。背部埋线穴位与肺俞、膈俞、胃俞、肾俞、大肠俞的位置相当，对机体功能恢复帮助极大。在本病恢复期，可用隔物灸，即选用中药饮片白芷，厚约0.2cm，放在癣上，然后将艾炷置于药片上，点燃施灸，每次5壮。因此用针刺、埋线、艾条互相配合，互补其短，从而增加了疗效的可靠性。

第四方

处方　主穴：肝俞、膈俞、肺俞、肾俞、脾俞。配穴：结合患者斑块的部位而选择循经取穴，如患者斑块在面部，取合谷；腰部或后颈部，取委中。

刺灸方法　使用毫针针刺，肝俞、膈俞、脾俞行平补平泻；肺俞行泻法；肾俞行补法。留针30分钟。同时，在肾俞和比较明显皮损处给予艾条灸，每处持续2~3分钟，最好是局部感到温热。隔日治疗一次，12周为1个疗程。

临床疗效　本组共40例，显效26例，有效12例，无效2例，总有效率95%。

资料来源　李立红，李志锋. 影像研究与医学应用，2018，2（2）：228-230.

按语　银屑病因素禀血热，外邪侵于表面肌肤，郁于肌腠，而致血虚风燥，营阴耗伤，肌肤失养，血脉瘀阻而发病。因此，银屑病应以泻热祛风、行气活血为治法。膈俞、肝俞相配行气血；肺俞泻皮毛之热；肾俞增强患者素禀；脾俞营血润燥；血海具有理血之效；委中具有清热止痒之效；合谷和曲池有助于凉风散邪。同时辅以灸法，增强行血祛风之功，亦可温养血络静脉，实现标本兼治。

第五方

处方 主穴：俯卧位取大椎、肺俞、膈俞、委中；仰卧位取中脘、关元、足三里、血海、三阴交、曲池。配穴：血热证加风池、合谷、外关、支沟；血燥证加太溪、内庭、太冲；血瘀证加膈俞、气海。头部皮损加风池；面部加迎香、素髎；上肢加支沟、合谷；下肢加阴陵泉。

刺灸方法 穴位常规消毒，采用0.30mm×40mm一次性无菌针灸针，针刺得气后，根据辨证施以相应的手法，血热者于风池、合谷、外关、支沟行捻转泻；血燥者于太溪行捻转补法，内庭、太冲行捻转泻法；血瘀者于膈俞行捻转泻法，气海行捻转补法，行针后留针30分钟。2组主穴交替使用。常规针刺后予火针刺，每次选4~5处皮损处，持0.30mm×25mm无菌针灸针1支，待针烧至通红时，迅速而准确地连续点刺，直入直出，稍入表皮即止。每处皮损依据皮损大小决定进针次数，然后在毫火针点刺处拔罐5分钟，拔出少量血液，起罐后用干棉球擦净。操作时，务必红、准、快，不得歪斜、拖带。每天1次，10次为1个疗程。

临床疗效 本组共40例，治愈5例，显效31例，有效3例，无效1例，总有效率97.5%。

资料来源 吕士琦，王彬，赵汝佳. 上海针灸杂志，2019，38（12）：370-1374.

按语 中医学认为银屑病多由血热、血燥、血瘀所致，患者自觉瘙痒难耐。毫火针治疗具有疏散外风、熄灭内风、行血止痒、加速肌肤更新的作用，直接疏泻腠理，使风邪从表而出，又可使局部气血流畅，腠理得养而瘙痒自停。

五、带状疱疹

带状疱疹是一种由病毒感染引起的皮肤病，以成群水泡出现于炎性红斑上为主要表现，伴神经疼痛和瘙痒，多发于身体的一侧，不超过正中线，以胸、腰部多见。发疹前常有轻度发热、疲倦不适等症状，发病时患部始有带索状刺痛、皮肤发红，继则出现密集成簇的绿豆至黄豆大小的疱疹，旋即变成水泡，数个聚集成群，沿周围神经排成带状，周围可见红晕，簇与簇之间皮肤正常，经7~8天，部分水泡可破溃、糜烂、渗液、结痂。

第一方

处方 病变局部、夹脊穴（病变同侧）。

刺灸方法 病变在头部者仅采用局部围刺法；病变在胸腰部者，除采用局部围刺外，还可针刺同侧部位夹脊穴。局部消毒后，用28号50mm长的毫针在疱疹前后左右进行围刺，针身通过病变中心部位达到对侧。围刺完毕后，将针逐一捻转，常用泻法，然后用电疗仪通电20分钟，每天1次，每7天为1个疗程。1个疗程完后休息3天，进行下1个疗程治疗。

临床疗效 本组共35例，痊愈26例，显效8例，进步1例。

典型病例 赵某，男，23岁，患者2天前无明显诱因前额部出现带状疱疹，疼痛异常，入夜尤甚，服止痛片无效，故来求治。诊查发现：病变部位有黄豆粒大小水泡数个。即采用围刺法，用8根28号50mm毫针在疱疹前后左右分别刺入然后予以通电，仅治1次患者疼痛顿减，入夜可寐，1个疗程后患者痊愈。

资料来源 孙远征. 黑龙江中医药，1990，（6）：38.

按语 本病多因肝胆郁火、脾胃湿热，复感火热时邪，营卫阻滞不通而发病。围刺法具有调和局部气血、散瘀止痛的效果，配合针刺局部夹脊穴则止痛效果更明显持久。本病通过针刺病变相应部位，使针感沿相应经脉到达所属脏腑，进而达到调整脏腑虚实、调和气血、通经活络、平衡阴阳的治疗作用。本法安全可靠，疗效明显，适宜推广使用。

第二方

处方 皮损及疱疹局部。

刺灸方法 根据患病部位，按病变区域大小，选用大小不同的玻璃罐，用闪火法沿皮损和疱疹部位，吸拔较多火罐（越紧越好）。留置5~15分钟后，起罐，相隔1~2分钟后，在原处以同样方法进行，每次反复施术2~3次，使皮损疱疹部位变暗紫红色为度，每日或间日1次。若疱疹出现糜烂，有渗出物，先用干棉球拭干，并回旋艾条灸干；肿胀者用温和灸。

临床疗效 本组共30例，均在3~7次治疗后痊愈。

典型病例 郭某，女，62岁，农民，1985年3月3日就诊。左臀部外侧上方处灼热刺痛，阵发性发作20余天，某院诊断为带状疱疹，经服西药（药名不详），水疱已干涸结痂，但烧辣样疼痛仍然不解。又见痛处有绿豆大干结小渗迹，呈簇集状排列，乃予以火罐治疗，3次治疗后，疼痛消失而痊愈。

资料来源 刘彩岚. 陕西中医，1992，（3）：126.

按语 古人认为，对于有形之病，外治法可弥补内治法的不足。火罐疗法有除湿散热的特点，可驱泻蕴结肌肤之湿热病毒从皮毛散发，具有清热解毒、活血化瘀、通络止痛功效，不失为治疗带状疱疹的简便、有效疗法。

第三方

处方 神门、太冲、阳陵泉、大敦、少冲。

刺灸方法 太冲、大敦穴用三棱针点刺出血。余穴常规针刺法进针后，采用徐疾补泻法之泻法。一般留针20分钟，每5分钟行针1次。每日针刺1次，5次为1个疗程。

临床疗效　本组共治疗18例，痊愈12例，显效2例，有效3例，无效1例。

典型病例　张某，女，52岁，于2018年9月15日初诊。主诉：右侧腰肋间发现绿豆大小水疱，呈索带状排列2天。自诉2天前无明显诱因出现右腰肋间疼痛，红赤，继之出现绿豆大水疱，呈带索状排列。伴轻度发热，口渴，心烦，失眠，小便黄赤。查体：患处红赤，有多个绿豆大小水疱，触之皮肤发热，舌红苔黄，脉弦数。按上法治疗，2日后，患处疼痛减轻，口渴、心烦、失眠均好转，连续治疗5次后，诸症悉除，随访2年未见复发。

资料来源　周鹏临证治验。

按语　本病发生多与湿热毒邪、肝胆火盛有关，故治应清邪热、泻火毒为主。取心经原穴神门，有泻心火、安心神、清热宁心之效；太冲、阳陵泉分别为足厥阴肝经的原穴和足少阳胆经的合穴，两经互为表里，两穴合用，功在清泻肝胆郁热；再配以心经井穴少冲、肝经井穴大敦点刺出血，以清心疏肝治其本。诸穴配伍，共奏速效。

第四方

处方　合谷、足三里、皮损及疱疹局部。

刺灸方法　用IJ型氦氖激光综合治疗机（波长6328A，功率25mW）分次、分区、散焦照射皮损局部，光斑大于皮损边缘0.5cm左右，根据光斑大小调整功率达到功率密度0.5~1mW/cm²，每分区照射10分钟，照射距离1m。局部照射后，用双路光纤传输照射患侧合谷、足三里，纤端功率3mW，照射5分钟，每天1次。

临床疗效　本组33例均在2~3次治疗后痊愈。

典型病例　晁某，男，32岁，1991年5月7日初诊。诉左侧额部发疹伴左侧偏头痛4天。查体：左额角及左上眼睑片状红斑，上布密集米粒至绿豆大小成簇水泡，沿神经分布排列。依上法治疗1次，次日患者疼痛消失，诉说皮损处稍痒。疱疹已干涸结痂，上法再治1次，第3天皮损已部分脱痂。

资料来源　陈宝珠.中国针灸，1993，（2）：7.

按语　氦氖激光是一种方向性强、抗干扰性好、功能密度高的电磁波。通过它的刺激，可达到影响生物代谢过程和免疫过程作用。本法以氦氖激光刺激合谷、足三里，增强了人体免疫力；刺激病变局部，可改变病变局部的代谢，促进疱疹液的吸收以及皮肤组织的增生，从而达到了治疗目的。

第五方

处方　皮损及疱疹局部。

刺灸方法　用水冷紫外线照射疱疹局部，照射时，紫外灯光距皮损外5~15cm，初次照射时间为15~20分钟，以后可视病情逐渐增加照射时间，最长可达30~45分钟/次，每日照射1次。

临床疗效　本组60例全部治愈，照射4~5次而愈者33例，6~8次者24例，10次者3例。

资料来源　宋先端. 中原医刊，1989，（1）：20.

按语　紫外线引起机体的生物学效应复杂，它具有消炎、杀菌等一系列作用，对末梢神经有镇静止痛作用。在治疗带状疱疹时，它可使水疱迅速干涸，从而促进皮损痊愈。本法具时间短、显效快、无痛苦等优点，不失为治疗本病的有效方法。

第六方

处方　阿是穴、夹脊穴、支沟、后溪、至阴、窍阴。

刺灸方法　本方采用岭南火针治疗。阿是穴操作方法：取卧位，用活力碘对阿是穴消毒，右手持中粗火针在酒精灯加热针体，到针尖变红白后迅速刺入疱疹中央0.3cm，早发疱疹先刺，每次选择3~5个疱疹，每个疱疹刺2次，将疱液挤出按压30秒，涂万花油。其余穴位操作方法：患者取侧卧位，穴位上涂万花油，酒精灯加热火针，对准穴位刺入0.2cm，点刺3~5下，每个穴位刺2次，每天1次，治疗10天。

临床疗效　本组共30例，经火针治疗后，30例患者症状均有改善。

资料来源　邓诗清，李茜，简雪仪，等. 数理医药学杂志，2019，32（5）：698-700.

按语　带状疱疹在老年人群中发病率较高，春秋为多发季节。由带状疱疹病毒侵入呼吸道黏膜而发病，可损害神经，且不易被体内免疫细胞清除。其临床传统治疗多以西药治疗为主，包括抗病毒药物、镇痛药物、类固醇皮质激素等，虽然能在一定程度上缓解临床症状和疼痛，但也存在诸多副作用。中医理论中，带状疱疹属于"蛇串疮"范畴，病因为人体正气不足、湿热毒邪入侵，治疗以扶正祛邪、活血化瘀、清热止血为主，其中岭南火针以辨病辨经辨证为取穴原则，以"火郁发之"之法，灵活使用火针治疗，具有针刺激发经气、疤痕灸温阳散寒、三棱针去宛陈莝等多种作用，针法灵活，治疗带状疱疹能够有效缓解临床症状和疼痛。

六、湿疹

湿疹是一种迟发型超敏反应性皮肤病，皮损初为多数密集的粟粒大小的丘疹、丘疱疹或小水疱，基底潮红，逐渐融合成片，丘疹、丘疱疹或水疱顶端抓破后呈明显的点状渗出及小糜烂面；皮肤破损有渗液、结痂不断反复，以至患处出现浸润、肿厚甚至苔藓样变。可分为急性湿疹、亚急性湿疹、慢性湿疹；疾病缠绵难愈，易发展成慢性湿疹。

第一方

处方 阿是穴。

刺灸方法 火针配合温和灸治疗，取患者阿是穴，常规消毒，局部实施火针点刺，医者使火焰靠近患者针刺部位，距离针刺部位10~15cm，右手拇指、示指、中指夹持0.35mm×25mm不锈钢毫针，针刺方向指向火焰，将针体放在火外焰烧直至发白或者通红，然后迅速刺入患者皮损部位，直入直出，点刺深度在0.2~0.5cm，若患者伴有出血情况，应避免马上进行止血，让患者局部自然流出少量的血液后使用干棉球按压止血，为预防感染，在治疗6小时内避免对针刺局部进行洗浴，散刺后点燃艾条，在皮损部位温和灸20分钟，每周2次，10次为1个疗程。

临床疗效 本组共100例，显效97例，有效1例，无效2例，总有效率98.00%；

资料来源 邵雅坤. 皮肤病与性病，2019，41（3）：444-445.

按语 中医学认为湿疹是由于脾胃受损、禀赋不耐、湿热内生、内外两邪相搏而导致，该疾病和脾、肝、肺、心等病变密切相关。火针具有开门祛邪、益火助阳等功效，火针导入火热之性，通过经脉、腧穴作用，能借助火力强开外门，从而使毒热外泄，其具有清热除湿、通经活络、活血化瘀等功效，其痒症多和风邪相关，火针具有温经活血、开门泻邪之功，对湿疹具有引热外出、祛风、除湿、止痒等作用，再配合温和灸治疗，温和灸具有祛湿散邪、燥湿止痒、温通气血等作用。两者合用具有和络止痒、清泻湿热等功效，能显著改善湿疹患者的临床症状。

第二方

处方 主穴：局部阿是穴。配穴：头颈部湿疹取风池、百会、大椎；后背部湿疹取脾俞、膈俞、肝俞；胸腹部湿疹取膻中、中脘；上肢湿疹取曲池、内关、合谷；下肢湿疹取血海、三阴交、足三里。

刺灸方法 常规消毒，使用0.25mm×50mm毫针以15°角从皮损一侧边缘沿皮下组织层向对侧透刺，针尖穿过皮损中心线即可。在一侧皮损边缘每隔2cm刺1针，如皮损直径大于10cm，则使用0.25mm×75mm毫针。上述诸针得气后行捻转平补平泻手法。皮损所在肢体或躯干部穴位采用常规针刺，刺入0.5~1寸，得气后，行平补平泻，每次留针30分钟。

临床疗效 本组共29例，治疗后湿疹面积及严重指数评分和VAS评分较前下降，具有统计学意义。

资料来源　唐杰，李小军，赵吉平．上海针灸杂志，2019，38（5）：540-544．

按语　经云"邪气盛则实""实则泻之"，所以针对慢性湿疹局部气血瘀滞的特征，在治疗的时候就应该针对皮损处加强行气活血化瘀的力量以达到去瘀生新、祛风通络止痒的目的。这种一针透两穴或多穴的针刺方法在减少进针穴位的前提下进针深度、针刺面积、针刺刺激量较普通针刺都有所增加，局部腧穴与经络之间的联系也得到加强，针感更易于传导，有促进气血运行而达到行气活血、祛瘀生新、止疼止痒的目的。

第三方

处方　阿是穴、脾俞、膈俞、肺俞、曲池、合谷、神门、阴陵泉、足三里、血海、三阴交、太冲。

刺灸方法　患者伏坐位，穴位皮肤常规消毒，足三里、阴陵泉用40mm毫针刺入约30mm，余穴用25mm毫针刺入约20mm。阿是穴取皮损边缘围刺，每隔2cm刺1针，针尖向皮损中心部斜刺。进针后行平补平泻导气手法，得气后留针30分钟，连续治疗2周。穴位自血疗法：穴位皮肤常规消毒，用5mL无菌注射器取肘部静脉血4mL，速刺入皮下后缓慢进针至一定深度，令患者局部出现酸麻胀痛感，回抽无血后，将血液注入穴位，退针后按压针孔3分钟左右。取穴以双侧曲池、足三里和局部阿是穴交替进行，每次2~3穴，每穴注入1~2mL，隔日1次，7次为1个疗程。

临床疗效　本组共20例，显效6例，好转11例，无效3例，总有效率85%。

资料来源　邓晶晶．针灸临床杂志，2018，34（1）：15-18．

按语　阿是穴采用围刺法，加强了经脉间的横向联系，又沟通了皮部、经脉与脏腑的联系，重在疏通局部经气，祛风止痒。曲池为肺经合穴，肺与大肠相表里，故能宣肺疏风泻热、消疹止痒；其五行属土，内应于脾，脾主肌肉，故曲池善清解肌腠之湿热，是治疗皮肤病的首选穴位。太阳主表，为诸经之藩篱，司水液气化，故取太阳经之脾俞、肺俞以调节体内水液输布。脾经阴陵泉与三阴交既能清利水湿以除生痰之源，又理中补虚，标本兼顾。"治风先治血，血行风自灭"，足三里补益后天气血生化之源以养血滋阴润燥，取血海和血会膈俞行气活血、和营解表，清泻血分之郁热而止痒。大肠经原穴合谷偏于调气，肝经原穴太冲偏于调血，一阳一阴、一升一降，使周身气机升降协调，阴阳顺接，加上心经原穴神门，以达到息风止痒、镇静安神之功。穴位自血疗法集针刺、放血、穴位注射于一体，注入穴位的血液一般需7天才能完全吸收，可产生较持久的物理刺激。

第四方

处方 双侧屋翳、至阴及皮损局部。

刺灸方法 予岭南火针治疗。根据患者皮疹的部位选取合适的体位。于选穴部位及皮损局部涂抹跌打万花油，右手以持笔式手持岭南火针（针柄长4cm，针身直径0.8mm），将针尖用酒精灯烧至红炽，然后准确迅速向选取的穴位及皮损部点刺，刺入深度0.2~0.3寸，点刺后快速将火针取出，每次烧针连续点刺3~5次，针距间隔约1cm，皮损处重复上述操作直至覆盖整个皮损。隔日治疗1次，每周3次。

临床疗效 本组共30例，痊愈9例，显效12例，有效9例，无效2例，总有效率93.3%。

资料来源 李茜，林诗雨，李晶晶，等. 河北中医，2018，40（4）：600-603.

按语 本病以清热利湿止痒为主要治法。岭南针灸名医林国华教授认为，火针可治疗因热毒内蕴、寒凉药拒而不受之热证，这主要根据"以热引热""火郁发之"的理论，可用于治疗岭南地区潮湿温热气候下的多种痼疾，慢性湿疹便是优势病种之一，湿疹之为病，乃风湿热郁积日久，无处宣泄而外发的一种病症。

第五方

处方 取皮损中心及皮损周围外缘上下左右各1点为针刺点。

刺灸方法 常规消毒后，点燃酒精灯，医者左手将酒精灯端起，靠近针刺点，右手以握笔状持0.50mm×25mm的特制毫火针，将毫火针在酒精灯上加热至通红，用烧红的针体迅速刺入针刺点，并快速拔出，要求在每一个皮损部位连扎5针，出针后用消毒干棉球按压针孔。毫火针治疗后，采用艾条悬灸治疗，每一个皮损部位治疗30分钟，隔日治疗1次，共治疗1个月（15次）。

临床疗效 本组共30例，痊愈5例，显效8例，有效8例，无效9例，总有效率70.0%。

资料来源 欧阳泠星，方鑫楷. 上海针灸杂志，2017，36（3）：316-318.

按语 火针借火热之力，亦起到艾灸之功，共同达到温通经络的作用，使气血畅通。再者，火针携高温直接刺激病变局部，使针体周围微小范围内病变组织被灼至炭化，粘连板滞的组织得到疏通松解，局部血液循环状态随之改善。

第六方

处方 主穴：湿疹局部阿是穴。配穴：天枢、曲池、肺俞、血海、风市。

刺灸方法 常规消毒，施术者选用规格为0.50mm×25mm的细火针，以右手拇、示指持针柄，左手持一盏点燃的酒精灯，靠近施术部位；将针身置于火焰上，以针身烧红至发亮为度，迅速刺入湿疹局部皮损，深度不超过皮损基底部，从皮损边缘进行围刺，针距间隔1cm左右，直至整个皮损，手法宜轻，随即出针，出针后如出血不要马上止血，让其自然流出少许血液后再用干棉球按压止血，点刺深度为5~7mm。然后取配穴常规消毒，用火针垂直点刺15~20mm，腹部腧穴需患者双手将所刺部位皮肤提起，穴位每周二和周五各治疗1次，每周两次，共治疗4周。

临床疗效 本组共30例，痊愈5例，显效19例，有效4例，无效2例，总有效率93.3%。

资料来源 贾海玲，金泽. 针灸临床杂志，2016，32（3）：58-59.

按语 慢性湿疹多因禀赋不足、风湿热邪客于肌肤所致。在本次临床研究中，所选取的皮损局部阿是穴疏通局部经络之气，祛风止痒；天枢为胃经腧穴、大肠募穴，能够调理肠胃而除湿；曲池既能化胃肠湿热，又能清肌肤湿气；肺俞为肺脏之气输注、转输于背部的腧穴，肺主皮毛，且肺能够主气行水，可以通过肺气的宣发肃降来调节和推动全身水液的输布和排泄；血海能健脾祛湿；风市能祛风止痒。火针疗法可开启经络的外门，从而使病邪有出路，加上其能促进气血运行，使余邪耗尽从而达到治疗湿疹的目的。

第七方

处方 局部阿是穴。

刺灸方法 取皮损病灶区域及周缘各选皮损及瘙痒甚处，根据皮损大小选择10~20个刺激点，可同于"局部阿是穴"。患者取坐位或卧位，将皮损部位充分暴露，75%酒精消毒。选好施灸点，点燃细灸条，持细药灸条对准施灸点，快速接触皮肤，快速离开，感觉温热灼痛为度，各处灼灸5~8壮，隔日1次。

临床疗效 本组共30例，慢性湿疹EASI评分和生活质量改善、瘙痒程度减轻。

资料来源 李梦，王禹毅，苟春雁，等. 实用中医药杂志，2017，33（10）：1195-1197.

按语 灸法治疗湿疹不仅是简单的传热温通机制，更重要的是能够促进经气运行，调理脏腑经络气血。细药灸条以几种芳香走串、通经和络的中药细粉，按照一定比例拌合，裹成比若烟卷细的灸具，对皮肤灼烧损害很小。使用时直接在患处施灸，患者呼痛时离开为一壮，根据不同要求可以起泡化脓，也可以不留瘢痕，具有可控性好、安全性强、操作方便的特点。因其状细，可控作用于在表的腠理肌肤，长于祛散风邪，发散风热湿毒，加之温经之药助火之力，温经通络、活血通阳，可使风、湿、热邪俱除，湿疹自愈。

第八方

处方 针刺主穴：曲池、合谷、血海、足三里、三阴交。随症配穴：①脾虚湿盛：阴陵泉、照海；②湿热浸淫：阴陵泉、太溪。配合刺络。

刺灸方法 常规消毒后，选用30号50mm毫针，直刺曲池、血海1寸，前者施行泻法，后者则用补法，余穴则平补平泻。15分钟行针1次，留针30分钟，穴下有酸麻胀感为佳。嘱患者取舒适体位并放松，以点刺法、散刺法隔日1次交替进行。点刺前先在腧穴周围用挤、推、揉等法，使血液积聚；散刺法则在皮损部位，由外向内点刺10~20针。均采用75%酒精消毒，小号三棱针直刺，以血随针出为佳；加用拔罐以增加出血量。留罐5分钟后，起罐，用干净棉球擦净血液，并对创面进行严格消毒，以防感染。出血量应控制在5~30mL，体弱患者适当减少出血量。针刺每天1次，刺络放血隔日1次，点刺法与散刺法隔日1次交替进行。

临床疗效 本组共34例，痊愈2例，显效15例，有效16例，无效1例，总有效率97.05%。

资料来源 赵琳. 沈阳医学院学报，2016，18（2）：80-81.

> **按语** 选刺曲池、血海二穴充分体现"治风先治血，血行风自灭"。前者可祛风泻热止痒；后者则行气活血、清泻血分郁热，两穴共奏消疹止痒之效。合谷为手阳明大肠经原穴，属阳主表，宣泻气中之热。三阴交为足三阴经交会穴，健脾化湿，脾旺则血自生也。血海主血分，疏风邪，清血热。足三里、三阴交可增强人体免疫力，提高机体抗病能力。阴陵泉、血海、照海则分别对大脑皮质功能、垂体-性腺功能、肾起到调整作用。刺络放血利用穴位特性，异于针刺刺激，着重于祛瘀通络，慢性湿疹久病必瘀，治当行血；邪入血分，当以本法直达病灶；散刺局部邪随血出，瘀去新生，皮损局部方养，气机通利。针刺配合刺络放血增强了诸穴治疗作用，充分调动人体免疫功能，激发人体防御机制，增强免疫力，从而收效较好。

第九方

处方 血海、曲池、足三里、膈俞、阿是穴。

刺灸方法 自血穴位注射操作：左右两侧穴位交替注射，肘静脉处及穴位注射处皮肤常规消毒，使用5mL注射器抽取患者自身肘静脉血5mL，对准穴位，快速垂直刺入皮下后缓慢进针，以轻提插捻转手法运针至有酸、麻、胀感时，轻轻回抽无回血，将自血缓慢注入，退针后按压3~5分钟，每穴0.5~1.0mL。梅花针叩刺操作：消毒后，利用腕关节的弹力，将消毒的梅花针头对准局部皮损，使针尖叩刺皮肤后，立即弹起，如此反复进行，叩刺密度越高，疗效越好，采用中重度刺激的手法连续叩刺，以局部潮红或微出血患者能耐受为度，24小时内禁沾水。每6~7天1次，10次为1个疗程，治疗2个疗程后评定疗效。

临床疗效 本组共20例，痊愈8例，显效9例，有效3例，无效0例，总有效率85%。

资料来源 邓玉玲，李娇.中国当代医药，2016，23（18）：99-101+105.

按语 穴位自血疗法是一种非特异性刺激疗法，有非特异性脱过敏作用，可促进白细胞吞噬，从而增强机体免疫力，广泛被应用于皮肤科临床中。选取膈俞、血海、曲池，活血通络、祛风止痒，达到凉血、祛风、止痒之功效，同时选取足三里穴增强机体免疫力，阿是穴加强局部治疗作用，从而达到加速慢性湿疹愈合、降低复发率的目的。梅花针又名皮肤针，叩刺皮肤不仅可以疏通脏腑之气、活血通络、温养经脉、畅通气血；同时又因局部重点叩刺可直达病所，调整经络之气，使皮损处淤积的气血得以消散，使病邪无处存留，从而达到治病的目的。

七、皮肤瘙痒症

皮肤瘙痒症是一种神经障碍性皮肤病，可由多种原因引起，主要与肝肾病、血液病、内分泌失调、神经症等疾病有关，亦有不少原因不明单纯性皮肤瘙痒。本病主要表现为：瘙痒而无原发性皮疹，常伴烧灼、蚁走样感觉，常因感情冲动、湿度变化、衣服摩擦等刺激而诱发或加重。剧痒时可因抓挠出现抓痕、搓破、渗液、结痂等继发损害，日久可呈湿疹样变色素沉着或色素减退。

第一方

处方 主穴：血海、合谷、曲池、足三里、环跳。配穴：上肢及躯干瘙痒为主者配神门、外关、肝俞；下肢瘙痒为主者配委中、承山、三阴交。

刺灸方法 常规消毒后，直刺穴位，以产生沉胀麻木感为度，进针深度约0.5cm，留针15~30分钟。每天1次，10次为1个疗程。

临床疗效 本组共21例，治愈8例，显效10例，有效2例，无效1例。

典型病例 郭某，女，78岁。周身瘙痒10余年，夏、冬季节加重，曾服用抗组织胺药及多种激素软膏，症状时轻时重。查见周身有抓痕血痂，双下肢胫侧及双上肢伸侧有苔藓样变。针刺10次后，瘙痒明显减轻。停针2日，再进行第2疗程。苔藓样皮疹配合激素软膏治疗，结果皮肤瘙痒消失，皮疹全部消退。随访1年未见复发。

资料来源 虞美彪，等.湖北中医杂志，1988，（4）：56.

按语 中医学认为，痒证主要由阴虚、血虚、血热、邪风所引起。本方选曲池、合谷疏风散热；选肝俞、三阴交、血海、足三里等穴以滋阴养血；配以足太阳膀胱经穴环跳、承山、委中。全方功能疏通气血经络，使气运通、血行畅、精血足、风热退，故痒症自止。

第二方

处方 血海（双）。

刺灸方法 大幅度提插捻转5分钟后，留针20分钟，每隔5分钟捻转1次。

临床疗效 本法治疗1例，1次而愈。

典型病例 谢某，男，34岁，农民。早晨起床后，突然周身奇痒，难以忍受。痒处肤色潮红，搔抓不停亦不解痒，但无皮疹出现，烦躁不安，于当日急来求治，苔薄黄，脉弦数。诊为表卫不固、风邪侵袭所致皮肤瘙痒。先针双侧风池、合谷、曲池，毫无疗效。针双血海后5分钟，奇痒消失，留针20分钟，取针后未再复发。

资料来源 谢继光. 上海针灸杂志，1990，（3）：8.

> **按语** 本法是为风邪所致瘙痒症而设，风邪袭表，本宜疏风解表，但临床上单取发散表邪之穴，难以获效。根据"治风先治血，血行风自灭"的原则，在双侧血海针刺，理血祛风，故风息痒止。

第三方

处方 太渊、曲池、外关。

刺灸方法 腧穴常规消毒，太渊、曲池以呼吸补泻法补之，外关行先补后泻之法。留针30分钟，每5分钟行针1次。每日针刺1次，6次为1个疗程。

临床疗效 本组共治疗42例，痊愈34例，有效8例，均获满意疗效。

典型病例 李某，女，32岁，2017年9月8日初诊。主诉：全身瘙痒1年余。患者去年8月中旬不明原因突发全身瘙痒，经多方调治未效，日益加重，奇痒难忍，尤以晨起为重。来诊时检查，皮肤干涩，色苍淡，无丘疹，全身搔抓痕迹累累，舌淡红，苔薄白，脉浮无力。按上法治疗1次后瘙痒明显减轻，治疗3次后痊愈，随访半年未见复发。

资料来源 周鹏临证治验。

> **按语** 肺合皮毛，肺气虚则卫气不固，遇风则痒。本法本着"虚则补其母，实则泻其子"的原则，取肺金之土穴太渊，大肠经之合穴曲池，用呼吸补泻法补之以益肺气；外关通阳维，阳维能维络诸阳而主一身之表，故配外关，先补其虚以固表，后泻其邪以疏风，肺气旺盛而风邪被祛，故痒症得以迅速解除。

第四方

处方 神门、太溪、肝俞、肾俞、风池、血海、曲池、足三里。

刺灸方法 常规针刺法操作，神门、曲池行平补平泻法，余穴先泻后补，留针40分钟，每10分钟行针1次。每日针刺1次，10次为1个疗程。

临床疗效　本组共42例，治愈35例，好转6例，无效1例。

典型病例　张某，男，18岁，学生，于1990年12月初诊。主诉：周身瘙痒半年。多方治疗效果不佳。近2月来加剧，夜间尤甚，彻夜少眠。就诊时检查，全身皮肤干燥松弛，可见多处搔痕、血痂及细薄鳞屑。诊断为"皮肤瘙痒症"。用上法针刺，治疗5次后，瘙痒明显减轻，夜晚睡眠好。又治疗10次后痊愈。半年后因高考思想紧张复发，又依上法治疗5次告愈。后随访1年未见复发。

资料来源　吴绪平临证治验。

按语　皮肤瘙痒症，病因繁多复杂，而诱因众多，然常与阴虚、血热、风燥有关。本方取风池以疏风散邪；取肾俞、太溪、足三里、肝俞，功在滋肾养肝，补益阴液之不足。配曲池、血海以清热凉血；更以神门宁心安神而收清心止痒之功。诸穴配合，对于各种原因引起皮肤瘙痒症均有较好疗效。当然，本病治疗中应注意一些生活细节，如少用热水洗烫，不用碱性肥皂，以免影响疗效及再次复发。

第五方

处方　曲池、足三里。

刺灸方法　全身瘙痒取双侧曲池、足三里；下肢瘙痒仅取双侧足三里。用胶丁钙穴位注射，全身痒者每穴注射0.5mL，下肢痒者每穴注射1mL，隔日1次，共5~10次。

临床疗效　本组共30例，治愈2例，显效13例，有效10例，无效5例。

资料来源　蔡茂庆. 临床皮肤科杂志，1990，（4）：206.

按语　本法以治疗冬季瘙痒症为长。该病主要系血虚风燥所致。故选多气多血的阳明经穴曲池和足三里以调养气血，更兼钙剂镇静止痒之功，两者配合，用胶丁钙注入曲池和足三里穴可达镇静止痒、调养气血的目的，使气血调和，风燥得除而皮肤瘙痒自止。

第六方

处方　主穴：合谷、曲池、外关、足三里、三阴交、太冲、止痒点（腕横纹尺侧缘前1寸赤白肉际处）。配穴：心痒加心俞、膈俞；肝痒加肝俞、胆俞；脾痒加脾俞、胃俞；肺痒加肺俞、厥阴俞；肾痒加肾俞、膀胱俞、八髎。心痒，依据脏腑辨证，有舌尖红、小便短赤、容易生疮等典型的症状。其余脏腑以此类推。没有典型脏腑症状则采用主穴。

刺灸方法　①针法：针刺前嘱患者排空小便，75%乙醇常规消毒穴区。取0.30mm×40mm或0.30mm×50mm毫针，四肢穴位，诸如三阴交、曲池等均刺入25~37mm，合谷、太冲等刺入15~25mm；背腰部穴位，如八髎穴可刺入

40~45mm；其他穴位以40mm以内为宜，体格瘦弱者一般刺入约30mm。行提插捻转得气后，用捻转法进行平补平泻。②灸法：针刺得气后，取曲池、止痒点两组穴位，于针柄距离皮肤2~3cm取曲池、止痒点两组穴位，于针柄距离皮肤2~3cm处套上一段长约2cm的艾段，点燃艾段，每穴每次灸1壮，燃烧时间约15分钟，以患者穴处有温热感、微红为度。在皮肤上方放置垫片，以免艾灰掉落。留针期间不行针。30分钟后起针，用消毒干棉球按压针孔。隔日1次，每周治疗3次，共治疗2周。

临床疗效 共治疗60例，治愈49例，好转9例，无效2例，总有效率为96.7%。

资料来源 孙海舒，李荫龙. 中国针灸，2019，9（11）：1146-1148.

按语 五脏背俞穴可以调理五脏相关的官窍、五体等病症。《针灸甲乙经》记载："脾气寒，四肢急烦，不嗜食，脾俞主之"。五脏背俞穴是五脏精气直接输注的地方，能够调理相应脏器的气血，从而治理调节对应五官、五体的功能。针刺对于五脏之气的调整，已有大量的临床基础，毋庸置疑。脏腑之器平和，没有形成瘙痒的病理基础，容易取得令人满意的临床效果。此外，除了辨五脏选择背俞穴外，温针灸是快速有效止痒的方法，其效应机制可能与艾灸通经活络的作用相关。

第十章 针灸美容与减肥

一、黄褐斑

黄褐斑是一种皮损表现为淡褐色、黄褐色斑，边界清晰，形状不规则，多对称分布在额、鼻、颧部、眼眶及口唇周围的色素沉着性疾病。本病好发于育龄期妇女，黄褐斑皮损无自觉症状，疾病本身无痛苦和不适，但因生于面部影响容貌，给患者的心理产生负面影响。近年来，针灸作为绿色疗法越来越多地应用于黄褐斑的临床治疗，并且取得了较好的疗效。

第一方

处方 膻中、中脘、天枢、气海、关元、水道、归来穴，斑块局部区域。

刺灸方法 嘱患者取仰卧位，常规消毒。膻中、中脘、天枢、气海、关元、水道、归来穴均采用0.25mm×40mm毫针。膻中向上平刺15~25mm，使针感向两侧扩散；中脘、天枢、气海、关元、水道、归来直刺25~35mm，均行平补平泻手法，留针30分钟。局部围刺采用0.18mm×10mm毫针，在皮损部位即黄褐斑边缘的正常皮肤处，与皮肤呈大约15°角斜刺，针尖均向病灶中心，进针不超过5mm，一个斑片周围依据数量与面积的多少酌情增减针数，不进行提插捻转，留针30分钟。前2周每天1次，每周5次，后6周隔日1次，共治疗8周。

典型病例 患者，女，49岁，2016年12月6日初诊。3年前无明显诱因双侧面颊部、鼻翼旁出现褐色斑点，夏天加重，近1年黄褐斑颜色变深，范围渐大，部分融合成片，经外用面膜以及内服维生素E疗效不明显。刻下症：面部斑点呈褐色，分布于鼻翼旁至面颊部，形状较规则，边界清（双颊部色斑面积约5cm×4cm），无瘙痒、疼痛感。平素感疲乏无力，动后尤甚，面色白无华，语声低微，纳食欠佳，夜寐欠安，小便尚可，大便2~3日一行，排便无力，便质偏干，舌淡，苔薄白，脉细弱。中医诊断：黄褐斑（气血两虚证），治以通调三焦，祛瘀消斑。采用"通调三焦针刺法"，配足三里、三阴交补益气血，神门、内关安神助眠，局部围刺活血化瘀，八髎穴通便。前2周每天1次，每周5次，后6周隔日1次，治疗2个月后患者面部斑点边界缩小（左颊4cm×2cm，右颊约2cm×1.5cm），斑点颜色变淡褐色，与正常皮肤交界的斑色明显变淡，面色较前红润。

临床疗效 本组共30例，基本治愈7例，显效12例，好转9例，无效2例，总有效率为93.3%。

资料来源 刘欢欢，倪光夏. 中国针灸，2018，38（7）：721-722.

按语 倪光夏教授结合多年临床实践基础，总结出"通调三焦针刺法"，此法基于《千金翼方》中"三焦闭塞不通……其病面目黧黑"的记载，结合现代理论研究提出三焦通调失司、气血瘀滞为黄褐斑发生的基本病机，通过调理三焦进而改善脏腑功能失调，改善面部色斑，临床疗效显著。

第二方

处方 大椎、心俞、肝俞、肾俞、肺俞、脾俞、色斑局部。

刺灸方法 患者取仰卧位，局部皮肤常规消毒，选取0.2mm×13mm一次性不锈钢针，常规针刺大椎、心俞、肝俞、肾俞、肺俞、脾俞穴，在患者色斑面积处快速点刺，进针深度约0.1mm，快速入针快速出针，隔日一次，若病情久者，可于大椎穴位放血拔罐。针刺治疗20天。

临床疗效 本组共28例，显效17例，有效9例，无效2例，总有效率92.85%。

资料来源 李绕芳，陈朋雁. 临床医药文献电子杂志，2018，5（6）：95.

按语 中医认为，女子以肝为先天，肝主疏泄，肝喜阴而用阳，性喜条达而恶抑郁，其实就是阴阳失调，任督不通。其认为黄褐斑是由于女性气血不足、肾阴精亏、心肝失养、脾胃湿热引起的，对肝俞、肾俞、肺俞等部位进行针刺，可帮助患者气血通畅、阴阳平衡，加快色斑消退速度，联合局部多针点刺方式，可显著改善患部血液循环，提升治疗效果。

第三方

处方 肺俞、膈俞、斑块局部区域。

刺灸方法 嘱患者仰卧，操作部位常规消毒，以颜色最深处为中心，采用美容针浅刺、散刺。取三棱针垂直点刺肺俞、膈俞，后用清洁玻璃罐拔吸，注意灌沿应避开出血孔，留罐时间约10分钟，观察出血情况。每2天一次，连续治疗3个月。

临床疗效 本组共40例，痊愈15例，显效10例，有效13例，无效2例，总有效率95%。

资料来源 王彩霞，郭建红，殷振海，等. 世界最新医学信息文摘，2019，19（87）：224-229.

按语 本方针对肝郁气滞型黄褐斑患者，中医称为"肝斑"，古代认为肝斑与肝脏功能失调以及经脉失养联系密切，多因患者饮食不规律或者妊娠等因素引起气滞血瘀。有研究提出，肝郁气滞型黄褐斑患者的血流动力学与常人相比差异显著，患者体中的血液循环受到阻碍，导致末梢组织供血具有难度，长时间缺血缺氧，引起自由基大量产生。从中医角度而言，导致肝郁气滞型黄褐斑的病因是气滞血瘀，脉络受阻。刺络放血拔罐疗法主要作用机制便是活血化瘀，通络行气，对患者色斑局部进行散刺，到达局部气血运行的目的，使得色斑得以淡化。

第四方

处方 肝俞、脾俞、三阴交及面部局部穴位。

刺灸方法 穴位皮肤常规消毒后，在无菌条件下取3-0蛋白线（长约1cm）穿入5号注射针头，垂直进针快速刺入穴位，直刺约20mm，提插得气后，以针芯推动将蛋白线埋入穴位内，肝俞、脾俞向脊柱方向斜刺，三阴交直刺，面部穴位采用平刺法、围刺，刺入12~15mm，将蛋白线尾完全埋入皮下。每周1次，连续4次为1个疗程，共治疗3个疗程。

临床疗效 本组共44例，显效21例，有效18，无效5例，总有效率88.61%。

资料来源 金亚蓓，郑利芳，孙占玲. 中国针灸，2019，39（9）：932-935.

按语 本方采用穴位埋线结合面部局部穴位围刺治疗肝郁气滞型绝经前期女性黄褐斑，选取肝俞、脾俞及三阴交以调畅气机、疏肝利胆。背俞穴乃脏腑经气输注于腰背部的腧穴，其血气与脏腑相通，刺之可调脏腑气血盛衰，肝俞有疏肝理气之作用；针刺脾俞可以健脾益气，调理脾胃，以资气血生化之源；三阴交为足三阴经交会穴，能补脾胃、益肝肾、调气血，配合皮损局部围刺，诸穴共奏疏肝理气、调畅气血之功效。关于针灸配合局部围刺治疗黄褐斑的机制，有研究认为是改善局部炎性反应，提高红细胞变形能力，促进血液循环，增加面部皮肤血液循环的有效灌注，减少局部缺血缺氧造成的一系列过氧化反应，从而减少黑素的生成。

第五方

处方 大椎、肺俞、膈俞、肝俞。

刺灸方法 患者取俯卧位，用抽气罐于以上腧穴拔罐3~5分钟，取罐后用安尔碘消毒，嘱患者深吸气、屏住气，施术者用12号注射针头点刺各穴5~10下，点刺深度为3~5mm（视患者体型而定），点刺后拔罐3~5分钟后用纸巾将拔出的瘀血清除，再用75%乙醇棉球擦拭穴位以增加出血量，反复拔罐3~5次，共计出血60~100mL，结束后用安尔碘消毒。每周治疗1次，4次为1个疗程，共治疗2个疗程，患者行经期间不治疗。

典型病例 患者，女，38岁，两面颊部不规则褐色斑12年。患者自12年前面部开始出现褐色斑块，之后面积不断增大，颜色越来越深，不愿去人多的公共场合，性格内向，不善交流，曾多方治疗，但效果不显著。2015年3月2日来诊，患者面颊部褐斑为深褐色，面积约为7cm^2，症状体征评分为6分。月经周期正常，少，色暗，苔薄白，脉弦。诊断为黄褐斑，中医辨证为肝郁气滞型。治以疏肝解郁、理气通滞，取大椎、肺俞、膈俞、肝俞，行刺血治疗，所出之血色暗且有瘀块。每周治疗1次。治疗3次后，褐斑颜色变浅，面积缩小，气色变好。治疗2个疗程后，褐斑颜色基本消失，面积约为$1cm^2$，症状体征评分为1分，评分下降指数为0.83。随访至今未复发。

临床疗效　本组共60例，基本治愈19例，显效25例，好转13例，无效3例，总有效率95%。

资料来源　刘英才，田利军，许阳阳，等．上海针灸杂志，2018，37（3）：297-299．

按语　《灵枢·小针解》提到"宛陈则除之"，也是针灸治疗的基本原则之一，《针灸甲乙经》说："血脉盛坚横以赤，上下无常处，小者如针，大者如箸，刺而泻之万全。故无失数，失数而返，各如其度。"古典医籍中的理论和董氏奇穴的"久病必瘀""怪病必瘀"理论是一致的。刺血可疏通经络上的淤塞气血，调整虚实，疏通气血，凡气血阻滞，只要能找到阻滞闭塞之穴，放出恶血，均能改善症状。故本病采用董氏奇穴放血疗法治疗肝郁气滞型黄褐斑，效果显著。

第六方

处方　①穴位埋线：肺俞、肝俞、脾俞、肾俞、血海、三阴交、气海、章门。②针灸美容针：双侧风池、曲池、外关、合谷、血海、太阳、迎香、足三里、三阴交、太冲、印堂及黄褐斑区域。

刺灸方法　①穴位埋线：将0号铬制医用羊肠线制成1.5~2cm的线段，放入75%的乙醇中浸泡备用。嘱患者取仰卧位，对埋线部位进行局麻、消毒，将备好的线段固定于埋线针前端，刺入穴位有针感后注入线段，切记线头不可露于皮肤外。当刺入穴位时出现落空感后立即拔出埋线针，并用无菌纱布压迫以防出血。首次治疗取背侧肺俞、肝俞、脾俞及肾俞穴，第2次治疗取前侧血海、三阴交、气海及章门穴。背侧与前侧交替治疗，每2周治疗1次，共治疗4次。②针灸美容针：局部皮肤消毒，四肢穴位使用30mm×50mm毫针垂直刺入，至患者酸胀感后缓慢提插捻转；面部穴位使用0.25mm×13mm美容针针刺；皮损区域则根据黄褐斑的生长走势，依照0.5寸的针刺间距进行局部围刺、散刺。两种治疗方法结合使用，留针20分钟。隔日治疗1次，连续治疗8周，治疗期间避免日晒及使用化妆品。

临床疗效　本组共30例，治愈9例，显效14例，有效6例，无效1例，总有效率96.66%

资料来源　曾慧，于春生．中国美容医学，2019，28（7）：131-133+173．

按语　中医认为无瘀不成斑，有斑必有瘀，久病必瘀，而治斑不离血，故治疗应以疏肝理气、健脾益气为主。五脏所藏精、气、血、津液是人体的物质基础，选用五脏俞穴能够调整五脏气血阴阳，调整虚实。其中肺俞滋阴补肾，脾俞健脾利胃，肝俞疏肝解郁、清肝养血，与肾俞合用可调理肝肾，促进气血运行。曲池主行气血，血海有运化脾血之功，三阴交则具有调肝补肾、健脾养血之能。利用穴位埋线与针灸美容针疗法双重作用叠加，调理气血、疏通经络，加速黄褐斑的消除。

二、雀斑

雀斑是一种面部常见皮肤病，好发于颜面、颈部、手背等日晒部位。本病始发于学龄前儿童，少数自青春期发病，女多于男，多伴有家族史。皮损多为针尖至芝麻大小的圆形淡黄或褐色斑点，数目多少不定，散在或密集，对称分布，互不融合，无自觉症状，病程缓慢。夏季或日晒后颜色加深，数目增多，冬季色淡，数目减少。多见于皮肤白皙的女子。

第一方

处方 病灶局部。

刺灸方法 根据雀斑的大小，分别采用粗、中、三头的火针点刺。让患者平卧于床上，面部患处常规消毒。医者左手持酒精灯，右手持火针，将火针放置于酒精灯上烧至针尖端发红时，迅速准确地点刺病灶局部根据患者面部雀斑的多少、面积的大小，分期分批点刺治疗。一般分2~3次治疗，中间隔15~30天操作过程同时还应根据患者年龄的不同，掌握不同的火针温度，一般年龄小，皮肤娇嫩，火针的温度不宜过高。另外还必须根据斑的深浅而决定下针的力度大小。

临床疗效 本组70例，痊愈43例，占61%；显效21例，占30%；有效6例，占9%，总有效率达100%。

资料来源 谢雪榕. 上海针灸杂志，1997，（3）：26.

按语 火针疗法是中医学针灸疗法的一种。早在两千多年前的古典医书《内经》中就有记载。本文70例的治疗观察，火针点刺治疗雀斑，确有独到之处，操作方法简便，疼痛小，疗效高，没有炎症反应，术后不留瘢痕。其机制在于，火针能烧掉色素沉着斑点，使病灶表皮脱落结痂，新生出来表皮取而代之。临床值得重视的是有部分患者仍留有浅迹，查原因多因手抓破结痂所致，应引以为鉴。

第二方

处方 主穴：迎香、巨髎。配穴：合谷、足三里、曲池、血海。两侧交替使用。

刺灸方法 面部穴位用15mm不锈钢毫针，沿皮斜刺，用夹持进针法，其他穴位用50mm不锈钢毫针直刺。得气后施以平补平泻手法。留针30分钟，中间快速捻针3次，每次1分钟。起针后，配穴加用艾条温和灸5分钟。每天1次，30次为1个疗程。1~3疗程观察疗效。

临床疗效　共治疗112例。痊愈：雀斑全部消失，35例，占31%。有效：雀斑减少，隐约可见，68例，占61%。无效：雀斑无改变，9例，占8%。

典型病例　李某，女，工人，38岁。自述颜面雀斑10年，诊见面部散布茶褐色雀斑，左右对称，舌质淡红，苔白，脉细涩。采用上法治疗20次后即见面部雀斑颜色转浅，3个疗程后，颜面雀斑消失，皮肤光泽。

资料来源　何岩，杜素琳，唐僖. 河北中医学院学报，1996，（4）：32.

按语　中医学认为"十二经脉，三百六十五络，其血气皆上注于面而走空窍。"（《灵枢·邪气脏腑病形》），此病虽属颜面局部，但与经络气血密切相关。十二经脉中，阳明经多气多血且脾胃为"后天之本"，气血生化之源。我们选取迎香、巨髎、合谷、曲池、足三里、血海等穴疏通经络，行气活血化瘀，健运脾胃，化生气血，以营养面部，从而达到消除雀斑的目的。

三、痤疮

痤疮是青少年好发的慢性皮肤病，多发于面部、胸背部，损害皮肤、影响美观。临床表现初起为黑头粉刺，挤压可见其头部呈黑色而体部呈黄色，有半透明脂栓排出，皮疹顶端出现小脓疱，破溃或吸收后，遗留暂时性色素沉着或凹状瘢痕。少数严重者可有丘疹、脓疱块、炎性结节或囊肿等皮肤损害。

第一方

处方　耳穴主穴：肺、大肠、内分泌、子宫、面颊区。耳穴配穴：血热加耳穴小肠；顶端有脓疱加心；湿甚加肾上腺；风甚加神门；皮脂溢出甚者加脾；气虚者加胃。

刺灸方法　轻揉患者耳郭，使其红润充血，常规消毒后，左手固定耳郭，右手持刀，在选穴部位刺破皮肤，溢血少许（1~3滴），用消毒棉擦去血迹，然后用消毒牙签挑取火柴头大小药糊（食用纯香油与纯胡椒粉适量调配而成）敷在穴位上，用小胶布块覆盖固定伤口。隔日或隔2日割治1次，两耳交替进行，10次为1个疗程。

临床疗效　本组共450例，治愈304例，显效140例，无效6例，总有效率为98.7%。

典型病例　王某，男，22岁，工人，于1986年4月25日初诊。面部、颈胸部患痤疮5年，加重1年。查体：整个颜面及颈部，分布有大小不等囊性丘疹，皮肤呈蟾蜍皮状，前胸部丘疹散在分布，疮面红肿，囊肿按之坚硬，尖端有继发脓疱点，可挤出白粉样物质，疮疹肿痛、瘙痒。依上法治疗8次后，痤疮颜色变浅，肿消痛痒大减，新疮未再出现，共治疗20次痊愈。

资料来源　石信箴. 河南中医，1991，（2）：28.

按语　肺外合皮毛，刺耳穴肺，可宣发肺气，清泻热毒、疏通经络。肺与大肠相表里，取大肠穴可清泻腑实，肺气得以宣泻。肺经郁热清除，痤疮自愈。取内分泌、皮质下以调整内分泌，使阴阳归于平衡。取面颊区、额等穴，以祛除颜面局部郁热。取子宫以调冲任，取胃、脾穴，以健脾和胃、清脾胃蕴热，达到标本兼治的目的，促进病愈。

第二方

处方 主穴：心俞。配穴：肺俞、曲池、合谷、内关。

刺灸方法 用18号圆针或28号50mm毫针，针刺治疗痤疮。患者取俯伏坐位，常规消毒后，医者捏起患者背部心俞穴皮肤，使针体与皮肤呈45°角进针，针尖向上，进针后将针体放平，沿皮下刺入。18号圆针不捻转，用毫针时捻转行泻法，取针时以消毒棉球按压针孔。每天针1次或隔日针1次，10次为1个疗程。

临床疗效 本组共68例，痊愈45例，显效13例，好转10例。总有效率为100%。

典型病例 高某，男，21岁，军人，1983年6月8日初诊。诉面部生粉刺3年余，近3个月加重，经中、西药物治疗，效果不明显。现见面部有散在的大小圆锥形丘疹多个，根基部呈暗红色，肿硬，触之疼痛。经上法治疗10次后，新发丘疹减少，大丘疹变软，疼痛减轻。又经治疗2疗程，未见新发丘疹出现，大丘疹根茎变软、缩小，触之无疼痛。经治4个疗程，面部丘疹完全消退，面色红润有光泽。次年5月12日随访，疗效巩固，未见复发。

资料来源 何公之. 中医函授通讯，1991，（5）：29.

按语 "诸痛痒疮，皆属于心"，"心主血脉，其华在面"。中医学认为，痤疮发病为营血运行不畅所致。在治疗痤疮时取主穴心俞，并配以肺俞、曲池等穴，具有调整气血运行、清热解毒等作用。针刺上述穴位，具有消炎止痛、调整机体内分泌及提高机体免疫系统的功能，故能治疗痤疮。

第三方

处方 大椎、风池、曲池、足三里、血海、阿是穴。

刺灸方法 腧穴严格消毒。用梅花针在痤疮局部即阿是穴处叩打，轻重视病情而定。病情轻者轻叩，重者重叩，至微出血为度。大椎穴用三棱针点刺，放血3~5滴。余穴常规针刺，用捻转泻法，留针30分钟，每10分钟行针1次。隔日1次，3次为1个疗程。

临床疗效 本组共20例，痊愈12例，有效6例，无效2例。

典型病例 张某，男，20岁。主诉：口鼻周围及面部反复出现脓疱3年余。患者3年前无明显诱因开始于鼻尖部出现小丘疹，并有疼痛感，以后逐渐蔓延至鼻翼部及面部。皮损特点为丘疹样皮损演变为脓疱。3年来，时轻时重，缠绵不愈，疼痛不适，但瘙痒不明显。检查见鼻翼及面部丘疹簇集，色潮红，浸润损害，触之无热感，按之疼痛。舌红苔黄脉弦数。上法治疗3次后，疼痛减轻，丘疹减少。2个疗程后即获痊愈。

资料来源　马晓明临证治验。

按语　本法以梅花针叩打病灶区，以疏通经络、调和气血；大椎放血能清泻诸阳火热，发散血中之热；风池祛风；曲池、足三里为阳明经穴，合用以泻阳明经热，配血海能凉血止痒。针对本病风热血热的病因病机组方，使热散风消，而收到较好的治疗效果。

第四方

处方　肺俞、足三里。

刺灸方法　先用5mL注射器6号针头抽取肘静脉血3mL。患者先取仰卧位，常规消毒后，将针头垂直刺入足三里，有针感时，回抽无血后，注入肘静脉血2mL，退针后敷创可贴于针孔。再让患者取俯卧位，常规消毒后，从肺俞进针向大椎方向斜刺，使针感向头面部放射，回抽无血后注入1mL，退针后敷创可贴于针孔。3天注射1次，两侧穴位交替使用，6次为1个疗程，疗程间休息1周。

临床疗效　本组共256例，治愈213例，进步34例，无效9例，总有效率为96.5%。

典型病例　李某，女，23岁，教师。诉面部痤疮3年余。查体：鼻周、口周。两颊有粟粒大小褐红色斑丘疹，密集存在，前胸亦有发生。诊为痤疮。穴注自身血1次，面部痤疮消失50%。2次前胸痤疮消失，3次后面部痤疮全消，皮肤光洁。随访3年无复发。

资料来源　周世杰，李连洁，吕松芬. 中国针灸，1993，（3）：12.

按语　西医学认为，本病发病与内分泌失调、机体免疫力和敏感性有关。血液中含有多种微量元素、抗体、激素和酶类。穴位注射自身血液可激发机体免疫功能，调节内分泌紊乱状态，降低机体敏感性，从而达到抑制皮脂腺旺盛分泌、消炎、消肿、散结的目的。

第五方

处方　阳白、四白、迎香、颊车、心俞、肺俞、合谷、内庭、曲池、神门、大椎。

刺灸方法　按穴位常规刺法针刺，用透天凉手法。留针30分钟，每5分钟行针1次。每日治疗1次，10次为1个疗程。

临床疗效　本组共治疗33例，痤愈18例，显效8例，有效7例，全部获效。

典型病例　刘某，男，18岁，学生。于2018年10月初诊。主诉：面部发生痤疮1年余。患者诉1年前面部开始出现疮疹。疹形大小不一，色鲜红，部分疮疹顶端有小脓点。虽经长期治疗未效，且疮疹逐渐扩散至整个面额部，疹形由小变大，有多个如黄豆及蚕豆样红色丘疹，顶端有小脓点。来诊时查体：面额部有簇密小疮疹及散在黄豆、蚕豆样丘疹，色鲜红，伴多处小脓点，面部烘热，舌尖红，苔薄黄，脉弦数，诊为痤疮（心经火盛型）。依上法治疗10次后，火热症缓解，疮疹色变淡红，疹形萎缩，脓点收敛。20次后，脓点消失，皮疹平复，面色正常，面热、面痒消失而愈。随访1年未发。

资料来源 周鹏临证治验。

按语 "诸痛疮痒，皆属于心"，"肺合皮毛"，故取心俞、肺俞，又本证以热象为重，既取头面局部阳白、四白、迎香、颊车，又取大椎、曲池、合谷、内庭，以疏泻阳明经和少阳经之火热邪气。取手少阴心经神门，能收宁心安神止痒之功。诸穴合用，能宁心安神，散热止痒，祛除病因，缓解症状，故见效快而不易复发。

第六方

处方 肺俞、膈俞、脾俞、胃俞、大肠，背部小红点（在脊柱和膀胱经循行于背部的第二行之间部位）。

刺灸方法 每次取4个背俞穴（双侧总计），2个小红点，无小红点可取6个背俞穴（总计），背俞穴交替取用。将所取之背俞穴和小红点之皮肤消毒，用三棱针刺破皮肤；再用4号火罐闪火法在上述部位拔罐，吸出血液0.5~1mL。每周治疗2次，1个月为1个疗程，疗程之间不休息。

临床疗效 本组共35例，痊愈27例，好转7例，无效1例，总有效率97.10%。

典型病例 刘某，男，18岁，学生，1989年4月25日就诊。主诉面部痤疮2年余，中西药等治疗均无效。查患者面部有10余个丘疹粉刺，有的呈黑头状；背部有数个白顶丘疹。在第2胸椎至第7胸椎之间有6个小红点，脊柱左侧2个，右侧4个。用上述方法治疗，经8次而愈。

资料来源 吴奇方．针灸学报，1992（4）：31.

按语 痤疮为湿热火毒内蕴，血热瘀滞，上熏颜面而成。本法在背俞穴及小红点刺络放血，可祛湿热火毒，清泻血中瘀热。拔罐可疏导瘀滞，引邪外出。两法相得益彰，故疗效卓著。

第七方

处方 大椎、委中、曲池、合谷、足三里、脾俞、阴陵泉。

刺灸方法 大椎、委中先拍打或掐按使局部充血，然后用三棱针迅速刺入0.3寸深，迅速拔出后挤压穴区，使出血3~5滴。余穴按常规刺法针刺，施捻转泻法，留针40分钟，每5分钟行针1次。每日针刺1次，6次为1个疗程。

临床疗效 本组共治疗25例，痊愈18例，好转7例，全部获效。

典型病例 周某，男，28岁，陪酒员。主诉：面部痤疮4月余。4月前，患者前额及口唇四周出现10多个散在米粒样大小丘疹，呈深红色，自觉麻痒疼痛，1周后有的成为脓疮，脓头破溃后干燥结痂，脱落后留有色素沉着，随即其他部位又出现新的丘疹。曾多处诊治，诊断为痤疮（毛囊炎）。曾先后口服先锋霉素Ⅳ号，用中药内服及局部敷贴雷夫奴尔纱条均未见效。患者常伴胃中嘈杂不适感觉，不欲饮食，大便时结时可等症状。因药物疗效不佳而求治于针灸科。来时前额及口唇四周有散在毛囊丘疹，初起如粟、色深红。有的已成脓疮，破溃处有少许脓性分泌物，周围皮肤有暗紫色的色素沉着，舌红苔黄，脉弦数。诊为痤疮（火毒炽盛型），依上法治疗。3次后胃中嘈杂感消失，食欲增加，1周后皮疹变小变平，色变紫变淡，脓疮破溃结痂；2周后有少部分丘疹消失，结痂脱落，1月后丘疹全部消失而痊愈。

资料来源 吴绪平临证治验。

按语 本病多由恣食肥甘，而致肠胃湿热，或留滞胸背，或上窜于头面而发病。大椎为督脉经穴，统率诸阳，放血可以疏泻阳邪火毒；委中为血郄，点刺出血能疏泻阳邪火毒以泻血中之热；曲池、足三里为手足阳明经穴，刺之以泻阳明火毒；配脾俞、阴陵泉更能健脾祛湿，为治痤疮之良方。

第八方

处方 脓包中心及其基底部。

刺灸方法 本方采用火针疗法。操作方法：根据脓包的位置让患者选择相应体位仰卧或侧卧，先将需要针刺的脓包痤疮部位进行常规消毒，操作者左手持酒精灯，右手持直径为0.18mm、长度为30mm针灸针，将针灸针在酒精灯外焰烧至针体前2/3外通红、发白，要求稳、准、快地刺入脓包中心，再迅速将针拔出，然后再围刺入脓包基底部，用棉签轻轻挤出痤疮内粉质或脓血样物质，将其排净。针面部时，常规消毒皮损局部，用细火针（直径为0.15mm），医者要掌握好针刺的深度，深度以针尖透过皮肤病变组织，而刚接触正常组织为宜。以上疗法均为5~7天1次，4周为1个疗程，连续治疗2个疗程。采用本法施治应严格消毒，防止感染。另嘱痤疮患者禁食海味发物和辛辣肥甘，多食蔬菜水果，保持心情舒畅。

临床疗效 本组共30例，基本痊愈24例，显效4例，有效1例，无效1例，总有效率为96.66%。

资料来源 姜建芳.中医研究，2019，32（7）：55-57.

按语 本法尤适于脓包型痤疮。脓包型痤疮是痤疮中较严重的一种类型，容易复发，治疗起来较为困难，且持续时间长，迁延难愈，脓包型痤疮愈合后皮肤易留有色素沉着、凹陷性瘢痕或瘢痕疙瘩，造成患者生活质量下降，并给患者带来一定的心理影响。脓包型痤疮之所以反反复复，久而不愈，是因为脓包型痤疮大多有囊性包膜，患者每遇风、寒、热、湿，囊性包膜就会起炎症性反应。除此之外，加上外部刺激如遗传、熬夜、吸烟喝酒、内分泌紊乱、嗜食辛辣食物、精神、化妆品等，也会导致脓包型痤疮的反复发作。目前，治疗脓包型痤疮的方法虽多，但西医治疗中重度痤疮效果差，疗效不明显，且治疗一般不彻底，复发率较高。火针的温通效果能直达病灶深部，消解病灶，使病灶包膜萎缩，从而达到治愈目的；且使用火针治疗本病疗效确切，不易复发，能调节脏腑功能，从根本上治疗本病。

第九方

处方 小针刀主穴：大椎、肺俞、心俞、压痛结节位置；配穴：皮损部位存在脓肿时加脾俞。刺络拔罐穴位：大椎、肺俞、心俞、膈俞、肝俞、脾俞，背部相应硬结点和阳性反应点。

刺灸方法 本方采用小针刀结合刺络拔罐法。①小针刀具体操作方法：以背部大椎、肺俞及心俞作为主要穴位，确定穴位后再明确压痛结节位置，通常为第3胸椎与第5胸椎棘突周围；使用小针刀刺入上述部位后，再行纵向疏通处理，通过横向剥离方式2~3次后即可出针，再进行术后处理。如患者皮损部位存在脓肿情况，则应当加用脾俞穴。②刺络拔罐具体操作方法：使患者呈俯卧位后，选取大椎穴、肺俞、心俞、膈俞、肝俞、脾俞，同时选取背部相应硬结点和阳性反应点，于常规消毒后分次治疗，通过采血针将选取的1~2个硬结点和阳性反应点及2~3腧穴进行穿刺，确认皮下出血后使用提前准备好的特制玻璃罐对出血部位进行拔罐治疗，以10~15分钟作为标准留罐时长，适当控制出血量以2~3mL为佳；若患者背部没有硬结及阳性反应点，则选取大椎、肺俞、心俞、膈俞、肝俞、脾俞穴（均为双侧）进行上述操作。两者均每天1次，以连续治疗10天作为1个疗程，于2个疗程后观察治疗效果。

临床疗效 本组共42例，痊愈37例，有效5例。总有效率为100%。

资料来源 余顺祖. 世界最新医学信息文摘，2019，19（A2）：221-222.

按语 在中医临床治疗中，以刺络拔罐为常见治疗方法。该方法可对患者体内脏腑功能进行有效调节，其中肝俞属于肝经背俞穴，通过刺络拔罐方法进行治疗可达到泻热凉血活血及养血的临床效果，血活则能够使气机通畅，进而导致瘀滞消散，以达到治疗目的；脾俞属于足太阳膀胱经背俞穴，通过针刀刺入，可达到泻肺胃积热，调节人体内分泌的作用；大椎属于督脉经穴，同时也属于清热要穴，通过拔罐方法可达到泻阳经气血之热的作用。小针刀作为一种中西医结合的新型中医医疗器械，其外形结合针与刀刃，可发挥出针刺及刀切割双重功能。在寻常型痤疮临床治疗中，可通过小针刀形成强烈刺激，以达到疏风宣肺、解热毒及清心火的作用。根据西医学研究，小针刀可深入皮下至真皮深层，可有效切断痤疮愈合时出现紊乱状态的纤维粘连；同时还具备一定机械钝性分离作用，可使表皮松解，以达到治疗效果。两种方法联合使用疗效更佳。

四、面部皱纹

人类的面颈部皮肤常可见有呈条、带状的皱纹线，其出现大多与皮肤老化有关。当皱纹线数量增多、沟纹加深时，是皮肤老化的征象。颜面部和颈部是人们与外界交流的窗口，从无任何遮盖，特别是面部是显示人体美最重要的部位。因此，怎样推迟皱纹的产生和加重或除去和减轻已经出现的皱纹，便成为人们留住青春美容、延缓容貌衰老最为关心的问题。采取行之有效的办法将皱纹除去，以延缓青春丽容的时间，或追回渐失去的丽容，有利于改善审美心态，防止心理上的衰老。

第一方

处方 主穴：太阳、丝竹空、瞳子髎、皱纹局部。配穴：肾俞、肝俞、关元、太溪。

刺灸方法 取直径0.20mm，长13mm美容针在鱼尾纹局部平均以3~4mm的距离直刺一针，深度2~3mm，据皱纹长短排刺1~5针。留针30分钟，取针时手法轻柔，按压1~3分钟，防出血青紫。继续准备直径0.20mm，长13mm美容针；直径0.30mm，长40mm毫针。面部主穴：络合碘消毒后，用规定美容针30°进针刺入3~5mm。配穴：络合碘消毒后，用规定毫针，肝俞穴向脊柱方向斜刺15~20mm，其余穴位直刺15~25mm，均用提插补法1分钟，10分钟行针一次。留针30分钟，隔日治疗一次，20次为1个疗程。

临床疗效 本组共20例，明显改善5例，中度改善11例，轻度改善3例，无效1例，总有效率95%。

资料来源 潘霏.湖南中医药大学，2015.（学位论文，知网收集）

按语 本方中根据肝肾亏虚的辨证分型，配以肝俞、肾俞、太溪补肾益肝，调养精气，关元补肾培元，通调冲任，气血运行流畅活跃，上注于头面，肌肉皮肤获得充分的滋养而健壮，从而从源头上延缓衰老，减轻皱纹。

本方强调的多针浅刺属于刺皮的范畴，古人讲究刺皮不伤肉，直接作用于皮而不入皮，其刺激作用部位为皮部，而不局限于穴位。并通过"皮部-络脉-经脉-腑脏"的传导通路刺激，对整个人体进行调节，使营卫调和，皮肤调柔，腠理致密。此外，局部多针针刺使皮下不断充血，水肿，多次强化巩固，增强肌肉弹力，激活增生肉芽，使断裂的组织生长连接，改善和促进局部血液循环，把血液中的营养带到有皱处，刺激皮下胶原蛋白生成。

第二方

处方 面部选穴：头维穴、四白穴、巨髎穴、地仓穴、大迎穴、颊车穴、下关穴。远端选穴：第一组：天枢、足三里，第二组：梁门、上巨虚，第三组：水道、下巨虚穴。

刺灸方法 器材准备：铬制医用羊肠线00号，一次性使用埋线针9号。羊肠线的处理方法：术前按无菌操作方法将线剪成0.5cm、1.0cm、1.5cm三种规格，浸泡在75％乙醇内，3天后可用。眼周用0.5cm羊肠线；额部及唇周用1.0cm羊肠线；面颊用1.5cm羊肠线。套管针埋线法操作：①用0.5％的碘伏在施术部位由中心向外环行消毒。②术者消毒，双手用肥皂水清洗、流水冲净，再用75％乙醇或0.5％碘伏擦拭，然后戴无菌手套。③使用眼科镊夹持羊肠线从埋线针尖端推入，至针尖外无线体外露。左手拇、示指绷紧或提捏起进针皮肤，右手拇、中指夹持埋线针针柄示指轻压针芯帽，针尖斜面朝上，迅速将针刺入穴位皮下（面部穴位以斜刺为主，远端穴位以直刺为主）。左手拇、示指缓缓推动针芯，右手拇、食、中三指缓缓后退针管，将羊肠线完全植入。出针，用干棉球压迫针孔片刻。

头维穴：向后平刺0.5~0.8寸或横刺透率谷。四白穴：斜刺0.3~0.5寸。巨髎穴：斜刺0.3~0.5寸，或斜向四白透刺。地仓穴：斜刺或平刺0.5~0.8寸。大迎穴：斜刺0.5~0.8寸，或向颊车方向透刺0.5~1寸。颊车穴：斜刺0.5寸，或横刺透向地仓穴。下关穴：斜刺0.5~1寸。天枢穴：直刺1~1.5寸。足三里穴：稍偏向胫骨方，直刺1~2寸。梁门穴：直刺0.8~1.2寸。上巨虚穴：直刺1~1.5寸。水道穴：直刺1~1.5寸。下巨虚穴：直刺0.5~0.9寸。

注意事项：埋线前需与受试者充分沟通，消除受试者紧张心理；应远离浅表血管及皮肤有炎症、溃疡、破损或瘢痕处操作；术后24小时创口不能沾水，告知受试者若出现皮下血肿、轻微发热、硬结、轻度疼痛等均属正常现象，1~2周可自行消除；眼周皮肤容易出血，出针后按压时间要长，直至止血。术后反应的处理：局部出现血肿一般先予以冷敷止血，再行热敷消瘀；少数患者可有全身反应，表现为埋线后4~24小时内体温上升，一般约38℃，局部无感染现象，持续2~4天后体温可恢复正常。如出现高热不退，应酌情给予消炎、退热药物治疗。如患者对线过敏，治疗后出现局部红肿、瘙痒、发热等反应较为严重，甚至埋线处脂肪液化，线体溢出，应适当做抗过敏处理。必要时切开排脓、消毒、换药，直至愈合。治疗时间为2周1次，3次1个疗程，共计42天。

临床疗效 本组共29例，痊愈4例，显效11例，有效9例，无效5例，总有效率82.8％。

资料来源 周双琳. 北京中医药大学，2014.（学位论文，知网收集）

按语 全身各条经脉均直接或间接地上达于头面，如手三阳经止于头面，足三阳经起于头面，手三阳经与足三阳经在头面部交接，因此在面部美容中，阳经显得非常重要，尤其是足阳明经，因其在面部循行分布广泛，及其与脾胃的关系，可以说是最重要的一条美容经脉。

本方取穴遵循局部取穴与远端取穴相结合的原则。局部选穴：重点选择循行面部的足阳明经穴。头维穴为足阳明胃经与足少阳胆经、阳维脉之交会穴。维，指维护之意。足阳明脉气行与人身胸腔头面，维络于前，故有二阳为维之称。此穴为阳明脉气所发，针对额部眼周皮肤老化，出现抬头纹、眉间纹、鱼尾纹等问题，取头维、四白，补益气血，填充皱纹；巨髎宣通鼻窍，改善鼻周毛孔粗大；地仓、大迎埋线，疏通气血，荣养肌肤，改善嘴角松弛下垂；针对眼周、面颊部皮肤萎黄，无华少泽等问题，取颊车、下关，起到疏通经络、活血化瘀、改善皮肤濡养状况的作用。远端选穴：选择腹部的梁门、天枢、水道分别调理上中下三焦；选择腿部足三里、上巨虚、下巨虚三穴通调腑气。

第三方

处方 ①局部阿是穴。②局部透刺取穴。额纹：印堂透左、右头维，鱼腰透阳白，阳白透头临泣；眉间纹：印堂透攒竹，攒竹透鱼腰；鱼尾纹：太阳透丝竹空、瞳子髎透丝竹空；颊纹及鼻唇沟：地仓透颊车，地仓透下关，巨髎透四白，颧髎透下关；口周纹：口禾髎透地仓，夹承浆透地仓。③分经远道取穴。脾胃虚弱配脾俞、胃俞、中脘、足三里；气滞血瘀配期门、太冲、膻中、血海、归来；肝肾亏虚配肝俞、肾俞、关元、太溪、三阴交；此外，可取"三阳五会"之百会，"面口合谷收"之合谷，可根据"肺主皮毛""脾主肌肉"，配肺俞、脾俞、太白等穴。

刺灸方法 简单洁面，有化妆习惯者嘱其治疗前卸妆。取卧位，给施术者双手及受试者面部消毒，眼周除外，以避免消毒液不慎进入眼中。①局部阿是穴。顺皱纹方向平刺或斜刺，深度达真皮层。②局部透刺取穴。根据皱纹部位及状况选穴，一般每个部位1~2针，交替取穴，每两针间距至少1~2cm，多平刺或斜刺，不予行针捻针和补泻手法，留针30分钟。额纹、眉间纹、鱼尾纹、鼻唇沟处各选一穴，两两配对连接KWD-808I脉冲电疗仪，先将所有开关旋至零位，再将电极接好，选择连续波（密波），然后逐渐加大输出，加以较强电流刺激，至患者能耐受为度。电针治疗时间不宜超过20分钟。出针后注意按压针孔，避免血肿、瘀青。③分经远道取穴。辨证取穴，每次取穴2~3个，直刺，运针得气，施补泻。治疗时间：3~5天一次，每周2次，3~4周为1个疗程。疗程之间，暂停5~8天，避过经期。一般治疗期需2~4个疗程。

临床疗效 本组共60例，试验组和对照组在改善额纹（P=0.025）、眉间纹（P=0.041）、鱼尾纹（P=0.033）、鼻唇沟（P=0.029）的疗效评分比较方面，P值均小于0.05，差异具有统计学意义，表明试验组对于改善面部以上四个部位皱纹的疗效优于对照组。

资料来源 赵成哲．成都中医药大学，2013.（学位论文，知网收集）

[按语] 临床多见电针应用于治疗面瘫，面瘫者多可见额纹和鼻唇沟消失，电针治疗有恢复额纹及鼻唇沟的效果，可理解为"增皱"效果。故可以根据治疗面瘫的机制使用相反的刺激方式来研究对于面部除皱的作用。透刺具有减少进针，增强针感，疏导经气，提高疗效的作用，应用于面部还可以通过牵拉、提推皮肤辅助增强消除皱纹的效果。

第四方

处方 阿是穴、攒竹、丝竹空、瞳子髎、曲池、合谷、足三里、三阴交。

刺灸方法 患者取仰卧位，局部皮肤常规消毒，面部穴位选用一次性无菌美容专用针灸针（0.19mm×10mm），平刺进针，皱纹较深或皮肤松弛者采用舒张进针法：术者用左手示、中指将皱纹深处两旁的皮肤向两侧撑开，使皮肤绷紧，右手持针，从示、中指间刺入皮下，针身与皱纹平行，针刺后不施行手法，不强求针感；余穴选用0.35mm×40mm毫针直刺进针，行平补平泻法，以得气为度，留针30分钟。隔日1次，连续治疗10次为1个疗程，休息2天再继续下1个疗程，共治疗3个疗程。治疗期间嘱患者避免长时间用眼；饮食均衡，营养充分；化妆、护理动作要轻柔；矫正不良表情；避免阳光直射眼部；常做眼保健操。

临床疗效 共治疗38例，优：眼部皱纹消失，眼周皮肤变得紧致，计9例，占23.7%；良：眼部皱纹变浅，眼周皮肤变得紧致，计29例，占76.3%。总有效率为100.0%。

资料来源 姜颖. 中国针灸，2013，33（3）：218.

按语 通过针刺眼周一定的穴位，可以激发眼部经气，使眼周血管扩张、血流加快，有效改善局部肌肤的血供，增强了皮肤组织的弹性。本方选取了多气多血之阳明经穴位曲池、合谷、足三里以及足三阴经气血交会之穴三阴交。诸穴共同作用，使人体的新陈代谢旺盛，血液循环加速，气血充分供养眼部，达到益气和血、祛皱舒纹、滋养容颜的功效。

第五方

处方 阿是穴、印堂、太阳。

刺灸方法 选用直径0.18mm美容针，穴位局部常规消毒后，沿皱纹走向平刺或斜刺4mm，顺序每隔3mm排刺1针。体穴常规消毒后，选用直径0.25mn、长30mm无菌针灸针，向下平刺印堂10~12mm，太阳直刺8~12mm。每天1次，5次为1个疗程，疗程间休息2天，四疗程后统计疗效。

临床疗效 共治疗42例，治疗后显效19例，占45.2%，有效12例，占28.6%，无效11例，占26.2%。半年后随访，无1例患者出现不良反应、并发症、后遗症。效果维持时间2月~1.5年，有个体差异，与个人的衰老、皮脂腺功能衰退，紫外线的照射，习惯性面部表情动作的控制，日常保养密切相关。

资料来源 申成功. 浙江省针灸学会第五次会员代表大会学术论文汇编. 2008，73-74.

按语 针灸能直接刺激局部皮肤、肌肉、结缔组织，改善局部血液循环，改善皮肤的营养供给，促进皮肤的新陈代谢，使皮肤的弹性和张力改善。同时对阿是穴的平刺或斜刺，则可直接刺激变性的真皮胶原纤维和弹力纤维增生，不仅可以消除皱纹产生的原因，还可以起到软组织填充作用，以直接消除皱纹。在临床上作者曾一度加用远道配穴，如足三里、三阴交、合谷等，但发现似乎并没有增加疗效（没有严格对照）。所以只取局部穴位。

第六方

处方 阿是穴、印堂、四白、足三里。辨证配穴：心血不足者配心俞、脾俞、血海；气滞血瘀者配肝俞、膈俞、太冲。随症选穴：月经不调者加三阴交、血海；便秘者加支沟、承山；神疲乏力者加关元、脾俞、公孙。

刺灸方法 主穴选用直径0.13mm磁极美容针，穴位局部常规消毒后，沿皱纹走向平刺或斜刺（5±1）mm，按正极、负极、正极、负极……顺序每隔8mm排刺1针。体穴常规消毒后，选用直径0.30mm、长13~40mm无菌磁极针（无正、负极），向下平刺印堂10~12mm，四白直刺8~12mm，足三里直刺30~40mm。辨证配穴：常规消毒后，选用直径0.30mm、长13~40mm无菌磁极针，心俞、肝俞、膈俞向脊柱方向斜刺15~18mm，脾俞向脊柱方向斜刺18~20mm，血海直刺25~30mm，太冲直刺18~20mm。随症选穴：常规消毒后，选用直径0.30mm、长13~40mm无菌磁极针，三阴交直刺25~35mm，血海直刺25~35mm；支沟直刺20~25mm，承山直刺25~35mm；关元直刺20~30mm，脾俞向脊柱方向斜刺18~20mm，公孙直刺15~20mm，针后加灸或用温针灸。每天1次，10次为1个疗程，疗程间休息1周，两疗程后统计疗效。每间隔1~2个月巩固治疗2次。

临床疗效 共治疗92例。患者治疗后动力性皱纹有显著改善（治疗前后积分比较，t=12.6278，P<0.01）。1~2年后随访，无1例患者出现不良反应、并发症、后遗症。效果维持时间2月~2年，具有个体差异，与个人习惯性面部表情动作的控制、日常保养、巩固治疗次数密切相关。

资料来源 卜彦青，孙力，杜广中. 中国针灸，2007（4）：313-314.

按语 本方适用于动力性皱纹。动力性皱纹的产生除与过分的面部表情动作有关外，还与心血不足或气滞血瘀有关。取阿是穴、印堂、四白以活血通络，改善局部血液循环；足三里属胃经，其经络上行面部，取之可化生气血，上荣于面；心主血，其华在面，故取心俞、血海补益心血，脾为后天之本，取脾俞补益后天，以促进气血化生；取太冲疏肝理气，配肝俞、膈俞行气活血、养血柔肝。本组患者于每次针刺时，面部穴位周围有热或清凉感，治疗结束后，面部皮肤有明显绷紧感，皮肤弹性增强，面色光滑红润。在临床中发现，年龄越小，病程越短，取效越快；术中及术后注意面部皮肤保养、良好控制个人习惯性面部表情动作、坚持每月巩固治疗者，效果维持时间较长。本例中额纹及眉间皱纹取效较其他皱纹取效快，但需控制个人习惯性面部表情动作以维持疗效。

五、斑秃

斑秃又称圆形脱发症。是一种局限性斑状脱发，往往一夜之间头发脱落几片，脱发区大小不等，呈圆形或椭圆形，数目不定，有时相邻的几块互相融合。患处皮肤光亮，无炎症现象，但可见毛孔，边界清楚。少数可全头部脱落，称为全秃。

第一方

处方 脱发区、风池、腰背部。

刺灸方法 用梅花针叩刺脱发区，从脱发区边缘螺旋状向中心均匀密叩，叩打至皮肤潮红为止。然后，从不脱发区向脱发区中心做向心性叩刺20~30次。用梅花针均匀叩刺腰背正中线与脊柱两侧，叩至皮肤潮红。用28号50mm毫针刺风池穴，向对侧风池穴水平方向刺入1.5寸左右，得气后留针20分钟。用28号40mm毫针在脱发区皮下做十字交叉沿皮刺，局部有胀痛后，留针20分钟。每日治疗1次，20次为1个疗程。疗程之间休息5天。

临床疗效 本组共102例，治愈80例，显效9例，好转11例，无效2例，总有效率为98%。

典型病例 李某，女，55岁，于1984年12月26日就诊。圆形脱发3个月。7个月前因丈夫去世过于悲伤，经常失眠。3个月前，梳头时发现成束头发脱落。皮肤科检查诊断为"斑秃"，经中西药内服外搽治疗未效。经上法治疗4个疗程后，患者脱发区长出整齐黑色新发而治愈。2年后随访，未见复发。

资料来源 葛书翰. 中国针灸，1991，（1）：17.

按语 中医学认为，斑秃发病多因肝肾阴亏，瘀血阻络，血不养发所致。在脱发区针刺加梅花针叩打，能疏通局部气血经络，具行气活血通络的作用；针刺风池有祛风解毒、镇惊安神之功；梅花针叩打腰背部能补益肝肾。三法相辅为用，使精血足，毛发生，达到了治疗目的。

第二方

处方 斑秃局部。

刺灸方法 在斑秃局部常规消毒和局麻后，用三角皮针引羊肠线做皮下"十"字埋藏，必须埋到斑秃区边缘，线头要植入皮下勿外露，纱布及止血纤维压迫包扎，必要时服用抗生素防治感染。血液病患者、普鲁卡因过敏者禁用。

临床疗效 本组共60例，痊愈54例，好转4例，无效2例，总有效率96.7%。

典型病例 崔某，男，24岁，1986年5月10日就诊。因参加考试劳累而发生两处斑秃，经服中药汤剂、生发胶囊、生姜外擦等法治疗2月无效。转我院作埋藏治疗。埋藏羊肠线半月后即生毫毛，渐变黑而愈。

资料来源　门延松，胡立勉.山东中医杂志，1989，（5）：28.

按语　羊肠线埋藏是针灸治疗的一种高效疗法，通过羊肠线在人体内持久刺激作用和羊肠线作为异性蛋白被人体吸收的机制，使局部气血疏通，新陈代谢加速，促使了毛发的再生。故收捷效。

第三方

处方　主穴：百会、头维、生发（风池和风府连线中点）。配穴：翳明、上星、太阳、风池、鱼腰、丝竹空、四神聪、安眠穴。

刺灸方法　每日或隔日针刺1次，每次选取5~7穴，交替使用，随症加减。视体质强弱及证情虚实运用补泻手法。可不留针或用电针。10次为1个疗程。治疗期间患者每日早晚自行按摩头皮。

临床疗效　本组共880例，治愈507例，显效213例，有效98例，无效48例，另有14例因故中断治疗，总有效率为92.96%。

典型病例　张某，女，13岁，学生，5年前因受惊出现失眠多梦、惊哭不安等症，半月后头顶出现拇指甲大小圆形脱发区，梳头或洗头时均大量脱发。一月后脱发区增至8处，医院诊为斑秃，服中西药并用紫外线照射等法治疗均告无效。3月后头发全脱，眉毛、睫毛、汗毛相继脱光。诊为普秃，用针刺治疗，取穴头维、百会、生发、鱼腰透丝竹空、翳明。针刺2次后失眠消失、睡眠好转；6次后头皮松弛，推有皱褶，毛囊孔可见，有少量细毛发长出。2个月后头发成片变黑，全身汗毛生长，眉毛及睫毛均见黄白色细毛。3个月后头发全部长出而愈。随访1年未见复发。

资料来源　张翠屏.江苏中医，1988，（6）：17.

按语　斑秃多因血虚、血瘀及虚热所致。又与精神因素有很大关系，如患者常伴失眠多梦等症状。本法通过针刺，改善患者各种精神症状，同时又疏通头部经络气血，达到补虚祛瘀、行气活血养血之功。标本兼治，使发有所养而得以再生。

第四方

处方　斑秃局部。

刺灸方法　以电梅花针刺激斑秃局部为主。辨证分型配合穴位注射。气血虚弱型配当归、黄芪注射液穴注肾俞、足三里；肝肾阴虚型配丹参注射液穴注肝俞、三阴交；气滞血瘀型配丹参注射液穴注膈俞、血海。每天或隔天1次，15次为1个疗程。

临床疗效　本组共473例，痊愈459例，有效13例，无效1例，总有效率为

99.7%。

资料来源　龚东方，张家维，贝美连．中国针灸，1988，（6）：3-5.

按语　本法通过电梅花针输出的弱强度低频率脉冲阴极直流电，加强大脑皮层的抑制过程，可改善头痛、失眠等一系列伴随症状。同时，电梅花针刺激皮部，可激起皮部的络脉功能活动，通过经络的联系和转注作用，使气血畅通调和，改善血循环；电梅花针还作用于毛球细胞，使其分裂活动增强，增强了毛囊活性。毛囊生长力旺盛，血液供应充分，患者精神状态良好，从而促使了毛发新生。

第五方

处方　斑秃局部、神门、三阴交、足三里。

刺灸方法　斑秃局部梅花针叩刺后用鲜姜外擦。体针按虚实行补泻手法，泻法不留针，补法留针20分钟，实证每天1次，虚证隔日1次，15次为1个疗程。

临床疗效　本组共31例，痊愈21例，显效6例，有效3例，无效1例。

资料来源　张瑛．中国针灸，1987，（6）：54.

按语　斑秃形成与气、津、精血及五脏功能失调有关。本法通过针刺神门、三阴交、足三里3穴，补充人体气血精液不足，通调脏腑经络平衡。通过局部梅花针叩刺加鲜姜外擦，促进局部血液循环。两法相配，既注重了整体，又侧重了病变局部，使发有所养而荣。

第六方

处方　"头项十针"，即百会、四神聪、神庭、风池、头维，同时配合太冲、合谷、太溪、三阴交。

刺灸方法　百会、四神聪、神庭平刺15~23mm，太冲、太溪、合谷直刺15~23mm；风池向鼻尖方向斜刺15~23mm，头维向率谷方向透刺，神庭向上星方向透刺。取0.30mm×40mm毫针，三阴交直刺25~38mm，留针30分钟，中间行针1次，每天1次，10天为1个疗程。体针之后，患者取坐位，常规消毒后，用梅花针以右手示指伸直压在针柄上，以腕力叩刺脱发部位，由边缘开始呈螺旋状向中心移动，叩刺时针尖均匀分布，力度均匀，刺激量中等，以皮肤充血并局部有轻微点状出血、疼痛可以忍受为度。患者有轻微灼热感，如有渗血，用消毒干棉球擦净；若患者出现较强的疼痛不适感，或出现皮肤感染的迹象，则立即停止操作，并对叩刺部位进行处理。梅花针治疗2天/1次，5次为1个疗程。梅花针叩刺结束后，用消毒干棉球擦净，在患者叩刺部位给予生姜涂擦。生姜涂擦方法：取鲜嫩多汁的生姜，用刀将生姜一端切去，用手拿取生姜另一端对叩刺部位进行反复涂擦至患者感觉头皮发热。其疗程与梅花针叩刺法相同。

临床疗效　60例患者中痊愈43例，显效10例，有效6例，无效1例，总有效率为98.3%。其中愈显率为88.3%，痊愈率为71.7%。

典型病例　患者，女，学生，22岁。2015年6月17日初诊。近半年来，因学习压力大导致精神紧张、睡眠差，出现顶枕部头发脱落，呈圆形、椭圆形、大小不等、边界清楚的两块斑秃区，大小分别约2cm×2cm、1.5cm×2cm，于当地医院服中药及外用药（具体药物不详）未见好转。查体：头发脱落，脱落区域光亮，自觉易怒心烦，易疲劳，腰膝酸软，口干，纳差，失眠多梦，健忘，二便调，舌红、苔少，脉细数。血常规、血生化及微量元素检查未见异常。诊断：斑秃；辨证：肝肾亏虚，气血不足，发失濡养。治疗当补益肝肾、益气养血。采用以"头项十针"为主结合梅花针叩刺、生姜涂擦，治疗15天后，斑秃区出现均匀的细小头发约0.2cm；治疗30天后，脱发区全部长出约0.5cm，色黑如常。同时嘱患者保持良好的作息习惯，尽量避免熬夜，放松心情。

资料来源　王明明，蔡圣朝，黄雪珍. 中国针灸，2017，37（5）：489-490.

按语　肝肾亏虚、气血不足、瘀血内阻、情志不畅为此病发生的主要原因。"头项十针"中百会为诸阳之会，具有宣畅气机、醒脑开窍、益气举陷之功；四神聪宁心安神，辅以风池穴，疏风养血；取头维向率谷方向透刺可平肝息风、祛瘀通络；神庭向上星方向透刺可宁神醒脑、息风清热。太溪、三阴交滋补肝肾、益气活血，其中三阴交为足三阴经交会穴，调理肝、脾、肾有独到之处；合谷配太冲有活血化瘀、疏肝解郁、补气益血、补肝益肾之功能。梅花针叩刺体表皮肤具有调和气血、通经活络之效，以达到调节人体营卫气血之功，改善血液循环，滋润毛发生长，刺激萎缩的毛囊恢复生长功能。在脱发区涂擦生姜，其辛、微温，可行气活血、温经通脉。姜汁涂擦后能够改善斑秃处血液循环，促进毛发生长，可缩短病程。针刺配合生姜能使毛发脱落减少或停止，促进毛发再生。

第七方

处方　体针辨证取穴：血热生风型取曲池、风池、风府、百会、合谷、手三里；血瘀毛窍型取太冲、风市、阳陵泉、头维、内关、神门；气血两虚型取上星、膈俞、足三里、三阴交、血海；肝肾不足型取蠡沟、足三里、委中、肾俞、肝俞、百会。

刺灸方法　本方采用阿是穴叩刺加体穴电针治疗。①阿是穴叩刺。患者取舒适的坐位，常规消毒阿是穴，手持消毒过的梅花针的针尾部，利用手腕部的力量使针尖垂直叩刺，针刺的力度要适中，频率要均匀，不能慢刺、压刺、斜刺和拖刺，如此连续地由脱发区的边缘向中心部叩刺。可叩刺至局部皮肤明显发红，并有微微渗血为止，叩刺毕用消毒干棉球将叩刺部位的血迹擦拭干净，碘伏消毒即可。隔天1次，7次为1个疗程，休息1~2周后进行下1个疗程，共治疗7个疗程。梅花针做到专人专用，若发现针尖不齐、表面生锈或尾端弯钩时，需及时更换。②体穴电针。常规进针，均匀地提插捻转，患者出现酸麻胀等得气感觉后，行平补平泻手法，肝肾不足型用补法，其余证型用泻法，然后接电针仪，采用疏波，刺激量逐渐加强，以患者能耐受为度，持续15~20分钟。每天1次，10次为1个疗程，间隔3天后进行下1个疗程，共治疗7个疗程。

临床疗效 本组共41例，痊愈27例，显效11例，有效2例，无效1例，总有效率为97.6%。

资料来源 刘燕玲.湖南中医杂志，2018，34（10）：90-91+105.

按语 梅花针叩刺阿是穴作用于头皮表面，可疏通经络，活血化瘀，从而达到活血生新的作用。梅花针叩刺阿是穴配合体穴电针治疗斑秃，具有调节局部血液微循环的功效，使局部血管扩张，气血通畅，邪从腠理而出，同时又能调整脏腑经络，平衡阴阳气血，使局部异常因子恢复平衡。

第八方

处方 脱发区局部。

刺灸方法 患者脱发区用2%碘酒、75%酒精常规消毒后，用毫针于病变处四周进行平刺围针，进针深度为0.3~0.5寸。斑秃区域小的用4根0.25cm×25cm毫针，区域大的用4根以上毫针，由患部边缘处斜刺向斑秃的中心，快速斜刺进针，采用捻转手法使其得气，局部有酸胀感为度。每天1次，每次留针30分钟。局部围刺起针后，将患者脱发区用2%碘酒、75%酒精常规消毒。取无菌揿针，以镊子夹持皮内针柄，将无菌揿针刺入患部边缘无毛发生长处，每枚揿针相距1cm（用胶布固定）。埋针时间为1天。嘱患者每晚睡前自行按压针处，以加强刺激。10次为1个疗程，隔1天开始下1个疗程。2个月观察疗效。

临床疗效 38例患者，痊愈23例，占60.52%；显效14例，占36.84%；无效1例，占2.63%；总有效率为97.36%。

典型病例 王某，女，46岁，家政月嫂，于2016年06月18日就诊。因患者工作性质，每天睡眠不足6小时，而且睡眠时间非常分散。于半年前出现头发片状脱落，未予以重视。近日症状严重，枕头上时常发现大量头发，遂来我院针灸科就诊。查：后枕部有一拳头大小的脱发区，脱发区皮肤平滑光亮，实验室检查无异常，舌淡，苔薄白，脉弦。诊断：斑秃。按上法用围刺法配合埋针治疗7次后有白色毛发长出来，2个疗程后浅色软毛发长全，治疗3个疗程后，新发由白转黄再转黑，增粗，增密，与其他部位头发无差异，痊愈。随访1年未复发。

资料来源 丛宇，张忠平，庞秀宇，等.黑龙江中医药，2016，45（6）：59.

按语 中医学认为，发为血之余。若太过思虑，脾气亏虚，气血化生不足；或情志不遂，怒气伤肝，气机逆乱，气滞血瘀；或肺气不足，宣发失司，精液失于输布；或房劳不节，肾精亏损，均可导致头皮毛发失于濡养而成片脱落。用局部围刺配合埋针治疗斑秃，能通过长时间刺激使毛囊周围的血流量增多，疏通经络，增加毛球细胞的分裂活动，进而增强毛囊的活性，使局部气血运行旺盛，促进毛发新生。

六、酒渣鼻

酒渣鼻俗称"红鼻子"或"红鼻头"，是发生在面部的一种慢性炎症性皮肤病。常发于颜面中部、鼻尖和鼻翼部，还可延及两颊、颌部和额部。轻度者只有毛细血管扩张，局部皮肤潮红，油脂多；重度的患者可出现红色小丘疹、脓疱，严重者鼻端肥大形成鼻赘。毛囊虫感染是发病的重要因素，但其并不是唯一的因素。嗜烟、酒及喜食辛辣刺激性食物；有心血管疾患及内分泌障碍；月经不调；有鼻腔内疾病或体内其他部位有感染病灶；胃肠功能紊乱如消化不良、习惯性便秘等都和本病的发生有关。

第一方

处方 针刺：鼻三针（印堂、双侧迎香）、曲池、列缺、外关、合谷、足三里、太冲。自血疗法：曲池、足三里。

刺灸方法 ①针刺：部位用75％酒精常规消毒，取0.25mm×40mm号一次性无菌针灸针针刺所选取的穴位，针刺得气后行泻法，留针30分钟，每10分钟行针1次，每天1次，7天为1个疗程，疗程间隔2~3天，可进行第二个疗程。共治疗3个程。②自血疗法：患者采取坐位，于肘正中用碘伏消毒，取一次性5mL注射器抽取肱静脉血约3mL，取左侧静脉血注入右侧曲池、足三里。穴位经严格消毒后，将针头刺入，术者自觉手下得气后回抽无血，患者自觉此处有酸麻胀痛的针感后可将自血缓慢注入，两个穴位分别为1.5mL，出针后用医用棉签按压针孔，隔3天治疗一次，5次为1个疗程。共治疗2个疗程。当妇女处于经期时应暂停自血疗法，疗程结束后观察治疗结果。

临床疗效 本组治疗30例，痊愈10例，显效17例，有效2例，无效1例，有效率96.67％。

资料来源　崔春苗，李永峰. 现代中医药，2018，38（1）：44-45.

按语　临床上取鼻三针，即印堂、双侧迎香穴为局部取穴，直达病所，加之印堂穴为督脉之穴，又可通肺气。肺主皮毛，开窍于鼻，肺经不上头面，而列缺为肺经络穴，能治疗颜面疾患，可直接联络手阳明大肠经，通调两经经气，治疗两经病变。阳明经为多气多血之经，手足阳明经循行皆过鼻旁，故取曲池、外关、合谷、足三里以奏活血化瘀、疏通经络之效。曲池穴属手阳明经，是驱除周身之风的常用穴，在临床上是治疗皮肤病的首选。

临床上自血疗法治疗某些皮肤病已经取得了一些较好的疗效。人体血液内含有多种微量元素、抗体、激素和酶类，注入穴位后，在体内缓慢吸收，通过经络的作用，对人体产生一种非特异性的刺激作用，可激发和调节机体的免疫功能，使机体免疫功能增强，协调脏腑，调和气血；增强体内的微循环，促进皮肤的代谢，使皮肤得到充分的营养，提高皮肤的脱敏性及对病邪的耐受性，恢复皮肤的正常功能，使疾病得到痊愈，这是中医在治疗中扶正固本治则的一种体现。

第二方

处方 ①火针取穴：背部肺俞、膈俞、脾俞、局部阿是穴。②毫针取穴：双侧迎香、合谷、列缺、足三里穴。

刺灸方法 ①火针治疗：先点刺背部双侧肺俞、膈俞、脾俞穴，常规皮肤消毒后，取火针在酒精灯上将针尖烧红后，迅速直刺各穴，每穴点刺3下，深度控制在5mm内；再点刺局部阿是穴，红斑期伴有明显毛细血管扩张，则以细火针在毛细血管上点刺2~3针，丘疹脓疱期则以粗火针在丘疹、脓疱部位点刺，根据皮损大小点刺1~3针；每周1次，2周为1个疗程。②毫针治疗：选取上述穴位，常规消毒后，针刺得气后行泻法，留针30分钟，15分钟行针1次。每周5次，2周为1个疗程。

临床疗效 本组治疗45例，痊愈33例，显效7例，好转4例，无效1例，有效率97.78%。

资料来源 董玉喜，彭冬青，王秋红. 辽宁中医药大学学报，2011，13（3）：157-158.

按语 肺主皮毛，选肺俞以宣通肺气、清泻上焦郁热；膈俞为血会，刺膈俞以清泻血热；脾主肌肉，刺脾俞以健运化湿，促进皮损修复。面部皮损的火针治疗，可以疏畅浅表之经络气血，使积热外泄，软坚散结，促进局部皮肤新陈代谢。具有以下几方面优势：①直接作用于毛囊，使毛囊口开张，皮脂炎性物排除，促进炎症的消退；②对导致酒渣鼻的幽门螺旋杆菌等微生物有直接杀灭作用，且直接破坏其生存环境；③对丘疹脓疱期及鼻赘期可直接刺破增厚的疱壁，或破坏增生的结缔组织，体现出了祛腐方能生新的卓越功效；④防止或减轻疤痕形成，促进皮肤修复、新肉再生。

针刺选手太阴经络穴列缺，宣肺气、祛风邪；足阳明胃经、手阳明大肠经，皆循行于鼻旁，且手阳明与手太阴互为表里，故针迎香、合谷、足三里以疏调阳明经气，清泻肺热；上述四穴共奏清热、祛风、通络之效。

第三方

处方 典型皮损处。

刺灸方法 术前准备：局部清洁处理，术前常规消毒铺巾。主要器械：小号三棱针，常规消毒备用。操作方法：用三棱针快速点刺典型皮损处，刺入深度为0.3~0.5cm，在病变部位反复点刺，刺点的密度约20个/cm²，使毛细血管被充分离断，血液自动流出，表现弥漫渗血为度。10天治疗1次，3次1个疗程，1个疗程治疗后有效而未愈者，进行下1个疗程，无效者，停止后续治疗，共治疗1~2个疗程。注意事项：①遵守灭菌原则；②准确控制点刺深度，过深易留瘢痕，过浅则效果不佳；③渗血停止后再用碘伏涂擦消毒术区，自然晾干，让患者平躺休息30分钟，才能离院。若渗出较多，渗血时间明显延长者，用含1：100000（10mg/L）浓度肾上腺素的生理盐水敷料湿敷术区30分钟，促使渗出停止；④可酌情使用抗生素，预防感染。

临床疗效 本组38例，治愈20例（52.63%），好转17例（44.74%），无效1例（2.63%），有效率97.37%。

典型病例 患者樊某，女，41岁，工人。2009年4月11日以"鼻部红斑结节3年余"为主诉就诊。患者3年前不明原因鼻部弥漫性皮肤潮红，渐出现丘疹及脓疱，先后经口服甲硝唑、维生素B$_6$及外涂维生素B$_6$软膏治疗，时有好转，但未能坚持治疗，致病情反复，逐渐加重。5个月前开始出现鼻头肥大，渐至鼻头出现大小不一的紫红色结节。来诊时鼻头部凸凹不平，可见扩张的血管。诊断为鼻赘期酒渣鼻，用前述三棱针刺血疗法治疗1个疗程（3次），皮损消失，随访90天，皮肤无异常。此例鼻赘期酒渣鼻患者皮损典型，证型属于酒渣鼻的后期，是因血瘀热毒聚结所致，用三棱针刺血泻热散瘀排毒，获得良效。

资料来源 石新荣，原方，史爱华. 中医学报，2011，26（5）：631-632.

按语 本方适用于鼻赘期酒渣鼻。中医认为本病多因饮食不节，肺胃积热上蒸，日久血瘀热毒聚结所致。三棱针刺血疗法在皮损处点刺放血，达到开窍散热和活血消瘀散结的作用，是治疗鼻赘期酒渣鼻的有效疗法，值得推广。

第四方

处方 ①体针取穴：素髎、少商、肺俞、脾俞、胃俞、大肠俞。②耳针取穴：耳尖、神门、肝、胆、肺、胃、三焦、内分泌。

刺灸方法 ①体针：素髎、少商二穴用三棱针点刺放血3滴。其余背俞穴均取双侧，用75%酒精皮肤消毒后，用三棱针刺破皮肤，再将4号火罐用闪火法在上述部位拔罐，吸出血液0.5~1mL留罐10分钟，去罐后擦干净血迹。②耳针：用75%酒精在耳轮和耳内进行严格皮肤消毒，先用三棱针在耳尖穴上点刺放血3滴，其余各穴用消毒后的揿针埋入耳穴内，然后用0.6cm×0.6cm的方块胶布固定，两耳交替使用，隔2日治疗1次，留针期间，嘱患者每早晚按压耳内各穴位，直至微痛为度。每周治疗2次，1个月为1个疗程，疗程间不休息。

临床疗效 本组16例，痊愈8例，好转6例，无效2例，总有效率为87.5%。

资料来源 熊华. 海南医学，1994，（1）：46-47.

按语 所取素髎穴即鼻准。《奇效良方》曰："鼻准一穴，在鼻柱尖上是穴，专治鼻上生酒醉风，宜用三棱针出血。"在背俞穴刺络放血，可祛湿热火毒，清泻血中之瘀热，拔罐可疏导瘀滞，引邪外出，是治疗本病的有效方法。

七、丰胸

丰胸是指通过内调外治的方法使乳房匀称丰满、圆润而富有弹性，增加胸部肌肉的健美。丰满的乳房作为成熟女子的第二性征，是女性形体美特有的标志。女性的乳房以丰满有弹性、圆润坚挺、两侧对称、大小适中为健美。

第一方

处方　主穴：乳根、膻中、大包、三阴交、足三里、关元、气海。辨证配穴：兼有脾虚症状者，加脾俞、丰隆；兼有肝郁症状者，加阳陵泉，期门；兼有肾虚症状者，加肾俞、命门。

刺灸方法　准备器具：一次性使用埋线针（规格型号：0.9）；可吸收性外科缝线（型号2-0，靓紫线）；碘伏棉签；无菌棉球；埋线贴；托盘。操作：①体位：患者取仰卧位，医者立于患者右侧，患者暴露其胸腹部及下肢。②穿线：将备好的可吸收外科缝合线穿入一次性使用埋线针，线体需完全放入埋线针内。③穴位埋线：按照穴位埋线操作规范，将可吸收性外科缝线埋植在穴位的皮下组织或肌层内，针孔处消毒后埋线贴敷。每2周1次，共4次治疗，正常生活作息。

临床疗效　①从胸围有效率看，治疗组治疗4周后，显效4例、有效14例、无效12例，总有效率60.00%，治疗8周后显效11例，有效17例、无效2例，总有效率为93.33%。②从体积有效率看，治疗组治疗4周后，显效4例、有效15例、无效11例，总有效率63.33%，治疗8周后显效18例，有效9例、无效3例，总有效率为90.00%。

资料来源　尹尧丽．南京中医药大学，2019.（穴位论文，知网收集）

按语　从中医角度看，穴位埋线能够对乳房产生直接刺激，可以调节乳房局部气血。能调节阳明经气血的分配，促使乳房局部"精"的化生，进而达到促进乳房生长的目的。同时也能通过对其所属经脉或所属脏腑某一方面的功能进行针对性的调节作用，通过辨证取穴，根据研究对象辨证施治，治病必先辨证，审证求因，立法施治，方从调节冲任，健脾调胃，补肾活血，疏肝理气四个角度出发达到丰乳效果。

第二方

处方　根据中医辨证分为气血亏虚型、脾胃虚弱型、气滞血瘀型、肝肾阴虚型、肝气郁结型5种证型分别取主穴大椎、膻中、中府；足三里、上巨虚、太白；大椎、中府、期门、膻中；三阴交、太溪、大椎；期门、太冲、行间、膻中，再配以气户、乳根、膺窗、天溪、少泽等穴位。

刺灸方法 双侧取穴，施以平补平泻法，使针下得气即可。0.5小时后将毫针拔出，选取主穴用艾条施以温和灸，灸到局部潮红为度，隔天灸，10次为1个疗程。选用一号罐，局部涂液状石蜡，两边乳房周围走罐，使局部皮肤潮红为度，隔天1次。避开月经期，共治疗3个疗程。

临床疗效 本组20例，特效1例，显效5例，有效11例，无效3例，总有效率85.0%。

资料来源 庞玲玲，吴书晨，周春风，等．亚太传统医药，2017，13（9）：109-111．

按语 中医理论强调要想拥有完美乳房，必须达到"胃气充足，肝气条达，冲、任、带脉充盛顺畅"。运用针灸走罐丰乳不仅可以使乳房增大，还可以使身体的症状及体征得到不同程度改善，充分体现了针灸走罐具有"疏通经络，调和阴阳气血"的作用。

《灵枢·经脉》曰："经脉者，所以能决生死，处百病，调虚实，不可不通。"这说明经络是人体运行气血的通道，通过经气的活动可以运行气血、协调阴阳。针灸走罐不仅刺激腺体和内分泌，使脑垂体释放激素，作用于卵巢，反馈性激活乳腺细胞，促进乳房发育，同时也可使身体的气血充和，将血液引于胸部，使胸部的气血更加丰盛，给乳腺输送营养，乳腺得到充分营养后自然生长，以达到丰胸的效果。

第三方

处方 主穴：膺窗、乳根、梁丘、足三里、丰隆。配穴：经期加刺血海、地机，灸关元穴；增生期加刺太溪、三阴交；分泌期加刺太冲，合谷、三阴交。

刺灸方法 治疗时间：由于每个人的月经周期时间具有差异性，所以月经三个分期以个人的具体月经周期天数定，经期以月经开始第一天到月经干净止；增生期从月经干净的第一天到排卵当天。排卵期的观测可以用体温计测量体温变化来观测，但由于体温变化值较微小，要求求美者清晨睁眼即刻测量不能有任何干扰，测量条件要求较高不好把握，求美者不易配合，故排卵以白带为稀薄的清鼻涕样并可拉丝为排卵期标志；分泌期以排卵后到月经开始前。第一次治疗在月经干净后第一天，隔日一次，一个月经周期为1个疗程，共两个疗程，每个疗程结束后，测量胸围及乳房体积一次，两个疗程结束后测体重并记录痛经和乳房胀痛情况。治疗方法：确认求美者非空腹后，让患者平卧，解开衣裤暴露需要针刺的部位。施术者双手消毒。依次消毒并针刺膺窗、乳根、梁丘、足三里、丰隆，垂直进针法，针下得气后，捻转平补平泻手法，其中膺窗、乳根不施手法不留针，余留针30分钟，取针时按压针孔。经期：加刺血海、地机，方法同上，灸关元穴30分钟。增生期：足三里得气后改为捻转补法，加刺太溪、三阴交均为捻转补法。分泌期：加刺太冲得气后捻转泻法，合谷、三阴交平补平泻法。

临床疗效 60名18岁到32岁女性志愿者，经过两个疗程丰胸治疗后，显效8

例，有效40例，无效12例。

资料来源　闵彬彬. 成都中医药大学，2013.（学位论文，知网收集）

按语　本方调阳明胃经有两个目的：①调理脏腑。调阳明气血，以充生化之源以滋养脏腑，使脏腑功能健运；②调理乳房局部气血。足阳明胃经是唯一过乳房的经络，是调节乳房局部气血的关键。所以选足阳明胃经为主调节阳明气血，是丰胸的根本前提，阳明气血充盛为乳房生长的物质基础。

中医和西医理论都表明月经周期与乳房变化节律存在一致性，月经的产生与乳房的发育在同一调控机制下进行，西医为下丘脑-垂体-性腺子宫轴，中医为肾-天癸-冲任-胞宫中医生殖轴。天癸由先天肾气产生，并由后天水谷精微滋养，即后天脾胃生化水谷精微物质滋养先天肾和天癸从而保证女性生殖功能的正常运作。乳房发育不良与先天肾气不足有重要关系，但补先天之效不能速达，只能靠补后天以养先天，那么要想达到丰胸效果就要结合月经规律，补后天脾胃的同时固护先天肾气，同时调理冲任。所以选穴主要为足阳明胃经穴位以补生化之源，结合月经周期加减辨证的时候注意滋养先天，调冲任理气血。

八、扁平疣

疣，多发于青少年，故又名青年扁平疣。好发于颜面手背，尤喜侵犯额部及颊部。疣体小如粟米、芝麻，大如黄豆，呈褐色、淡红色，肤色扁平状丘疹。发病或疏或密，或簇集成群，多少不等，发病缓慢，无自觉症状或稍有痒感。

第一方

处方　病变局部。

刺灸方法　常规消毒后，取三头火针于酒精灯上将针身烧红，对准病变中心，迅速烧灼至基底部，病灶较大者，可刺数针，直至病灶缩小或呈焦痂样。刺后不做任何处理或用消毒干棉球按压片刻。

临床疗效　本组共58例，治愈54例，有效2例，无效2例。

典型病例　刘某，女，43岁，工人。自幼左眉头处有小米样疣痣，随年龄增长，生长缓慢，近几个月生长迅速，至0.8cm×0.8cm，并发痒，洗面不当则破溃。来院行火针治疗，10天后脱落，无印痕，无色素改变。随访5个月无复发。

资料来源　戴玉勤，王湃. 中国针灸，1989，（2）：51.

按语　火针疗法是皮肤科常用疗法之一，对疣、痣治愈率较高。它通过机械和热力两种刺激的结合，直接刺到病灶基底部，使病灶坏死而脱落，达到治愈目的。本法操作简单，治愈率高，术后不留瘢痕，值得推广应用。

第二方

处方　耳穴面颊区敏感点。

刺灸方法　用粗针（5~7号注射针即可）于双侧耳穴面颊区敏感点强刺激，以不刺透耳垂组织为度，每次5~10秒，不留针，每周1次，5次为1个疗程。配合用药：7~12岁儿童口服左旋咪唑25mg、乌洛托品0.3g，每日3次，13岁以上用药量加倍。每用3天药，停7天，重复3次（30天）为1个疗程。

临床疗效　本组共50例，治愈45例，好转2例，无效3例。

资料来源　高志斌. 中西医结合杂志，1989，（4）：244.

按语　本法为耳针与药物相结合的一种疗法。作者将之与单纯针刺组和单纯用药组做了比较，疗效均优于该两组。本方通过耳针促进了病灶局部血循，充分发挥药物作用。

第三方

处方　主穴：印堂、阳白、下关、曲池、鱼际。配穴：风热型加商阳；肝郁型加行间、侠溪。

刺灸方法　印堂、阳白平刺0.3~0.5寸，余穴常规直刺用提插补泻之泻法，留针30分钟，留针期间每10分钟行针1次。商阳用三棱针点刺出血。每天1次，6次为1个疗程。

临床疗效　本组共52例，治愈30例，好转18例，无效4例。

典型病例　刘某，男，25岁，工人，2018年10月20日初诊。主诉：面部散在扁平疣1年。近2周内面部作痒，疣体速增。查体：面颊、额部满布扁平丘疹，局部皮肤微红灼热，舌红苔薄黄，脉浮数，诊为风热型扁平疣。依上法治疗5次好转，疣疹脱落，痒感及灼热消失。续治5次后疣疹消除而愈。

资料来源　周鹏临证治验。

按语　面部为扁平疣好发部位，又为阳经循行之野，故取阳白、下关等面部阳经穴位，用泻法以疏通经气兼散郁热；印堂功能镇静安神止痒。加以辨证分型对症加减穴位，共奏调和气血、舒畅情志、驱逐外邪之功。

第四方

处方　疣体正中。

刺灸方法　本方采用毫火针局部点刺疗法。患区常规消毒后，选用规格0.25mm×25mm针灸针，将针灸针暴露在点燃酒精棉球上方绿色火焰中4秒，在针体变红时，快速准确点刺患者扁平疣疣体正中，点刺深度0.02mm，每7天可进行毫火针点刺治疗。

临床疗效　本组共60例，痊愈36例，显效15例，无效9例，总有效率为85.00%。

资料来源　盛荣.世界最新医学信息文摘，2019，19（A3）：224-225.

按语　扁平疣作为病毒感染性的损容性皮肤病，使用毫火针局部点刺进行治疗，能够快速地达到治疗目的，在中医研究中可知火针通过刺激穴位能有效增强人体阳气，鼓舞正气，同时达到调节脏腑和活血行气的疗效。毫火针局部点刺应用在扁平疣的临床治疗中，不仅能有效地达到物理刺激疗效，火针的热能还具有无菌性灼伤刺激；同时毫火针局部点刺不易诱发扁平疣患者出现不良反应，具有安全、见效快的特点。

第五方

处方　疣体中央及其周围。

刺灸方法　本方采用毫火针结合温和灸疗法。①毫火针治疗：患者取仰卧位，戴护眼罩或以无菌治疗单铺盖于治疗部位上，暴露疣体，采用1%安尔碘消毒液对疣体处皮肤进行常规消毒，选用直径0.30mm，长度25~40mm的毫针，医者左手持酒精灯（灯内乙醇不可过满，以免快速移灯时乙醇溢出），右手执针，先点燃酒精灯，然后在预刺疣体上方5cm处，烧灼针尖部，待针身呈白亮时，快速刺入疣体中央，达到疣体根部。体积较小的疣体进行一次性点刺；疣体较大者或密集者，可在疣体中心直刺1针，然后在疣体周围加刺，即迅速刺入疣体四周至根部，至整个疣体呈焦痂状而行针结束。点刺完之后用1%安尔碘消毒液棉球消毒。嘱患者1星期内针刺部位勿沾水，忌食辛辣腥秽等食物。②温和灸：患者取适当体位，对毫火针点刺处疣体进行温和灸。医者手持点燃的艾条，在距离施灸腧穴皮肤表面2~3cm，施以温和灸，以皮肤发红为度，部分穴位可出现透热、扩热、传热等（如酸、胀、压、重等）感传，每处灸3~5分钟。

临床疗效　本组共30例，治愈12例，好转13例，未愈5例，总有效率为83.30%。

资料来源　廖雪，段晓荣，李彩莲.上海针灸杂志，2017，36（5）：584-587.

按语　有关研究表明，毫火针具有调节免疫功能，激发机体抗病能力，改善皮损等作用，并能激发经气，通过高温热凝作用，能够直接刺激病灶及反射点，使针体周围微小范围内病变组织被灼至炭化，以致使疣体干涸脱落，自然吸收消退，不留瘢痕。艾灸可疏通疣体局部经络气机，开泻腠理，使局部血管开放，血量增多，随着血液的旺盛，血中的淋巴细胞和巨噬细胞亦相应增多，免疫细胞浸润于病灶组织，从而增强局部免疫功能，发挥其抗病毒的作用。在临床治疗中，将针尖烧红后迅速刺入疣体，可温通经络、调和气血、扶正祛邪；结合艾灸能增强温通经络、调和气血、扶正祛邪之功，从而达到治疗疾病的目的。

第六方

处方 扁平疣区域。

刺灸方法 采用75%乙醇棉球常规消毒扁平疣区域，然后在扁平疣区域涂少量冬青油或凡士林（以粘住米粒艾炷），取特级清艾绒少许制成2mm×3mm的米粒状，放置于扁平疣之上方，用线香点燃米粒状之艾绒，让其自然蔓延，直至烧至皮肤有隐约痛感且疣体呈焦痂状为止，重复上述方法5次，麦粒灸时可用TDP照射患部上方，以促进局部血液循环。然后，再用75%乙醇棉球消毒扁平疣区域，继续用三棱针挑刺呈焦痂状的扁平疣组织，并用血管钳轻轻予以剥离。每天1次，直至扁平疣被完全剥离，一般2周为1个疗程。

临床疗效 本组共51例，痊愈32例，显效7例，有效7例，无效5例，总有效率为90.20%。

资料来源 张蓉，陆琼，陆晓玲，等.上海针灸杂志，2018，37（5）：548-551.

按语 西医治疗扁平疣有电灼法、激光法、液氮冷冻、自体疣移植、内服或外用抗病毒药物等方法，虽有一定疗效，但容易复发。中医学治疗扁平疣疗效确切，历史悠久，早在《五十二病方》中就记载，"取敝蒲席若藉之蒻，绳之，即燔其末，以久（灸）尤（疣）末（本），热，即拔尤（疣）去之"。艾灸的治疗作用包括了热效应、药性作用及"综合效应"（经络腧穴与艾灸理化作用的有机结合），其具有扶正固元、温经通络、散寒止痛、解毒化瘀的作用。三棱针属九针之一，在《内经》称为锋针，主要用于"泻热出血"，是"宛陈则除之"的具体应用。扁平疣为风热毒邪搏结、气血瘀滞所形成的病理性产物，以麦粒灸配合三棱针挑刺治疗本病，既可疏风清热解毒散结，又可温经通络活血化瘀，标本同治，可有效预防复发。

九、肥胖症

肥胖是人体内脂肪贮存过多，如体重超过标准体重的15%~20%即为肥胖。临床上肥胖症可分为单纯性和继发性两类。单纯性肥胖多因过食肥腻及甜食物，摄入量超过机体热能的消耗而致脂肪积聚，形体虽胖，但无明显内分泌功能障碍症状。继发性肥胖可因间脑、垂体、皮质醇分泌过多等继发，常伴有相应的神经、内分泌功能失调的症状。

第一方

处方 耳穴主穴：内分泌、神门。配穴：大肠、口、胃、肺、贲门。

刺灸方法 耳穴常规消毒后，取0.6cm×0.8cm见方胶布，将王不留行籽贴于胶布上，用血管钳送至耳穴，贴紧后加压力，患者感到酸、麻、胀、痛或发热。两耳交替应用。每周1次，10次为1个疗程。

临床疗效 本组共200例，显效26例，良效55例，有效97例，无效22例。

典型病例 吕某，女，21岁，工人。发胖2年，食纳较多，因控制饮食而经常有饥饿感，食后神疲嗜卧，动则心慌，气短，自汗，舌质淡、体胖，苔薄白，脉沉细。身高1.68m，体重75kg。诊断为单纯性肥胖。治疗方法如上所述，共2个疗程，体重减少8kg。

资料来源 段荣亮. 陕西中医，1986，（5）：215.

按语 肥胖症的成因比较复杂，与体质、年龄、饮食习惯、遗传、劳逸等因素有关，尤与内分泌关系密切。内分泌穴能调整人体内分泌功能，使有关组织（系统）活动提高，新陈代谢加快，组织趋于平衡和稳定；神门穴有抑制胃肠蠕动作用；大肠、肺、贲门等穴有通畅排便作用。诸穴同用，既能调整内分泌功能，又能调整胃肠系统的功能，从而起到减肥效应。

第二方

处方 第一组穴：中脘、天枢、关元、足三里、阴陵泉。第二组穴：巨阙、大横、气海、丰隆、三阴交。

刺灸方法 上述2组穴位交替使用。针刺用泻法，针刺得气后反复轻插重提，大幅度、快频率捻转，产生较强烈的针感，留针30分钟，起针后，腹部穴位拔罐15分钟。每日针刺拔罐1次，10次为1个疗程。

临床疗效 本组共80例，痊愈24例，显效14例，有效31例，无效11例。

典型病例 徐某，女，46岁，1990年3月12日初诊。身高1.52m，体重66kg，体重指数28.6。自诉原来形体消瘦，近5年体重逐渐增加，多食易饥，食欲强，未到下次进食时提前有明显的饥饿感，喜食油腻、甜食之类，嗜睡，疲乏无力，稍有活动则气喘呼呼等，前来要求针刺减肥。经上述方法治疗3个疗程后，体重共下降12.5kg，体重指数下降至23.2，已降至标准范围以内，随访3个月，体重没有回升。

资料来源 李明高. 中国针灸，1991，（6）：27.

按语 肥胖症多因脾胃功能失调，水谷精微不得输布，脂油痰湿内聚所成。中脘、巨阙、足三里有抑制食欲，减弱胃肠蠕动作用；天枢、大横疏调肠腑，理气通便；气海、关元理气消积降脂；丰隆化痰湿；阴陵泉、三阴交健脾利湿、化脂降浊。针刺上述腧穴起到调整脾胃功能、化脂降浊作用。腹部穴位加用拔罐，具有协调脾胃、抑制胃肠蠕动、消积降脂、通便利湿之功用。针罐并用，使病态机体得到恢复，从而达到减肥的目的。

处方 耳穴三焦、肺、内分泌。

刺灸方法 上述三穴轮流使用。选定穴位后局部常规消毒，以小号止血钳夹持揿针准确置于穴位，然后以胶布固定。留针5天后取出，再埋下1个穴位。6次为1个疗程。

临床疗效 本组共253例，有效196例，无效57例。

典型病例 某女，26岁，科威特国人。患者因肥胖而要求减肥。体重为97kg，身高为158cm，形体肥胖。遂予耳穴埋针，三焦、肺、内分泌依次交替埋针，4次埋针后，体重减至74.5kg而停针。

资料来源 李士杰. 中国针灸，1986，（3）：11.

按语 取内分泌可调整内分泌功能，以纠正体内代谢和内分泌紊乱，使新陈代谢加快；三焦穴可健脾利湿、化脂降浊，促进代谢物排泄；肺穴以增强发汗行气之功。三穴交替使用，调节吸收、排泄，促进代谢、利水，故疗效满意。

第四方

处方 体穴：梁丘、公孙。耳穴：口、胃、脾、三焦、神门、饥点（耳屏前面中点，外鼻穴下方）。

刺灸方法 体穴与耳穴同时使用。梁丘、公孙穴针刺得气后，施以泻法，使患者产生较强烈的针感。然后将G6805治疗仪连接在针柄上，用连续波，电流量以患者能耐受为度，通电20分钟后取针。起针后，在所刺穴位上，用麦粒型皮内针沿皮下刺入1cm左右，针身与经脉循行方向呈"十"字形交叉状，用胶布固定针柄，留针2~3天。所选耳穴，贴压草决明籽，每次贴一侧耳郭，两耳交替粘贴。2~3天针1次，10次为1个疗程。

临床疗效 本组共284例，显效96例，有效150例，无效38例。

资料来源 雷振萍. 广西中医药，1992，（3）：29.

按语 梁丘、公孙分别是足阳明胃经的郄穴和足太阴脾经的络穴，针刺后对胃蠕动起抑制作用，并能抑制胃酸的分泌，故两穴能起到抑制食欲的作用。根据肥胖症患者多有食多、易饥等胃肠功能亢进症状而贴压耳穴。耳穴能有效地降低食欲，减少食量，限制饮食摄入，促进代谢物排泄，从而改善胃肠功能的亢进状态。针刺与耳穴压籽相互配合，故收效甚佳。

第五方

处方 耳穴神门、胃、大肠、内分泌、心、三焦。

刺灸方法 用75%酒精消毒耳郭，将揿针轻快刺入耳穴，中等刺激，并用小胶布固定。每次留针5天，5次为1个疗程。

临床疗效 本组共1015例，显效264例，有效370例，无效381例。

典型病例 某男，34岁，科威特人，1985年3月2日初诊。就诊时体重121kg，身高170cm，曾在减肥门诊治疗无效。治疗方法如上所述。第1个疗程后体重为113.5kg，第5个疗程后体重降至88kg。

资料来源 崔述贵. 中国针灸，1987，（1）：17.

按语 耳针一方面能够抑制肥胖患者亢进的食欲，同时也抑制了亢进的胃肠消化吸收功能，从而减少能量的摄入；另一方面可以促进能量代谢，增加能量的消耗，促进体脂的动员及分解，最终达到减肥效果。

第六方

处方 取穴：水分、中脘、下脘、关元、大横、阴交、滑肉门（双侧）、外陵（双侧）、腹结（双侧）、水道（双侧）、梁门（双侧）。

刺灸方法 以生活方式干预减重，包括饮食指导，每次30分钟中等强度运动，每日3次，在此基础上加用电针治疗。嘱患者取仰卧位，常规消毒局部皮肤，选用0.30 mm×40mm一次性针灸针，直刺进针10~15mm，进针得气后使用电针疏密波刺激穴位，每天1次，每次30分钟，连续治疗2周。女性月经期间暂停治疗。

临床疗效 本组共63例，经上述方法治疗后，所有肥胖患者的体重、BMI、腰围、WHR与治疗前均有明显改善。

资料来源 周利平，谭明红. 福建中医药，2017，48（5）：18-20.

按语 本方所选穴位具有利水消肿、除湿化痰、疏理气机之功，进而起到减肥作用，特别是在减小腰围方面。电针通过对穴位持续的强刺激，既可以调节自主神经系统、抑制胃酸分泌、减少热量摄入，又可以促进能量代谢、降低脂肪积蓄，使代谢达到新的平衡，从而达到减肥的目的。

第七方

处方 温针灸：太溪、三阴交、关元、阴陵泉、中脘等。穴位埋线：天枢、气海、关元、梁门、大横、阴陵泉、足三里等。

刺灸方法 嘱患者取仰卧位，常规消毒后直刺上述穴位，留针35分钟，每天1次。关元、中脘穴在针刺的同时行艾灸。同时采用穴位埋线辅助温针灸治疗，左手示指、拇指先固定好皮肤表层，右手则持针平缓刺入，与此同时在穿刺针前端放置一根长为2.5cm的羊肠线，待得气后向前推置针芯，并及时取出针管，从而使羊肠线埋于穴位的肌肉层或皮下组织层。拔针后进行局部按压止血，埋线治疗时间间隔为每2周进行1次。患者须连续治疗10周时间。

临床疗效　本组共40例，经上述方法治疗后，治愈12例，显效18例，有效8例，无效2例，总有效率为95%。

　　资料来源　谢静. 世界最新医学信息文摘，2019，19（86）：124+128.

　　按语　穴位埋线疗法是针灸疗法的改良应用，其作用机制是通过向特定穴位埋入可吸收的生物蛋白线，从而对穴位产生持续性的物理刺激来到达治疗目的。本方中所用的穴位埋线法取穴关元、梁门、气海、大横、天枢、足三里、阴陵泉。关元可利水驱湿、温通下焦。梁门益阳散寒，调理中焦。气海健脾补气、行气益胃。气海去积通腑，理气和中。大横温中化湿、运脾理肠。天枢调理肠腑、行气导滞。配合足三里升发胃气、燥湿化脾，以促进体内脂肪代谢。阴陵泉为足太阴脾经之合穴，可温中祛浊、运脾化湿。诸穴合用，共奏调理脾胃、平衡脏腑阴阳之功效。

第八方

　　处方　主穴：足三里（双）、天枢、中脘、水道、气海、关元、水分；耳穴贴压：取穴神门、内分泌、脾、胃、三焦、饥点。随证配穴：①脾虚湿阻型加丰隆（双）、阴陵泉（双）、脾俞（双）；②胃热湿阻型加曲池（双）、内庭（双）、四满（双）、腹结（双）、胃俞（双）；③肝郁气滞型加太冲（双）、行间（双）、期门（双）、膻中、肝俞（双）；④阴虚内热型加三阴交（双）、然谷（双）、照海（双）；⑤脾肾两虚型加脾俞（双）、肾俞（双）、腹通谷（双）。

　　刺灸方法　患者取仰卧位，用25~75mm长的28号一次性无菌不锈钢毫针针刺以下穴位，足三里、中脘、水道、气海、关元、水分各1.5寸，天枢1寸，进针得气后反复提插捻转，产生较强针感，然后将G6805型电针仪分别连接在中脘与气海、左侧天枢与左侧水道、右侧天枢与右侧水道针柄上，采用疏密波，刺激强度以患者能耐受为度，留针30分钟。配穴直刺，平补平泻。第一周治疗3次（周一、三、五或周二、四、六），从第二周开始每周治疗2次（周一、五或周二、六），共治疗15次（7周），即1个疗程。

　　临床疗效　本组共30例，经电针结合耳穴贴压治疗后患者体脂百分比的平均值由38.85下降至34.98，平均下降幅度达3.87；腰围的平均值由92.98下降至86.82，平均下降幅度达6.17；体重指数的平均值由30.49下降至28.84，平均下降幅度达1.65。

　　资料来源　施皓鸶. 北京中医药大学，2009.（学位论文，知网收集）

　　按语　随着人们生活水平的提高，肥胖的发病率有逐年上升的趋势，已成为21世纪危害人类健康的常见疾病之一。肥胖不仅给日常生活带来诸多不便，而且是高血压、冠心病、糖尿病、高脂血症等疾病的危险因素，严重影响人类健康。电针及耳穴贴压疗法作为治疗肥胖症的有效方法之一，有疗效高、痛苦少、费用低、无副作用的特点。

第十一章　急症

一、休克

休克是由多种原因引起的急性周围性循环衰竭综合征，大出血、严重脱水、重度外伤、剧烈疼痛、药物中毒及严重的过敏反应等原因均可引起。由于有效循环血量不足，心排血量骤然减少，全身组织器官出现严重缺氧。临床以神经反应迟钝，四肢逆冷，面色苍白，血压急剧下降和脉象细数为特征。

第一方

处方　关元。

刺灸方法　用艾炷灸关元穴，不计壮数，至脉回汗止方止，一般需灸20~30分钟。本法一般用于失血性休克。

临床疗效　本组共1例，1次治愈。

典型病例　卓某，男，23岁，农民。因骑车摔倒，左前额受伤，伤口长2寸许，深达颅骨，出血甚多，于1987年7月8日下午4时许（伤后约30分钟）送急诊就诊。诊见患者面色极度苍白，口唇发绀，四肢厥冷，表情淡漠，脉搏135次/分，血压70/49mmHg，诊为失血性休克。立即灸关元穴10壮，30分钟后，四肢渐温，意识渐清，又灸7壮，脉搏有力，神志清醒。

资料来源　郑培. 新中医，1990，（2）：32.

按语　应用灸法治疗休克，古代早有论述，对于阳气欲脱的危症，常用艾灸关元法。《扁鹊心书》中记载"若四肢厥冷，六脉细微者，其阳欲脱也，急艾灸三百壮。"现代研究表明，艾灸关元穴，能增强心肌收缩力，使每搏输出量增加，对收缩压有显著的提升作用，并且对去甲肾上腺素有一定的调节作用。动物实验表明，艾灸关元穴对失血性休克家犬血流动力学紊乱有一定调整作用。

第二方

处方　人中、内关、阴郄。

刺灸方法　先针人中，快速捻转，施平补平泻手法。继针内关，强刺激泻法。最后针刺阴郄，用补法。留针30分钟，本法用于心绞痛休克。

临床疗效　本组共5例，均显效。

典型病例　李某，男，53岁，工人。2017年5月12日晚因看惊险片，突觉胸闷刺痛，前来急诊。血压90/60mmHg，患者面色苍白，冷汗淋漓，脉细欲绝。左手按压在心前区。家属代诉既往冠心病史10余年。遂依上法针刺治疗，留针15分钟时，患者神志渐清，心前区疼痛缓解。取针后，患者已无疼痛，脸色渐渐红润，查血压98/75mmHg，脉细弱。

资料来源　周鹏临证治验。

 按语　人中为督脉腧穴，具升阳开窍救逆之功；内关系手厥阴心包之络，能有效改善心脏供血情况；阴郄为手少阴心经的郄穴，对于心脏急性病证具很好疗效。三穴合用，共同起着升阳回脉、行血活络之功。对改善心脏供血不足有着卓越功效。

第三方

处方　百会、水沟、内关、关元、气海、足三里。

刺灸方法　按照国际脓毒症休克治疗指南给予补充血容量、抗感染、营养支持、保护脏器等常规对症支持治疗。在此基础上，予针刺治疗。取百会，向前平刺1~1.5寸，施捻转补法，施术1分钟；水沟针尖向鼻中隔方向斜刺，施重雀啄手法至患者双目流泪为度。取双侧内关，均直刺进针1~1.5寸，施捻转提插相结合的泻法，施术1分钟；关元、气海，直刺进针1寸，施提插补法1分钟。施针前排空膀胱，取双足三里，均直刺进针1.5寸，施捻转提插相结合的补法，施术1分钟。诸穴施术后留针20分钟。以7天为1个疗程，每日2次。

临床疗效　本组共36例，经上述方案治疗后，休克患者CD3$^+$、CD4$^+$、CD4$^+$/CD8$^+$水平有所提升，症状有所改善。

资料来源　曾维忠，吴双华，袁光辉，等．中国中医急症，2017，26（5）：851-853．

按语　本方针刺多个醒脑开窍、调理气机的穴位，其刺法称为扶阳救逆针法。通过临床研究，该针法对休克患者的免疫功能及症状有较好的治疗作用。

二、昏迷

昏迷是指在较长时间内神志不清，因脑组织代谢发生障碍，高级神经活动受到严重抑制所致。导致昏迷的原因比较复杂，多由传染性疾病、颅脑疾病、代谢障碍、药物或化学品中毒、物理因素等引起。

第一方

处方　主穴：内关、人中、三阴交。配穴：风池、极泉、尺泽、委中。

刺灸方法　先刺双侧内关，直刺0.5~1寸，采用捻转提插相结合的泻法，施术1分钟。继刺人中，斜刺0.5寸，用重雀啄手法，至流泪或眼内充满泪水为度。

三阴交斜刺与皮肤呈45°，进针1~1.5寸，用提插补法，令患者肢体抽动3次为度。极泉、尺泽、委中穴，直刺进针1~1.5寸，用提插泻法，均使肢体抽动3次为度。

临床疗效 本组共1例，治愈。

典型病例 李某，男，19岁，军人。在训练时，头负重伤致昏迷。于1989年7月22日就诊。行开颅血肿清除术后，仍处于深昏迷状态，为使呼吸道畅通行气管切开和氧气吸入。为稳定血压，大量补血，输液，并使用甘露醇脱水降低脑内压及抗感染药物。今已昏迷4个月之久。10月13日外科要求针刺治疗，遂按上法治疗。共治疗5周后，神志清醒，视力恢复。

资料来源 杨新高. 天津中医，1990，（3）：22.

按语 颅脑外伤所致昏迷，与"中风"所致昏迷，其病因、病机大致相同，病变在脑，颅脑外伤所致的脑出血、水肿、颅内压增高，同样会导致意识障碍，而出现神昏、肢体瘫痪。故选用"醒脑开窍"针刺法以取捷效。

第二方

处方 百会、人中、内关。

刺灸方法 穴位常规消毒后，依次进针，施捻转手法，每天1次。

临床疗效 本组共3例，经3~5天后神志恢复。

典型病例 某男，26岁。因斗殴，右侧头顶部被撞击，昏迷2小时伴小便失禁，被送医院，体检发现右头顶裂伤5cm，瞳孔两侧对称，颈部软，左侧肢体软瘫。遂按上述方法治疗，取百会、人中、内关，手法捻转留针30分钟，两天后患者神志恢复。

资料来源 杨碧英. 福建中医药，1989，（4）：33.

按语 百会、人中为督脉经穴，督脉入络于脑，总督诸阳，刺之可升阳醒神、醒脑开窍；内关能宽胸理气、强心升压。故三穴同用共奏回阳固脱，开窍醒神之功。

第三方

处方 主穴：内关（双）、人中、三阴交（双）。配穴：风池、完骨、天柱、哑门、风府、颈夹脊、百会、四神聪、小脑新区、颞三针、智三针。根据症状不同辨证使用配穴，中风昏迷患者可选风池、哑门、风府、百会、四神聪、颞三针、智三针；颅脑外伤可选百会、四神聪、风池、完骨、天柱、颈夹脊、小脑新区等；缺血缺氧性脑病选风池、完骨、天柱、百会、四神聪等。

刺灸方法 先刺双侧内关，位于腕横纹中点直上2寸，两筋间，直刺0.5~1寸，采用提插捻转结合泻法，即左侧逆时针捻转用力自然退回；右侧顺时针捻转用力自然退回，配合提插，双侧同时操作，施手法1分钟；继刺人中，位于鼻唇沟上1/3处，向鼻中隔方向斜刺0.3~0.5寸，采用重雀啄手法，即针体刺入穴位后，将针体向一个方向捻转360°，使纤维缠绕在针体上，再施雀啄手法以流泪或眼球湿润为度；后刺三阴交，沿胫骨内侧缘与皮肤呈45°斜刺，针尖刺到原三阴交的位置上，进针0.5~1.0寸，采用提插补法，使针感到足趾，下肢出现不自主的抽动，以下肢抽动3次为度。以上治疗每日针1次，10天为1个疗程，持续治疗2~4个疗程。

临床疗效　19例中风昏迷患者有7例未醒（Glasgow昏迷评分≤8分），12例已促醒（Glasgow昏迷评分>8分），颅脑外伤中6例全部促醒（Glasgow昏迷评分>8分），缺血缺氧性脑病1例促醒后因心肌梗死死亡。26例中显效11例，有效13例，无效2例，总有效率92.31%。

典型病例　李某，男，78岁，因"神志不清伴左侧肢体不遂5小时"于2013年12月7日入院。入院症见：神志不清，意识模糊，时有无意识睁眼，疼痛刺激后可见肢体收缩，躁动不安；左侧口眼㖞斜，喉中痰鸣音，鼻鼾，纳眠差，小便可，大便无，舌质暗红，苔腻微黄，脉涩。专科查体：Glasgow评分8分（有刺激或痛楚会睁眼，可发出声音，对疼痛刺激有反应，肢体会回缩）。头颅CT示：右侧基底节区及颞顶叶出血性脑梗死。中医诊断：中风（中脏腑），痰瘀互结；西医诊断：脑梗死后出血（急性期）。入院后给予吸氧、动态心电监测、动态血氧饱和度监测、动态血压监测等处理，西医药物治疗以脱水、醒脑开窍、清除自由基、平衡电解质等为主。中医治疗以"醒神开窍"为原则，以"活血化瘀通络"为法进行针灸治疗。取穴：主穴：人中、内关、三阴交；头皮针：颞三针、四神聪、智三针、小脑新区；配穴：风池、完骨、天柱、哑门、风府、极泉、少海、尺泽、曲池、外关、合谷、足三里、照海、丰隆、涌泉。同时配合理疗。治疗结果：患者于12月12日神志渐清，可眨眼示意，可完成简单指令性动作。查体：Glasgow评分11分。12月18日患者嗜睡，呼之可醒，可眨眼示意，可判断认知家属。Glasgow评分12分。12月27日患者神清，四肢乏力，可以发出简单单字音，可独坐。Glasgow评分13分。

资料来源　张涛，冀来喜.山西中医学院学报，2017，18（1）：42-43.

按语　中医学认为昏迷属心脑病症，是临床危急重症。心主神明，凡神志活动由心所主，而脑为元神之府，清窍之所在，视、听、嗅等器官功能和记忆、语言、思维等皆归于脑，心为脑之所用。凡邪气内干心脑或气血衰竭，使心脑蒙蔽或失荣，以致窍闭神散，神不导气，从而使元神无所依附，肢无所用。促醒针刺疗法中将主穴和配穴配伍使用。内关穴居前臂内侧之冲要，可以通胸膈关塞诸病，本穴属手厥阴心包经，心主神明，心包为心之外卫，代心受邪，故本穴为宁心安神之要穴，善于治疗神志疾患，另内关为八脉交会穴，通于阴维脉，阴维为病苦心痛，即阴维脉主心胸诸疾，具有化痰通络之功。人中穴属督脉，督脉联络于脑，故本穴善治神志疾患，且醒脑开窍醒神之力宏，为急救要穴。三阴交系肝、脾、肾三经之交会穴，具有补益气血、益髓填精之功效。诸配穴均为头及附近穴位，内为脑神之所属，通过疏通局部经络气血、加强局部血流，达到治疗与神明有关的病症的目的。本法需配合西医基础治疗。

第四方

处方 ①经穴：内关、人中、三阴交、委中、合谷、太冲、完骨。②董氏奇穴：其门（手背朝上，在手腕横纹桡骨上缘正中央上2寸靠内侧1寸处）、其角（其门上2寸处）、其正（其门上4寸处）。

刺灸方法 先刺双侧内关，直刺0.5~1.0寸，采用提插捻转结合的泻法，施手法1分钟；继刺人中，向鼻中隔方向斜刺0.3~0.5寸，采用重雀啄手法，以流泪或眼球湿润为度；再刺三阴交，沿胫骨内侧缘与皮肤呈45°斜刺1.0~1.5寸，采用提插补法，下肢抽动3次为度；再刺委中，抬高下肢，刺入穴位后，针尖向外斜15°，进针1.0~1.5寸，用提插泻法，下肢抽动3次为度；再刺合谷，沿第2掌骨桡侧中点向后溪穴方向透刺，进针1.5~2.0寸，施用提插泻法，以握固的手指自然伸展或示指不自主抽动3次为度。再刺太冲，向足心方向斜刺，进针1.0~1.5寸，用提插捻转泻法，下肢抽动3次为度。最后刺完骨、其门、其角、其正，均使用捻转提插泻法，每穴施术1分钟。除人中外，均双侧取穴；所有穴位均采用速刺法针刺，达到要求刺激量后，立即出针，均不留针。每日治疗1次，每周治疗5次，连续治疗3周后评价疗效。

临床疗效 本组共50例，针刺组的GCS评分及苏醒率明显高于对照组（$P<0.05$）。

资料来源 王志杰，刘朝晖，彭细娟. 中国中医急症，2016，25（9）：1791-1793.

按语 本法在配合常规治疗下进行。中医理论认为"脑为髓海"，为"诸阳之会"，一旦头颅受损，则可造成脑络损伤，瘀血闭阻脑窍，致脑髓失养，窍闭神匿，神不导气，元神无所附，"神明"失其作用，而昏迷不醒。而针刺在促醒方面则有独特的优势。现代研究表明，针刺能激活脑干–网状系统功能，增加椎动脉供血，缩短脑缺血、缺氧，使网络系统、脑干等部位氧分压相对增高，促使其恢复正常的生理功能，提高神经细胞的兴奋性，使处于抑制状态的脑细胞重新苏醒。人中为督脉、手足阳明经之交会穴。督脉起于胞中，上行入脑达颠，故泻人中可调督脉，开窍启闭，健脑醒神；内关为心包经络穴，八脉交会之穴，具有养心安神、疏通气血之功；三阴交系足三阴经之交会，针刺之能滋阴补肾生髓，以补脑醒神开窍；合谷、太冲合称"四关穴"，意即人体生命的关口，两穴合用，上疏下导，开关宣窍，调畅气机，活血通络。另有中医医家认为通腑泻下法与醒脑开窍法联合运用可发挥协同作用，能更好地促进昏迷患者意识恢复。其门、其角、其正合称"三其穴"，属手阳明大肠经，为董氏针灸促醒效穴，刺之可通腑泻下、祛瘀泻浊，与醒脑经穴合用，发挥协同促醒作用。

三、高热

高热是体温骤升或渐升达39℃以上的各种综合征。临床表现为体温上升时出现畏寒、战栗、皮肤苍白并干燥无汗；体温达到高峰时出现皮肤潮红、灼热、出汗、呼吸及心率加快等，并有眼结膜充血、口唇疱疹、头痛，甚则意识障碍。

第一方

处方 大椎、曲池、外关、合谷。

刺灸方法 穴位常规消毒后，大椎穴针尖向上刺0.5~1寸，行强刺激泻法1~2分钟。曲池、外关、合谷用提插泻法，反复行针，每次留针30分钟，每5分钟行针1次，摇大针孔出针。

临床疗效 本组共38例，治愈35例，无效3例。

典型病例 刘某，男，32岁，工人，1987年5月21日初诊。发热、头痛及咽喉疼痛2天。查体：心肺正常，体温39.4℃，咽部明显充血，舌质红，苔黄，脉浮数。遂按上法治疗，留针30分钟后取针，头痛明显好转，体温38℃。第2天复诊又按上法治疗，体温降到37℃，诸症消失。

资料来源 吴绪平临证治验。

按语 大椎为督脉经穴，又是诸阳之会，刺之可散阳邪以解热；取手阳明经之合穴曲池、原穴合谷以祛邪清热；外关为手少阳之络，通于阳维，可疏散在表之邪以解热。诸穴合用，共奏解表清肺退热之功。

第二方

处方 曲池。

刺灸方法 患者平卧，两手屈曲，肌肉放松。局部常规消毒，用5mL的注射器抽取2mL清开灵（是一种具有清热开窍、退热镇惊中药复方提取液），曲池穴直接进针，直到得气即可缓慢推药。每穴注药0.5~1mL。

临床疗效 本组共15例，全部显效。

典型病例 罗某，女，30岁，1990年1月3日就诊。因感冒持续高热（39.5℃）3天入院，用上法治疗2次后体温降至正常。观察2天体温稳定，共住院3天痊愈出院。

资料来源 敬碧琼，胥燕. 四川中医，1990（12）：49.

按语 曲池为手阳明经合穴，阳明多气多血，病在气分者，可调气以退热，病在血分者，可清血以退热。注入具有清热开窍、退热镇惊作用的清开灵后，清热退烧之功更著，可收事半功倍之效。

第三方

处方　耳背静脉。

刺灸方法　先常规皮肤消毒，用高压灭菌的7号针头直刺或斜刺血管，再用力挤压使之出血5~7滴，压迫出血，最后用75%酒精消毒局部，以防止感染。

临床疗效　本组共20例，显效17例，有效2例，无效1例。

典型病例　李某，女，9个月。无明显诱因发热伴咳嗽1天，于1987年12月23日收住入院。查体：T 39℃，咽部充血，化验WBC 10×10^9/L。用针刺耳背静脉出血1次，4小时后体温降至正常，未再回升，观察4天，痊愈出院。

资料来源　孙晋平.中级医刊，1990，（11）：57.

按语　耳郭背部的上段有退热穴、耳尖穴，耳郭中部有出扁桃体穴。这些耳穴都在耳背静脉分布的地方，针刺耳背静脉出血，对这些穴位都有刺激作用，从而起到消炎退热作用，达到治疗本病的目的。

四、惊厥

惊厥是指因中枢神经系统功能暂时紊乱而出现的突发性、短暂的意识丧失，并伴局部或全身肌肉痉挛的症候而言。可分为发热惊厥和无热惊厥两类。本病以小儿多见。

第一方

处方　第一组穴：十宣、印堂、人中、曲池、太冲。第二组穴：中脘、关元、足三里、章门、印堂。第三组穴：肝俞、脾俞、百会、神阙、足三里。

刺灸方法　急惊风用第一组穴，均用泻法；慢惊风用第二组穴，均用平补平泻法；慢脾风用第三组穴，神阙穴用灸法，余穴用针刺补法。每天1次。本方主治小儿惊风。

临床疗效　本组共84例，痊愈66例，好转13例，无效5例。

典型病例　郭某，男，6个月。患儿高热抽搐2天，曾在乡卫生院治疗，高热抽搐未止，于1975年4月14日求治。来诊时患儿高热无汗，体温38.6~40.5℃，烦躁口渴，面赤气粗，惊惕抽搐（每7~15分钟抽1次，每次持续3~5分钟），舌红苔黄，脉滑数。诊为急惊风。治则：开窍清热，平肝息风。遂用第一组穴，十宣、印堂点刺放血，余穴强刺激不留针，每天1次，共3次获痊愈。

资料来源　聂汉云，聂敏芝.上海针灸杂志，1987，（2）：20-21.

按语　十宣、印堂点刺放血有泻热定惊之效；人中属督脉，通于脑，有醒神开窍之功；曲池清泻热邪；太冲平肝息风。诸穴同用，共奏清热祛邪止痉之功。

第二方

处方 百会。

刺灸方法 用40mm毫针沿头皮刺入1寸，留针6小时，一般上午针刺，下午起针。隔日1次，5次为1个疗程。本方主治高热惊厥。

临床疗效 本组共40例，治愈38例，好转2例。

典型病例 张某，女，1岁3个月。1983年2月9日初诊。发热2天，今晨体温39.5℃，引起惊厥，而来求诊。既往每次高热达39℃时即引起惊厥。患儿面红，手足热，咽红，扁桃体Ⅱ度肿大，双侧均有脓栓，舌红，黄厚苔，脉浮数，指纹青（气关）。诊断：急性扁桃体炎，高热惊厥。辨证：胃热炽盛，动风。按上法治疗1个疗程，基本治愈。

资料来源 杨景柱.中国针灸，1987，（2）：15.

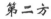 高热惊厥有明显的遗传倾向，可能是基因的变异引起酶的合成障碍，导致网状结构激活系统稳定性的缺陷，或神经元细胞的传导改变，从而体温上升时就出现异常放电而引起惊厥。而针刺百会穴可以改变脑神经的失常状态，可使人体气血趋于条达平衡。

第三方

处方 涌泉。

刺灸方法 取患儿双侧涌泉穴，常规消毒后，用25mm毫针直刺，深度为0.3~0.5寸，施提插捻转强刺激，不留针。本方用治于高热惊厥。

临床疗效 本组共50例，均治愈。

资料来源 杨喜晶.针灸学报，1990（2）：53.

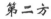 西医学认为，高热惊厥是因发热使大脑的代谢量明显增加，氧耗增多，生物电流亦发生变化，使脑处于过度激动状态，加上小儿的病理生理特点，以及兴奋性、抑制性介质的不平衡，使脑惊厥阈降低，导致脑神经细胞的突然异常放电所致。涌泉穴为足少阴肾经之井穴，有息风止痉之功。针刺双侧涌泉，可能通过影响某些神经介质或其他生物活性物质，抑制脑神经细胞突然放电从而使惊厥终止。